JN241320

産科婦人科臨床
series collection

6

女性ヘルスケア

総 編 集●**藤井 知行** 東京大学

専門編集●**加藤 聖子** 九州大学

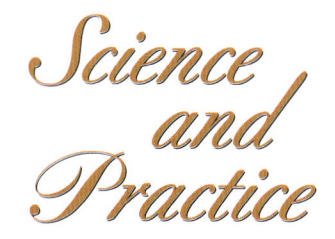

中山書店

シリーズ刊行にあたって

　産科婦人科学は従来，産科学として周産期医学を，婦人科学として生殖内分泌学，婦人科腫瘍学を扱ってきました．しかし，現在の産科婦人科学は，女性医学として，思春期から老年期までの女性の幅広い健康管理を担う学問分野となっています．すなわち上述の各領域を基軸としつつも，女性特有の生理・病理の基本的理解のもとに，女性を統合的・全人的に把握し，健康増進，疾病予防・治療等を志向する学問分野となっています．したがって，従来の3領域の枠組みでは対応困難となり，新たに第4の領域として女性ヘルスケアが提唱されています．

　近年の医療は，根拠に基づく医療 evidence-based medicine を最も重要な柱としています．厳密にコントロールされた大規模な臨床試験によるデータが重視され，このことにより，患者にとって最良の医療が選択できるようになりました．しかし，患者を治療するには，こうした臨床試験の背景となる生理学的，病理学的基礎知識が必要となります．医学を学ぶ者は，最新の臨床試験の結果を把握するのと同時に，疾患が起こってくる機序が何なのか，疾患の本質は何なのかを常に追究し，知識を習得していかなければなりません．この Science and Practice 産科婦人科臨床シリーズは，単なる知識の整理や試験対策のためのものではなく，女性の生理現象を生物学的に明らかにし，そのうえで，各疾患の病理とその治療の理解を深める書籍として企画しました．疾患の検査や治療は，すべて基礎的洞察に基づいて考案されたものであり，それを理解せずに診療にあたることは不可能です．

　中山書店が刊行した『新女性医学大系』は，産婦人科のすべての領域について詳細に記述する壮大なシリーズでした．本シリーズはその後継として企画され，時代に合わせてボリュームこそ調整しましたが，その基本精神を引き継ぎ，女性の生理，病理の基礎を明らかにし，それがどのようにして臨床に結びついているかを理解できるような構成としました．また，執筆者も，基礎から臨床まで，わが国のトップを走る専門家にお願いしました．

　わが国の産婦人科診療では，日本産科婦人科学会と日本産婦人科医会が共同で作成したガイドラインが日常診療に深く浸透しています．こうしたガイドラインとの整合性を図り，内容面で齟齬がないよう，読者が診療において惑わないよう注意し，また，本書により，ガイドラインの推奨がなぜ記載されているか，その本質を理解できるような内容をめざしました．

　産婦人科の基礎と臨床を体系的に理解し，その知識を日常診療に役立てる助けとなることを希い，診療，研究，教育で多忙を極めるなか，ご執筆いただいた先生方に改めて御礼申し上げます．

　　2019 年 3 月

総編集　藤井　知行
東京大学大学院医学系研究科生殖・発達・加齢医学専攻
産婦人科学講座教授

序

　このたび Science and Practice 産科婦人科臨床シリーズの 6 巻として『女性ヘルスケア』を発刊することになった．「女性ヘルスケア」は，受精卵から思春期・生殖期・更年期を経て老年期に至るまで，女性の一生を診る学問であり，周産期医学，生殖内分泌学，婦人科腫瘍学に加え，産科婦人科学の基盤となる分野である．

　女性ヘルスケアでは疾患を治療するだけではなく，扱う領域も，幅広い年代の疾患・治療，食生活・生活習慣・社会生活など多岐にわたる．そのため，未病のうちに介入する「予防医学」「先制医療」，また「社会医学」の概念が必要とされ，女性の quality of life の維持とトータルヘルスケアが目標となる．この分野の医療を理解し習得するためには，医学的な診断法や治療法を学ぶだけではなく，その疾患の発症メカニズムを含む基礎的知識や発症に至る社会的背景の理解が必要となる．

　本書では，この多様な内容を基礎から臨床まで網羅的に学ぶことができるように構成されている．まず女性ヘルスケアの概論から始まり，女性に特有の症状を診断する症候学では女性ヘルスケアが取り扱う疾患を解説している．続いて，性分化疾患，月経異常，子宮筋腫，子宮内膜症，多嚢胞性卵巣症候群で，思春期から生殖年齢期の疾患の原理と診断・治療法を解説する．特に女性ヘルスケアのメインテーマである更年期障害については多くのページをさいて，診断，ホルモン補充療法，漢方療法について解説している．老年期の代表的な疾患では骨盤臓器脱や骨粗鬆症に加え，ロコモティブシンドローム，フレイル，サルコペニアも取り上げている．また近年，社会的にも重要なテーマである性同一性障害やメンタルヘルスについても解説している．他科との連携が必要な分野では，脂質異常症や高血圧などの生活習慣病やホルモンが影響する皮膚疾患について取り上げている．社会医学の立場からがん検診や性暴力・性虐待，性教育についてもきわめて実践的に紹介されている．さらに，今後，女性ヘルスケアの重要な分野になると思われる乳腺疾患や HBOC（遺伝性乳癌卵巣癌）を代表とする遺伝性疾患，それに伴う遺伝性家族性腫瘍のカウンセリングについても，患者と向かい合うときの対応法が明確に示されている．

　本書を活用することによって，女性のライフサイクルを見据えたヘルスケアを戦略的に実践し，女性ヘルスケアの専門家である産科婦人科医のスキル向上に寄与できれば幸いである．

　2019 年 8 月

専門編集　**加藤　聖子**
九州大学大学院医学研究院生殖病態生理学分野教授

CONTENTS

執筆者一覧 (執筆順)

水沼　英樹	福島県立医科大学ふくしま子ども・女性医療支援センター
江頭　活子	九州大学病院産科婦人科
加藤　聖子	九州大学大学院医学研究院生殖病態生理学分野／九州大学病院産科婦人科
久具　宏司	東京都立墨東病院産婦人科
寺内　公一	東京医科歯科大学大学院医歯学総合研究科女性健康医学講座
川名　敬	日本大学医学部産婦人科学系産婦人科学分野
倉林　工	新潟市民病院産科・婦人科
加藤　剛志	徳島大学大学院医歯薬学研究部産科婦人科学分野
平池　修	東京大学医学部附属病院女性診療科・産科
甲村　弘子	こうむら女性クリニック
吉田　好雄	福井大学医学部附属病院産科婦人科
津吉　秀昭	福井大学医学部附属病院産科婦人科
谷口　文紀	鳥取大学医学部生殖機能医学分野
篠原　康一	愛知医科大学産婦人科学講座
安井　敏之	徳島大学大学院医歯薬学研究部生殖・更年期医療学分野
髙松　潔	東京歯科大学市川総合病院産婦人科
久保田俊郎	国家公務員共済組合連合会東京共済病院
武田　卓	近畿大学東洋医学研究所
中塚　幹也	岡山大学大学院保健学研究科
山下　洋	九州大学病院子どものこころの診療部
大森　豪	新潟医療福祉大学健康科学部健康スポーツ学科

古山　将康	大阪市立大学大学院医学研究科産科婦人科（女性生涯医学）
橋本　和法	東京女子医科大学東医療センター産婦人科
若槻　明彦	愛知医科大学産婦人科学講座
船坂　陽子	日本医科大学医学部皮膚科学
樗木　晶子	九州大学大学院医学研究院保健学部門
河野光一郎	久留米大学医学部産科婦人科学教室
牛嶋　公生	久留米大学医学部産科婦人科学教室
種部　恭子	女性クリニック We！　TOYAMA
北村　邦夫	一般社団法人日本家族計画協会
藤野　敬史	手稲渓仁会病院産婦人科
小林　範子	北海道大学病院婦人科
齊藤　光江	順天堂大学医学部乳腺腫瘍学講座
鎌田　正晴	公立学校共済組合四国中央病院
濱田　信一	公立学校共済組合四国中央病院健康管理センター
苛原　稔	徳島大学大学院産科婦人科学分野
片岡　明美	がん研究会有明病院乳腺センター乳腺外科
大野　真司	がん研究会有明病院
小林　佑介	慶應義塾大学医学部産婦人科学教室
青木　大輔	慶應義塾大学医学部産婦人科学教室
新井　正美	順天堂大学大学院医学研究科難治性疾患診断・治療学

1章

女性ヘルスケア概論

女性ヘルスケア概論

はじめに

　産科婦人科学は，月経，出産，子育てなど特有な生理機能をもつ女性の健康の担い手として，より専門性を高める方向で発展してきたものの，分娩が終了すれば産科領域の関与は希薄となり，また婦人科領域においても閉経を迎えた女性に対し更年期障害と悪性腫瘍の発見と治療など，限られた範囲においてのみ患者との接点を維持していたにすぎなかった．しかし，女性の社会進出が当たり前の時代になり，晩婚化，晩産化，少子化，高齢化が進んだ結果，産婦人科においても，高齢女性に特有な疾患の治療や予防に対し積極的に関与すべきとの意識が生まれてきた．その結果,「女性医学」と名づけられた新しい診療分野が創生され，産婦人科の視座に立った女性の健康管理の新しい道が開かれてきた[1]．

　1970年代末から開始された国の健康づくり対策は，現在，健康日本21（第二次）まで進行し[2]，この間，国民の健康意識の涵養と実践に多くの成果を残してきたが，生活習慣病の発症予防や重症化予防はいまだ道半ばの状態にある．

　近年，高齢女性に特有な疾患の発生には，妊娠中の異常や閉経前の婦人科疾患の存在など女性特有の生理機能や病態の存在が深く関与していることが示されてきた[1,3,4]．男性と異なり，女性のライフステージは月経というきわめて明確な生理現象に区分される．月経があるかないか，また随伴症を伴うか伴わないかは，それぞ

れのライフステージにおける生理・生殖機能や好発疾患に影響するばかりか，女性のQOLや就業環境にまで影響する．したがって，女性の健康問題はこの女性特有のライフステージの存在を考慮したうえで，包括的で，かつ継続的な配慮を必要とすることは火を見るより明らかである．産婦人科が新たに提唱している女性医学は，まさにこの点を基本理念とするもので，疾病の発症を性差におき，これを出発点として女性の病気を扱ってきた性差医学や女性外来でみられる取り組みとは一線を画するものであることを，まず強調しておきたい．

　本項では，まず現代社会における人口学や女性のライフスタイルの特徴を概説し，次いで女性のヘルスケアの特質，意義，目的などについて概説する．

わが国の高齢化の現状

　昭和初期には50歳未満であったわが国の平均寿命は，終戦後には男女ともに著しい伸びを示し（❶），2017年の日本人の平均寿命は男性が81.09歳，女性が87.26歳となり，いずれも過去最高を更新した．平均寿命は今後とも伸び続け，2060年には女性で90.93歳，男性で84.19歳に達すると推測されている[5]．

　平均寿命は国際的にも飛躍的に伸びており，その要因は第二次世界大戦後の経済先進国での中高年齢での死亡率低下が，寿命延伸の原動力になったといわれている．また，死亡率低下の主要要因として医学の発展と医療技術の進歩が

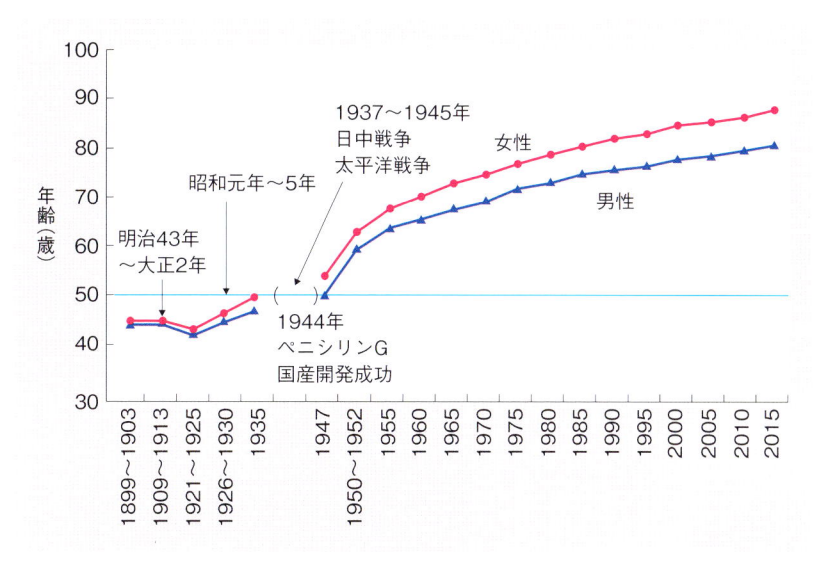

❶ 日本の平均寿命の変遷（完全生命表による）
（厚生労働省 大臣官房統計情報部資料をもとに作成. http://www.mhlw.go.jp/toukei/saikin/hw/life/19th/gaiyo.html）

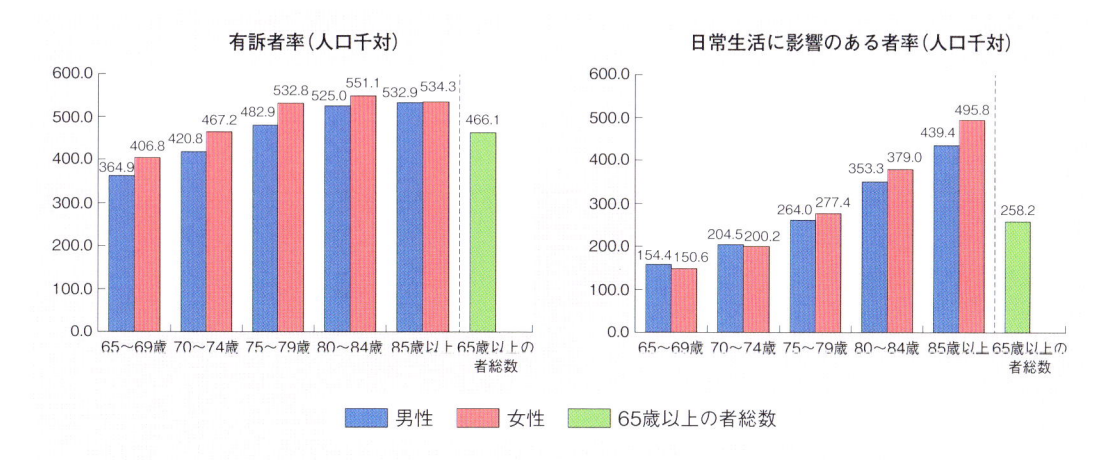

❷ 65歳以上の高齢者の有訴者率と日常生活に影響のある者率（人口千対）
（資料：厚生労働省「国民生活基礎調査」〈平成25年〉）

深く関わってきたことは間違いなく，経済の発展に伴う医療環境の整備，生活改善の向上，労働環境の改善などさまざまな要因が関与したことは論をまたない．一方，高齢者人口の増加は有訴者数，日常生活に影響を有する者の率の増加にそのまま反映することとなり（❷），今世紀には，自立した日常生活の可能性を指標とした健康寿命という概念が提唱されてきた[2,6]．

健康寿命からみたわが国の現状

　健康寿命とは，日常的・継続的な医療・介護に依存しないで，自分の心身で生命維持し，自立した生活ができる生存期間と定義され，2000年にWHOより提唱された．2013年のわが国の健康寿命は男性71.19歳，女性74.21歳であり，

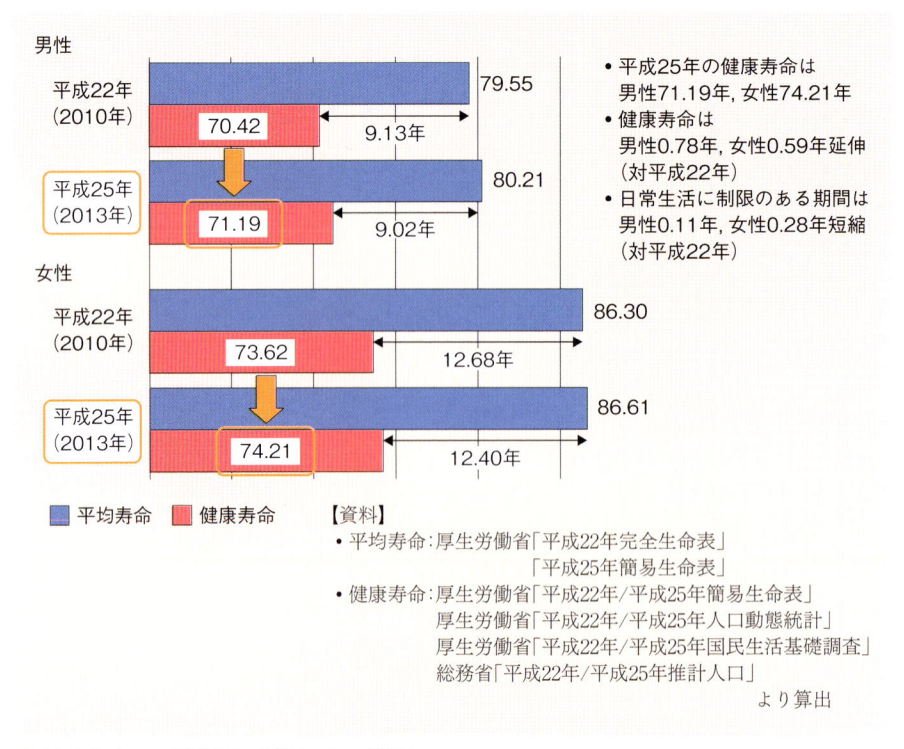

男性

平成22年(2010年)	79.55
70.42	9.13年
平成25年(2013年)	80.21
71.19	9.02年

女性

平成22年(2010年)	86.30
73.62	12.68年
平成25年(2013年)	86.61
74.21	12.40年

■ 平均寿命　■ 健康寿命

- 平成25年の健康寿命は
男性71.19年, 女性74.21年
- 健康寿命は
男性0.78年, 女性0.59年延伸
（対平成22年）
- 日常生活に制限のある期間は
男性0.11年, 女性0.28年短縮
（対平成22年）

【資料】
- 平均寿命：厚生労働省「平成22年完全生命表」
　　　　　　　　　　　「平成25年簡易生命表」
- 健康寿命：厚生労働省「平成22年/平成25年簡易生命表」
　　　　　　厚生労働省「平成22年/平成25年人口動態統計」
　　　　　　厚生労働省「平成22年/平成25年国民生活基礎調査」
　　　　　　総務省「平成22年/平成25年推計人口」
　　　　　　　　　　　　　　　　　　　　　より算出

❸ 健康寿命—日常生活に制限のない期間
※健康日本21（第二次）の目標：平均寿命の増加分を上回る健康寿命の増加（平成34年度）
　日本再興戦略及び健康・医療戦略の目標：「2020年までに国民の健康寿命を1歳以上延伸」（平成32年）
（https://www.google.co.jp/search?q=健康寿命+2018&client=safari&channel=ipad_bm&source=lnms&tbm=isch&sa=X&ved=0ahUKEwjEq6Oj7sXdAhUKWrwKHS68BcQQ_AUICygC&biw=1440&bih=743#imgrc=G7ddr7GBiS1_tM:)

2010年に比べて男女とも若干の伸びがみられたが, 平均寿命との差は男性で約9年, 女性で12年の開きがある（❸）.

健康寿命の3大阻害因子として, 認知症, メタボリックシンドローム, 運動器症候群があげられ, とくに女性では運動器症候群が最大の要因であるといわれている（❹）.

健康寿命の延伸をめざした 国の政策とその評価

わが国の高齢社会の到来は疾病構造に変化をもたらす結果となり, 脳血管障害, 心疾患, 悪性新生物など生活習慣や加齢が関係する疾患が死因の上位を占めるようになってきた（❺）. これらの疾病構造の変化に対応するために, 国で

は第一次（1978年〜）, 第二次（1988年〜）の10か年計画で2回にわたり国民健康づくり対策が進められたが, この2つの施策は単に健康を守るにとどまらず, 積極的に自らの健康を増進するよう取り組んでいくべきであるという考え方の普及を反映したものであった.

さらに, 2000年からは「21世紀における国民健康づくり運動（健康日本21）」[2]として, 9分野（栄養・食生活, 身体活動・運動, 休養・こころの健康づくり, タバコ, アルコール, 歯の健康, 糖尿病, 循環器病, 癌）80項目から成る具体的な目標が提示され, 壮年期死亡の減少, 健康寿命の延伸およびQOLの向上を実現することを目的とした国民運動が展開された. 健康日本21は2011年に最終評価が公表された

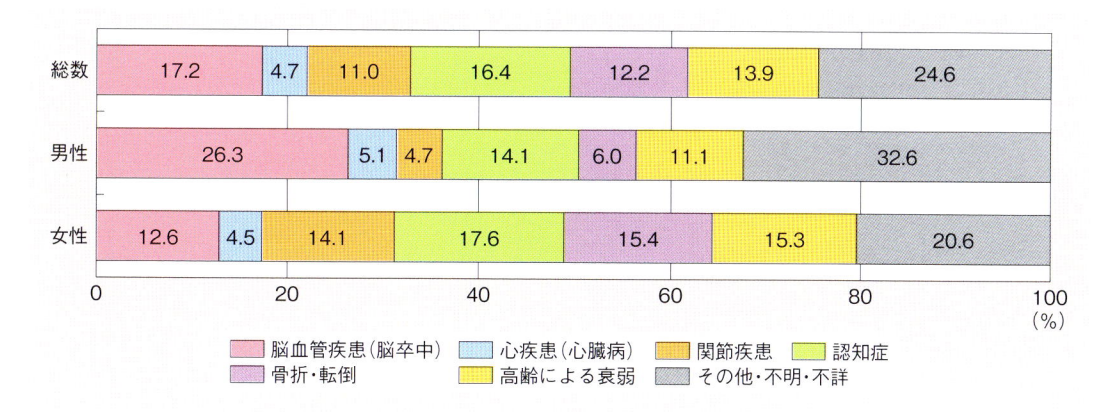

❹ 65歳以上の要介護者などの性別にみた介護が必要となった主な原因
（資料：厚生労働省「国民生活基礎調査」〈平成25年〉）

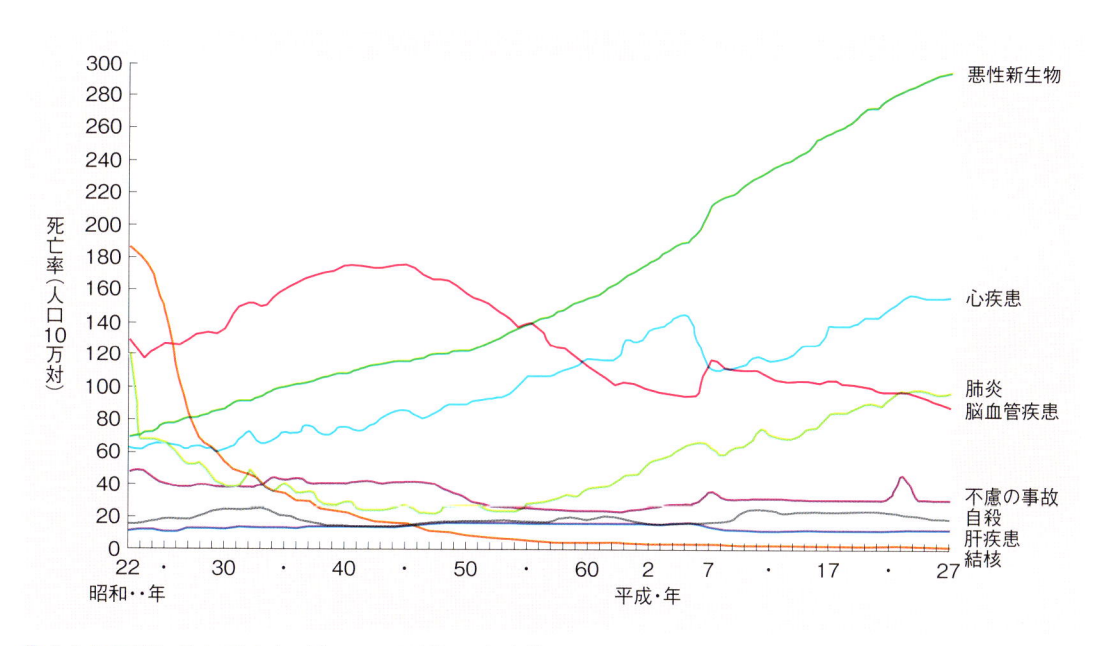

❺ 主な死因別にみた死亡率（人口10万対）の年次推移
注：1) 平成6・7年の心疾患の低下は，死亡診断書（死体検案書）（平成7年1月施行）において「死亡の原因欄には，疾患の終末期の状態としての心不全，呼吸不全等は書かないでください」という注意書きの施行前からの周知の影響によるものと考えられる．
　　2) 平成7年の脳血管疾患の上昇の主な要因は，ICD-10（平成7年1月適用）による原死因選択ルールの明確化によるものと考えられる．
（http://www.mhwl.go.jp）

が，メタボリックシンドロームに対する認知増加，運動や食事（食塩摂取）と健康に関する意識の増加，あるいは糖尿病やがん検診の促進につながった一方，メタボロックシンドロームの該当者や予備群の減少までには至らなかったとされている．また，自殺者や多量の飲酒者の減少にもつながらず，さらに日常生活における歩行や糖尿病合併症は悪化したと評価された．

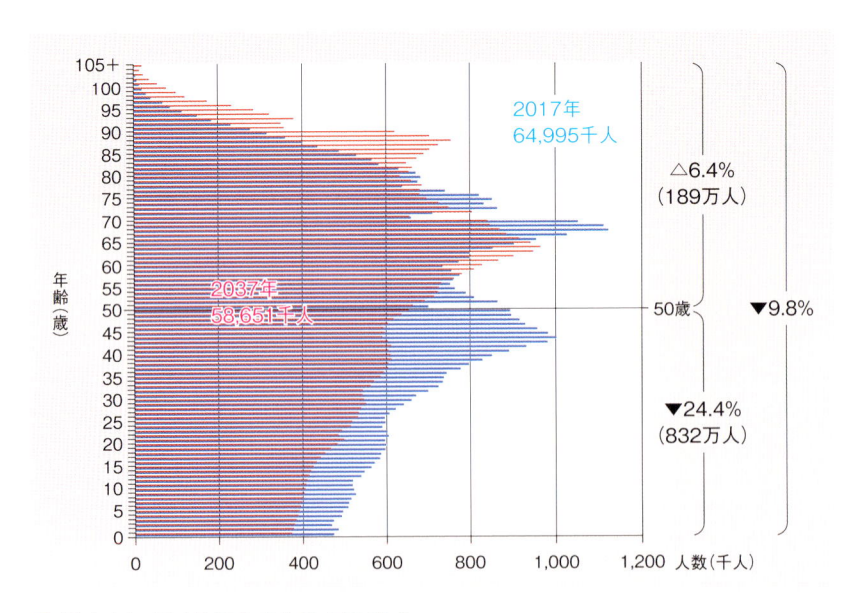

⑥ 近未来における日本の女性人口構成
（総務省統計局『平成 27 年国勢調査 年齢・国籍不詳をあん分した人口（参考表）』を元に作図）

2014 年からは健康日本 21（第二次）が開始された[2]．ここでは 5 つの基本方針，すなわち「健康寿命の延伸と健康格差の縮小」，「生活習慣病の発症予防と重症化予防の徹底」，「社会生活を営むために必要な機能の維持及び向上」，「健康を支え，守るための社会環境の整備」，「栄養・食生活，身体活動・運動，休養，飲酒，喫煙及び歯・口腔の健康に関する生活習慣及び社会環境の改善」に沿って，53 項目の目標が設定された．2018 年 9 月に報告された中間評価によれば，健康寿命の延伸と健康格差については縮小が認められたと評価されたが，メタボリックシンドローム該当者とその予備群，脂質異常症，糖尿病合併症，糖尿病関連疾患，慢性閉塞性肺疾患（chronic obstructive pulmonary disease：COPD）の認知度，気分障害・不安障害に相当する心理的苦痛を感じている者の割合，適正体重の子どもの割合，適正体重を維持している者の頻度などは変わらなかったと評価された．

わが国の女性の将来人口構成と疾患の動向

⑥ は総務省統計局『平成 27 年国勢調査 年齢・国籍不詳をあん分した人口（参考表）』をもとに 2017 年と 2037 年のわが国の女性の年齢別人口を比較したものである．わずか 20 年の差であるにもかかわらず女性の人口は約 10％減少し，とくに 50 歳未満の人口は 832 万人，24.4％も少なくなることが予測されている．一方，50 歳以降の人口はさらに増え続け，高齢化はさらに進むことが明白となった．

人口の年齢構成の変化は，疾病構成にも影響し，高齢者に特有な疾病はますます増えることになる．そこで，2014 年度の大臣官房統計情報部人口動態・保健社会統計課保健統計室資料をもとに，年齢別にみた産婦人科関連疾患の推計患者数を求めたのが ⑦ である．これまでの産婦人科では主として閉経前の女性の月経や妊娠，あるいは不妊などに関連する疾患に多くの関心が寄せられてきたが，これからは関心領域を広げ，閉経後の女性に特有な疾患の医療を展開し

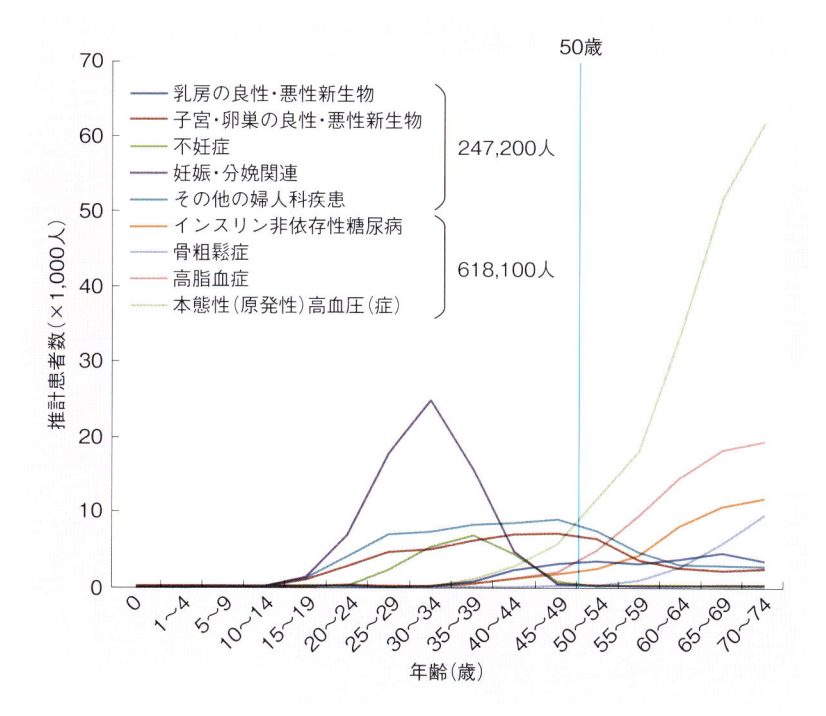

❼ 日本女性の主な女性医学関連疾患の年齢別推計患者数（×1,000 人）（平成 26 年度）
（大臣官房統計情報部人口動態・保健社会統計課保健統計室資料より作図）

ていく必要性のあることが強く示唆される.

現代女性のライフスタイルの特徴

女性に特有な疾患は初経年齢，閉経年齢，有経期間など月経状況と密接な関係にある．そこで現代女性のライフスタイルの特徴を以下にまとめてみた．また，現代女性の就業状況など社会的背景も示す.

初経年齢

わが国の女性の初経初来年齢は戦後若年化を示していると報告されていた．1961～1987 年の 17 年間に 7 回にわたり初経年齢の全国調査を行った日野林は，1987 年の調査で初経年齢は 12.4±1.09 歳で，1980 年以降若年化傾向は頭打ちとなっていると報告している[7]．この値は 1997 年の日本産科婦人科学会生殖・内分泌委員会が全国の中学生 1,688 人を対象に行った報告の 12.3±1.0 歳，1983 年 4 月～1986 年 3 月までに生まれた女子を 6～14 歳まで追跡した田中の成績 12.24±0.93 歳と同程度であった．田中らは，これらの成績よりわが国の女子の初経初来平均年齢は 12 歳 3 か月で，95% は 10 歳 5 か月～14 歳 1 か月の間にみられるとしている[8].

閉経年齢

わが国の女性を対象とした調査によれば，日本産科婦人科学会のアンケート調査結果では平均閉経年齢は 49.5±3.5 歳，中央値は 50.54 歳とされ[9]，一方，看護師を対象とした疫学研究 Japan Nurses' Health Study のコホートでは，閉経年齢の中央値は 52.1 歳とされている[10]．平均年齢で約 3 歳の差がみられるが，これは調査方法の差によるものと考えられる.

これまで，閉経年齢は古今東西を問わず一定

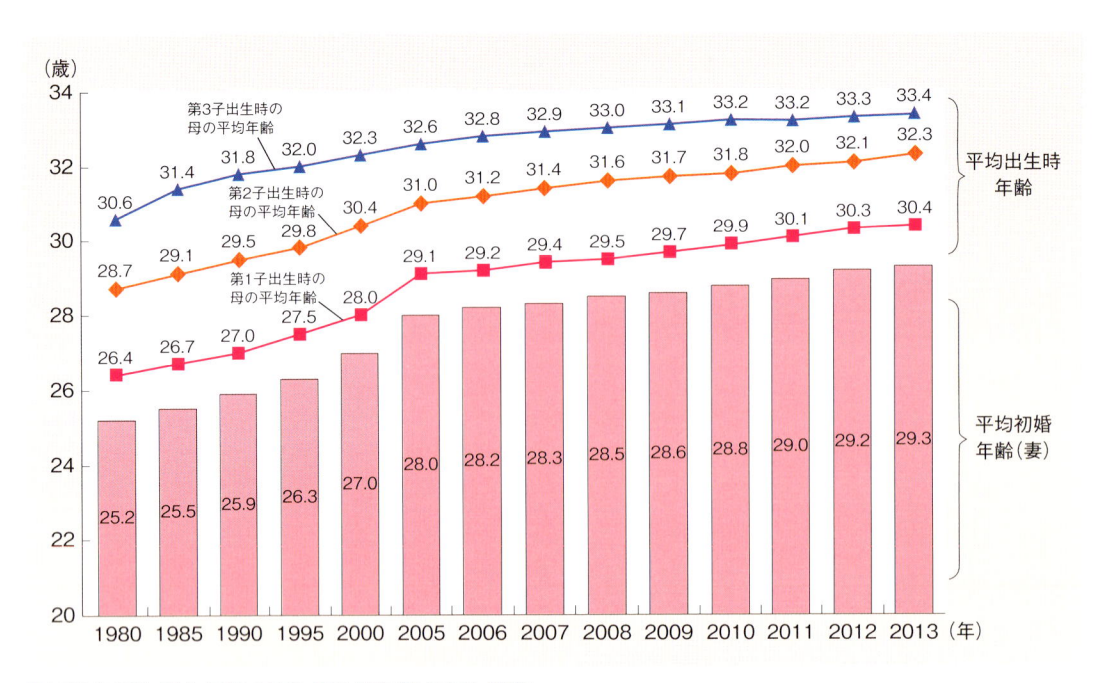

❽ 平均初婚年齢と母親の平均出生時年齢の年次推移
（平成 27 年度版少子化社会白書より．http://www8.cao.go.jp/shoushi/shoushika/whitepaper/measures/w-2015/27webhonpen/index.html）

であるといわれてきたが，最近の疫学研究によれば，初経年齢や妊娠数は閉経年齢の遅発化に関与し[10]，子宮内膜症や不妊症の既往は閉経の早発に影響することなどが示されてきた[11]．

初婚年齢，婚姻状態，出生率

初婚年齢は男女とも晩婚化の傾向にあり，❽に示すように男性で 31.1 歳，女性で 29.3 歳であった．2010 年の年齢別にみた女性の未婚率は 25〜29 歳で 60.3%，30〜34 歳で 34.5%，35〜39 歳で 23.1% であり，また 2013 年の第 1 子出生平均年齢は 30.4 歳，第 2 子，第 3 子の平均出生年齢はそれぞれ，32.3 歳，33.4 歳であった[12]．

また，一人の女性が一生の間に産む合計特殊出生率は 1970 年代初頭に 2 を切って以来連続して低下し続け，2005 年には最低の 1.26 を記録した．その後，若干持ち直し，2017 年には 1.56 まで上昇したものの，人口減に伴う出生数そのものが減少しており，わが国の人口減少は

国のあり方そのものに大きな影響をもたらすことは間違いない（❾）．

就業率と労働力率

2016 年のわが国の就業者数は女性 2,810 万人，男性 3,655 万人であった．生産年齢人口（15〜64 歳）の就業率は，男女とも上昇しているが，とくに女性の上昇が著しく，2016 年には 15〜64 歳で 66.0%，25〜44 歳で 72.7% を記録した．一方，わが国の年齢別労働力率，すなわち労働力人口（就業者＋完全失業者/15 歳以上人口）×100 は M 字カーブを描いていた．M 字の底となる年齢階級は上昇し，1976 年には 25〜29 歳（44.3%）が M の底となっていたが，2016 年には 81.7% となり，M 字の底は 35〜39 歳の 71.8% となり，女性の社会進出がいっそう際立ってきた[13]（❿）．

女性においては，月経，妊娠・分娩・授乳という男性にはない生理機能を有しており，女性

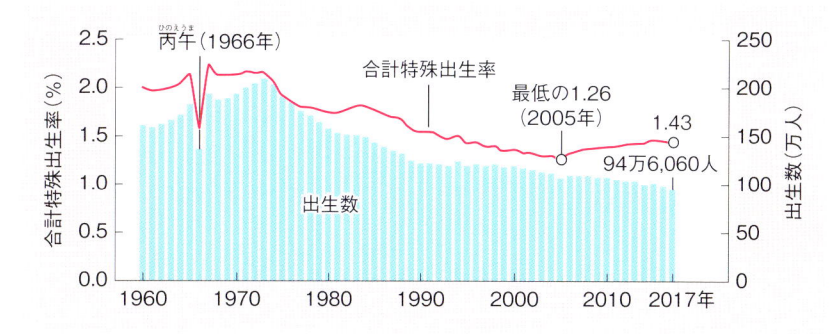

❾ 出生数と合計特殊出生率

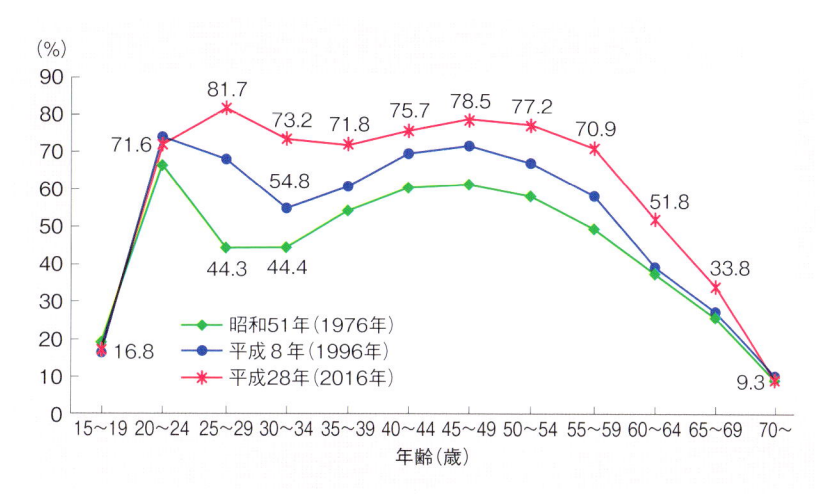

❿ 女性の年齢階級別労働力率の推移
（備考）1. 総務省「労働力調査（基本集計）」より作成.
　　　　2. 労働力率は, 「労働力人口（就業者＋完全失業者）」/「15歳以上人口」×100.

が女性本来の機能を果たせるための社会環境の整備や健康管理の必要性がますます重要となっている.

女性医学の誕生, 女性のヘルスケアの意義と目的

女性医学は, 女性のすべてのライフステージにおける QOL の維持・向上のために, 女性に特有な心身にまつわる疾患を主として予防医学の観点から取り扱うことを目的とする産科婦人科学の専門領域の一つであり, 2014 年には日本産科婦人科学会から, サブスペシャルティの一領域であることが承認された[1].

女性医学の前身は更年期医学であり, 更年期医学は更年期障害の病態解明や症状の治療を行う治療学と, 老年期に好発する骨粗鬆症, 動脈硬化症, 心血管障害, 認知症などの予防を目的とした予防学の 2 本柱で体系化が進められていた. 高齢女性に好発する疾患の多くは更年期以降のエストロゲン欠乏に関与していることから, 更年期医学はエストロゲン欠乏に伴う症状の治療や疾患の予防を中核にして発展した分野といっても過言ではない.

これに対し女性医学では, 対象とする患者がすべての年齢層に広がり, 取り扱う疾患もエストロゲン欠乏にとどまらず, 産婦人科のすべて

の領域にまたがる病態や疾患にまで関心を広げることとなった。すべての女性，すべての産婦人科疾患のゲートキーパーの役割を担うところから，女性医学はオフィスギネコロジーとよばれることもあるが，女性医学がめざすゴールは，単に産婦人科疾患に対する初期対応を行うだけにとどまらず，その疾患を通して継続的かつ統合的に必要とされるケアを提供するもので，産婦人科医療ばかりでなく保健制度そのものの中核的な役割を果たすことにある。換言するなら，女性医学では，① 従来の産婦人科疾患の急性期の対応を短期的に行うことから始まり，② それらの産婦人科疾患を通して，包括的に患者の長期的なヘルスケアを視野においているということである。

女性の一生を通した女性の健康管理とは

女性の年齢別の推計患者数を ❼ に示したが，閉経後には高血圧症，脂質異常症，糖尿病，骨粗鬆症が急増してくることがわかる。さらに，これらの疾患は加齢とともにますます増えていく。高齢化を迎えたわが国の女性の健康問題はメタボリックシンドロームの発生にあるといっても過言ではなく，メタボリックシンドロームの構成要件である高血圧，糖尿病，脂質異常症，肥満は生活習慣病の中核的な病態であり，女性のヘルスケアにおいても，その長期的なヘルスケアの目標はメタボリックシンドロームの予防にあるといえる。

閉経後のエストロゲンの減少は骨吸収を亢進させ，骨粗鬆症発症の最大の要因となることが知られているが，同時にエストロゲンの低下は血管の加齢変化を促進させること，インスリン感受性を低下させること，中性脂肪や低比重リポタンパク（low-density lipoprotein：LDL）を増加させることなどから，メタボリックシンドロームの発症のトリガーとして作用する。し

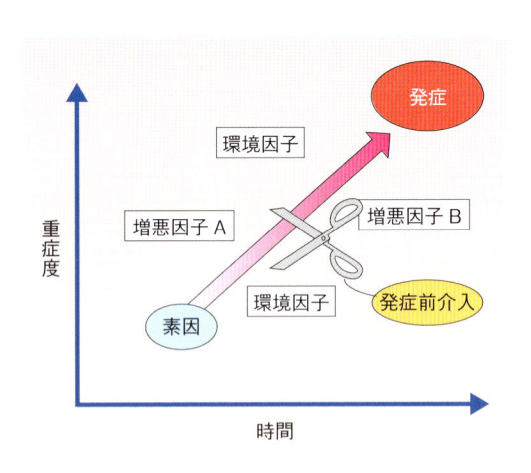

❶ 発症要因と修飾因子

たがって，閉経直後におけるメタボリックシンドロームの予防法・治療法と70歳，80歳に至ってからのそれとは決して同じにはならない。換言するなら，その患者のライフステージに合った予防法や治療法を選択すべきであり，産婦人科は他科とは異なるアプローチをもつということである（⓫）。

過去10数年の疫学研究の成果からわかってきたことは，この高齢女性にみられるメタボリックシンドロームの発症に対し，閉経前の産婦人科疾患の存在が深く関係している可能性があるという事実である[1,3,4,14-20]。女性医学が，① 従来の産婦人科疾患の急性期の対応を短期的に行うことから始まり，② それらの産婦人科疾患を通して，包括的・継続的に患者の長期的なヘルスケアにまで関与していくという合理性は，まさにここにある。

⓬ に将来の生活習慣病の発症リスクと報告された産婦人科疾患をまとめた。低体重で生まれた児は将来の糖尿病の発症リスクが高まるとされていた[21]。最近，成長期を通してBMI（body mass index）が高くなるほど糖尿病のリスクが高まることが示され[22]，低体重児の生後の体重管理の重要性が示唆されている。また，性成熟期では妊娠高血圧症候群がその後の高血

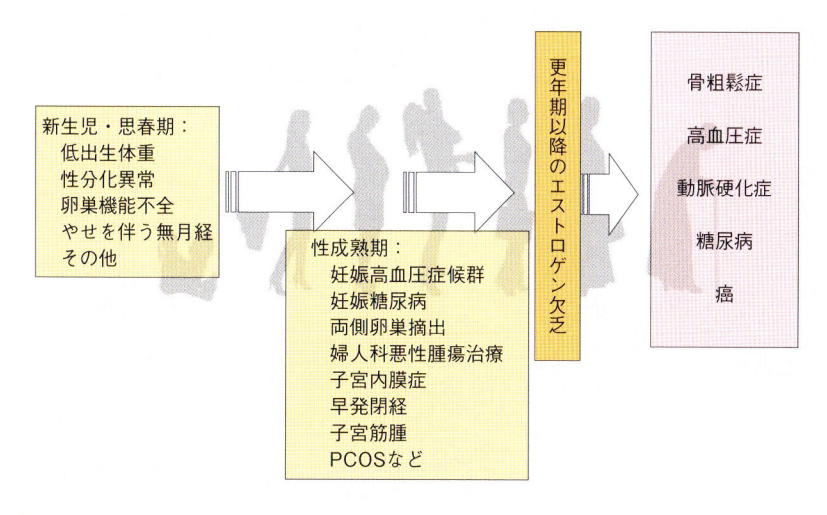

⑫ 産婦人科疾患と生活習慣病
reproductive age の産婦人科疾患は生活習慣病の発症リスクをもつ.

圧発症[14]の，妊娠糖尿病が2型糖尿病の大きなリスクとなる[15,16]ことが認識され，さらに妊娠中の血圧上昇はたとえ病的レベルに到達しなくとも非妊時に比べて血圧の上昇を認めた妊婦では将来高血圧や脂質異常症の発症リスクが高まることが示されるようになり[17]，妊婦健診を発端とした女性のヘルスケアの意義も唱えられるようになっている．子宮内膜症（月経困難症）[4,18]，子宮筋腫[19]，多嚢胞卵巣症候群[20]などの婦人科疾患も，その後の生活習慣病のリスクとなる可能性が報告され，これらもまた終生にわたる健康管理が必要であると考えられるようになってきた．

より若い世代の婦人科疾患では，原発性無月経や続発性無月経などに起因するエストロゲン欠乏はさまざまな生理的機能低下をきたすためホルモン補充による治療が行われているが，同じ無月経でも Turner 症候群[23]ややせを伴う無月経[24]では，エストロゲンの補充にとどまらず，内在する全身的病態の管理とケアの必要性がいわれるようになった．さらに，近年では AYA（adolescent and young adult）世代の癌患者に対する妊孕性温存を含めた健康管理やア

スリートのヘルスケアへの関与が求められるなど，女性のヘルスケアは産婦人科の専門領域のなかで，今後ますます重要な位置を占めると思われる．

まとめ

女性の社会進出が当たり前の時代になり，晩婚化，晩産化，少子化，高齢化が進んだ結果，産婦人科においても，高齢女性に特有な疾患の治療や予防に対し積極的な関与が求められるようになってきた．その結果，女性医学が創生され，女性のヘルスケアを担う新しいサブスペシャルティが誕生してきた．

女性医学ではすべての女性，すべての産婦人科疾患のゲートキーパーの役割を担うこととなったが，そのめざすゴールは，単に産婦人科疾患に対する初期対応を行うだけにとどまらず，その疾患を通して継続的かつ統合的に必要とされるケアを提供するもので，産婦人科医療ばかりでなく保健制度そのものの中核的な役割を果たすことにある．女性のライフスタイルが多様となった現代社会において，女性のヘルス

ケアは産婦人科の専門領域のなかで，今後ます
ます重要な位置を占めると思われる．

（水沼英樹）

●文献

1）水沼英樹．更年期医療から女性医学へ―その歩みと今
　後の展望．日本女性医学学会雑誌 2018；25：175-8.
2）厚生科学審議会地域保健健康増進栄養部会．「健康日
　本 21（第二次）」中間報告（概要）．https://www.
　mhlw.go.jp/content/000378312.pdf
3）Kurabayashi T, et al. Pregnancy-induced hyperten-
　sion is associated with maternal history and a risk
　of cardiovascular disease in later life：Japanese
　cross-sectional study. Maturitas 2013；75：227-31.
4）Nagai K, et al. Disease history and risk of comorbid-
　ity in women's life course：a comprehensive analy-
　sis of the Japan Nurses' Health Study baseline sur-
　vey. BMJ Open 2015；5：e006360.
5）厚生労働省平成 29 年簡易生命表の概要．https://
　www.mhlw.go.jp/toukei_hakusho/
6）厚生労働省．平成 26 年度版国民労働白書 健康長寿社
　会の実現に向けて～健康・予防元年～．https://
　www.mhlw.go.jp/wp/hakusyo/kousei/14/
7）日野林俊彦．平均初経年齢の時代推移と現状―7 回の
　全国初潮調査の結果をもとに．産婦人科の実際
　1992；41：939-44.
8）田中敏章ほか．縦断的検討による女児の思春期の成熟
　と初経年齢の標準化．日児誌 2005；109：1232-42.
9）日本産科婦人科学会生殖・内分泌委員会報告．わが国
　思春期少女の体格，月経周期，体重変動，希望体重と
　の相互関係について―アンケートによる．日産婦誌
　1997；49：367-77.
10）Yasui T, et al. Factors associated with premature
　ovarian failure, early menopause and earlier onset
　of menopause in Japanese women. Maturitas
　2012；72：249-55.
11）Yasui T, et al. Association of endometriosis-related
　infertility with age at menopause. Maturitas
　2011；69：279-83.
12）内閣府平成 27 年度少子化社会対策白書．http://
　www8.cao.go.jp/shoushi/shoushika/whitepaper/
　measures/w-2015/27webhonpen/index.html

13）内閣府男女共同参画局平成 23 年度版男女共同参画白
　書．http://www.gender.go.jp/about_danjo/
　whitepaper/h23/zentai/html/zuhyo/zuhyo01-02-01.
　html
14）Brown MC, et al. Cardiovascular disease risk in
　women with pre-eclampsia：systematic review
　and meta-analysis. Eur J Epidemiol 2013；28：1-
　19.
15）Bellamy L, et al. Type 2 diabetes mellitus after ges-
　tational diabetes：a systematic review and meta-
　analysis. Lancet 2009；373：1773-9.
16）Kugishima Y, et al. Risk factors associated with the
　development of postpartum diabetes in Japanese
　women with gestational diabetes. BMC Pregnancy
　Childbirth 2018；18：19. doi：10.1186/s12884-017-
　1654-4.
17）Iino K, et al. Blood pressure during pregnancy is a
　useful predictive maker for hypertension and dys-
　lipidemia later in life, a population-based, cross-
　sectional study. Maturitas 2016；87：84-8.
18）Mu F, et al. Endometriosis and Risk of Coronary
　Heart Disease. Circ Cardiovasc Qual Outcomes
　2016；9：257-64.
19）Uimari O, et al. Uterine fibroids and cardiovascular
　risk. Hum Reprod 2016；31：2689-703.
20）Gilbert EW, et al. Comorbidities and complications
　of polycystic ovary syndrome：an overview of sys-
　tematic reviews. Clin Endocrinol（Oxf）2018；89：
　683-99.
21）Harder T, et al. Birth weight and subsequent risk
　of type 2 diabetes：a meta-analysis. Am J Epide-
　miol 2007；165：849-57.
22）Katanoda K, et al. Impact of birth weight on adult-
　onset diabetes mellitus in relation to current body
　mass index：The Japan Nurses' Health Study. J
　Epidemiol 2017；27：428-434.
23）Castelo-Branco C. Management of Turner syn-
　drome in adult life and beyond. Maturitas 2014；
　79：471-5.
24）Joy E, et al. 2016 Update on eating disorders in
　athletes：a comprehensive narrative review with a
　focus on clinical assessment and management. Br J
　Sports Med 2016；50：154-62.

2章

女性ヘルスケアの初期診断

問診・診察・検査

問診

近年は問診に代わり医療面接という言葉も使われる．診察する側が一方的に情報を得るのではなく，相互のコミュニケーションと認識する必要があるからである．

産婦人科診察は一般的に患者にとって不快な行為であり，大きな不安をもって受診してくる患者が多い．そのため，最初に患者に与える印象はその後の診療を円滑に進められるかどうかに大きく関わるので，自身の服装にも気を配り威圧的な態度は避け，まず会話に先立って自己紹介を行う．会話による十分なコミュニケーションを図って安心感を与えるように心がけ，そのためには会話スキルを磨く必要がある．

患者の歩き方や顔色などにも目を配り，表情，話し方，性格傾向，理解力など非言語的情報も把握するように努める．問診に際しては簡単でわかりやすい言葉を用い，なるべく患者の言葉で症状を語ってもらう．漫然と聞くのではなく，患者のライフステージや訴えから鑑別診断を考え，その診断に必要と思われる項目について質問して情報を補い，必要な診察や検査を計画する．個々の患者の性格や理解力に合わせた適切な対応を選択できればより良い．

短い時間でもれなく情報を得るために，診察に先立ち問診票を記入してもらうことが一般的である．

主訴，現病歴

主訴は患者が医療機関を受診した直接の理由であり，自覚症状や身体所見を記載する．現病歴は，病気の発症と経過である．いつ，どのように，どの部位に発症し，持続期間，症状の変動はどうかなどを明らかにする．

不正性器出血が主訴であれば，発現時期，量，持続期間，月経周期との関連，痛みの有無など，月経痛であれば何歳ごろから強くなったか，増悪傾向か，排便時痛や性交時痛，月経時以外の痛みがあるかなどを聞く．月経不順であれば，常に不順か，今回だけか，年齢から思春期や更年期の卵巣機能不全や性成熟期の多嚢胞性卵巣症候群などの鑑別診断を考え，ここ数か月の月経の間隔を聞く．

腹痛であれば，発現時期や部位，程度のほかに，感染を疑う帯下の性状や発熱などの炎症所見，妊娠に関連した疾患も念頭に月経歴について聞く．

子宮下垂感が主訴であれば，どのようなときどの程度下垂するか，日常生活に不便を伴うか，随伴する排尿や排便の問題があるか，排尿しにくいか，失禁があるか，失禁があれば腹圧との関連，尿意切迫症状の有無などについて聞く．

更年期障害の愁訴は多岐にわたるので客観的な評価が難しく，さまざまな更年期指数表が発表されてきた．日本産科婦人科学会生殖・内分泌委員会が1999年に発表した更年期スコア（❶）は，現代日本女性の更年期障害を評価する

❶ 更年期スコア

	症状	症状の程度		
		強	弱	無
熱感	1. 顔がほてる			
	2. 上半身がほてる			
	3. のぼせる			
	4. 汗をかきやすい			
不眠	5. 夜なかなか寝付かれない			
	6. 夜眠っても目をさましやすい			
神経質，ゆううつ	7. 興奮しやすく，イライラすることが多い			
	8. いつも不安感がある			
	9. 神経質である			
	10. くよくよし，ゆううつになることが多い			
倦怠感	11. 疲れやすい			
	12. 眼が疲れる			
記憶障害	13. ものごとが覚えにくくなったり，もの忘れが多い			
胸部症状	14. 胸がどきどきする			
	15. 胸がしめつけられる			
疼痛症状	16. 頭が重かったり，頭痛がよくする			
	17. 肩や首がこる			
	18. 背中や腰が痛む			
	19. 手足の節々（関節）の痛みがある			
知覚異常	20. 腰や手足が冷える			
	21. 手足（指）がしびれる			
	22. 最近，音に敏感である			

（日本女性医学学会編. 女性医学ガイドブック 更年期医療編 2014 年度版. 東京：金原出版：2014. p.270）

方法として利用しやすいと考えられる.

月経歴

初経年齢，閉経年齢，最終月経，月経周期，持続時間，経血量，月経困難症の有無などを聞く.

月経に関する訴えは，直近の月経がいつもと異なっていたという訴えも多く，ふだんの月経の状態と，直近の月経の状態についても確認する必要がある．腹痛や不正性器出血が主訴で最終月経が通常と異なる場合には異所性妊娠なども念頭に，その前の月経も確認する．患者本人に月経不順と不正性器出血の区別がついていないこともあり，詳細に聴取して整理する必要がある.

原発性無月経であれば生殖器の形態異常や染色体異常なども念頭に家族歴や，生育歴，腹痛の有無なども聞く.

妊娠・分娩歴

腟鏡診や内診時の配慮の必要性を判断するため，性交経験の有無を確認する．不妊であれば不妊期間を知る必要があり，結婚年齢や離婚，再婚などについて聞く．妊娠や不妊のための受

診であれば，これまでの妊娠歴（妊娠時の年齢，妊娠経過，分娩の時期，分娩様式や異常，出生児の体重，児の異常，産褥の異常，自然流産や人工流産の回数など）を1回ごとに詳細に聞く．

既往歴，手術歴，服薬状況

主訴と既往歴が直接関係していることもある．今後の治療のために併存症の把握が必要であり，高血圧や糖尿病，心疾患，腎臓病などの慢性疾患では，いつからどのような治療を受けているか聞く．既往手術による腹腔内の状態を予想するために，いつ何の疾患に対しどこでどのような手術を受けたか聞く．

薬剤には高プロラクチン血症の原因となったり，乳癌のホルモン治療薬のように子宮体癌のリスクを増やす薬剤，造影剤使用や手術の前に中止が必要な薬剤などもあるため，正確に聴取する．

家族歴，生活歴，アレルギーなど

家系内の高血圧，糖尿病，脳血管疾患，心疾患，遺伝性疾患などを聞く．近年は家族性の悪性疾患も注目されており，近親者の悪性疾患についても聞く．治療の際必要であるためアレルギーや喘息の有無も確認する．

診察

産婦人科を受診した患者でも，全身を診ることを心がける．

身長，体型，姿勢の視診から始める．低身長の場合はTurner症候群に，高身長の場合には巨人症やMarfan症候群などに合致する所見がないかなどを観察する．肥満は多嚢胞性卵巣症候群，Laurence-Moon-Bardet-Biedl症候群やPrader-Willi症候群，Fröhlich症候群などの疾患と，また，るいそうは体重減少性無月経などと関連があることがある．第2次性徴の確認や，

乳汁分泌をみるため，必要であれば乳房の診察も行う．腹部は創の有無，腫瘤がないかなどを診る．疼痛のある場合は圧痛，反動痛，筋性防御の有無に注意する．下肢は視診や触診で浮腫，静脈瘤の有無や圧痛などを診る．

婦人科診察は視診，腟鏡診，双合診により構成され，経腟超音波検査まで一連の流れで行うのが一般的である．内診台で砕石位で診察を行う．膀胱に尿が貯留していると経腟超音波の際に子宮や卵巣の描出の障害になり，内診時に子宮体部が不明瞭になることもあるため，診察前に排尿を促しておく．

視診

視診は内診の前に行い，必要があれば触診も併用する．外陰部や陰毛の発育や形態異常の有無，炎症，腫瘤，潰瘍，陰核の大きさ，外尿道口の異常，肛門の痔核・脱肛，処女膜の状態，腟の開口の有無を観察する．

腟鏡診

腟鏡には二弁腟鏡（Cusco腟鏡，桜井腟鏡），一弁腟鏡（Simon腟鏡）などがある．外来診察では視野は狭いが患者負担の少ないCusco式が一般的に用いられる．腟鏡には数種類のサイズがあり，症例に応じて使用する．

生理食塩水などで湿らせたCusco式腟鏡のブレードを斜めまたは縦にして，左手で小陰唇を開き腟入口部より静かに挿入し，先端を腟円蓋に到達させる．腟の深さは個人差があり，まず腟鏡をわずかに開いて腟鏡先端が子宮頸部に達しているか，頸部が前後どちらにあるかなどを確認する．

頸部の位置を確認したら，頸部表面をこすらないように注意して腟鏡を開き，前・後葉弁を前・後の腟円蓋に当てがって子宮腟部を露出する．腟粘膜の状態，色，潰瘍，腫瘤を観察し，子宮頸部の大きさ，形，表面の性状，びらんの

有無，位置異常・変形の有無，外子宮口からの分泌物および腟内容物の性状，量，出血の有無をみる．腟炎や子宮付属器炎，骨盤腹膜炎などを疑う場合は鏡検や培養標本の採取を行い，子宮頸部細胞診の検体採取なども行う．

内診，双合診

性交未経験者では必要のない場合は内診を行わず，直腸診所見で代用する．

左手の示指と中指を腟内に挿入する．未産婦で腟入口部の狭い患者では，示指1指を内診指とする．肛門挙筋の性状，子宮腟部の位置，大きさ，硬さ，腫瘤の有無を触診する．後腟円蓋に入れた内診指で子宮腟部を動かし，可動性の有無およびそれに伴う疼痛を検査する．

双合診は腟腹壁双合診のことで，一般に内診といわれるのはこの双合診のことである．内診指を後腟円蓋に挿入し，右手の指をそろえて軽く彎曲させ下腹壁に当てて圧迫し，内診指との間に子宮を挟んで触診する．次に内診指と右手を左右に移動し，左右付属器を同様に挟み触診する．子宮体部は位置，大きさ，形，硬度，可動性，圧痛を検査する．子宮が前傾前屈であれば触知しやすいが，後傾後屈の場合腹壁から触れにくい．正常子宮は鶏卵大で可動性があり圧痛はない．卵巣は腫大がない場合には触診できないこともある．卵管は正常の場合ほとんど触知されない．

腹痛の患者では，内診による圧痛は子宮付属器炎や骨盤腹膜炎，異所性妊娠などの婦人科疾患を疑う重要な所見となる．

直腸診

直腸診は，性交未経験者で内診ができない，骨盤結合組織に異常が推定される，Douglas窩に異常がある，直腸内に異常が推定される，な

どの場合に行う．とくに癌，子宮内膜症などの患者に適している．Douglas窩の抵抗，硬結，骨盤結合組織の硬結，腫瘤などは腟内の内診指よりも容易に触診できる．子宮頸癌では，子宮傍結合組織の硬結，圧痛，浸潤が骨盤壁に達しているかなどを検査する．

内診の代わりに直腸診を行う場合は，双合診を行い，子宮，付属器の所見をみる．直腸腟間の腫瘤やこの中隔の厚さは，左手示指を腟内に，左手中指を直腸内に入れて右手を腹壁上におく直腸，腟，後壁双合診により診断しやすい[*1]．

検査

細胞診

細胞診は組織から剥離した細胞を塗抹検鏡する方法である．組織の採取に比べると，患者に与える苦痛が少なく簡便かつ安価である．

細胞が塗布されたスライドガラスは乾燥を避けてただちに95%エタノールの入ったガラスバットに入れるか，またはメタノールとポリエチレングリコールを含んだ滴下式固定液か噴霧式固定液により固定する．最近では液状化検体細胞診も行われる．

子宮頸部細胞診

子宮頸癌は扁平円柱上皮境界（squamocolumnar junction：SCJ）付近に好発するため，子宮頸部偽びらんの周辺から細胞を採取する．一般に若い女性ではSCJは外子宮口の外側に位置するため，びらん面が広範な女性ではその外側からも採取する．高齢者になるとSCJは頸管内に異動していることが多く，びらん面のみられない女性では頸管の奥からの細胞採取を心が

---

*1 地域により内診指が左右逆の場合もある．

ける.

採取器具は綿棒，ブラシ，ヘラなどがある．ヘラやブラシは欠点として出血をきたしやすいが，細胞採取量が多く不適正標本が少ないため推奨される．妊娠女性では，細胞採取量は少ないが侵襲の少ない綿棒採取が許容される．

子宮頸部擦過細胞診による子宮がん検診は最も古くから行われているがん検診の一つである．がん検診に求められる条件，①頻度の高い癌であること，②発生過程が解明されていること，③簡便な検査法であること，④偽陰性率が低いこと，⑤死亡率を減少させうること，のすべてを満たし，対策型・任意型検診として実施することが推奨されている．

子宮内膜細胞診

子宮内膜細胞診は擦過法または吸引法で行うとされている．腟内を消毒後に，必要に応じて子宮頸部を単鉤鉗子や塚原鉗子などで把持し，子宮ゾンデで子宮腔長や子宮の方向を確認する．その後，子宮腔にカニューレを挿入し内膜細胞を吸引採取したり，エンドサイト（オリンパス）で子宮内を擦過して細胞を採取する．

子宮体癌の検出率は約90％であるが，70～80％とする報告もあり，精度を過信してはならない．子宮体がん検診の対象者は不正性器出血など子宮体癌の有症状者とハイリスク者である．

超音波検査

超音波検査は侵襲がなくリアルタイムで画像が得られ，婦人科診察で不可欠の検査となった．検者がプローブを動かして画像を描出し，画像から所見を読み取る必要があり，ある程度熟練を要する．

超音波検査は，体内で組織の表面や境界面に当たって反射してくる反射波を処理して診断に使用する．検査に使われている超音波は空気中では伝播せず，プローブと皮膚の間やプローブとカバーの間にゼリーを使用する必要がある．

婦人科診察では経腟超音波検査を行うが，性交未経験者では経直腸で代用することも可能である．また経腟プローブの挿入が難しい小児や，大きな病変，胎児計測などの際には経腹超音波検査を行う．

経腟プローブは先端が小さく，放射状に超音波音束が出るため，画像は扇形になる．プローブを目的の子宮や卵巣に近接させることができ，分解能は高いが減衰の大きい7.5 MHz程度の周波数の超音波が使用されるので画像が鮮明である．経腹超音波で使用される周波数は3.5 MHz程度である．非妊娠時の経腹超音波では膀胱充満した状態で行うと，腸管内ガスによる障害を避けて深部まで超音波を伝えやすくなり，子宮や卵巣が描出されやすい．

カラードプラ法は，血流にのって移動する赤血球からの反射波の周波数の変化により血流を認識してカラー表示する．産科領域で胎児や臍帯の血流評価に多用される．婦人科領域では卵巣腫瘍の充実部や子宮腫瘍を認めた際に，悪性との鑑別目的で血流評価が参考になることがある．

ホルモン関連検査

卵巣機能を判断する指標としてエストラジオール（E_2）や卵胞刺激ホルモン（follicle stimulating hormone：FSH）などのホルモン濃度を測定することが多い．一般的に閉経になるとE_2が10～20 pg/mL以下，FSHが40 mIU/mL以上を示すと考えられる．しかしE_2は測定日によって変化がみられ，FSHの増加により高値を示すこともあるため注意が必要である．一般的にはE_2の低下よりもFSHの上昇が先行し，閉経の約2年前から増加がみられ，閉経の2年後にプラトーに達するが，採血で閉経年齢を予測することはできない．

発汗や動悸などの症状は更年期障害だけでな

く甲状腺機能亢進症などでも認められるため，必要であれば甲状腺ホルモンである甲状腺刺激ホルモン（thyroid stimulating hormone：TSH），free T_4 などの測定も行う．月経異常を起こす原因として高プロラクチン血症もあげられ，必要に応じて測定する．多嚢胞性卵巣症候群，アンドロゲン不応症などではテストステロンの値が参考になる．また抗 Müller 管ホルモン（anti-Müllerian hormone：AMH）は全胞状卵胞から胞状卵胞に存在する顆粒膜細胞から産生され，卵巣予備能の指標として用いられる．

（江頭活子，加藤聖子）

●参考文献
- 日本産科婦人科学会/日本産婦人科医会編・監. 産婦人科診療ガイドライン 婦人科外来編 2017. 東京：日本産科婦人科学会：2017.
- 日本産科婦人科学会編・監. 産婦人科研修の必修知識 2016-2018. 東京：日本産科婦人科学会：2016.
- 日本女性医学学会編. 女性医学ガイドブック 更年期医療編 2014 年度版. 東京：金原出版：2014.
- 日本女性医学学会編. 女性医学ガイドブック 思春期・性成熟期編 2016 年度版. 東京：金原出版：2016.

症候学：無月経・不正出血・帯下

無月経

性成熟期にある女性は妊娠時と授乳期を除くと，通常 28〜30 日前後の周期で子宮からの出血を繰り返し，これを月経という．月経は，卵巣から分泌される性ステロイドホルモン（エストロゲン，プロゲステロン）の作用により増殖分化した子宮内膜が，性ステロイドホルモン分泌の下降による血中からの消退により剥脱する結果起こる出血である．

性ステロイドホルモンの分泌は，脳下垂体からの性腺刺激ホルモン（ゴナドトロピン：卵胞刺激ホルモン〈FSH〉，黄体化ホルモン〈LH〉）により調節され，ゴナドトロピンはさらに上位の間脳視床下部から分泌されるゴナドトロピン放出ホルモン（GnRH）により調節されている．

性成熟期の女性では，GnRH がパルス状分泌を呈している．GnRH 分泌のパルスの振幅が増大することにより，ゴナドトロピンの分泌は徐々に増加する．FSH 分泌の増加は，エストロゲン分泌の増加へとつながるとともに，卵巣内の卵胞を発育させる．GnRH のパルス状分泌を受け，ゴナドトロピンもパルス状に分泌する．ゴナドトロピン分泌量の増加と並んでパルスの振幅が増大することにより，卵巣のエストロゲン分泌は増加する．エストロゲンにはフィードバック作用により視床下部の GnRH 分泌を抑制する作用があるが，ゴナドトロピンパルスが増大してエストロゲン分泌量が増すと，通常のフィードバックとは異なりゴナドトロピン分泌量を増加させるポジティブフィードバック作用が出現する．この作用により，ゴナドトロピンには急激な分泌量の増加，すなわちサージが起こり，卵巣からの排卵へとつながる．サージは FSH と LH の双方にみられるが，LH サージのほうが振幅が大きい．

視床下部，下垂体，卵巣，子宮内膜のいずれの部位においても，器質的・機能的異常があると月経に異常をきたしうる．また，子宮からの流出路である腟，外陰の器質的異常も月経異常の原因となりうる．月経異常には，性成熟期であるにもかかわらず月経が欠如していること（無月経）のほか，月経周期の異常，月経血量の異常，月経持続期間の異常，月経随伴症状の異常，月経発来・閉止の異常がある．

無月経とは，月経のない状態という意味であるが，臨床上は，周期的な月経が発来すべき年齢層の女性において，一定期間月経がない状態をさす．初経以前の女児と，閉経後の女性は月経が発来すべき年齢層ではない．また，妊娠中，産褥期，授乳中の女性も無月経となる．これらは生理的無月経とよばれ，病的ではないので，通常，治療などの医療介入の対象とはならない．

無月経は大別して原発性無月経と続発性無月経に分けられ，それぞれの原因は大きく異なる．

原発性無月経

原発性無月経（primary amenorrhea）とは，満 18 歳を迎えても初経の起こらないものをいう．海外では，満 16 歳または満 15 歳で初経のないものを原発性無月経と定義することが多い．

原発性無月経に対する医療介入は，単に初経を迎えているか否かだけでなく，第2次性徴の発現状況なども勘案して判断される．このような実状に鑑みて，現在では，原発性無月経の前段階ともいえる，満15歳以上満18歳未満で初経を迎えていない「初経遅延」という診断区分を設けて，医療介入をスムーズに開始できるようになっている．なお，初経の年齢は平均12.3〜12.4歳であり，日本と海外で大差がない[1,2]．

原発性無月経と初経遅延の原因は，染色体異常，性分化疾患，中枢に原因のあるもの，卵巣に原因のあるもの，性器発生異常など多様であり，小児科を含めた集学的アプローチが必要となる場合がある．

原発性無月経の原因による分類を❶に示す[3]．各原因の原発性無月経全体に占める比率（米国のデータ）を❷に示す[4]．

続発性無月経

続発性無月経（secondary amenorrhea）は，確立していた月経が3か月を超えて停止したものをいう．海外では，6か月の月経停止をもって続発性無月経とすることもあり，注意を要する．

思春期女性など若い女性での続発性無月経は，原発性無月経の原因疾患の多くが原因となりうるが，性管の閉塞は原因とはならない．性成熟期以降の続発性無月経では，視床下部-下垂体-卵巣軸のいずれかに原因があることが多い．生理的無月経は診療の対象とする必要がないことに留意する．

続発性無月経の原因による分類を❸に示す[3]．

無月経の診断

無月経の診断とは，無月経を起こしている原因を知ることを意味する．無月経の原因を診断するためのフローチャートを❹に示す．

❶ 原発性無月経の分類

1 正常ゴナドトロピン性（ゴナドトロピン値正常のもの）＝第2次性徴正常
　　1）Mayer-Rokitansky-Küster-Hauser 症候群（卵管・子宮・腟上部欠損）
　　2）その他の子宮・腟欠損症
　　3）腟横中隔，処女膜閉鎖などの性管遮断（潜伏月経）
　　4）アンドロゲン不応症候群（AIS）（46,XY）

2 高ゴナドトロピン性（ゴナドトロピン値高値のもの）＝第2次性徴欠如
　a．卵巣形成不全
　　1）pure gonadal dysgenesis（46,XX のもの，または 46,XY のもの〈Swyer 症候群〉）
　　2）mixed gonadal dysgenesis（46,XX/46,XY）
　　3）Turner 症候群（45,X および 45,X を含むモザイク）
　b．ゴナドトロピン抵抗性卵巣（46,XX）
　c．二次性卵巣機能欠落（46,XX）＝炎症，外傷，医原性

3 低ゴナドトロピン性（ゴナドトロピン低値のもの）＝第2次性徴欠如または遅延
　a．性成熟の遅延
　　1）遅発思春期
　b．下垂体障害
　　1）先天性ゴナドトロピン欠損症
　　2）高プロラクチン血症
　　　① 下垂体腫瘍
　　　② empty sella syndrome
　　　③ pituitary stalk interruption syndrome
　　3）二次性下垂体機能障害＝炎症，外傷，医原性
　c．視床下部障害
　　1）congenital hypogonadotropic hypogonadism（CHH）
　　　① Kallmann 症候群
　　　② normosmic non-syndromic CHH
　　2）Marfan 症候群
　　3）Fröhlich 症候群
　　4）Laurence-Moon 症候群
　　5）Bardet-Biedl 症候群
　d．内分泌系の異常に伴うもの
　　1）先天性副腎皮質過形成
　　2）甲状腺機能低下症
　e．全身的・精神的原因によるもの
　　1）体重減少，飢餓
　　2）神経性食欲不振

（久具宏司．2015[3]）

❷ 原発性無月経の原因別比率（概数）

原因		%
乳房発育不良 （＝第2次性徴不良）	FSH 高値	40
	46,XX	15
	46,XY	5
	上記以外の染色体	20
	FSH 低値	30
	体質	10
	プロラクチノーマ	5
	Kallmann 症候群	2
	他の中枢性疾患	3
	ストレス，体重減少， 食欲不振	3
	PCOS	3
	先天性副腎皮質過形成	3
	その他	1
乳房発育良好 （＝第2次性徴良好）	Rokitansky 症候群	10
	アンドロゲン不応症候群	9
	腟横中隔	2
	処女膜閉鎖	1
	体質	8

PCOS：多嚢胞性卵巣症候群.
(The Practice Committee of the American Society for Reproductive Medicine. 2008[4])

❸ 続発性無月経の分類

1　生理的無月経
  a．妊娠
  b．産褥，授乳
  c．閉経

2　病的無月経
  a．子宮性無月経
    1）炎症性子宮性無月経
    2）外傷性子宮性無月経
  b．卵巣性無月経
    1）早発閉経
    2）ゴナドトロピン抵抗性卵巣
    3）多嚢胞性卵巣症候群（PCOS）
  c．下垂体性無月経
    1）Sheehan 症候群
    2）下垂体腫瘍，suprasellar tumor
    3）empty sella syndrome
    4）二次的下垂体機能低下
  d．視床下部性無月経
    1）視床下部機能障害
    2）神経性食欲不振症
    3）医原性（薬物性）無月経
    4）心因性無月経
    5）乳汁漏出無月経症候群の一部
    6）全身疾患，内分泌疾患に伴うもの
  e．プロラクチン関連疾患

(久具宏司．2015[3])

▍問診

　問診により第2次性徴の状況を本人または親から聴取することから始める．原発性無月経，初経遅延の例や，初経後まもない時期での続発性無月経の例では，乳房発育開始，恥毛発毛の有無と時期を確認することは必須である．

　潜伏月経の例では月に1回の定期的な腹痛を訴えることが多く，診断にあたって重要な所見である．

▍外性器・内性器の観察

　身長や体重の測定に続いて全身を観察して特徴的な身体所見がないかや，第2次性徴の進行状況を確認する．

　原発性無月経の原因は多彩であることから，外性器の形状についての視診を行い，可能であれば腟管の有無または疎通性の診察を行う．子宮の有無など，性管の解剖学的異常について

は，内診や経腟超音波検査が行えない場合があるので，MRIや腹部または肛門からの超音波検査の所見を参考にする．性分化の過程で，卵管・子宮および腟の上部2/3がMüller管由来であることに留意する．逆にいえば，腟の下部が存在していても，上部まで開通しているとは限らない．

▍染色体検査

　次に，血液による染色体検査（G分染法）を考慮する．月経周期が十分に確立した続発性無月経例では省略してもよいが，原発性無月経，初経遅延や初経後まもない時期での続発性無月経の例に対しては，必ず行うようにする．

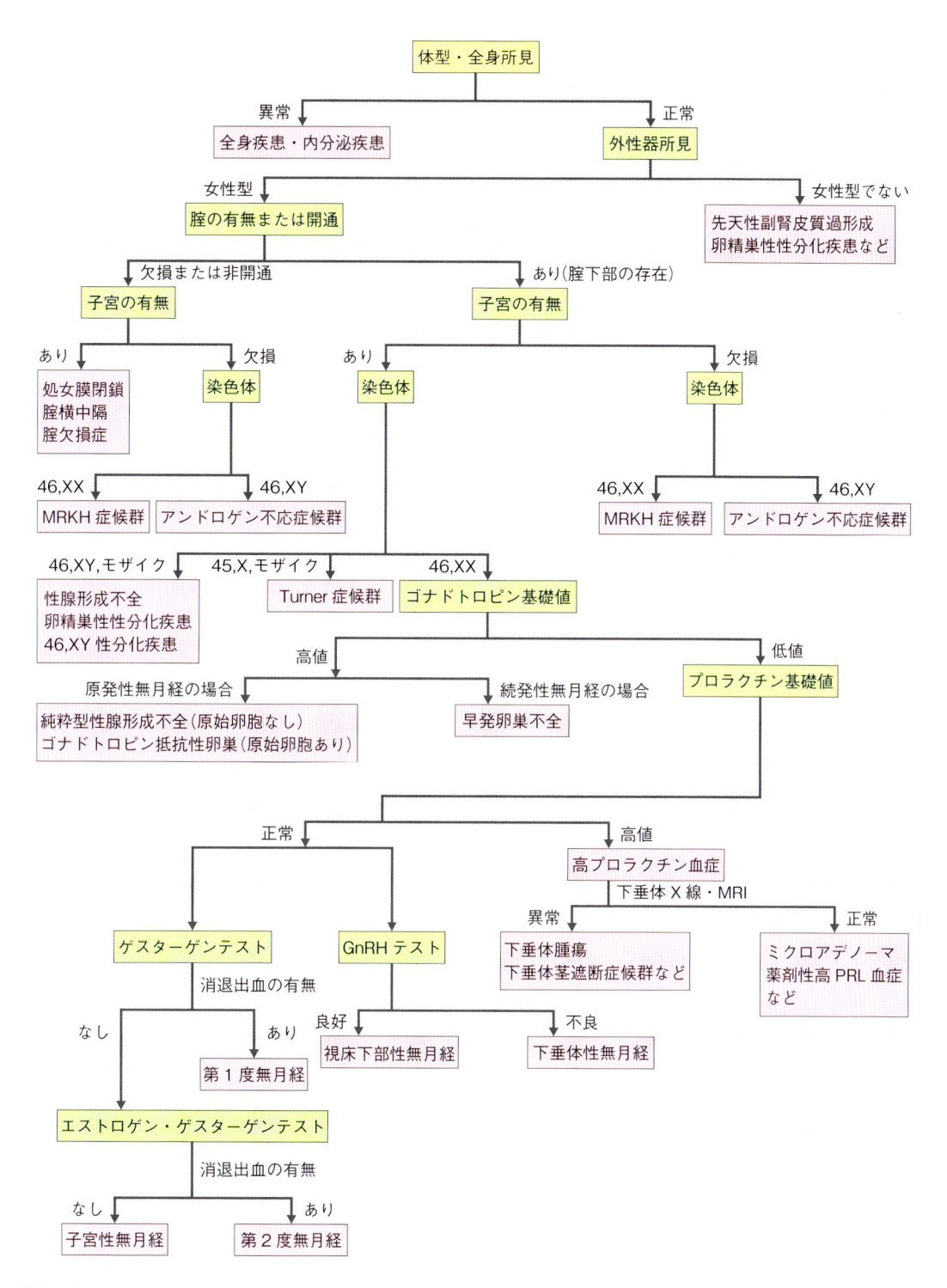

❹ 無月経の原因を診断するためのフローチャート
MRKH 症候群：Mayer-Rokitansky-Küster-Hauser 症候群.

❺ 性機能障害の分類（WHO）

type	障害部位	FSH	エストロゲン	臨床像
Ⅰ	中枢	低値	低値	第2度無月経
Ⅱ	中枢-卵巣系	正常値	正常値	第1度など軽度無月経
Ⅲ	卵巣	高値	低値	卵巣不全
Ⅳ	子宮			子宮性無月経
hyper PRL		正常値	正常値	高プロラクチン血症

■ ホルモン検査

血中ゴナドトロピン（FSH, LH）濃度の測定は、原発性無月経、初経遅延、続発性無月経の全症例に対して行うのがよい。ここまでの診察、検査により、性管の解剖学的異常や、性分化疾患、卵巣性無月経などの高ゴナドトロピン性無月経は、おおむね診断しうる。WHOは、性機能低下を5つのタイプに分けており（❺）、高ゴナドトロピン性無月経は type Ⅲである。

ゴナドトロピン値が正常または低値の無月経は中枢性無月経であり、視床下部に原因を有する場合と下垂体に原因を有する場合がある。GnRH負荷試験を行いGnRH注射前後のゴナドトロピン値の変化を調べることにより、典型例では、原因部位が視床下部であるか下垂体であるかを鑑別できるが、実際には両者の鑑別は困難な場合が少なくない。これは、視床下部に原因を有する無月経でのGnRHに対するゴナドトロピンの反応がさまざまで変化に富むからである。キスペプチンをはじめとする視床下部内の情報伝達物質やそれら物質の相互関連の研究の進展とともに、中枢における機序が徐々に解明されつつある。

WHOの分類では、ゴナドトロピン値が正常のものを typeⅡ、低値のものを typeⅠとしているが、これは無月経の原因部位が視床下部であるか下垂体であるかに必ずしも対応するものではない。一方、無月経の女性に対して、プロゲスチンのみの投与で消退出血をみるものを第1度無月経、消退出血のないものを第2度無月経とする分類があり、無月経の程度と治療方針の決定のためにしばしば施行される。第1度無月経が WHO の typeⅡに、第2度無月経が WHO の typeⅠにおおむね相当するが、これも無月経の原因部位の特定につながるものではない。

中枢に原因を有する無月経のなかでも、腫瘍やその他の空間占拠病変が存在する場合には、プロラクチン分泌細胞の増殖や、ドーパミンによるプロラクチン分泌抑制機序の障害により高プロラクチン血症となるために無月経を生じていることがあるので、血中プロラクチン濃度の測定は欠かせない。血液検査により高プロラクチン血症が認められた場合には、MRIなどの頭部の画像診断を考慮するとともに、プロラクチン上昇を引き起こす薬剤（抗精神病薬、H_2ブロッカーなど）の服用がないか、問診により必ず確認する。

▌無月経の治療

無月経の治療・対処は、無月経をきたしている原因や患者のおかれた状況により大きく異なる。とくに、原発性無月経に対して正しく原因の診断がなされていないと、適切な治療に結びつけることができない。性管の遮断や欠損などの形態異常の場合に、手術により月経が望める際には早めに行うことが必要である。

■ 原発性無月経

思春期の原発性無月経女性や思春期前で原発

❻ 異常子宮出血（AUB）の原因（PALM-COEIN system）

器質性原因（structural）	非器質性原因（non-structural）
内膜ポリープ（polyp）	血液凝固異常（coagulopathy）
子宮腺筋症（adenomyosis）	排卵障害（ovulatory dysfunction）
平滑筋腫（leiomyoma）	子宮内膜機能異常（endometrial）
悪性腫瘍および増殖症（malignancy & hyperplasia）	医原性（iatrogenic）
	その他（not otherwise classified）

性無月経となる可能性のある女児では，原因を診断したうえで，低エストロゲン状態となることが予測される場合に，女性ホルモン補充療法を考慮する．この場合のホルモン補充は，エストロゲン単独の補充を低用量で行うことから始めて徐々に増量し，成人量に達するか破綻出血がみられるようになったら，プロゲスチンを組み合わせることにより，Kaufmann 療法（エストロゲン・プロゲスチン）へと移行する．

　Turner 症候群や性腺形成不全がホルモン補充療法の適応となる．これらの疾患では，エストロゲンの補充により骨密度上昇効果が期待できる反面，骨端線の閉鎖は促進されるので，早期に高用量のエストロゲンを投与すると，思春期終了時期の身長が低くなってしまう．

　思春期から成人期への移行の時期をトランジションとよぶが，該当する女性は，小児科，産婦人科のどちらを受診するかわからない．また，小児科受診の後に産婦人科を訪れる可能性もあり，これらの疾患への対処には，小児科医との円滑な情報伝達が必要となる．

　無月経の女性への治療の基本的な考え方は，女性ホルモン欠落の防止と妊娠の可能性の確保である．しかし，原発性無月経の原因のなかには，先天性子宮欠損症やアンドロゲン不応症候群など，妊娠が見込めないものがあり，心理的サポートや社会的配慮が必要となることがある．

続発性無月経

　続発性無月経に対する治療は，妊娠希望の有

無により異なる．妊娠を希望する女性に対しては，排卵誘発を目標として，経口または注射での薬剤投与を行う．妊娠の希望のない女性に対しては，Holmstrom 療法（プロゲスチン）または Kaufmann 療法により消退出血を起こすように治療する．これは無月経が第 1 度か第 2 度かにより決めればよい．また，必ずしも月に 1 回の定期的な出血とする必要はない．

　卵巣機能の早期廃絶による早発卵巣不全が原因とみられる無月経の場合には，妊娠成立はきわめて難しい．ホルモン補充療法に移行するのが通例であるが，妊娠をめざす場合は困難が予想される．

不正出血

　不正出血とは，月経以外のすべての性器出血のことを示すものとして使われる用語である．英語の atypical genital bleeding に相当する．しかし，海外では atypical bleeding は使用されない傾向となっており，FIGO（International Federation of Gynecology and Obstetrics）では abnormal uterine bleeding（AUB）という用語を使用するよう推奨している．日本でも今後は AUB，およびそれに相当する日本語を使用することになるであろう．FIGO は，AUB の原因について，器質性疾患と非器質性疾患に大別したうえで，個々の疾患に分類する PALM-COEIN system を提唱している（❻）．

　しかし，従来の不正出血という用語が，腟や

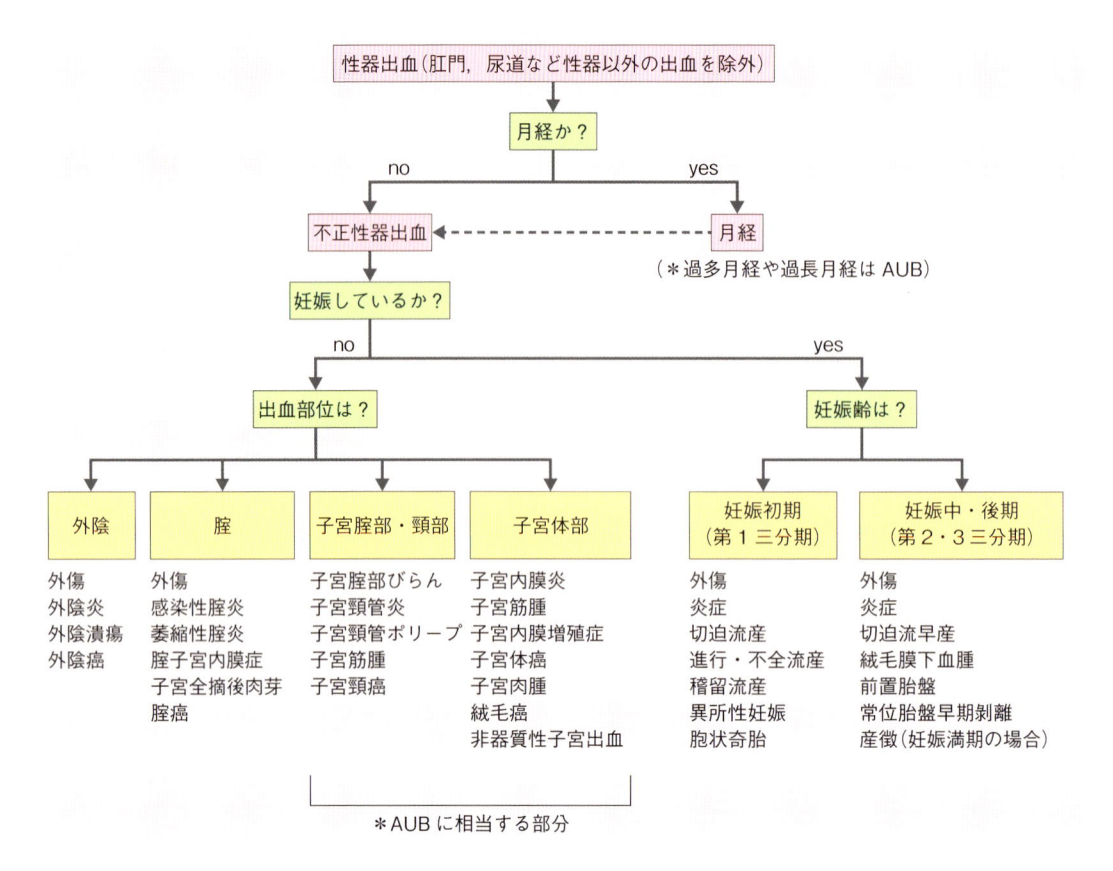

❼ 不正出血診断のフローチャート
*AUB：abnormal uterine bleeding.

外陰など，子宮以外からの出血を含み，さらに妊娠中の性器出血に対しても用いられていたのに対し，AUB は非妊娠時の子宮からの出血に限定されている．このため，臨床の場では，診察を開始する前など，当該女性が妊娠しているか否か不明で，出血の部位が特定されていない段階での表現として，不正出血（不正性器出血を含む）という用語の使用は続くものと思われる．

不正出血の診断

不正出血診断のフローチャートを❼に示す．まず，出血が月経であるか否かの診断を要する．本人が出血を月経と認識していても，月経ではないことにしばしば遭遇するので，月経と判断した後であっても，不正出血である可能性を随時考慮しながら診察を進める．

不正出血と診断した場合，次に妊娠でないかの診断に移る．ここでも，本人の申告のみを根拠とするのでなく，尿中 hCG（ヒト絨毛性ゴナドトロピン）定性反応などの客観的な所見を重視する．ただし，受精後 2 週以内などの妊娠成立後きわめて早い時期には尿による hCG 定性反応が陽性を示さないこともある．次に，視診および腟鏡診により出血の部位を観察し，それぞれの部位に応じた検査・処置へと進む．非妊娠時の不正出血の原因の大部分は，妊娠中の出血の原因ともなりうる．

❽ 特徴的な腟帯下を呈する疾患

	カンジダ腟炎	トリコモナス腟炎	細菌性腟炎
病原体	*Candida*	*Trichomonas*	*Gardnerella vaginalis*，嫌気性菌
自覚症状	掻痒感，多量の帯下	掻痒感，多量の帯下，臭気	臭気，少量の帯下
帯下の性状	酒粕状，チーズ状	泡沫状	灰色
炎症所見	腟壁発赤	腟壁発赤	なし
腟内pH	＜4.5	≧5.0	≧5.0
アミン臭	なし	しばしばあり	あり
顕微鏡検査	胞子，菌糸，白血球	トリコモナス原虫，白血球	clue cell，細菌，白血球まれ

（武谷雄二ほか監．プリンシプル産科婦人科学1 婦人科編．第3版．東京：メジカルビュー社：2014 をもとに作成）

不正出血の治療

　検査を通じて得られた個々の不正出血の原因に基づき，それぞれに適した必要な治療を行う．それぞれの原因疾患の項を参照されたい．

帯下

　帯下とは，腟から外陰に分泌される分泌物全般をさす用語であり，粘液，血液，組織片を含むものであるが，一般に月経や明らかな出血，産褥期の悪露を帯下とはいわない．すなわち，分泌物でも出血を含むものは帯下とよばないのが通例である．しかし，血性帯下という用語があるように，出血の成分を含むものを帯下の範疇に入れることもあり，これらの用語の境界は曖昧である．一般には「こしけ（帯下）」，「おりもの（下物）」とよばれている．帯下とは，古くは婦人の腰帯より下の経血が関係する病をさしていた．「帯下醫」という語は「婦人科医」のことであった．

　健康な女性の正常な状態での腟分泌物は，白色，やや粘稠で，腟壁および子宮腟部に付着している．帯下は，腟の分泌物だけでなく，子宮頸管，子宮内膜の分泌物，また外陰の分泌物も含めたものであり，腟だけでなく子宮や外陰の生理的病理的変化を反映する所見を呈する．

　性成熟期にある女性では，子宮頸管内膜の頸管腺から分泌される頸管粘液が，上昇したエストロゲン濃度の作用により排卵の2～3日前ごろから増量し，帯下と認識されるようになる．このときの頸管粘液は透明な水様となり，粘稠度の低下，牽糸性の上昇の所見を呈し，シダ葉状の結晶を形成する．排卵の後は，プロゲステロンの上昇を受けて頸管粘液は急速に減少し，帯下として腟外に漏れ出ることもなくなる．これらの変化は，卵巣におけるエストロゲン分泌の増減を示す生理的変動である．

帯下の診断

　分泌物が産生される部位により，帯下は腟帯下，頸管帯下，子宮帯下に分けられる．これらは，帯下の性状の観察だけでは区別がつきにくいが，実際には腟帯下であることが多い．また，帯下の色，性状から，血性帯下，膿性帯下，白色帯下，水様帯下，黄色帯下などと表現される．

　病的な原因によって帯下にさまざまな変化が現れるが，帯下の特徴的な性状から炎症の起炎病原体を診断することも可能である（❽）．その他，血性帯下の場合は，腟のほか，子宮，卵管の炎症，腫瘍性疾患が疑われ，水様帯下，漿液性帯下の場合は萎縮性腟炎，子宮留水腫，子宮内膜癌，子宮肉腫が，膿性帯下では腟の炎症のほか子宮留膿腫が疑われる．

帯下の治療

　検査を通じて得られた個々の帯下の原因に基づき，それぞれに適した必要な治療を行う．

（久具宏司）

◉文献

1）American Academy of Pediatrics. Menstruation in girls and adolescents：using the menstrual cycle as a vital sign. Pediatrics 2006；118：2245-50.

2）日本産科婦人科学会生殖・内分泌委員会報告〔思春期少女の肥満と性機能に関する小委員会（平成7年度-平成8年度）検討結果報告〕わが国思春期少女の体格，月経周期，体重変動，希望体重との相互関係について：アンケートによる．日産婦誌 1997；49：367-77.

3）久具宏司．月経異常，排卵障害．金澤一郎，永井良三総編集．今日の診断指針．第7版．東京：医学書院；2015．p.460-3.

4）The Practice Committee of the American Society for Reproductive Medicine. Current evaluation of amenorrhea. Fertil Steril 2008；90：S219-25.

症候学：下腹部痛・骨盤痛

はじめに

下腹部痛・骨盤痛は，産婦人科の日常臨床において最も対処する機会の多い症状の一つである．他領域の疾患でも同様の症状をきたしうるため，他科と連携しながら鑑別を進める必要がある．一方で症状などから緊急性が高いと判断される場合には，確定診断が得られなくとも手術などの外科的処置に踏み切らざるをえないことがある．

下腹部痛 （❶）[1]

米国では，腹痛のため医療機関を受診する患者が年間約500万人に上るが，そのうち約30%は詳細な病歴聴取と診察を行っても確定診断に至らないとされる．強い腹痛が急激に発生した場合には急性腹症（acute abdomen）とよばれ，迅速な外科的介入を必要とする場合がある．

痛みは，発生機序から体性痛（somatic pain），内臓痛（visceral pain），関連痛（referred pain）に分類される．体性痛は壁側腹膜に分布する体性神経により伝達され，腹膜の物理的・化学的刺激が原因となる．体性痛は開始時期が明瞭で，痛みの部位は障害部位に限局しており，疼痛の原因が除去されるまで一定の強さを保つ．内臓痛は自律神経により伝達される．体性痛とは異なり，開始時期は不明瞭で，部位も特定することが難しい．鈍い痛みで始まるが，時に疝痛となる．病巣の周囲や病巣から離れた部位に発生する痛みを関連痛とよぶ．内臓が痛み刺激を入力する脊髄レベルに同様に痛み刺激を入力する皮膚の痛覚過敏，同じ脊髄レベルに遠心路核をもつ筋肉の収縮に伴う圧痛，交感神経の興奮に伴う皮膚血流の低下や立毛筋の収縮を認める[2]．

診断のためには，まず詳細な病歴聴取が重要である．① 痛みの始まった時期，② 痛みの性質，③ 痛みの部位，④ 放散の有無，⑤ 増悪因子，などについて確認する．患者にとって痛みの性質を正確に表現することは難しいことが多く，医師の問診技術により持続痛，間欠痛，疝痛などの識別を行う必要がある．婦人科的な病歴聴取の際に，妊娠の可能性について確認することが重要であることはいうまでもない．

身体所見については問診中から注意を払う必要がある．呼吸困難を伴うか，じっと座っていられるか，どんな姿勢をとっても苦悶様表情を浮かべるか，などである．血圧，脈拍，呼吸数を記録する．腹痛が主訴であっても，全身の身体所見をとることが大事である．たとえば，心房細動を認めれば腸間膜動脈閉塞症を考える必要がある．腹部の視診では帯状疱疹に注意する．腹壁の呼吸性変動の欠如は腹膜炎を示唆する．

腹部の聴診も大事である．腸雑音の亢進は腸管の閉塞を示唆する．腸雑音が完全に消失している場合には，外科医の併診を依頼する．

腹部の触診は痛みを訴える部位よりも遠くから始め，最後に筋性防御や反跳痛の有無を確認する．患者は反跳痛の確認を非常に不快に感じ

❶ 下腹部痛をきたしうる疾患

器官	疾患
腹壁	・鼠径ヘルニア ・大腿ヘルニア ・臍ヘルニア ・腸腰筋膿瘍　など
消化器	・胃腸炎 ・腸捻転 ・Meckel 憩室 ・虫垂炎 ・大腸炎 ・憩室炎 ・炎症性腸疾患（inflammatory bowel disease：IBD） ・過敏性腸症候群（irritable bowel syndrome：IBS） ・便秘 ・腸管の閉塞 ・腸管の穿孔 ・悪性腫瘍　など
泌尿器	・膀胱炎 ・尿路結石　など
生殖器	・異所性妊娠 ・卵巣腫瘍茎捻転 ・骨盤内炎症性疾患（pelvic inflammatory disease：PID） ・排卵痛　など
血管	・腹部大動脈瘤 ・腸間膜動脈閉塞症　など
感染	・帯状疱疹 ・マラリア ・腸チフス ・コレラ ・ジアルジア症　など
その他	・糖尿病性ケトアシドーシス ・アレルギー性紫斑病 ・鎌状赤血球症 ・急性間欠性ポルフィリン症 ・家族性地中海熱 ・鉛中毒 ・オピオイド離脱　など

（Bickerton N, Visvanathan D. 2016[1]）

るので，繰り返し行うべきではない．「咳をすると響く」などの訴えだけでも反跳痛の確認と同じ意味をもつ．また，ヘルニアの好発部位も触診する必要がある．

検査は病歴聴取と身体所見から考えられる疾患を絞り込むために行うのであって，高価で必要性の低い検査を網羅的に行うべきではない．CT は骨盤内臓器の診断に関しては信頼性が高くないので，婦人科的疾患を疑う場合には超音波検査が必須である．

骨盤痛[3]

すべての女性は月経，排卵，性交などによりある程度の骨盤痛を自覚する．骨盤痛は内臓痛と体性痛に分類されるが，痛みの発生機序としては以下のようなものが考えられる．
・管腔臓器の拡張と収縮
・実質臓器被膜の急激な伸展
・壁側腹膜への刺激（例：血液・膿・嚢胞内容液などの漏出）
・組織の虚血と壊死（例：卵巣腫瘍茎捻転）
・炎症・腫瘍などによる神経障害

骨盤痛はその性質により，急性骨盤痛と慢性骨盤痛に区別される．

急性骨盤痛

急性骨盤痛の評価に際しては，常に妊娠の可能性を念頭におき，妊娠反応が陽性であれば，まず異所性妊娠を疑う．そのうえで，下記のような鑑別診断を考慮する．

▌鑑別診断

生理的な骨盤痛

月経や排卵に伴う痛みである．すべての女性の 2/3 がある程度の月経痛を自覚するとされ，その原因は子宮で産生されるプロスタグランジンの増加によると考えられる．排卵痛は次の月経周期の 14 日前に起こり，少量の出血を伴う．痛みの時期が特徴的で他に異常所見がなければ，これらの診断を選択することが多い．

妊娠に伴う骨盤痛

性成熟期女性の骨盤痛に関しては，常に妊娠を意識し検査することが重要である．出血と痛みがあり外子宮口が開大していれば，進行流産を考える．異所性妊娠は，週数によって腹部のぼんやりとした不快感から急性腹症までさまざまな症状を呈するので注意が必要である．その他，子宮筋腫の変性なども妊娠中の急性腹症の原因となる．

卵巣に関連する骨盤痛

卵巣を原因とする急性腹症は，卵巣嚢腫の茎捻転，破裂，出血などによるものが多い．

感染による骨盤痛

骨盤内炎症性疾患（pelvic inflammatory disease：PID）は若い女性に多い．クラミジアや淋菌が病因であることが多いが，必ずしも性感染症によるものばかりとは限らない．痛みには発熱，帯下を伴い，双合診で強い不快を訴える．未治療のまま放置されると卵巣卵管膿瘍を形成し，あるいは癒着を生じて慢性骨盤痛の原因となることがある．

子宮内膜症による骨盤痛

子宮内膜症は全女性の10%に存在するとされ，急性・慢性いずれの骨盤痛の原因にもなりうる．急性骨盤痛の場合，痛みは周期的で深く，部位が特定できることが多い．性交痛，排尿痛，排便痛を伴うことがある．骨盤中心に痛みがあり，月経量が多い場合は子宮腺筋症を疑う．

骨盤内腫瘍による骨盤痛

悪性腫瘍が急性骨盤痛で発症することはまれである．子宮筋腫，卵巣嚢腫などは血液供給が障害されれば痛みを生じる可能性がある．

婦人科以外の領域の疾患を考慮することも大事である．

泌尿器に関連する骨盤痛

尿路感染，尿の貯留，尿路結石などが急性骨盤痛の原因となる．尿定性・沈渣が診断の補助となる．

消化器に関連する骨盤痛

虫垂炎，胃腸炎，便秘，憩室症，炎症性腸疾患，各種ヘルニア，腸間膜動脈閉塞，悪性腫瘍などが考えられる．急性の程度と患者年齢が診断を補助する．

慢性骨盤痛

急性骨盤痛は初期対応を行っても慢性骨盤痛の原因となりうる．慢性骨盤痛は診断というよりもむしろ症状の表現であり，複数の要因が関係しうる．詳細な病歴聴取をもとに適切な検査を選択する．腹腔鏡が検査の gold standard であるが，非侵襲的な検査の後に初めて考慮すべきである．痛みの制御は難しいことが多く，鎮痛薬やホルモン療法に加えて，時に心理療法を必要とすることがある．

原因

原因として，以下のものが考えられる．

癒着

慢性骨盤痛患者の20〜50%に癒着がみられる．これらの癒着は必ずしも痛みの原因であるとは限らないが，血流を伴う強固な癒着は臓器の移動や伸展に伴う痛みの原因となりうる．

卵巣遺残症候群

子宮摘出もしくは卵巣部分摘出後に，遺残した卵巣が慢性骨盤痛の原因となることがある．これを卵巣遺残症候群（ovarian remnant syndrome/residual ovary syndrome）という．性交痛や腟円蓋部の圧痛を伴うことが多い．ホルモン療法，あるいは遺残卵巣の外科的切除により症状が軽快することがある．

子宮内膜症

子宮内膜の異所性着床が瘢痕化や癒着を生じ，"frozen pelvis" の状態となる．月経痛，性交痛，膀胱痛，直腸痛および不妊をきたしうるが，病変の広がりと痛みの程度は必ずしも相関

しない．子宮腺筋症は同様の痛みの原因となり，さらに月経過多をきたす．初期治療としてホルモン療法が選択されることが多いが，最終的な治療として子宮と両付属器の切除が行われることがある．

過敏性腸症候群

過敏性腸症候群（irritable bowel syndrome：IBS）は慢性骨盤痛の原因となりうる疾患であるが，婦人科疾患との鑑別が難しいことがある．

骨盤内うっ血症候群

子宮および広間膜内の静脈の拡張と慢性的な鈍い骨盤の痛みを特徴とする．黄体ホルモンによる治療が奏功する場合がある．

心理的な要因

慢性骨盤痛と幼小児期の性的・心理的虐待との関連が指摘されている．うつ，不安およびその身体化が痛みの原因となりうる．うつおよび不眠の治療で慢性骨盤痛が改善する場合がある．

（寺内公一）

● 文献
1) Bickerton N, Visvanathan D. Abdominal pain. In：Hollingworth T, editor. Differential Diagnosis in Obstetrics and Gynaecology：An A–Z. 2nd edition. CRC Press：2016.
2) 日本緩和医療学会．がん疼痛の薬物療法に関するガイドライン 2010 年版．東京：金原出版：2010.
3) Fernandes HM. Pelvic Pain. In：Hollingworth T, editor. Differential Diagnosis in Obstetrics and Gynaecology：An A–Z. 2nd edition. CRC Press：2016.

症候学：外陰部掻痒感・外陰部痛・外陰部腫瘤

外陰部掻痒感 （❶）

外陰部掻痒感は，一般産婦人科診療において最も頻度が高く，女性ヘルスケアにとって重要な症状といえる．年齢層を問わず外陰部掻痒感は発症しうるものであり，重症度の尺度が主観に頼ることになるため，時に放置されることもある．しかし，外陰部掻痒感をきっかけに治療の必要性が高い疾患が発見されることもある．女性においては，自覚症状として感じやすく，訴えやすい症状が掻痒感であろう．この症状の裏に隠れている疾患を正確に診断し，正しい治療を行うことは，女性の QOL を上げるとともに，重大な疾患の発見につながる．

外陰部掻痒感は，帯下異常の有無によって大別される．帯下は腟内から発生するものであり，その異常は腟内病変を推定させる．その多くは腟炎，子宮頸管炎などの感染症である．一方，帯下異常がない場合は腟内病変がないと考えられ，外陰部特有の疾患を推定する．感染を伴わない接触皮膚炎と角化症としての硬化性苔癬が重要である．

帯下異常あり

性器クラミジア感染

Chlamydia trachomatis が性行為を介して腟内に侵入する．子宮頸管粘膜が最初の感染標的となり，感染後1〜3週間で子宮頸管炎を発症する．子宮頸管炎では，帯下増量がよく知られているが，実は不正出血が最も多い症状である

ことから，不正出血の女性の場合は性器クラミジアを念頭におく．

子宮頸管分泌物もしくは尿道分泌物を用いた病原体診断が有用である．淋菌感染症との混合感染があることから，淋菌とクラミジアの同時検出キットが普及している．

子宮頸管粘膜で増殖した *C. trachomatis* は，上部生殖器である子宮内膜，子宮付属器，腹腔内へと広がり，子宮内膜炎，子宮付属器（卵管）炎，骨盤腹膜炎を発症する．上腹部まで感染が広がると，肝周囲炎（Fitz-Hugh-Curtis 症候群）となる．

治療は，マクロライド系もしくはニューキノロン系の抗菌薬投与が有効である．若年層のクラミジア感染者は薬の飲み忘れなど服薬アドヒアランスが悪いことがあるため，単回投与（アジスロマイシン 1,000 mg，1回内服）が有効である[1]．

淋菌感染症

Neisseria gonorrhoeae による感染症で，女性の体内においては *C. trachomatis* と似た広がりを示す．そして *N. gonorrhoeae* と *C. trachomatis* は同時感染することが多い．淋菌は非常に感染性が強く，1回の性交渉で約3割が感染する．子宮頸管炎は，典型例では粘液性・膿性の分泌物をみるが，多くは無症候性である．淋菌感染症の問題点として，多様化する性交渉によって咽頭，直腸への感染も増加している．

淋菌検査は，子宮頸管分泌物や尿道分泌物における病原体診断を行う．淋菌感染症の20〜

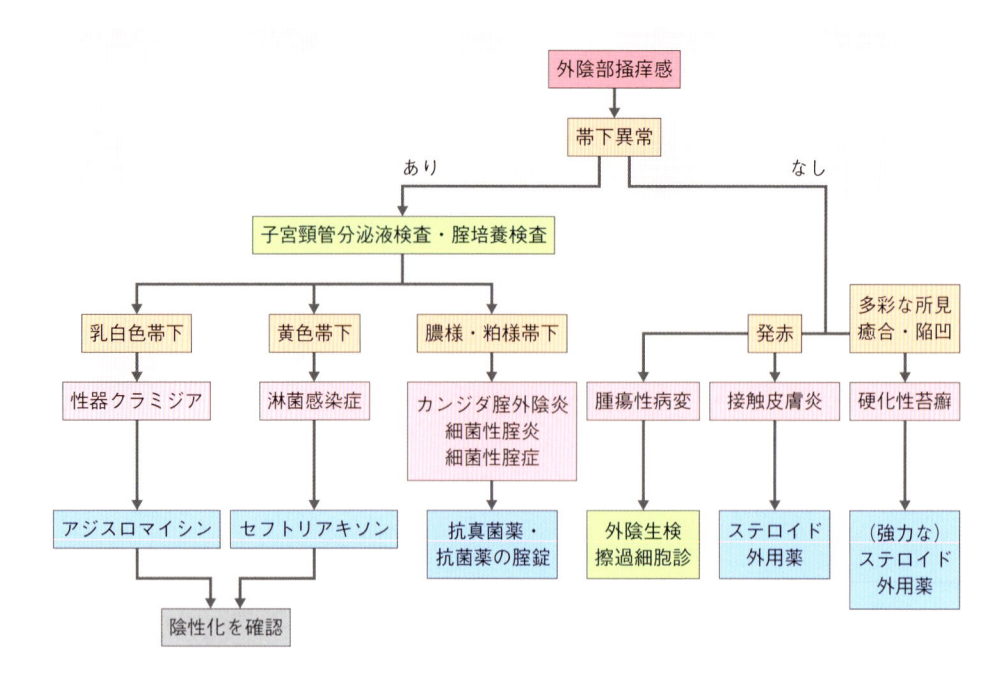

❶ 外陰部掻痒感の鑑別診断と治療

30%に性器クラミジア感染が合併し，性器クラミジア感染症の数%に淋菌感染が合併することから，これらの2種類の菌体を1回で検査できるキットは有用性が高い[1]．

治療は，淋菌の抗菌薬耐性化が進んでいるため，治療に苦慮することがある．これまでよく使われてきたニューキノロン系やテトラサイクリン系は耐性率が80%を超える．第三世代経口セフェム系でも耐性率は30〜50%となる．有効な薬剤としては，セフェム系のCTRX（ロセフィン[R]）の静注薬で，患者の服薬アドヒアランスの悪さを考え単回投与が可能である[1]．

その他の感染症

カンジダ腟外陰炎や細菌性腟炎，細菌性腟症は，腟培養で診断が容易であり，最初にあげられる鑑別疾患である．抗菌薬の腟内投与，抗真菌薬の外用薬が有用である．

帯下異常なし

硬化性苔癬

硬化性苔癬（外陰萎縮症，白斑症）は，閉経期，閉経後，思春期前に好発し，外陰疾患のなかでは比較的頻度が高い．左右対称性に発生し，赤色，白斑，硬化，陰唇の癒合，腟狭窄など多彩な臨床像を呈する．頑固な掻痒感のため，カンジダ外陰炎や白癬菌感染と間違えられて長期間抗真菌薬の外用薬で治療されることがある．抗真菌薬が無効の場合には本疾患を鑑別にあげるべきである．

また，まれに異型性を伴い，上皮異形成や外陰癌を併発・続発することがあるので，所見に変化がある場合などは必ず組織検査を施行する．

腫瘍性病変

腫瘍性病変によって，外陰部掻痒感を発症することはしばしば経験される．別の疾患を想定して，対症療法のみで経過観察したために，し

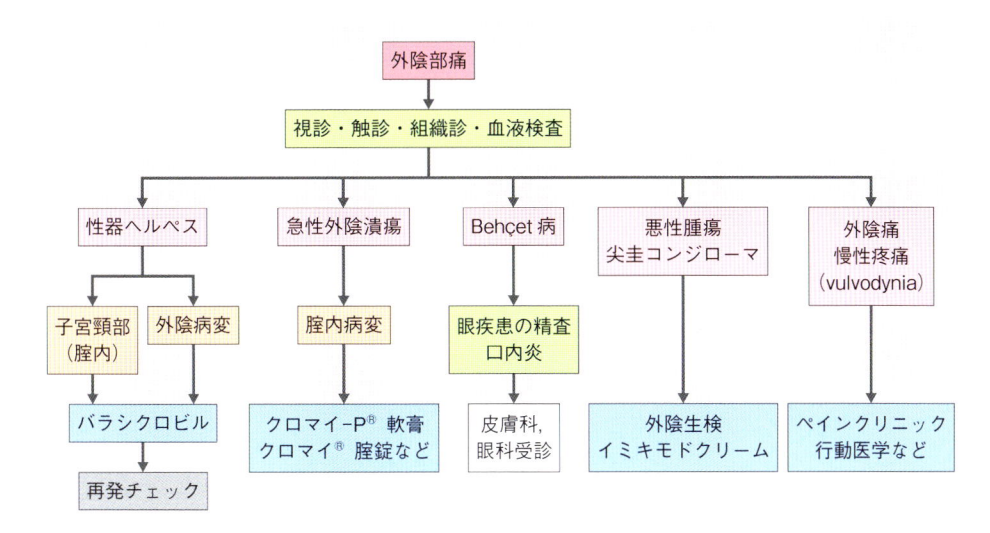

❷ 外陰部痛の鑑別診断と治療・対策

ばしば生命予後にも影響する．常に念頭にお
き，外陰生検や擦過細胞診を行うことが重要で
ある．

外陰部の前癌病変として，①上皮内癌，②
Bowen 病，③紅色肥厚症，④ Paget 病，⑤白
板症（leukoplakia），⑥異形成，⑦硬化性萎縮
性苔癬，⑧悪性黒色腫前駆症，などが以前から
あげられている．外陰の悪性腫瘍はまれな疾患
で見慣れていないため，肉眼所見でそれと気づ
かれないこともある．早期に狙い組織検査を行
い，病理学的に診断することがきわめて重要で
ある．

外陰部痛（❷）

女性ヘルスケアにおいて，外陰部痛はしばし
ば難治性となることがあり，QOL を下げてい
る．診断に苦慮する場合と根本的な治療が難し
い場合とがある．とくに問題となるのが，"外陰
痛（vulvodynia）"という神経痛で，原因となる
器質的疾患がないが，痛みを感じ続ける症候で
ある．精神的背景，心因性の要素もあり，いわ
ゆる慢性疼痛に対するペインクリニックでの治

療や行動医学的な治療も考慮される．これは婦
人科医では対応が難しいことがある．

婦人科疾患の外陰部痛の診断において最も大
切なのは視診である．正常と異常の区別は容易
につけられても，特定の疾患名が思いつかない
こともしばしばある．潰瘍性疾患と腫瘍に大別
できる．外陰部の視診で異常を認めない場合は
vulvodynia を考慮する．

外陰部の潰瘍性病変で大切な鑑別診断は梅毒
（硬性下疳）であるが，硬性下疳は無痛性が特徴
であることから本項で記載しない．むしろ，"痛
みがない潰瘍性病変"は梅毒を疑うべきであろ
う．

潰瘍性病変

性器ヘルペス

性的接触後 2〜10 日の潜伏期間後に，外陰部
に広範に多数の潰瘍，水疱を形成（両側性が多
い）し，38℃以上の発熱，排尿時痛，鼠径リン
パ節腫脹を伴うこともある．無治療でも約2〜3
週間で自然治癒する．再発では，病変は限局し，
少数で小さく，1週間以内に治癒する．ただし，
再発する前に外陰部の違和感や神経痛などの前

兆症状を示すことがある.

性器ヘルペスの診断はウイルス分離や核酸増幅法がある.また,血清診断として急性期に比べて回復期の抗体価が有意に上昇しているか,感染初期に出現するIgM抗体を検出することによって行う.単純ヘルペスウイルス(herpes simplex virus:HSV)2型の初感染例では,性器ヘルペスを発症するのは30～40%であり,残りの約60%は無症状である.感染源となったパートナーの75%は自分がHSV感染者であることに気づいていない[2].したがって,鑑別診断においてパートナーの症状に頼ってはいけない.

治療としては,症状が出現したら早急に抗ウイルス薬であるアシクロビルやバラシクロビルを投与しなければならない.投与期間は5～10日間とされている.再発例は一般に症状が軽いので投与期間は5日間と短い.再発予防として,前駆症状が出現した場合にすぐ抗ウイルス薬の投与を開始し発症を防ぐ方法や,抗ウイルス薬を長期的に継続投与する再発抑制療法もある.再発を繰り返す症例に対してバラシクロビル(500 mg)1日1錠の1年間の継続投与を行う[3].

急性外陰潰瘍

急性外陰潰瘍は,細菌感染に伴う一種のアレルギー反応ともいわれる.腟口～陰唇付近に,有痛性の浅い潰瘍を形成する.口腔内も潰瘍(アフタ)を形成することがある.時に発熱を伴い,再発や自然軽快もある.外陰ヘルペスやBehçet病との鑑別が問題となる.

腟内細菌叢に対する一種のアレルギー反応といわれていることから,腟内病変も観察しつつ,ステロイド軟膏(クロマイ-P® 軟膏)が有効である.また,アレルゲンである腟内雑菌を除菌することも有効であり,クロマイ® 腟錠を併用する.

Behçet 病

口腔内再発性アフタ,外陰部潰瘍(有痛性,再発性),皮膚症状(結節性紅斑),眼症状(ぶどう膜炎)の4つが代表的な症状である.HLA-B51が関連する.病因として,ウイルスや細菌感染によって白血球異常をきたすことがいわれている.他科へのコンサルトによって確定診断に至る.

腫瘍性病変

外陰悪性腫瘍

多彩な症状を示す.擦過細胞診と外陰生検が必要である.前癌病変や初期の浸潤癌では外陰部痛を伴わないこともある.出血を伴う場合は,悪性腫瘍を疑って精査を行う.

尖圭コンジローマ

HPV6/11型を原因ウイルスとする性感染症であり,いわゆる"性器イボ"である.イボが引っ張られると痛みを感じるため,時に外陰部痛として受診する場合がある.

外陰部腫瘤 ❸

外陰部腫瘤感は,異物感を感じることもあるし,触知して気づくこともある.それまでなかった腫瘤を認めると,悪性腫瘍も含めた疾患を念頭にただちに患者の受診行動につながることが多い.隆起性病変であることから,視診だけで診断がつく場合も少なくない.また,触診による圧痛の有無,硬さ,易出血性などは診断根拠の一つである.

組織診は,診断を絞り込むため,悪性腫瘍を否定するためにきわめて重要であり,かつ外陰部腫瘤の場合は容易に施行できる.局所麻酔下なら患者負担も少ない.ただし,時に組織検査よりも視診のほうが正しい診断に行きつくこともある.外陰部腫瘤の組織検査において重要な

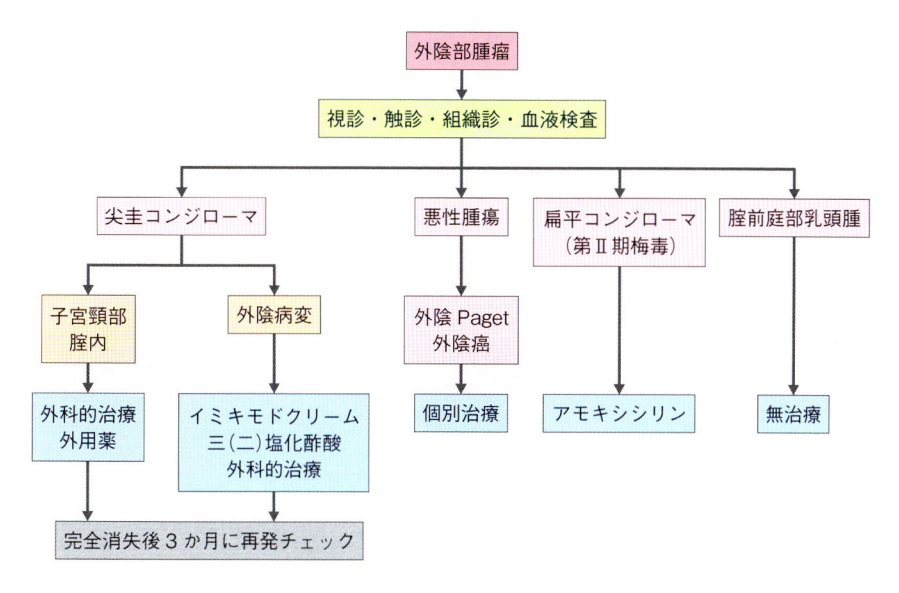

❸ 外陰部腫瘍の鑑別診断と治療

ことは，臨床情報を病理医にしっかり伝えることである．

外陰部腫瘍を形成する疾患には，感染症と腫瘍がある．

感染症

尖圭コンジローマ

HPV6もしくは11型感染による．感染から発症までの潜伏期間は3週～8か月（平均2.8か月）である．女性では，10歳代，20歳代にピークがあり，この年齢では圧倒的に女性が発症している．20歳前後の世代で性器にイボができることは精神的なストレスが大きいことが示されている[4]．

尖圭コンジローマは，血清学的検査がないことから，視診と組織検査に頼ることが多い．その際に重要な鑑別診断は，腟前庭部乳頭腫と扁平コンジローマ（第Ⅱ期梅毒）である．腟前庭部乳頭腫は生理的な所見であり，感染症や腫瘍ではない．性感染症と誤診されることは大きな影響を残すので，病理診断に惑わされずに慎重に診断をつけなければいけない．2015年以降の梅毒大流行に伴い女性の扁平コンジローマの梅毒患者がクリニック，病院に受診するようになってきた．典型的な尖圭コンジローマではない場合は，扁平コンジローマを念頭におき，梅毒血清反応を行う必要がある．

尖圭コンジローマの治療としては，免疫調整外用薬であるイミキモドクリーム（販売名：ベセルナクリーム5％）が現在第1選択薬である．イミキモドクリーム塗布は，完全消失までの使用期間が平均8週であることに留意し，十分な期間使用する必要がある（最長16週間使用可）．外科的切除，レーザー蒸散，焼灼，ポドフィリン塗布（日本では未承認），フルオロウラシル（5-FU）軟膏塗布などによって治療可能である．外科的治療法では，完全消失しても治療後3か月で約30％が再発する．イミキモドクリーム塗布では3か月以内の再発率は8～10％と低い．

扁平コンジローマ（第Ⅱ期梅毒）

女性罹患者の大部分は10～20歳代に集中する．これまでは同性愛者の男性に多い疾患であったが，2015年以降，女性罹患者が急増し，

10年前の10倍以上になってきた.

梅毒のほとんどは,第I期(硬性下疳など),第II期(扁平コンジローマ,バラ疹など)である.これらの時期には患者が受診する可能性があり,それを念頭において梅毒抗体検査を実施するべきである.一方,顕性梅毒の状態から,"潜伏梅毒"という,症状がいったん治っている状態に移行することがある.これは自然治癒ではなく,一過性に症状が消失しているだけであり,治療しなければいけない.

梅毒抗体検査は,RPR,TPHA,FTA-ABSがある.RPRは現在,自動化法を用いて測定され,IU(ユニット)表記となっている.二倍希釈法はなくなりつつある.

治療は,ペニシリンG注射薬が製造中止となったことから,現在の第1選択薬は,アモキシシリン(AMPC)内服である.4週間内服を基本として,RPRのIU数で効果判定を行う.RPRのIUが治療前の1/2以下になれば治癒と判定できる.

2016年に施行した日本産科婦人科学会女性ヘルスケア委員会において実施した実態調査によれば,日本での梅毒合併妊婦は2014年以降増加している[5].妊婦では,多くは妊娠初期スクリーニング検査の梅毒抗体検査で発見される.有症状は約10%程度である[5].しかし,未受診,不定期受診妊婦では,この妊娠初期スクリーニング検査が施行できないために放置され,先天梅毒のリスクが高くなる.このような社会的ハイリスク妊婦については受診時には必ず梅毒抗体検査を実施するべきである.

(川名 敬)

●**文献**
1) 日本性感染症学会.淋菌感染症.性感染症 診断・治療ガイドライン2016.日性感染症会誌 2016;27 Suppl:53-60.
2) Wald A. Herpes simplex virus type 2 transmission:risk factors and virus shedding. Herpes 2004;11:130A-7A.
3) 日本性感染症学会.性器ヘルペス.性感染症 診断・治療ガイドライン2016.日性感染症会誌 2016;27 Suppl:67-72.
4) Maw RD, et al. An international survey of patients with genital warts:perceptions regarding treatment and impact on lifestyle. Int J STD AIDS 1998;9:571-8.
5) Takamatsu K, Kitawaki J. Annual report of the Women's Health Care Committee, Japan Society of Obstetrics and Gynecology. 2017. J Obstet Gynaecol Res 2018;44:13-26.

症候学：抑うつ状態・動悸・めまい・頭痛

抑うつ状態

定義

　抑うつ状態（depressive state）とは，精神運動活動が抑えられている状態を示し，気分，意欲，行動，思考，身体などの領域にまたがって現れる症状を含む．具体的な症状として，抑うつ気分（気持ちが沈む，もの悲しい，むなしいなど），不安，焦り，入眠困難，夜間中途覚醒，全身倦怠感，頭痛・頭重感などがある．抑うつ状態はうつ病における中核的な状態であるが，疾患特異性は低く，さまざまな精神疾患でみられる．

　抑うつ状態の有病率は男性よりも女性に高く，その発症時期はホルモン変動の大きい月経前，分娩後，更年期にピークがある．

診断

　更年期に抑うつ状態を呈している症例に対して，それが更年期障害の精神神経症状なのか，あるいは更年期に発症したうつ病であるかの鑑別は，産婦人科医師には容易でない場合が多い．とくに，更年期には身体症状が前面に立った仮面うつ病が多くみられるため，精神科との連携も必要である．分娩後のメンタルヘルスに関しては別項を参照されたい．

　また，抑うつ状態が認められた場合には，安易に精神疾患と判断せず，❶[1]のような身体疾患が背景に存在するかどうか，全身状態の把握

❶ 抑うつ状態を呈する身体疾患

内分泌・代謝疾患	甲状腺機能低下症（橋本病），甲状腺機能亢進症，Addison病，Cushing症候群，下垂体機能低下症，副甲状腺機能亢進症，副甲状腺機能低下症など
感染症	脳炎，Epstein-Barrウイルス感染，肝炎，HIV感染，肺炎，結核，インフルエンザ，梅毒など
腫瘍	中枢神経系，肺癌，膵臓癌など
神経疾患	脳梗塞，脳出血，認知症，Huntington舞踏病，多発性硬化症，Parkinson病，意識障害回復後，進行麻痺，くも膜下出血など
薬剤性	降圧薬，利尿薬，睡眠薬，抗うつ薬，抗精神病薬，化学療法薬，解熱鎮痛薬，胃潰瘍治療薬，ステロイド，麻薬（アンフェタミン，コカイン，アヘン類など），経口避妊薬，麻酔薬，抗コリン薬，抗てんかん薬，抗Parkinson病薬，筋弛緩薬，インターフェロンなど
その他	全身性エリテマトーデス，睡眠時無呼吸症候群，貧血，アルコール中毒，電解質異常，重金属中毒，高血圧など

（菊地俊暁．2015[1]）

に努める必要がある[2]．

　更年期女性で抑うつ状態がみられる場合，まずSDS（self-rating depression scale），SRQ-D（self-rating questionnaire for depression）などの自記式の心理テストを施行する．うつ傾向のある場合には，米国精神医学会の診断マニュアル（DSM-5）にてうつ病性障害の診断をする[2]．

治療

　更年期女性の抑うつ状態が更年期障害の精神

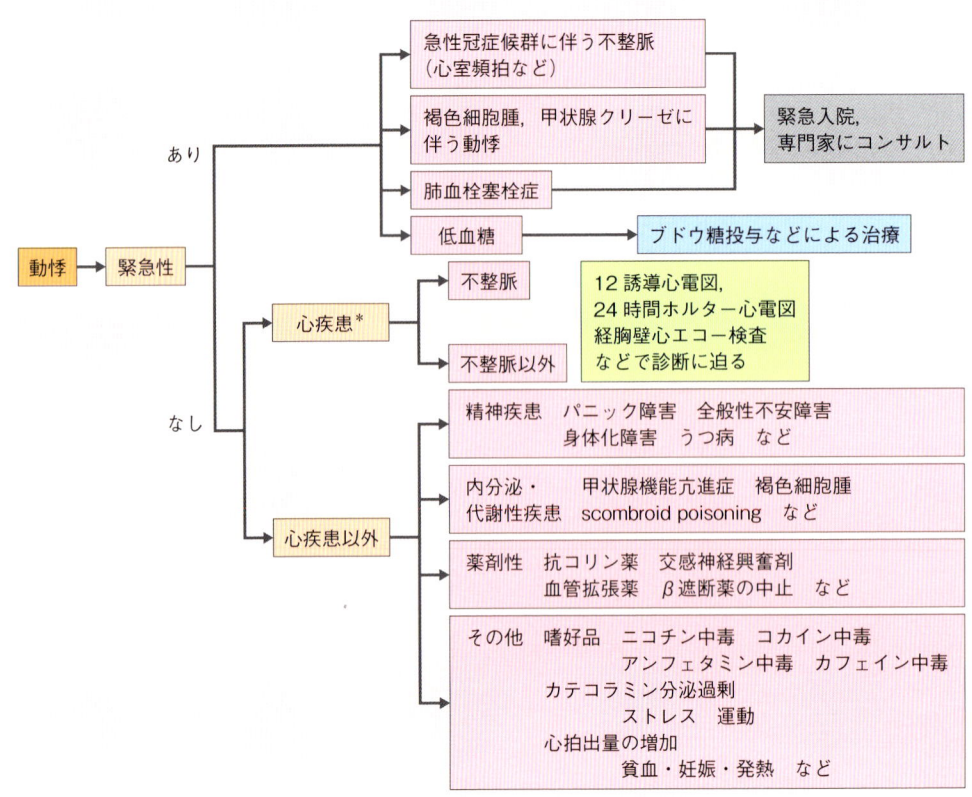

急性冠症候群に伴う不整脈
（心室頻拍など）

褐色細胞腫，甲状腺クリーゼに
伴う動悸

緊急入院，
専門家にコンサルト

肺血栓塞栓症

低血糖 → ブドウ糖投与などによる治療

動悸 → 緊急性

あり

心疾患*

不整脈

不整脈以外

12 誘導心電図，
24 時間ホルター心電図
経胸壁心エコー検査
などで診断に迫る

なし

心疾患以外

精神疾患　パニック障害　全般性不安障害
　　　　　身体化障害　うつ病　など

内分泌・　甲状腺機能亢進症　褐色細胞腫
代謝性疾患　scombroid poisoning　など

薬剤性　抗コリン薬　交感神経興奮剤
　　　　血管拡張薬　β遮断薬の中止　など

その他　嗜好品　ニコチン中毒　コカイン中毒
　　　　　　　アンフェタミン中毒　カフェイン中毒
　　　　カテコラミン分泌過剰
　　　　　　　ストレス　運動
　　　　心拍出量の増加
　　　　　　　貧血・妊娠・発熱　など

＊：①男性②脈の不整③心疾患の既往④動悸の自覚が 5 分以上続く
　　①〜④のうち，3 項目以上該当すると心疾患による動悸の可能性が高くなる

❷ 動悸の鑑別
（水野篤．2017[3]）

神経症状であると診断された場合には，選択的セロトニン再取込み阻害薬（SSRI），セロトニン・ノルアドレナリン再取込み阻害薬（SNRI）などの抗うつ薬や抗不安薬，ホルモン補充療法（hormone replacement therapy：HRT），漢方薬による薬物療法，カウンセリングなどが行われる．

　精神科への紹介のタイミングとして，①自殺念慮をもっている場合，②うつ病の診断に迷った場合，③薬物療法で効果が認められない場合，④重度のうつ病の場合，⑤躁うつ病の可能性のある場合などが推奨される．

動悸

定義

　動悸（palpitation）とは，心拍を不快に自覚する症候である．動悸単独では，基本的には予後に影響しないが，冷汗やめまいなどの随伴症状を認める場合には心室頻拍で動悸をきたすこともあり，迅速な対応が必要である．

診断

　動悸を主訴に受診する患者のなかには，急性冠症候群に伴う心室頻拍，甲状腺クリーゼ，褐

色細胞腫クリーゼ，低血糖など緊急を要する疾患が原因のことがある．動悸の鑑別を❷に示す[3]．

　動悸の診断では，まず心疾患に起因する症状であるかどうかの判断を行う．① 男性，② 脈が不整，③ 心疾患の既往あり，④ 動悸の自覚が5分以上持続のうち，3項目該当すれば心疾患の可能性が71％である[3]．心疾患以外の動悸の原因疾患にはパニック障害やうつ病などの精神疾患があり，更年期症状の一つとして認められることもある．これらの場合にも器質的心疾患の否定が必要である．

治療

　基本的には動悸の原因に応じた薬物療法が推奨される．不整脈を中心とした心疾患が原因のことが最も多く，不整脈の種類に合わせた適切な抗不整脈薬の選択などが必要である．

　心疾患の次には，精神疾患が原因であることが多く，抗うつ薬や抗不安薬での治療が必要となる．心疾患が否定され，更年期症状の場合には，HRT，自律神経調整剤，漢方薬などが有効のことも多い．

めまい

定義

　めまいの定義は諸説あるが，めまいは，空間認知（自己と空間との位置関係の認知）が障害されたときに自覚される異常な運動感覚である．

分類

病態別の分類

　① 平衡機能に関連する「前庭性めまい」（これはさらに脳幹，小脳，大脳の障害による「中枢性めまい」と，内耳や内耳神経の障害による「末梢性めまい（耳性めまい）」に二分）と，②

平衡機能の異常を呈さない「非前庭性めまい」に分けられる．「非前庭性めまい」には，眼科的要因，内科的疾患，精神医学的，婦人科的（月経，妊娠，更年期障害），神経症，自律神経不安定症などが含まれる．産婦人科医が時に遭遇する，過多月経や異所性妊娠による貧血や更年期障害によるめまいも該当する．

症状による分類

　①「回転性めまい」（vertigo），②「浮動性めまい」（dizziness），③「失神型めまい」（impending faint）の3タイプに分類される（❸）[4]．一般に，「末梢性めまい」には①が多く，「中枢性めまい」には②，③が多い．

診断

　めまい診断のフローチャートを❹に示す[5]．めまいは更年期症状の一つでもあるが，まず第一に耳鼻咽喉科，神経内科，脳神経外科などで精査・加療が必要となる疾患を否定しておくことが重要である．とくに，中枢性めまい（小脳出血，小脳脳幹梗塞），急性出血（異所性妊娠や消化管出血）や不整脈による前失神では緊急対応が必要である．

治療

- その原因となる各疾患に対する治療：良性発作性頭位めまい症に対しての浮遊耳石置換法，メニエール病に対する利尿薬や副腎皮質ステロイドを用いた治療，椎骨脳底動脈循環不全症に対する血小板凝集抑制薬投与，起立性調節障害に対する昇圧薬など．
- めまいを軽減するための対症療法：抗めまい薬（ベタヒスチンメシル酸塩，ジフェニドール塩酸塩，アデノシン三リン酸など），漢方薬，抗不安薬．

❸ めまいの性状と鑑別すべき代表的な原因疾患

	回転性めまい （vertigo）	浮動性めまい （dizziness）	失神性めまい （impending faint）
代表的な主訴	自分がぐるぐるまわる 周囲がぐるぐるまわる 目がまわる 天井がまわる	身体がふらふらする 宙に浮いた感じ 船に揺られた感じ 足が地につかない	目の前が暗くなる 気を失う 頭から血が引く感じ
鑑別すべき原因疾患	1）良性発作性頭位変換眩暈症 2）悪性発作性頭位変換眩暈症 3）前庭神経炎 4）メニエール病 5）突発性難聴 6）片頭痛 7）脳幹部血管障害 8）小脳血管障害 9）聴神経腫瘍	1）緊張型頭痛 2）自律神経失調症 3）更性期障害 4）ストレス，過労 5）貧血，多血症 6）高血圧，低血圧 7）発作性頻拍症 8）変形性頸椎症 9）脳脊髄液減少症 10）神経変性疾患の初期（脊髄小脳変性症など） 11）視力異常	1）起立性低血圧を呈する病態 　①薬剤性（降圧薬，L-ドーパ製剤） 　②長期臥床 　③糖尿病性末梢神経障害 　④脊髄癆 　⑤Shy-Drager症候群 　⑥交感神経切除後 2）Adams-Stokes症候群 3）弁膜症 4）排尿失神，咳嗽失神

（北川泰久ほか．2011[4]）

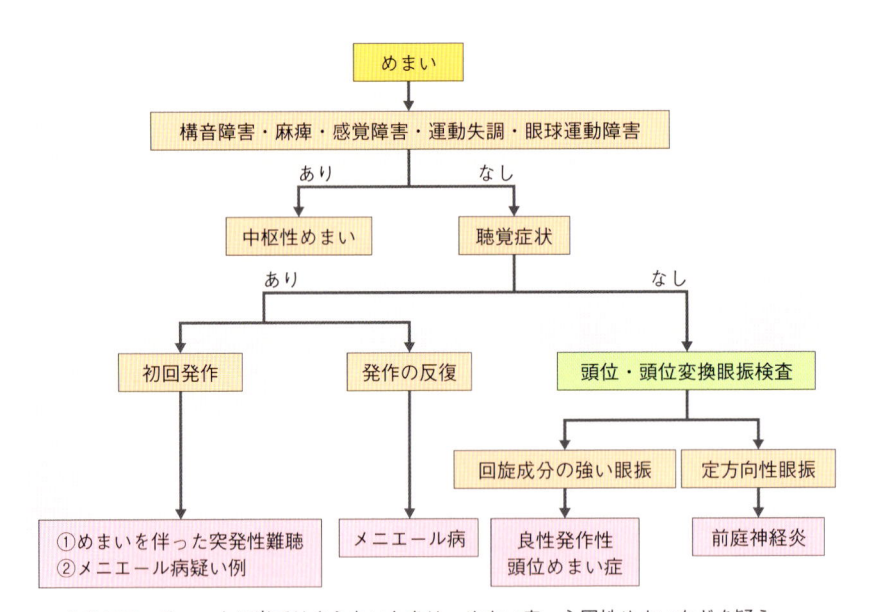

- このフローチャートに当てはまらないときは，めまい症，心因性めまいなどを疑う．
- 良性発作性頭位めまい症は自然寛解傾向が強く，受診時，典型的な眼振を認めないことがあるので，めまい頭位の有無などを参考に診断する．

❹ めまい診断のフローチャート
（肥塚泉．2013[5]）

頭痛

頭痛（headache）は女性が最も多く訴える症状の一つであり，女性では年齢，月経周期，妊娠・産褥により，その発症様式，程度，経過などが変化することが特徴であり，性ホルモンの頭痛発症への関与も考えられる．

分類

器質的疾患が原因となるかどうかにより一次性（primary）と二次性（secondary）に分類される（**❺**）[6]．二次性頭痛のなかには，脳血管障害や脳腫瘍など致死的な疾患が含まれる．

診断

生命に関わる緊急性の高い二次性頭痛を診断または除外することが診療の第一歩であり，**❻**に危険な頭痛の簡易診断アルゴリズムを示す[7]．産科では妊娠高血圧症候群やHELLP（hemolysis-elevated liver〈enzyme〉-low platelet）症候群発症時，婦人科では経口避妊薬（OC）/低用量エストロゲン・プロゲスチン配合薬（LEP）服用時の頭痛にも注意が必要である．

二次性頭痛を疑う場合として，① これまでに経験したことのない強い頭痛，② 突然生じた頭痛，③ 頻度と程度が増強する頭痛，④ 神経学的局所徴候を認める頭痛，⑤ 発熱，項部硬直，髄膜刺激徴候を伴う頭痛などがある．このような徴候がある場合には，検査機器を備えた専門医に迅速に紹介し，MRI/MRA，CTなどによる画像検査を，くも膜下出血が否定できない場合には腰椎穿刺を行うことが望ましい．二次性頭痛を疑えば迅速に専門医に紹介する．

一次性頭痛に関する，4つの主要な質問によるスクリーニングを**❼**に示す[7]．

❺ 頭痛の分類（国際頭痛学会）

第1部：一次性頭痛

1．片頭痛
2．緊張型頭痛
3．群発頭痛およびその他の三叉神経・自律神経性頭痛
4．その他の一次性頭痛

第2部：二次性頭痛

5．頭頸部外傷による頭痛
6．頭頸部血管障害による頭痛
7．非血管性頭蓋内疾患による頭痛
8．物質またはその離脱による頭痛
9．感染症による頭痛
10．ホメオスターシスの障害による頭痛
11．頭蓋骨，頸，眼，耳，鼻，副鼻腔，歯，口あるいはその他の顔面・頭蓋の構成組織の障害に起因する頭痛あるいは顔面痛
12．精神疾患による頭痛

第3部：頭部神経痛，中枢性・一次性顔面痛およびその他の頭痛

13．頭部神経痛および中枢性顔面痛
14．その他の頭痛，頭部神経痛，中枢性あるいは原発性顔面痛

（国際頭痛分類第2版〈ICHD-II〉，2004[6]）

一次性頭痛の病態と治療

一次性頭痛のうち，片頭痛と緊張性頭痛は女性に多く，群発頭痛は男性に多い．片頭痛はエストロゲンの消退が誘因の一つであり，月経時や黄体期のエストロゲン低下で月経関連片頭痛が発症したり，閉経移行期に悪化しやすい．

片頭痛は，① 片側性・拍動性・中等度〜重度の頭痛，日常的な動作による増悪，② 頭痛発作中の悪心・嘔吐，光過敏，音過敏などを特徴とする．一方，緊張性頭痛は，① 両側性・非拍動性・軽度〜中等度の頭痛，日常的な動作による増悪がない，② 発作中の悪心・嘔吐がない，光過敏，音過敏はあっても一方のみ，など特徴が対照的である．ただし，更年期女性の日常診療において，この両者を鑑別することは必ずしも容易ではない．

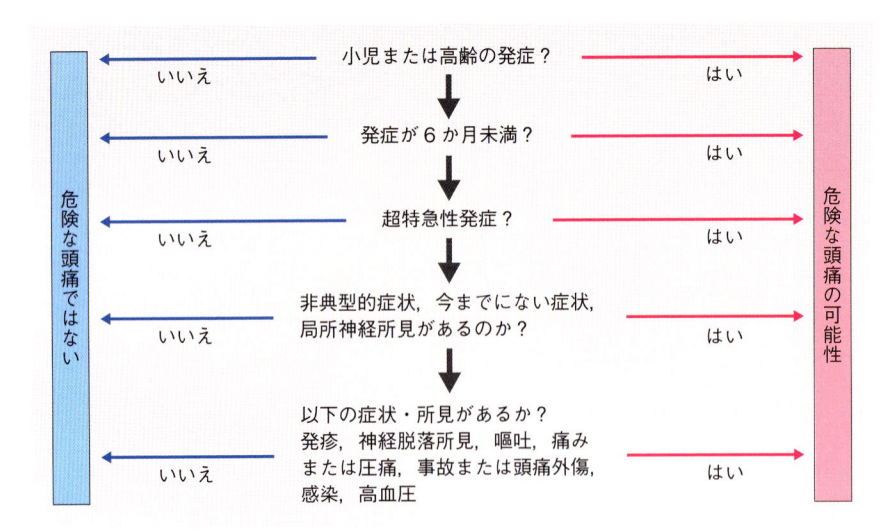

❻ 危険な頭痛の簡易診断アルゴリズム
（慢性頭痛の診療ガイドライン 2013[7]）

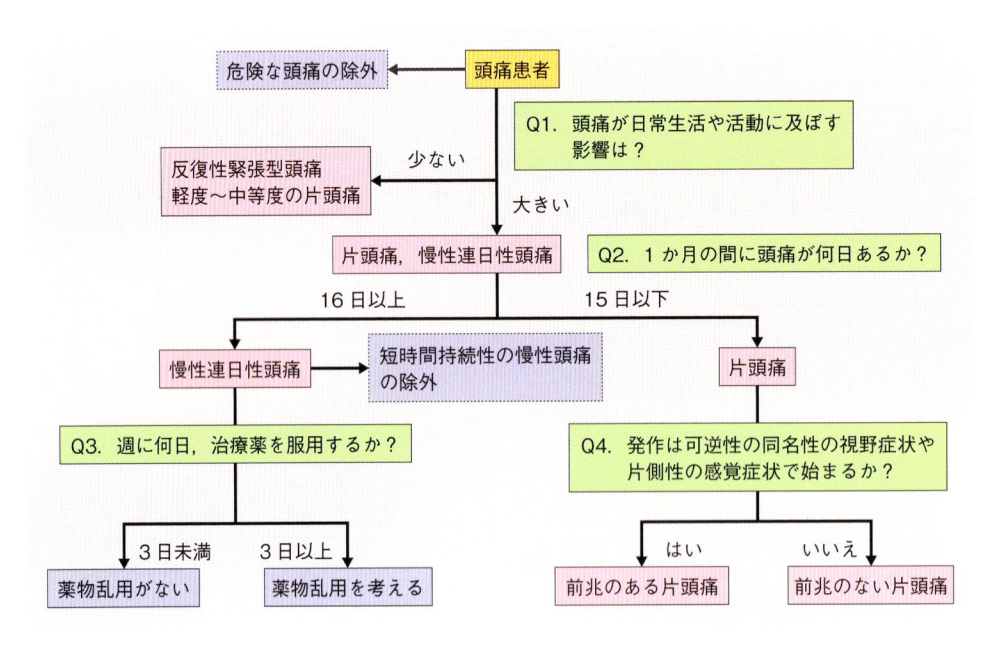

❼ 一次性頭痛患者のスクリーニング
（慢性頭痛の診療ガイドライン 2013[7]）

　治療は，片頭痛に対してトリプタン系薬剤が，緊張性頭痛に対しては非ステロイド性抗炎症薬（NSAIDs）が用いられ，頭痛一般に漢方薬が有効な例もみられる．ホルモンの変動を減らすための HRT の有効性についてのエビデンスは乏しい．とくに前兆のある片頭痛は心血管

系疾患の危険因子であり[8]，HRT では慎重投与，OC/LEP 使用の際には禁忌である．
　一次性頭痛の患者は，痛みによるつらさに加え，頭痛の原因やいつ発作が起こるかといった不安が強いことが多い．検査で心配な病気でないことを確認し，病態についても十分に説明し

て患者の不安を取り除くことが重要である．ただし，一次性頭痛でも，症状が非典型的，治療に対する反応不良，連日性頭痛で適切な治療を実施しても 3 か月以上改善が認められない場合などには頭痛専門医に紹介する．

（倉林　工）

●文献
 1）菊地俊暁．抑うつ状態．金沢一郎，永井良三編．今日の診断指針．第 7 版．東京：医学書院；2015．p.150-2.
 2）髙橋三郎，大野裕監訳．DSM-5　精神疾患の診断・統計マニュアル．東京：医学書院；2014．p.160-1.
 3）水野篤．動悸．今日の臨床サポート．2017/1/26.
 4）北川泰久ほか．めまい．症状からアプローチするプライマリケア．日本医師会雑誌 2011；140 特別号（2）：S189-94.
 5）肥塚泉．めまい診療のすすめ方．日耳鼻会報 2013；116：1282-9.
 6）国際頭痛学会・頭痛分類委員会．国際頭痛分類第 2 版（ICHD-Ⅱ）．日本頭痛学会誌 2004；31：13-188.
 7）慢性頭痛の診療ガイドライン作成委員会，日本神経学会，日本頭痛学会．慢性頭痛の診療ガイドライン 2013．東京：医学書院；2013.
 8）Kurth T, et al. Migraine and risk of cardiovascular disease in women. JAMA 2006；296：283-91.

症候学：乳房腫瘤・乳汁分泌

乳房に関する主訴は，腫瘤の触知，乳頭分泌物，疼痛，発赤・熱感が代表的である．これらの症状からさまざまな疾患を想定して鑑別診断を進めていくことになる（**❶**）．

乳房腫瘤（**❷**）

乳房腫瘤を主訴として受診した際には，乳癌のほか良性乳腺腫瘍，いわゆる乳腺症，乳房に発生した皮下腫瘤などを念頭において診察を進める．

問診では，腫瘤をいつから自覚したか，増大傾向にあるか，疼痛を伴うか，月経周期に応じて変化するか，周閉経期以降の女性にはホルモン剤服用の有無などを確認する．月経周期で腫瘤の状態が変化する場合には乳癌ではないことが多く，月経周期との関係を確認することが重要である．

次いで，視診・触診によって乳房の状態を確認する．腫瘤を主訴とする場合，実際には月経前などに腫脹した乳腺自体であるほか，皮膚や皮下腫瘍，腋窩リンパ節の腫脹などのこともあるため，腫瘤の局在を意識して触診する．また，両側性か片側性か，境界は明瞭か，可動性はあるか，疼痛を伴うかなどを確認する．一般的には硬く境界不明瞭で可動性不良の腫瘤，あるいは単一乳管からの血性分泌をみる場合にとくに乳癌を疑うが，脂肪を巻き込んで軟らかい腫瘤として触れる乳癌などもあり，視診・触診のみで良性と判断することはできないため必ず画像検査を行う．

❶ 乳房の症状と関連する疾患

症状	想定しうる疾患
腫瘤の触知	線維腺腫，葉状腫瘍，乳管内乳頭腫などの良性腫瘍性病変，いわゆる乳腺症，乳癌
乳頭分泌物	乳癌，いわゆる乳腺症，乳腺炎 薬剤性乳汁漏出症，高プロラクチン血症
疼痛	いわゆる乳腺症，乳腺炎
発赤・熱感	乳腺炎

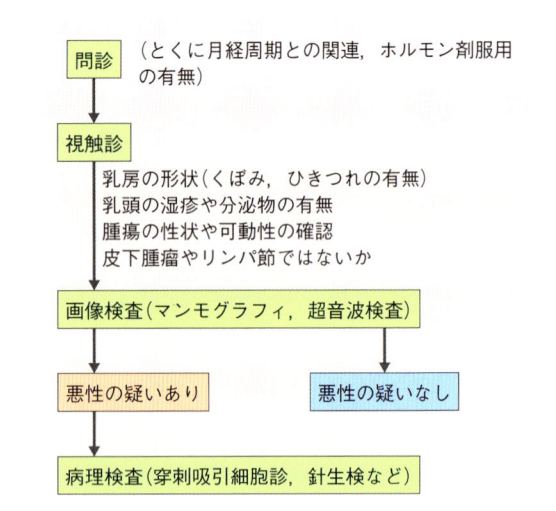

❷ 乳房腫瘤診断のフローチャート

画像検査は主としてマンモグラフィと超音波検査を行う．検診とは異なり，精密検査の場合は両方行うことが原則である．一般的にマンモグラフィは石灰化の検出に優れるが，乳腺濃度の濃い病変では診断精度が劣ることが知られている．一方で超音波検査は若年者などで乳腺濃度の濃い症例でも診断が可能であるなど，それぞれに特徴があるため相互補完的に用いる．

❸ 異常乳頭分泌の原因疾患

乳腺疾患	・乳癌
	・乳腺良性疾患
	・乳管内乳頭腫，乳管拡張症，いわゆる乳腺症，乳腺炎など
内分泌学的原因	・下垂体腺腫
	・視床下部機能障害
	・Chiari-Frommel 症候群
	・Argonz-del Castillo 症候群
	・薬剤性高プロラクチン血症
	・甲状腺機能低下症など

❺ 高プロラクチン血症を起こす主な薬剤

精神神経用薬（ドーパミン受容体拮抗薬）

- フェノチアジン系抗精神病薬：クロルプロマジン，チオリダジンなど
- ブチロフェノン系抗精神病薬：ハロペリドールなど
- ベンズアミド系抗精神病薬：スルピリドなど
- 三環系抗うつ薬：イミプラミンなど
- 四環系抗うつ薬：SSRI など
- その他：エチゾラムなど

降圧薬（ドーパミン合成阻害薬）

- レセルピン，メチルドパ，オピアトなど

抗潰瘍薬（ドーパミン受容体拮抗薬）

- シメチジン，メトクロプラミド

下垂体直接作用

- 卵胞ホルモン，黄体ホルモン製剤など

SSRI：選択的セロトニン再取込み阻害薬.
（青野敏博. 苛原稔編. 2018. p.140[1]）

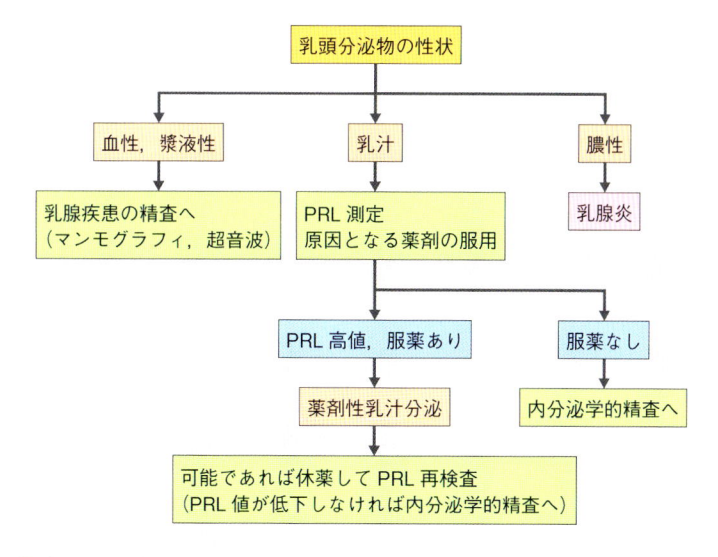

❹ 分泌物の性状からみた初期診断のフローチャート
PRL：プロラクチン.

画像検査で悪性の可能性が否定できない場合には，穿刺吸引細胞診や針生検などの病理検査を行う.

乳汁分泌

乳頭からの分泌物を主訴として受診した場合，乳汁漏出症と乳腺疾患による分泌物の可能性がある（❸）.

問診では妊娠の有無，月経の状態，下垂体など内分泌疾患の既往歴，服薬している薬物の有無などを確認する. 次いで分泌物の性状，両側乳頭からか片側か，分泌物の出る乳管は単一か複数かを確認する.

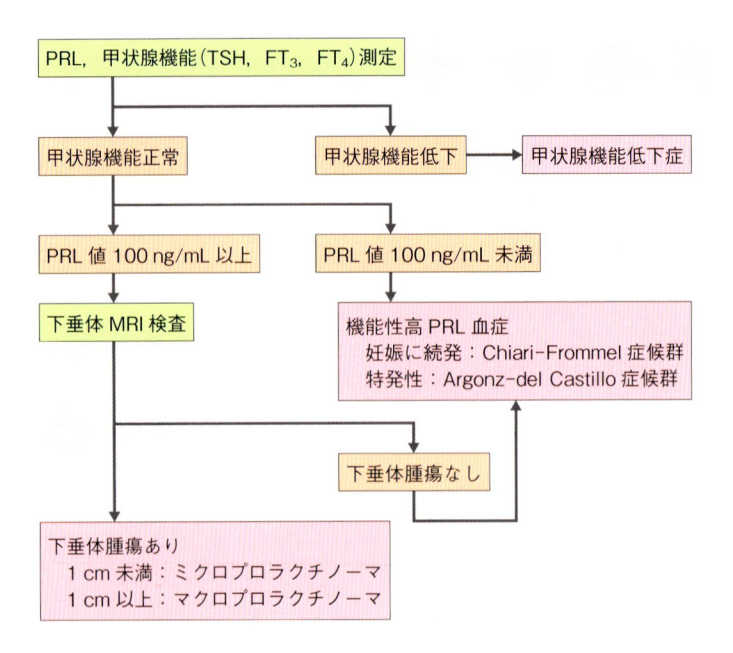

❻ 乳汁漏出症の内分泌学的検査フローチャート
PRL：プロラクチン，TSH：甲状腺刺激ホルモン，FT₃：遊離トリヨードチロニン
3，FT₄：遊離チロニン 4．
（青野敏博，苛原稔編．2018．p.141[1]）

診断

初期診断は乳頭分泌物の性状をもとに行う（❹）．

血性・漿液性

血性・漿液性分泌物では乳腺疾患を第一に考え，乳癌を念頭において診断を進める．とくに単一乳管からの血性分泌物は乳癌の可能性を疑う．良性疾患では乳管内乳頭腫やいわゆる乳腺症が代表的である．

乳腺腫瘤に対する検査と同様に，マンモグラフィ，超音波検査などの画像診断のほか，分泌物の細胞診・癌胎児性抗原（CEA）測定などを行うこともある．

膿性

乳腺炎を考えるが，通常は乳房の発赤や熱感，疼痛などを伴うことが多い．産褥性乳腺炎がほとんどであるが，慢性肉芽腫性乳腺炎など，まれに産褥期ではない疾患も含まれる．また，症状が乳腺炎と類似する炎症性乳癌の存在を常に念頭におく必要がある．

乳汁

乳汁が分泌される場合には，無月経をはじめとする月経異常をきたしていることが多い．高プロラクチン血症を伴うことが多く，その原因検索が必要である（❸，❺，❻）．

（加藤剛志）

●文献
1）青野敏博，苛原稔編．産婦人科ベッドサイドマニュアル．第7版．東京：医学書院：2018．

3章

女性ヘルスケアに特異的な疾患と対応

性分化疾患

はじめに

　雄と雌の生殖器官を一個体にもつものを雌雄同体という．藻類や魚類，ミミズ，カタツムリなどのような生物は雌雄同体であるが，哺乳類や鳥類を含む多くの生物は雌雄異体であり，生殖活動において機能分担をすることで種の維持・進化に有用な役割を果たしていると推測されている．

　ヒトの性，とくに生物学的な性は，性染色体，精巣や卵巣などの性腺，内・外性器の形質として表現される性に分類され，ヒトの発生の過程でこの順番に決定されていく．性腺と内性器，外性器（身体構造）の分化を性分化といい，分化過程になんらかの異常があるものは性分化疾患（disorders of sex development：DSD）と定義される．

　性分化疾患は出生1/4,500例の頻度と推定されるが，広義には第2次性徴発来異常も含まれる．性分化疾患は比較的日常診療においても一定頻度でみられる疾患であるが，疾患の概念が幅広いことから広範囲な知識が必要である．また，産婦人科医は新生児の外性器異常に遭遇し，社会的性についても対応を迫られるという状況もありうることを念頭におくべきである．

　本項では，女性における性分化疾患の発生原因，診断，治療など，また厳密には性分化疾患ではないが，診療において性同一性障害症例に遭遇することもまれではないことから，これら疾患についても述べる．

性腺，性器の形成・発生・分化

　最初期の発生である生殖堤が未分化性腺に分化するためには，性分化に関連する転写因子SF1，WT1，LHX9などが必要とされている（❶）[1]．性腺が精巣と卵巣に分化するときにはおのおのの性別に特異的な因子の発現が必要であると考えられている．未分化性腺はDAX1，WNT4の存在により卵巣に分化し，同時にSRY，SOX9の作用により精巣が誘導されるため，これら因子の発現パターンや作用の異常は性腺に由来する性分化疾患の原因となりうる．

　胎生4〜5週で内胚葉卵黄嚢由来の原始生殖細胞が形成され，後腸から腸間膜を経て移動し，生殖隆起に達する（❷）．胎生5週の段階で中腎が発生し，中腎の尿管に該当するWolff管も発生する．後腸と尿膜の共通腔である総排泄腔は，腹側の尿生殖洞と背側の肛門直腸管に分割される．腹膜上皮が嵌入して形成されるMüller管はWolff管に沿って下方に伸展し尿生殖洞の直前で盲端になる（❸）．

　胎生8〜12週ごろに左右のMüller管が癒合して，子宮，卵管，腟上部1/3が形成され，会陰部に下降してくるが，腟下部2/3は尿生殖洞と会陰部の皮膚が陥凹して形成され，最終的には尿道，腟，直腸が形成される（❹）．左右Müller管の癒合異常は重複子宮，中隔子宮，重複腟，腟中隔などの先天性異常と関連し，片側Müller管の発生不全や部分的欠損，無形成などは単角子宮，子宮・腟欠損などの異常と関連す

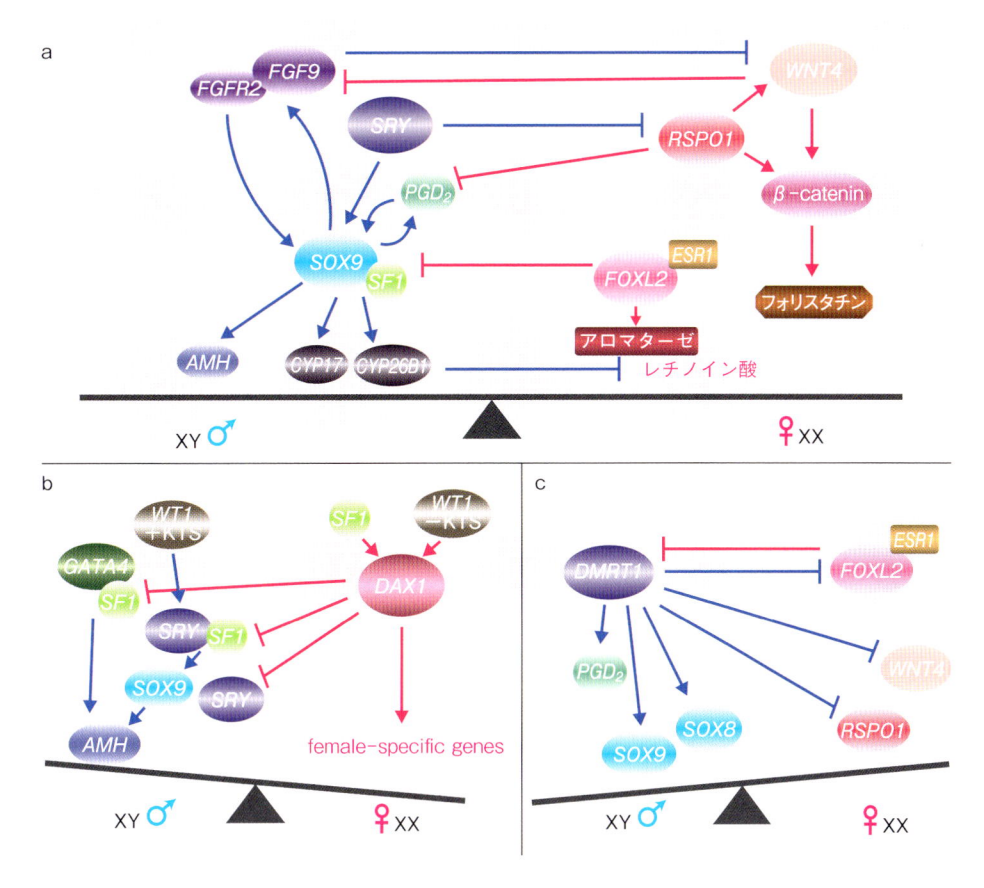

❶ 男性・女性の性分化を規定する転写因子の作用メカニズム

a：生殖堤が精巣または卵巣に分化するかどうかは性分化関連因子により規定されている．*FGF9* は卵巣形成，
　分化を促進する *WNT4* を抑制する．*WNT4* とその下流である *β-catenin* は *FGF9/SOX9* を抑制するという
　ネガティブフィードバックメカニズムが存在する．また *FOXL2* は *SOX9/SF1* と相互作用し，Sertoli 細胞
　のステロイド合成に必要な *CYP17*，*CYP26B1* の作用を抑制する．*FOXL2* は ERα と相互作用し *SOX9* の
　発現を抑制するだけでなく，アロマターゼの発現も直接的に制御する．また女性においては R-spondin 1
　（*RSPO1*）が *WNT4* の発現を促進し，*β-catenin* 経路を促進する．

b：*DAX1* と *SF1* の *SRY*，*SOX9*，*AMH* 発現に対する作用．女性において *DAX1* は *GATA4/SF1*，*SRY/SF1*，
　SF1/SOX9 などに対し拮抗的に作用することで精巣形成が抑制される．

c：*DMRT1* は *SOX9*，*SOX8*，*PGD₂* 発現に対し促進的に作用する一方で，*FOXL2*，ERα，*WNT4*，*RSPO1* な
　どに対し抑制的に作用する．

　⊣ 女性化を抑制，⊣ 男性化を抑制，➡ 男性化を促進，➡ 女性化を促進．

（She ZY, Yang WX. 2014[1]）

る．左右の Müller 管が癒合した後の尿生殖洞
と会陰部皮膚が陥凹する時期での異常がある
と，Müller 管下部と尿生殖洞との境界部での腟
板形成不全が起こり腟閉鎖症が発生する．

　胎生 12 週ごろまでに分化の基本的過程は終
了する．女性における先天性性器奇形の程度は
幅広く，子宮・腟のみに病変が限局するものか
ら，尿生殖洞異常，総排泄腔症や鎖肛に伴う合

併疾患として症状を呈するものもあり，将来の
月経発来，妊娠，分娩に影響を及ぼしうる[2]．
　また卵巣は胎生 7 週に，胎生 4 か月の段階にお
いてほぼ卵祖細胞が卵母細胞への変換を終える
ため，この時期において卵子数が最大になる
（❺）と考えられている[3]．
　性腺が卵巣に分化した後の異常としてあげら
れるものにはステロイド合成酵素異常症やゴナ

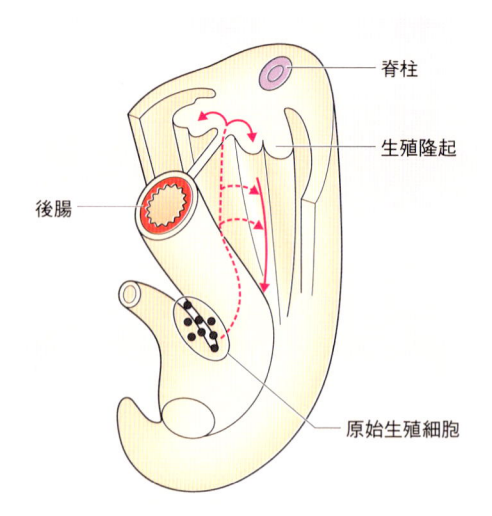

❷ 原始生殖細胞の移動ルート
胎生4〜5週に原始生殖細胞が形成され，後腸→腸間膜→
生殖隆起の順に移動する．

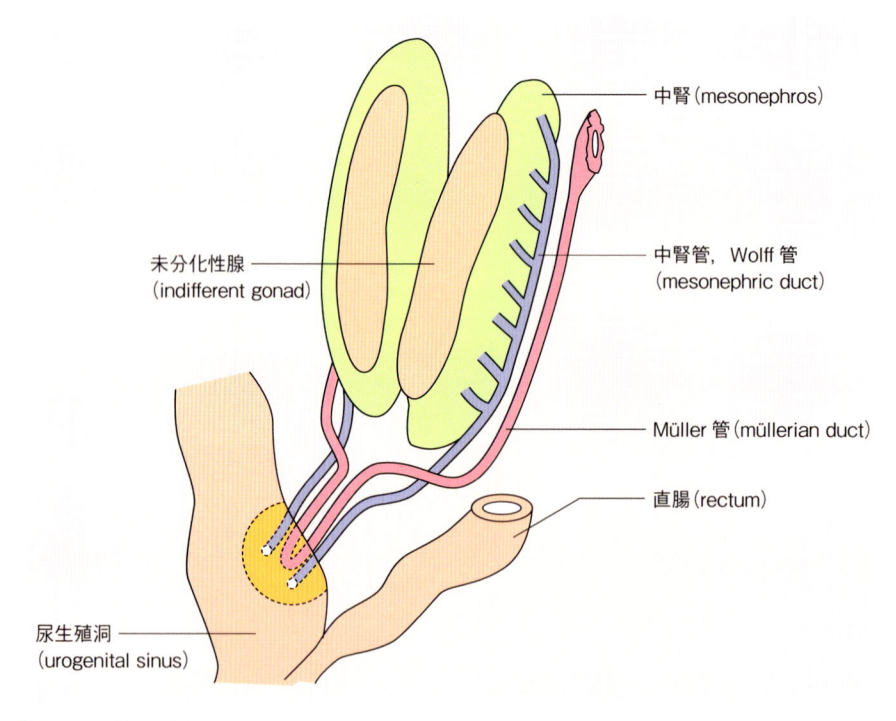

❸ Müller 管の形成
腹膜上皮が嵌入して形成される Müller 管は Wolff 管に沿って下方に伸展し，尿生殖洞の直前で盲端にな
る．
（小西郁生．2001[2]）

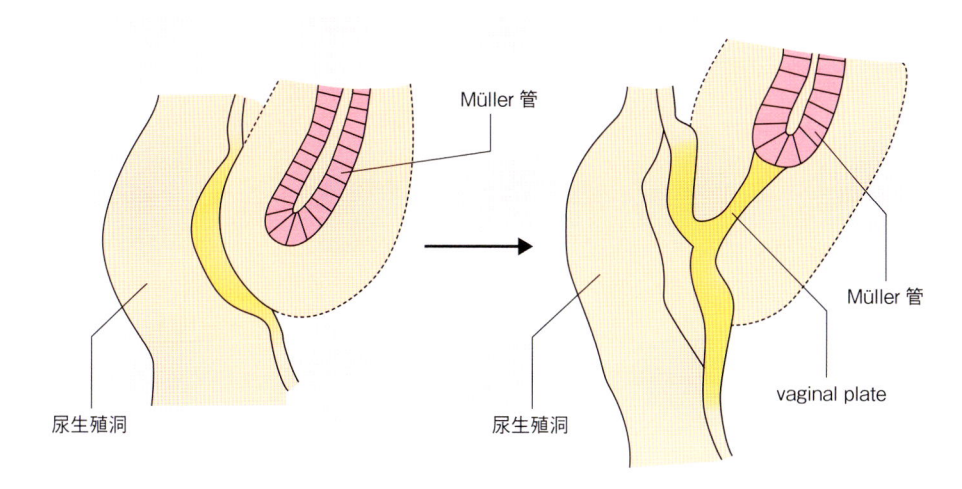

❹ 腟の形成

Müller 管の盲端部分の尿生殖洞上皮が上方へ侵入することで腟上皮が形成される.
（小西郁生，2001[2]）

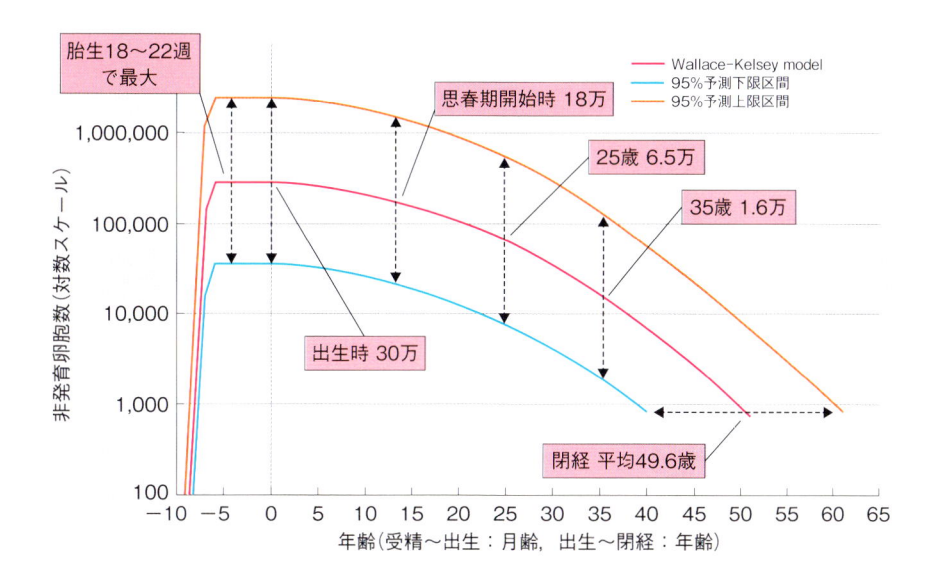

❺ 卵子が発育とともにどのように減少していくかを示した模式図

胎生20週近辺で卵子の形成は最大となるが，出生時以降卵子の残存数は指数関数的に減少していく.
（Kelsey TW. et al. 2012[3]）

ドトロピン欠損症などがある．遺伝的性が女性の場合に男性ホルモン過剰状態が持続すると女児の外性器男性化が起こる．21-ヒドロキシラーゼ欠損症（先天性副腎過形成）が代表的疾患である．本症は男性化型と塩喪失型の2種類が知られており，ともに早期介入が必要である.

性分化疾患の分類

性分化疾患においては，染色体の構成をもとにした分類が広く用いられている．性染色体異常に伴う代表的な性分化疾患は，Turner 症候

群（1/2,000〜2,500 例），Klinefelter 症候群（1/500〜1,000 例）などがあげられる．

46,XY DSD は，精巣の分化異常や精巣形成は正常だがアンドロゲンの作用不全のために幅広い男性化障害を生じる病態であり，尿道下裂などの外性器異常も含まれる．一方 46,XX DSD は，卵巣の分化異常や，性器形成が正常だが子宮内アンドロゲンの過剰により女性外性器に種々の程度の男性化徴候を生じるなどの病態である．アンドロゲンの過剰は胎児副腎由来と胎盤に分類され，母体からの過剰な男性ホルモンが胎児へ移行することや薬剤服用によっても生じうる．

46,XY DSD，46,XX DSD に共通して起こりうる性分化疾患としては，性腺無形成症，泌尿生殖系分化異常，卵精巣（ovotesticular DSD）のほか，視床下部-下垂体-性腺系の異常などがある．性分化疾患症例において特異的な遺伝子診断がなされているものは約20%のみであり，46,XY を有する性分化疾患の児では約30%が確定診断に至っている．

性分化疾患専門家による国際会議が2006年に開催され，病名，診断，治療，社会的問題など全般的な取り扱いの大幅な改訂が行われ[4]，日本においても合同見解が出された[5]．従来の呼称であるインターセックス，半陰陽（hermaphroditism）などは不適切であり，これらをすべて総括して，性分化疾患（disorder of sex development：DSD）という用語を使用するよう提案された．これに従うと，（旧）男性仮性半陰陽は 46,XY DSD，（旧）女性仮性半陰陽は 46,XX DSD，（旧）真性半陰陽は ovotesticular DSD というように表現される（**❻**）．

また，染色体核型や内外性器の表現型以外に，社会的性がある．社会的性決定の基本は，性腺，内性器，外性器の状態のみならず，胎生期のアンドロゲン曝露（アンドロゲンシャワー）の程度から総合的に判断するとされている．胎

児脳のアンドロゲンシャワーは，その後の自覚的な性とも関連しているため，性同一性障害（gender identity disorder：GID）の診療においても重要な情報である．

妊孕性の存在は性選択の重要な指標であるが，女児を選択する場合，子宮の存在は月経発来が可能であることを意味するので重要である．たとえば，アンドロゲン不応症が女性であると認知されるようになるには，「性染色体が 46,XY で，外陰部が完全女性型，胎生期から男性ホルモンがほとんど産生されていなかった，または男性ホルモンが存在していても，アンドロゲン受容体の異常により男性ホルモンへの反応性が著しく低下していたので，胎児脳のアンドロゲンシャワーは無視できる程度であるため女児を選択する」という思考過程を経る．このような考え方はあまり産婦人科医にとって馴染みのあるものではないことから，小児内分泌医との連携を密に図る必要がある．

出産直後で新生児を診たとき外見のみでの性別の判断に迷う場合には，日本小児内分泌学会性分化委員会策定の「性分化疾患の初期対応」[6]を利用するとよい．これらには，医学的なアプローチとともに，親への初期対応が示してある．性分化疾患を有する新生児をもった親に対応するためには，疾患に対する十分な理解が得られるような情報の提供と心理的ケアが必要である．性別がすぐに判定できない状況は，親には混乱を招き児に対する愛着形成が障害される可能性も考えられるため，説明に使用する言葉も十分な配慮が必要である．

GID とは，生物学的な身体の性と性の自己認識（性自認，心の性）とが一致しない状態をさす．心の性は男性，身体の性は女性である female to male（FTM）と，心の性は女性，身体の性は男性である male to female（MTF）に分類される．GID 症例は性別違和感を感じているため，自分の身体の性を強く嫌いその反対の

❻ 性分化疾患の分類

性染色体異常に伴う性分化疾患 (sex chromosome DSD)	46,XY 性分化疾患 (46,XY DSD)	46,XX 性分化疾患 (46,XX DSD)
A）45,X（Turner 症候群など） B）47,XXY（Klinefelter 症候群など） C）45,X/46,XY（混合性性腺異形成，卵精巣性（ovotesticular）DSD） D）46,XX/46,XY（キメラ，卵精巣性（ovotesticular）DSD）	A）bipotential gonad への分化異常 1．性腺無形成症 2．泌尿生殖系分化異常（Denys-Drash 症候群，Frasier 症候群，WAGR 症候群） B）卵精巣性（ovotesticular）DSD C）視床下部-下垂体-性腺系（HPG axis）の異常 （Kallmann 症候群，複合型下垂体機能低下症，GnRH 受容体異常症，SF1 異常症，DAX1 異常症，など）	
	A）性腺（精巣）分化異常 1．完全型性腺異形成（Swyer 症候群） 2．部分型性腺異形成 3．精巣退縮症候群 4．SOX9 異常による campomelic dysplasia など． B）アンドロゲン合成障害・作用異常 1．アンドロゲン生合成障害（17β-HSD 欠損症，StAR 異常症，17α-水酸化酵素欠損症，3β-HSD 欠損症，5α 還元酵素欠損症，SLO 症候群） 2．アンドロゲン不応症（CAIS. PAIS） 3．LH 受容体異常（Leydig 細胞無形成，低形成） 4．AMH および AMH 受容体異常（Müller 管遺残症） C）その他（重症尿道下裂，総排泄腔外反など）	A）性腺（卵巣）分化異常 1．精巣発生異常　testicular DSD（SRY＋，dupSOX9） 2．性腺異形成症 B）アンドロゲン過剰 1．胎生期アンドロゲン過剰（21 水酸化酵素欠損症，11β 水酸化酵素欠損症，3β-HSD 欠損症） 2．胎児胎盤性アンドロゲン過剰（アロマターゼ欠損症，POR 異常症） 3．母体性（luteoma，外因性など） C）その他（総排泄腔外反，MURCS，腟閉鎖，Rokitansky 症候群など）

DSD：disorders of sex differentiation, SLO：Smith-Lemli-Opitz, CAIS：complete androgen insensitivity syndrome, PAIS：parial androgen insensitivity syndrome, AMH：anti-Müllerian hormone, POR：cytochrome P450 oxidoreductase, MURCS：Müllerian, renal, cervicothoracic somite abnormalities, WAGR：Wilms tumor, aniridia, genitourinary anomaly, mental retardation syndrome.

（染色体構成を基にした DSD 分類．Consensus statement 一部改変／堀川玲子．性腺-性分化疾患の臨床的アプローチ．日内会誌 2012：101：965-74）

性に強く惹かれた心理状態となっている．GID の診断には，同性愛，性分化疾患との鑑別を要する．

性分化疾患の臨床症状，検査，診断

症状

　性分化疾患のみでは，とくに若年においては症状が出ないことも多々ある．子宮・腟に先天的な形態異常が存在しても，初経前の小児期においては月経が発生しないこと，腟の形状の診断が困難であるため初経前に自覚症状を訴えることはまれであるが，思春期が発来し月経が起こるようになると，月経血流出経路が阻害されているときには月経血貯留による原発性無月経，月経困難症，月経モリミナ症状（周期的下腹部痛）などの症状を呈しうる．月経血貯留が高度になると，腹部腫瘤として排便・排尿困難や持続的下腹部痛などが起きる．また，性交障

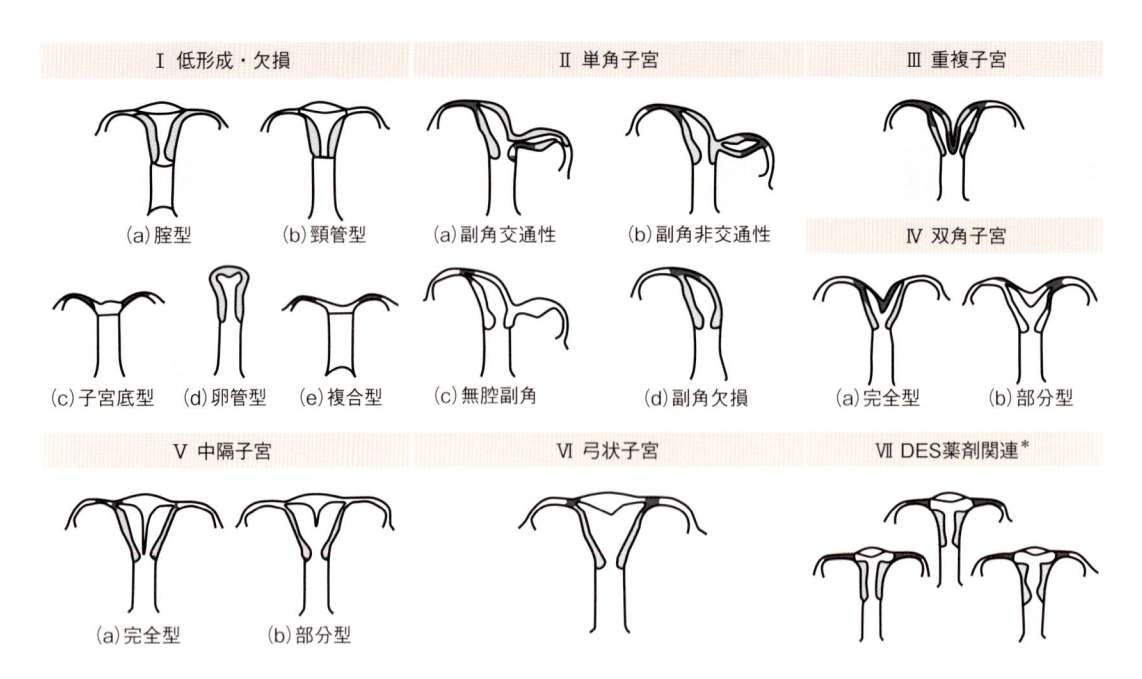

❼ 米国生殖医学会による性器奇形分類
*DES（ジエチルスチルベストロール）は 1971 年以降，日本をはじめ多くの国で使用が禁止されている.
（American Fertility Society. 1988[7]）

害の訴えもある．子宮奇形が存在する場合には，不妊症，反復・習慣流産なども症状として現れうる.

理学的所見

内診（視診，触診）により腟・性器の状態が観察される．性分化疾患を疑う所見としては以下のような点に着目する.

- 性腺を触知するか：停留精巣などの鑑別.
- 陰核の状態：肥大しているか.
- 尿道口の開口部位：下裂があるか.
- 陰唇の状態：陰唇癒合があるか，色素沈着があるか.
- 腟の状態：dimple のみの形成もありうるが盲端になっているか.

子宮奇形の分類として，Müller 管と中腎の発育過程のある一点の時期での異常を念頭においた分類法である米国生殖医学会分類（❼）[7]や欧州生殖医学会分類（❽）[8]が用いられているが，ともに合併奇形の存在に関する描写が不十分という問題点がある.

採血

女性ホルモン，黄体ホルモン，脳下垂体ホルモン，抗 Müller 管ホルモンなどの内分泌ホルモン検査や染色体検査を考慮する．理学的に先天性副腎過形成を疑う場合には電解質の解析も必要であり，21-ヒドロキシラーゼ欠損（塩喪失型）などは生命予後に関わりうる可能性があることに留意する.

画像的検査

経腟・経直腸超音波，3D 超音波検査，MRI，腎盂造影（尿路系の診断）などが考慮される．超音波のみならず MRI が有用である．内性器の状態を観察するには腹腔鏡検査が行われる.

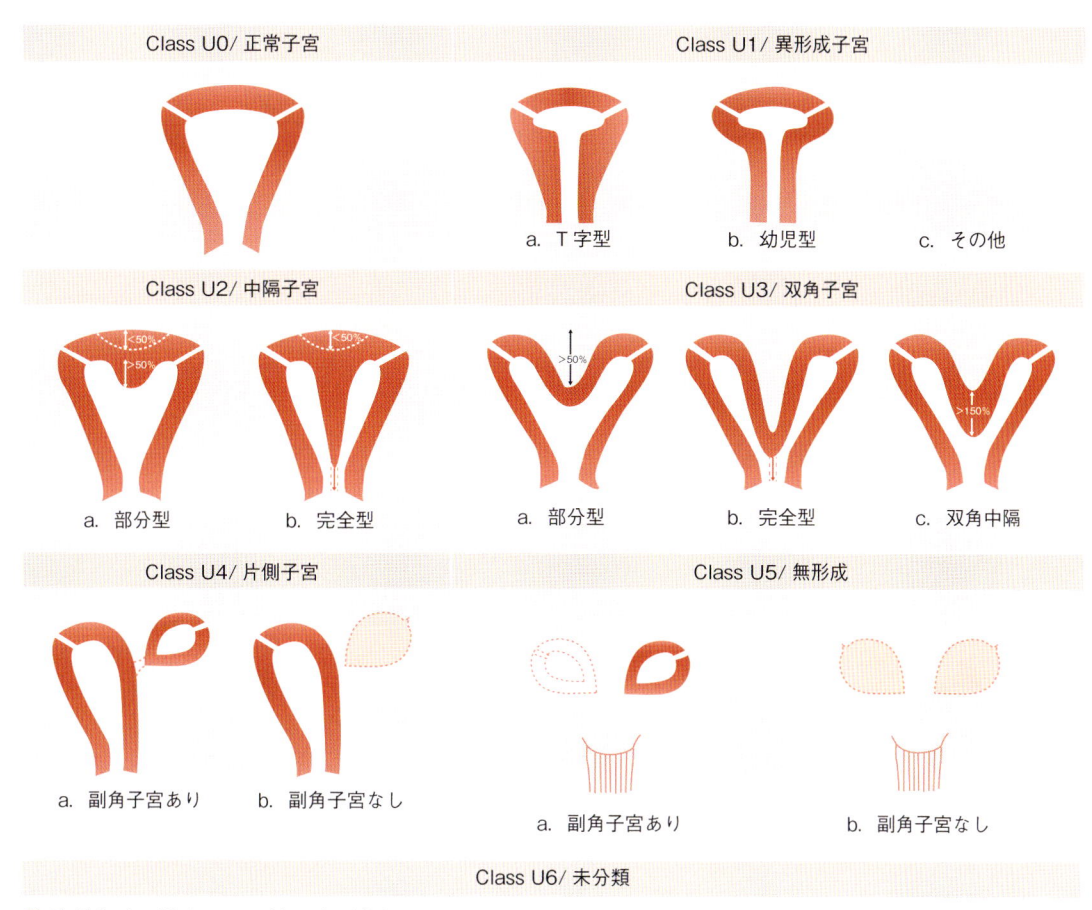

❽ 欧州生殖医学会による性器奇形分類
（Grimbizis GF, et al. 2013[8]）

性分化疾患の治療

FTM，MTF

　FTM，MTF はその反対の性に強く惹かれた心理状態が続くため，性器を具有するための外科的治療が行われる．産婦人科医が性別適合手術において関与するのは FTM 症例への子宮・卵巣の摘出を行うことである．MTF 症例に関しては，形成外科医などにより造腟術が行われたあとの，腟の維持に関与しうる．

　MTF へのホルモン療法には，女性ホルモンであるエストロゲンが用いられ，経口投与によるもの（結合型エストロゲン，エチニルエスト

ラジオール，17β-エストラジオール），注射製剤（エストロゲンデポー製剤），貼付・塗布によるものなどがある．FTM 症例は産婦人科を受診する場合もある．アンドロゲン製剤貼付剤は日本で未販売のため，アンドロゲンデポー製剤の筋注が行われている．

陰唇癒合・癒着症

　陰唇癒合症は，副腎性器症候群などのアンドロゲン過剰状態が誘因とされている．一方，陰唇癒着症は，低エストロゲン状態または免疫能低下などが誘因となり，脆弱となった外陰部に炎症が起こることで陰唇内面同士の癒着が生じるものであり，左右の小陰唇が癒着して前庭を覆う状態となるため排尿困難をきたすだけでな

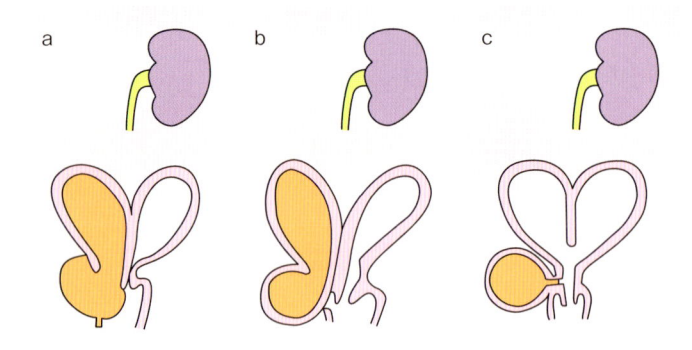

❾ 代表的な腟閉鎖症
a：OHVIRA（obstructed hemivagina and ipsilateral renal agenesis）症候群.
　　重複子宮，重複腟の一部閉鎖と同側腎欠損.
b：Wunderlich 症候群. 重複子宮，片側子宮頸部閉鎖，同側腎欠損.
c：Herlyn-Werner 症候群. 双角子宮，子宮内腔に交通のある Gartner 嚢胞，
　　同側腎欠損.
（石川玲奈ほか. 2016[9]）

く，月経を有する場合には月経血の排出が困難
となる.

腟中隔

　尿生殖洞と Müller 管の癒合障害により腟横
中隔が生じる. 月経血流出路がないため，初経
以降に月経血が貯留し月経モリミナ症状を呈す
る. 中隔粘膜を切開し交互に縫合する Granjon
手術が行われる. 左右の Müller 管の癒合不全
によって腟縦中隔が生じるが，日常生活に障害
をきたすことは少ない.

処女膜・腟閉鎖

　通常は腟上部が存在し腟下部が閉鎖すること
が多いが，比較的長い距離にわたり腟が閉鎖す
る場合がある. 腟閉鎖症は腟上 1/3 と腟下 2/3
との境界部に好発し，しばしば辺縁に小孔が存
在する. 先天性腟欠損と異なり，上部の生殖器
は正常に存在し，子宮・卵巣の機能は温存され
ているため，初経以降に月経血貯留とそれに伴
う月経モリミナ症状を呈するので，Granjon 手
術を行い開窓術後の再狭窄を防止する[9].
　重複子宮，片側腟閉鎖，同側腎欠損を合併し

たものは OHVIRA（obstructed hemivagina
and ipsilateral renal agenesis）症候群とよばれ
る. 重複子宮，片側子宮頸部閉鎖，同側腎欠損
は Wunderlich 症候群とよばれ，Gartner 嚢胞
を伴うものは Herlyn-Werner 症候群とよばれ
る（❾）[9]. これらの症候群において，月経血貯
留をみるものは開窓術が行われる.

腟欠損症

　子宮を有さない腟欠損症として代表的な
Mayer-Rokitansky-Küster-Hauser（MRKH）
症候群の染色体は 46,XX であることが多く，臨
床的には原発性無月経を呈するが，卵巣は正常
であるので内分泌学的検査では異常を認めな
い. よって乳房・外陰などの第 2 次性徴は正常
である. 疾患頻度は約 1/4,500 例程度である.
　MRKH 症候群の子宮と付属器の奇形につい
ては，尿路系などその他臓器の奇形を合併する
ことも過半数程度ある. 人工的に腟管を形成す
ることにより円滑な性生活を送れるようになる
ことが MRKH 症候群症例の治療において必要
であり，女性としての自覚の確立にもつなが
る. 術後狭窄や萎縮が問題となることがあるた

め，性成熟期を迎え性生活を送れるようになってからの段階での手術を考慮するとよく，患者・家族が手術を強く希望しており，患者が自身の身体状況を十分理解できる年齢に達していれば手術は可能である[10]．

痕跡子宮であるために，妊娠・出産は不可能であるが，近年海外において子宮移植が行われるようになっており，本症はその適応疾患として代表的なものである[11]．

子宮奇形

子宮奇形の診断には，月経の状態，妊娠・分娩歴，性交障害の有無について十分な問診が必要である．

20～25％の子宮奇形女性は不妊症，習慣流産，反復早産など妊孕性の障害を合併することが知られており，これらの改善のために子宮形成術が適応されることがある．双角子宮に対し，子宮底に横切開を入れ縦方向に縫合するStrassmann手術，中隔子宮に対し，左右の子宮接合部をV字型に切除し縫合するJones & Jones手術などが行われてきたが，近年では，子宮奇形に対し子宮鏡下子宮内腔形成術が普及している．

アンドロゲン不応症

ゴナドブラストーマは未分化または分化異常をきたした性腺から発生する特徴があることと，卵巣成分を有する異形成の強い性腺からの発生もあるため，腹腔内にY染色体の成分を有する性腺が存在するとゴナドブラストーマの発症率は15～30％と報告されている．

未熟性腺を摘除するため，手術は近年腹腔鏡下で行われることが多い．しかし，アンドロゲン不応症や17β-ヒドロキシラーゼ欠損症の腹腔内精巣からの発生は皆無であること，卵精巣

性性分化疾患の腹腔内卵精巣からの発生も非常にまれであることから，早期の性腺摘出を疑問とする考えもある[12]．

ホルモン療法としては，経口投与によるもの（結合型エストロゲン，エチニルエストラジオール，17β-エストラジオール），注射製剤（エストロゲンデポー製剤），貼付・塗布によるエストロゲン投与がある．

（平池　修）

● 文献
1）She ZY, Yang WX. Molecular mechanisms involved in mammalian primary sex determination. J Mol Endocrinol 2014；53：R21-37.
2）小西郁生．女性生殖器の発生学．藤井信吾編．新女性医学大系 1．性器の発生・形態・機能．東京：中山書店；2001．p.3-21.
3）Kelsey TW, et al. Data-driven assessment of the human ovarian reserve. Mol Hum Reprod 2012；18：79-87.
4）Hughes IA, et al. Consensus statement on management of intersex disorders. Arch Dis Child 2006；91：554-63.
5）緒方勤ほか．性分化異常症の管理に関する合同見解．日児誌 2008；112：565-78.
6）堀川玲子．性分化疾患初期対応．日児誌 2011；115：7-12.
7）The American Fertility Society classifications of adnexal adhesions, distal tubal occlusion, tubal occlusion secondary to tubal ligation, tubal pregnancies, müllerian anomalies and intrauterine adhesions. Fertil Steril 1988；49：944-55.
8）Grimbizis GF, et al. The ESHRE/ESGE consensus on the classification of female genital tract congenital anomalies. Hum Reprod 2013；28：2032-44.
9）石川玲奈ほか．思春期に月経困難症を来した片側腎無形成を伴う重複子宮，重複腟，片側腟閉鎖—OHVIRA症候群—の1例．神奈川産婦人科学会誌 2016；53：2-5.
10）平池修．子宮・腟奇形に対する形成術．小児外科 2014；46：490-6.
11）Dahm-Kahler P, et al. Human uterus transplantation in focus. Br Med Bull 2016；117：69-78.
12）Dohnert U, et al. Gonadectomy in complete androgen insensitivity syndrome：Why and when? Sex Dev 2017；11：171-4.

思春期疾患

思春期早発症

定義

女子の思春期は8〜9歳から17〜18歳ごろの期間と定義されているが，思春期の発来が異常に早くみられるものを思春期早発症（precocious puberty）という．性ステロイドホルモンの分泌により，乳房腫大や陰毛発生，月経発来など第2次性徴が標準より早く出現した状態をさす．

本症では身長発育が増大して年齢に比し高身長となり，骨成熟の亢進がみられるが，最終的には低身長に終わることが問題であり，治療により最終身長の改善を図る．診断や治療にあたっては小児科医との連携が必要となる．

検査，診断

日本産科婦人科学会の全国調査の集計による定義によれば，乳房発育が7歳未満，陰毛発生が9歳未満，初経が10歳未満で発来したものをいう．一方，間脳下垂体機能障害調査研究班による『中枢性思春期早発症診断の手引き』では，乳房発育7歳6か月未満，陰毛発生8歳未満，初経10歳6か月未満としている．両者で年齢に若干違いはあるが，臨床上は治療開始の大まかな目安と考える．

診断の手順として，まず第2次性徴を評価し，成長曲線を作成して身長増加の促進の有無を検討する．そして骨年齢を手根骨のX線写真より測定し，骨成熟の促進があるかどうか判定する．

ホルモン値としては，黄体化ホルモン（LH），卵胞刺激ホルモン（FSH），エストラジオール，テストステロン，甲状腺ホルモン，ヒト絨毛性ゴナドトロピン（hCG），デヒドロエピアンドロステロンサルフェート（DHEA-S）の測定を行う．ゴナドトロピンが高値であれば真性思春期早発症，低値であれば仮性思春期早発症である．黄体化ホルモン放出ホルモン（LH-RH）負荷試験を行うと，真性思春期早発症では，思春期レベルあるいはそれ以上の反応を示す．さらに頭部MRIにより脳腫瘍の有無を検索し，副腎や性腺のチェックのため腹部CTやMRI，腹部エコーを行う．

原因疾患

ゴナドトロピン分泌が異常に早く起きたために生じたもの（ゴナドトロピン依存性；真性思春期早発症）と，これとはまったく別の機序で思春期徴候が生じたもの（ゴナドトロピン非依存性；仮性思春期早発症）とに大別される．また，乳房のみ早期発育したり陰毛が早く発生したりするが，性ステロイドホルモンの分泌亢進や身長発育増大のみられない部分的思春期早発症がある．

❶に，思春期早発症の成因別分類を示す．

真性思春期早発症

原因不明な特発性のものが多く，女児の90%が特発性である．肥満のほか，SGA（small for gestational age）・早産による出生がリスク因

❶ 思春期早発症の成因別分類

1. 真性思春期早発症—GnRH 依存性
- 特発性
- 頭蓋内腫瘍（視床下部過誤腫，頭蓋咽頭腫，松果体腫瘍など）
- 中枢神経性障害（奇形，水頭症，髄膜炎後遺症，外傷）

2. 仮性思春期早発症—GnRH 非依存性
- hCG 産生腫瘍（絨毛上皮腫，胚細胞腫，奇形腫）
- 先天性副腎過形成
- ホルモン産生腫瘍（副腎，卵巣）
- 甲状腺機能低下症
- McCune-Albright 症候群
- 外因性のエストロゲン

3. 部分的思春期早発症
- 早発乳房
- 早発陰毛発生
- 早発月経

子として近年注目されている[1]．その他，脳腫瘍によるもの，奇形や外傷など中枢神経系の異常によるものがある．頭部への放射線照射後にもみられる．小児期には不活化している視床下部 GnRH pulse generator が早期に活性化されるために発症すると考えられる．

仮性思春期早発症

ホルモン産生腫瘍（副腎，卵巣），甲状腺機能低下症，McCune-Albright 症候群，先天性副腎過形成などがある．外因性のエストロゲン（母乳中の経口避妊薬〈OC〉，エストロゲン含有クリーム，エストロゲンが投与された食肉）が影響することもある．

部分的思春期早発症

なんらかの原因による卵巣からの一過性の性ステロイドホルモン過剰分泌により起こると考えられている．早発乳房，早発陰毛発生，早発月経があるが，早発乳房以外はきわめてまれである．原則的に無治療でよいが，フォローアップを要する．

治療

本症の治療の目的は，次のとおりである．
① 過剰な性ステロイドホルモン分泌を抑制して，性早熟，身体成熟の進行を抑え，さらに骨成熟を抑制して低身長になることを防ぐ．
② 年齢不相応に早期に第2次性徴が出現することによる社会心理的問題を解決する．
③ 原因が脳腫瘍など器質的疾患の場合はその治療を優先して行う．

真性思春期早発症の治療には GnRH アナログ製剤の皮下注射を行う．これによりゴナドトロピン分泌はほぼ完全に抑制され，性ステロイドホルモンの分泌は低下する．そして第2次性徴は消退はしないまでも，多くの場合進行は停止する．女子では手根骨の骨年齢 12 歳くらいで治療を中止する．治療終了後の性機能回復は良好である．脳腫瘍などの原疾患が明らかな場合はその治療が優先される．

思春期遅発症，初経遅延

思春期遅発症

日本産科婦人科学会編『産科婦人科用語集・用語解説集』によると，およそ 11 歳になっても乳房発育がみられないもの，13 歳で陰毛発生のないもの，14 歳で初経発来のないものを思春期遅発症としている．これには生理的な範囲内で思春期の発来が遅れている体質的なもののほかに，治療を行わなければ思春期の発来しない疾患も含まれている．

初経遅延

日本の初経年齢の平均は 12.3 歳であり[2]，5〜95 パーセンタイルの範囲は 10.5〜14.5 歳である．98% の女性は 15 歳までに初経を迎えると考えられる[3]．海外では初経の遅れに関して，

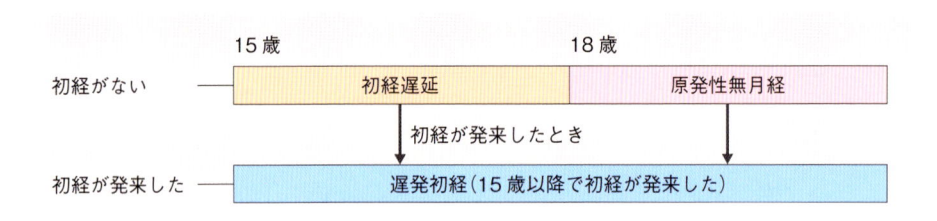

	15 歳		18 歳	
初経がない		初経遅延		原発性無月経

初経が発来したとき

| 初経が発来した | 遅発初経（15 歳以降で初経が発来した） |

初経遅延 　　　：15 歳以上 18 歳未満で初経の発来していないもの
原発性無月経：満 18 歳を迎えても初経の起こらないもの
遅発初経 　　　：15 歳以降で初経の発来したもの

❷ 初経遅延，原発性無月経，遅発初経の定義
（日本産科婦人科学会生殖・内分泌委員会報告．2017[4]）

その介入の基準を 15〜16 歳にしていることが多く，15〜16 歳を超えても初経がない場合には初経発来の遅延として検査を勧めるのが望ましいとされている．一方わが国では，これまで満 18 歳を過ぎても初経の起こらないものを原発性無月経と定義していた．この基準に従えば，満 18 歳を過ぎるまで確定病名とはならないため，介入時期の遅延につながることが懸念されていた．

そこで 2017 年，日本産科婦人科学会において用語に関する改訂が行われた．初経の発来していないものについては，満 18 歳を迎えても初経の起こらないものは，これまでどおり原発性無月経として定義は変更せず新たな用語として「初経遅延」を導入した[4]．初経遅延とは，15 歳以上 18 歳未満で初経の発来していないものであり，初経遅延には検査・診察を行うこととした．また，15 歳以降に初経の発来があった場合には新たに遅発初経という用語を作成した．これを❷に示す．したがって，15 歳で初経がみられないものには，原発性無月経をきたす疾患がないかを念頭において診断することが求められる．

初経遅延をきたす疾患には，今後 18 歳を過ぎても初経がみられないと考えられる原発性無月経に含まれる疾患，および体質的な初経の遅れ（やせやアスリートなど）があると考えられる．疾患の詳細については原発性無月経の項で述べる．

原発性無月経

定義

原発性無月経は満 18 歳を迎えても初経の起こらないものと定義される．

検査，診断

問診では，既往歴として放射線治療，抗癌剤投与や手術の既往について問う．治療により卵巣退縮がみられたり性腺摘出が行われていることがある．アンドロゲン不応症など家族性に発症する疾患もあり，近親者に同様の疾患がないか注意する．

身体所見では，身長・体重に加え，乳房発育や陰毛の発生など第 2 次性徴の発育程度を評価する．外性器，内性器の診察は内診と超音波検査（場合により MRI）により行うが，経腟超音波検査を施行できない場合が多く，経腹超音波検査や経直腸超音波検査を行って子宮や腟の有無を確認する．

内分泌学的検査が鑑別診断に有用であり，これにより視床下部–下垂体–卵巣の障害部位を判定する．LH，FSH，甲状腺刺激ホルモン

❸ 原発性無月経で行う検査

身体所見	・身長，体重，BMI ・第2次性徴の評価（Tanner stage） ・視診（外陰部，腟） ・内診，直腸診，腟鏡診
内分泌学的検査	・下垂体ホルモン（LH，FSH，PRL） ・性腺ホルモン（エストラジオール，テストステロン） ・甲状腺ホルモン ・副腎皮質ホルモン
画像診断	・超音波検査（経腟，経腹，経直腸） ・骨盤MRI
染色体検査	

（TSH），プロラクチン（PRL）などの値を測定する．❸に診断の際に行う検査項目をまとめた．

血中ゴナドトロピンが高値であれば卵巣性の障害である．一方，正常ないし低値であれば中枢性の障害を疑う．染色体検査により，Turner症候群，アンドロゲン不応症などが判明する．

❹に診断の手順を示す．

原因疾患

原因疾患として視床下部・下垂体の障害，卵巣の障害，Müller管分化異常など，❺にあるものがあげられる．

米国生殖医学会（ASRM）による原因疾患別の頻度を❻に示す[5]．これは，乳房発育の有無（すなわちエストロゲン分泌の有無），血中FSHの値によって分類したものであり，FSH高値である卵巣の障害が40％と最も多い．

■ 視床下部・下垂体の障害（低ゴナドトロピン性）

視床下部・下垂体障害のためゴナドトロピンの分泌が不十分で，卵巣機能が低下している状態である．先天的な中枢の障害（Kallmann症候群など），視床下部腫瘍（頭蓋咽頭腫など），下垂体腺腫（プロラクチノーマ〈prolactinoma〉など），体重減少性（神経性やせ症など）がある．

■ 卵巣の障害（高ゴナドトロピン性）

卵巣の障害の代表はTurner症候群である．45,XOに代表されるX染色体短腕の欠失を特徴とする染色体異常で，女性2,000〜2,500人に1人の割合とされる．低身長，性腺機能不全が代表的な症状であり，翼状頸，外反肘などを呈する．原発性無月経の原因となる染色体異常のなかでは最もよくみられる疾患である．

その他，染色体が46,XYで性腺は索状を呈するXY純粋型性腺形成不全症（Swyer症候群）や，

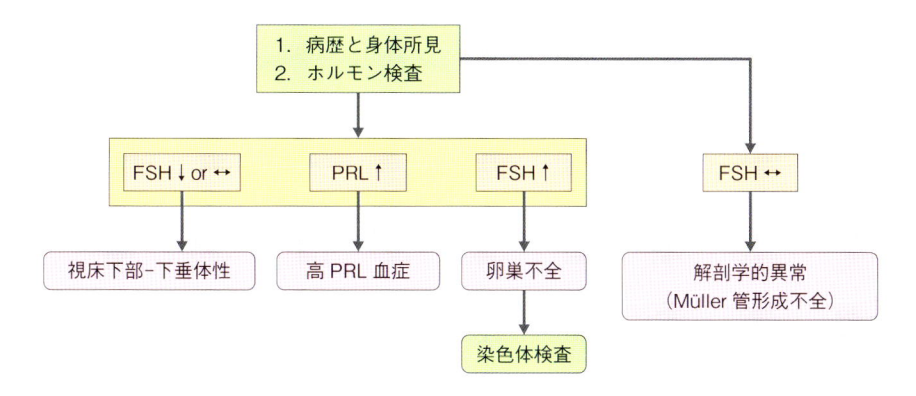

❹ 原発性無月経の診断アルゴリズム
↑：高値，↓：低値，↔：正常値．
（Practice Committee of American Society for Reproductive Medicine. 2008[5]）

❺ 原発性無月経の原因と分類

視床下部・下垂体の障害（低ゴナドトロピン性）
- 視床下部障害（Kallmann 症候群など）
- 視床下部腫瘍（頭蓋咽頭腫など）
- 下垂体腺腫（プロラクチノーマなど）
- 体重減少性（神経性やせ症など）
- その他

卵巣の障害（高ゴナドトロピン性）
- Turner 症候群
- XY 性腺形成不全症（Swyer 症候群），XX 性腺形成不全症など
- 放射線治療後および抗癌剤投与後
- 卵巣疾患による外科的切除後
- その他

Müller 管分化異常（正ゴナドトロピン性）
- Rokitansky 症候群
- 腟閉鎖
- その他

アンドロゲン不応症

その他
- 先天性副腎皮質過形成，甲状腺疾患など

❻ 原発性無月経の原因別頻度

	疾患	頻度 (%)
乳房発育あり (30%)	• Rokitansky 症候群	10
	• アンドロゲン不応症	9
	• 腟中隔	2
	• 処女膜閉鎖	1
	• 体質的な遅れ	8
乳房発育なし：FSH高値（40%）	• 46,XX	15
	• 46,XY	5
	• その他の染色体異常	20
乳房発育なし：FSH低値（30%）	• 体質的な遅れ	10
	• プロラクチノーマ	5
	• Kallmann 症候群	2
	• その他の中枢性疾患	3
	• ストレス，体重減少，食欲不振	3
	• 多嚢胞性卵巣症候群	3
	• 先天性副腎皮質過形成	3
	• その他	1

（Practice Committee of American Society for Reproductive Medicine. 2008[5]）

XX 性腺形成不全症，染色体がモザイクの性腺形成不全症もある．また，放射線治療と抗癌剤投与により卵巣機能不全が起こるが，初経発来以前であれば原発性無月経となる．卵巣疾患による外科的切除の場合も同様である．

■ Müller 管分化異常（正ゴナドトロピン性）

胎生期に Müller 管から子宮，卵管，腟の上部 2/3 が形成されるが，発生途中で障害されるとこれらの臓器の欠損が起こる．これが Rokitansky 症候群である．この場合卵巣は正常であるので，女性ホルモンの分泌に問題はなく第2次性徴は保たれている．しかし子宮がないために無月経である．腟閉鎖には，処女膜閉鎖症，腟中隔（腟横隔膜）などがある．この場合は，月経血の流出がみられないので，月経周期に一致した下腹部痛（月経モリミナ）から発見される．

■ その他

アンドロゲン不応症は 46,XY であり，アンドロゲン分泌はあるが受容体の異常あるいは酵素異常のため胎生期のアンドロゲン作用が欠如することによって生ずる．外性器は女性型を呈する．

先天性副腎皮質過形成はアンドロゲン分泌過剰により外性器が男性化する．生後まもない時期に診断され治療が行われている場合は男性化も少なく，原発性無月経とならない．また，甲状腺機能亢進症で月経不順や無月経となる場合がある．

多嚢胞性卵巣症候群（polycystic ovary syndrome：PCOS）では多くは続発性無月経であるが，18歳以降も初経のない原発性無月経を呈する場合もある．

▋ 疾患概要と治療

原発性無月経を呈する疾患のうち，性分化異

常症である Turner 症候群，アンドロゲン不応症，Rokitansky 症候群などについては他巻に譲り，他の原因による原発性無月経について述べる．

視床下部・下垂体の障害

Kallmann 症候群は低ゴナドトロピン性性腺機能低下と嗅覚障害を主徴とする先天性疾患である．原因遺伝子として *KAL1* などいくつか報告されているが，遺伝要因は完全には解明されていない．発症頻度は男児で1万人に1人，女児で5万人に1人とされ，まれな疾患である．GnRH 負荷試験で無・低反応であり，嗅脳の低形成・無形成などを頭部 MRI により診断する．治療としてエストロゲン投与により第2次性徴を促し，その後 Kaufmann 療法を行う．

頭蓋咽頭腫などの視床下部腫瘍とその術後，プロラクチノーマに代表される下垂体腺腫によっても無月経が招来される．

放射線治療と抗癌剤投与，外科的切除などによる二次的卵巣障害

小児がん治療のための全身放射線照射や抗癌剤の投与により，卵巣機能不全が生じる．造血幹細胞移植の際の前処置として行われる全身放射線照射（TBI）や化学療法（とくにアルキル化剤）が早発卵巣不全と関連することが報告されている．

初経前の治療であれば初経遅延・原発性無月経となり，第2次性徴の発現がみられず，また初経後であれば続発性無月経となる．いずれにしても第2度無月経が多く，Kaufmann 療法が行われる．悪性腫瘍の完全寛解後（治療終了から1.5〜2年後くらい）に内分泌学的精査を行うことが望ましく，小児科との連携が必要である．エストロゲンの不足は，最大骨量の獲得に影響を与えて将来の骨粗鬆症が憂慮される．小児がん治療による長期の臥床やステロイド剤な

❼ 続発性無月経に関する問診事項

- 年齢，身長，体重
- 現症（月経異常が発症した経過）
- 妊娠の可能性
- 身体的ストレス
- 体重の変動
- 常用する薬物
- 乳汁分泌の有無
- 月経以外の症状の有無

どの使用は，さらなる骨量低下のリスク因子となる[6]．

将来の卵巣機能の回復や妊孕性に関しては，個々の症例が受けた治療の時期および種類とその量によって異なると考えられる．しかしそのデータはまだ十分でなく，今後の課題である[7]．

続発性無月経

定義

これまであった月経が3か月以上停止したものを続発性無月経という．生理的無月経は除く．その障害の部位により，中枢性（視床下部・下垂体性），卵巣性，子宮性，その他に分類される．

検査，診断

診断する場合，まず妊娠を除外することはいうまでもない．体重測定を行いダイエットの既往など，これまでの体重の推移を問う．薬剤使用の有無や乳汁漏出，他の内分泌疾患を疑う所見に注意して問診を行う．❼に，続発性無月経の問診の際に必要な事項をまとめた．

超音波検査で子宮の大きさ，子宮内膜の厚さ，卵胞発育などを観察する．これにより，エストロゲン分泌の状態がある程度推測できる．性交未経験で経腟超音波検査を施行できない場合には，経腹超音波検査や経直腸超音波検査を

行う.

内分泌学的検査として LH, FSH, PRL, エストラジオール, テストステロン, その他, 甲状腺, 副腎の検査が有用である. 血中ゴナドトロピンが高値であれば卵巣性の障害であり, 一方正常ないし低値であれば中枢性の障害を疑う.

原因疾患

原因疾患は多岐にわたるが, ❽にあるものがあげられる.

日本産科婦人科学会生殖・内分泌委員会が調査したところによると, 思春期の続発性無月経の誘因では減食による体重減少が44%を占め最も多くみられた. ストレスや過度な運動による無月経, PCOS による無月経も日常よくみられる疾患である. 卵巣の障害の頻度は高くないが, 原発性無月経に準じた対応が必要とされる場合がある.

視床下部・下垂体の障害 (低〜正ゴナドトロピン性)

体重減少によるもの, 摂食障害の一型である神経性やせ症 (anorexia nervosa:AN), スポーツに伴うもの, ストレス性の無月経, 高PRL 血症, 肥満による無月経などがある. 思春期女性では適正体重であるにもかかわらずやせたいと希望し, 減食・節食をするために無月経や月経不順となる. アスリートでは, 初経遅延や続発性無月経が起こることがある. PRL の分泌が亢進すると乳汁漏出と月経異常が起こる.

卵巣の障害 (高ゴナドトロピン性)

早発卵巣不全は一般に原因不明であることが多い. 悪性腫瘍による放射線治療・化学療法後, 卵巣疾患による外科的切除後に続発性無月経となる. Turner 症候群の約15%には初経が発来し, その後続発性無月経をきたすとされており[8], 低身長や外反肘, 翼状頸などから疑わ

❽ 続発性無月経の原因と分類

視床下部・下垂体の障害 (低〜正ゴナドトロピン性)
- 体重減少性無月経
- 神経性やせ症 (摂食障害)
- 運動性無月経
- ストレス性無月経
- 高プロラクチン血症
- 肥満による無月経
- その他

卵巣の障害 (高ゴナドトロピン性)
- 早発卵巣不全
- 放射線治療後および抗癌剤投与後
- 卵巣疾患による外科的切除後
- 染色体異常
- その他

子宮の障害など (正ゴナドトロピン性)
- Asherman 症候群
- その他

多嚢胞性卵巣症候群

その他
- 甲状腺疾患, 異所性ホルモン分泌腫瘍, Cushing 症候群など

れる場合は染色体検査を行う.

子宮の障害など (正ゴナドトロピン性)

子宮内掻爬などの外科的処置後に子宮壁が癒着する Asherman 症候群において無月経がみられるが, まれである.

多嚢胞性卵巣症候群 (PCOS)

PCOS は, ①月経異常, ②多嚢胞性卵巣, ③血中男性ホルモン高値, または LH 基礎値高値かつ FSH 基礎値正常, の3項目をすべて満たす場合に診断される. 月経異常には, 無月経, 希発月経, 無排卵周期症などがあるが, 日本で行われた調査[9]によると, 希発月経が44.0%と最も多く, 次いで第1度無月経が34.9%, 無排卵周期症が16.8%であった. PCOS の詳細については p.115 に譲る.

❾ 神経性やせ症の診断基準（DSM-5）

A. 必要量と比べてカロリー摂取を制限し，年齢，性別，成長曲線，身体的健康状態に対する有意に低い体重に至る．有意に低い体重とは，正常の下限を下回る体重で，子どもまたは青年の場合は，期待される最低体重を下回ると定義される．

B. 有意に低い体重であるにもかかわらず，体重増加または肥満になることに対する強い恐怖，または体重増加を妨げる持続した行動がある．

C. 自分の体重または体型の体験の仕方における障害，自己評価に対する体重や体型の不相応な影響，または現在の低体重の深刻さに対する認識の持続的欠如

下位分類
- 制限型：この3か月間に過食や排出行動なし
- 過食/排出型：この3か月間に過食や排出行動（自己誘発性嘔吐，下剤，利尿剤，浣腸剤）

重症度について：軽度：BMI≧17 kg/m^2
中等度：BMI 16〜16.99 kg/m^2
重度：BMI 15〜15.99 kg/m^2
最重度：BMI＜15 kg/m^2

（髙橋三郎，大野裕監訳．DSM-5精神疾患の診断・統計マニュアル．東京：医学書院；2014より抜粋）

疾患概要と治療

■ 体重減少性無月経

3〜6か月以内の短期間に元の体重が15〜20%以上減少すると無月経となる．このような体重減少を誘因とする無月経には，単なる体重減少性無月経と神経性やせ症の両者が含まれる．単なる体重減少性無月経では，やせの程度が軽度で，病識がありやせていることに対する認知機能も正常である．神経性やせ症は摂食障害の一つの病型で，標準体重の−20%以上の極端なやせを示し病識に乏しい．しかし，しばしばこの両者を区別するのが容易でない場合がある．神経性やせ症ではないかということを念頭におき，慎重に経過を追う必要がある．

■ 神経性やせ症（AN）

診断

摂食障害は，食行動異常により多彩な心身症状や行動異常を呈する疾患であり，神経性やせ症，神経性過食症などが含まれる．神経性やせ症は極端な低体重であること，体重増加に対する強い恐怖をもち，自己誘発性嘔吐や下剤濫用など体重増加を妨げる持続した行動を行うこと，さらに自己評価が体型や体重の影響を過剰に受けることなどの臨床像を有することよって診断する．米国精神医学会の診断基準を❾に示す．10代半ばから20代前半の若年女性に好発する．

病態

視床下部における食行動調節中枢を制御する物質としてさまざまな摂食調節因子が報告されている．栄養不良の状態では摂食促進因子の作用が高まるが，これらはゴナドトロピン放出ホルモン（GnRH）の分泌を抑制することが知られている[10]．また体重減少やエネルギー不足というストレスのため視床下部での副腎皮質刺激ホルモン放出ホルモン（CRH）の分泌が増加し，コルチゾールは高値を示す[11]．CRHは摂食抑制作用を有し，また炎症性サイトカインやβエンドルフィンなどのオピオイドを介してGnRH分泌を抑制する．さらに栄養不良により脂肪細胞から分泌されるレプチンが低下するとキスペプチン（kisspeptin）の作用が低下し，GnRH分泌が低下すると推測される[12]．このように摂食およびストレスと生殖機能は密接に関

係している.

このような機序により視床下部でGnRHの
パルス状分泌が認められなくなると，脳下垂体
からのゴナドトロピンの分泌が低下し，卵巣を
刺激することができなくなるため，無排卵，無
月経を招来する．GnRH負荷試験に対する
FSH，LHの反応性は全般に低下している.

治療

本症は病識を欠くため，しばしば治療に難渋
する．体重が極端に少ない場合は生命に危険が
及ぶため，まず栄養療法が優先される．自傷行
為が認められたり治療に抵抗する場合には，摂
食障害の専門治療機関（心療内科，精神科）へ
紹介する必要がある．専門施設で行われる治療
法として，行動療法，認知行動療法，家族療法，
集団療法，精神分析的療法などがある.

本症の治療目標は，不適切な食習慣を適正化
し体重を回復させることである．月経の回復の
ためには体重増加の必要性が報告されている.
無月経に関しては以下のような治療指針で行う
（⑩）.

① 患者が急性期で体重減少が進行しており標
準体重の70%以下の場合は，貧血の助長や
体力の消耗を考慮して，消退出血を起こす治
療は行わない.

② 体重減少が停止し精神的に安定した回復期
の患者に対しては，ホルモン療法により消退
出血を起こす．およそ体重が標準体重の
70%以上の場合がこれにあたる．第1度無月
経であれば黄体ホルモン剤の投与を周期的
に行う．第2度無月経に対してはKaufmann
療法を行う.

③ 挙児を希望する症例に対しては排卵の誘発
を行うが，体重が標準体重の80%になって
から行うのが望ましい．低体重のまま妊娠す
ると母子に重大なトラブルを招く可能性が
あるため，本症が治癒し栄養状態が改善して
から治療を行う．無月経は治療による病状の

⑩ 神経性やせ症の無月経に対する治療指針

体重が標準体重の
70%以下：ホルモン療法せず待機
70〜80%：消退出血誘発法
80%以上：消退出血誘発法，排卵誘発法

（参考）標準体重換算法（16歳以上）（平田による）
身長160 cm以上では，〔身長（cm）−100〕×0.9（kg）
身長150 cm以下では，〔身長（cm）−100〕（kg）
身長150〜160 cmの間では，150 cmを超える1 cmに
つき0.4 kgを50 kgに加える.

好転とともに改善する．本症の月経回復を目
標とした体重は，標準体重の90%ぐらいに
設定する必要があるといえる.

骨量減少と骨粗鬆症は本症の重大な合併症で
あり，後遺症である．本症の腰椎と大腿骨頸部
の骨密度が正常者に比し有意に減少しているこ
とが報告されている．エストロゲンの不足のほ
かに低体重であることが骨量減少の重要な因子
である．体重の増加がみられない本症では，エ
ストロゲンを投与しても骨量のさらなる減少を
防ぐことはできない．本症の骨量増加に関して
は，エストロゲン補充よりも，むしろ体重増加
が重要な因子となっている.

■ アスリートの月経異常

女性アスリートの三主徴（FAT）

近年，女性のスポーツの普及に伴って，過度
の運動と栄養摂取の不足が無月経を引き起こ
し，運動が生殖機能にさまざまな影響を及ぼす
ことが明らかになってきた．運動量が多いのに
もかかわらずそれに見合うエネルギー摂取が不
足していると，利用可能エネルギー（energy
availability：EA）不足となる．利用可能エネ
ルギーとは，エネルギー摂取量から運動による
エネルギー消費量を差し引いた値と定義され
る．このEA不足に加え，視床下部性の無月経，
低骨量（骨粗鬆症）の3徴候が女性アスリート
の三主徴（female athlete triad：FAT）である
（⑪）[13]．やせていることが要求される新体操，

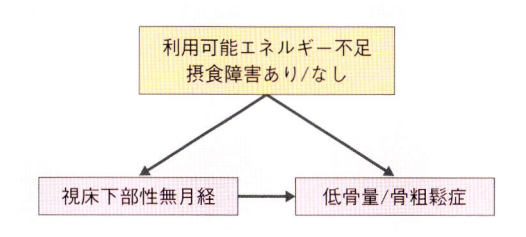

⓫ 女性アスリートの三主徴（female athlete triad：FAT）
（Nattiv A. et al. 2007[13]）

体操，陸上長距離などの競技では，無月経や疲労骨折がしばしば認められる．

競技の上達のための心理的ストレスは，しばしば低体重を維持したまま運動量を増加させることになり，トレーニング量の増加とエネルギー摂取の低下は心理的ストレスによるストレスホルモンとあいまって，視床下部-下垂体系の障害を引き起こし無月経となる．低エストロゲン状態では低骨量となり，将来の骨粗鬆症のリスクが増加する．骨密度の低下は疲労骨折を引き起こし競技生活に支障をきたすことにもなる．

アスリートと神経性やせ症

女性アスリートは競技性確保のため体重コントロールを余儀なくされる．コーチから体重を減少させるよう指導を受けたり，成績が伸びないときに体重や体脂肪のせいにすることから，やせ願望へつながるとも考えられる．アスリート自身の完璧主義で高い自己期待感をもつという点，真面目に練習するという生真面目さ，自分の感情に対する気づきが少ないことなどの特徴が，神経性やせ症（摂食障害）のリスク因子となっている．女性アスリートの摂食障害発症は一般女性の約2倍であると報告されている[14]．

治療

1）利用可能エネルギー不足を改善する

エネルギー摂取量を増加させトレーニングによるエネルギー消費を減少させることにより，利用可能エネルギーを増加させることが治療の基本である[15,16]．このためには栄養調査と栄養指導が効果的である．摂食障害が疑われる場合には専門機関にコンサルトする．

2）エネルギー不足の改善を試みても効果のない場合，薬物治療を考慮する

食事内容や運動量に介入してエネルギー不足の改善を試みることを1年間程度行っても月経が再開しない場合は，薬物治療を行うことになる[16]．無月経に対しホルモン療法を行うが，骨密度増加に寄与するかどうかについて現在のところコンセンサスが得られていない．ホルモン療法を行って骨密度が増加した群は体重増加を伴っていたという報告や，また体重増加の効果はホルモン療法の効果を上回っていたなどの報告がある．骨粗鬆症であるアスリートに対する薬物療法開始のタイミングや骨量測定のガイドラインは現在のところない[17]．

予防

予防のためには，FATの概念をスポーツの指導者が理解して，危険な食事制限を課すことなく最適な体重と体脂肪のガイドラインを示すことが重要である．選手には，月経が回復するまで激しいトレーニングを避けることや，十分にカロリーをとりカルシウムやビタミンDの摂取に努めること，無月経に対しホルモン療法を行うこと，摂食障害のチェックや骨量測定を受けることが勧められる．

■ 高プロラクチン（PRL）血症

高PRL血症（hyperprolactinemia）とは，血液中のPRLの値が高値を示す場合をいう．PRL値が上昇すると乳汁漏出や排卵障害が起こり，乳汁漏出性無月経を呈する．PRLはドーパミン（DA）により分泌抑制作用を受けている．薬剤性や特発性にDAによるPRL分泌抑制が効かなくなる場合や，腫瘍によりPRL過剰分泌が起こる場合に血中PRL値が高値となり，GnRHのパルス状分泌を抑制してLH，

FSH の分泌を低下させる.

高 PRL 血症の原因には，PRL 産生下垂体腺腫，視床下部の機能障害，薬剤性，原発性甲状腺機能低下症などがある.

PRL の測定にあたっては日内変動や月経周期による変動に注意すべきであり，月経周期 7 日以内，午前中に採血することが望ましい．症状のみられない高 PRL 血症の場合，免疫活性はあるが生物活性がないマクロプロラクチン血症の可能性があり，この場合は治療を必要としない.

診断として，原因となる薬剤服用の有無を問診し甲状腺機能検査を行う．PRL 値が 100 ng/mL を超える場合にはプロラクチノーマの可能性を考えて下垂体の造影 MRI 検査を行う．プロラクチノーマは腫瘍の大きさによりミクロアデノーマ（10 mm 未満）とマクロアデノーマ（10 mm 以上）に分類される.

治療として，薬剤性の場合には原因となる薬剤を休薬あるいは変更する．甲状腺機能低下症の場合は甲状腺ホルモンを補充すると卵巣機能は回復する．視床下部の機能障害の場合，DA 作動薬により PRL 値は低下する．DA 作動薬にはカベルゴリン，ブロモクリプチン，テルグリドなどがある．カベルゴリンは半減期が長くコンプライアンスが良い．下垂体腫瘍の場合も DA 作動薬による薬物療法が第 1 選択となる．下垂体卒中や視力視野障害がある場合などには外科的治療の適応となる.

■ 肥満による無月経

体重は女性の生殖機能に J 型の効果を及ぼすとされている．体重が過多でも過少でも生殖機能の異常，すなわち月経異常の頻度が増加する[18]．BMI（body mass index）が 22～23 の場合に最も月経周期が順調であり，24 を超えて BMI が高いほど周期が長くなる割合が増加する．また，内臓脂肪型肥満のほうが皮下脂肪型肥満よりも月経異常の頻度がより高い．肥満を伴う PCOS では体重減少が重要である．肥満が解消されれば，アンドロゲンレベルが下がって内分泌環境が改善し，月経回復に好影響を与える.

■ 早発卵巣不全など卵巣の障害

早発卵巣不全（premature ovarian insufficiency：POI）は 40 歳未満の卵巣性無月経をさす．診断基準は定められていないが，①4～6 か月以上の無月経，②高ゴナドトロピン血症（FSH≧40 mIU/mL），③低エストロゲン血症（検出感度以下）を呈するものとするのが一般的である．20 歳までの発症頻度は 10,000 人に 1 人と報告されている[19]．原因は不明とされるが，染色体・遺伝子異常，自己免疫疾患などがあげられる．また，医原性のものがある.

本症では血中エストロゲンがきわめて低値となるため，思春期における最大骨量に与える影響や将来の骨粗鬆症，動脈硬化による心血管リスクの上昇が憂慮される．診断後早期から生理的な量の女性ホルモン補充が必要であり，一般的閉経年齢まで続けるべきであるとされる.

ホルモン療法

月経異常に対する性ステロイドホルモン療法

これまで述べてきた思春期の月経異常では，原疾患に対する治療を行うことがまず第一であり，Rokitansky 症候群など手術を必要とする疾患もあるが，ここでは排卵障害を伴う疾患に性ステロイドホルモン療法を行う方法について述べる．思春期では挙児希望がないため，排卵誘発ではなく消退出血を起こす方法が一般的である．WHO による排卵障害の分類を❷に示し[20]，治療法の基本を概説する.

⑫ WHO による排卵障害の分類

	Group 1	Group 2	Group 3	Group 4
障害部位	視床下部〜下垂体	視床下部〜下垂体	卵巣	子宮
LH, FSH	↓	正常（PCOS は LH↑）	↑	正常
E_2	↓	正常	↓	正常
頻度	多い	最多	少ない	まれ
P test	消退出血なし	消退出血あり	消退出血なし	消退出血なし
EP test	消退出血あり	消退出血あり	消退出血あり	消退出血なし
古典的分類	第2度無月経	第1度無月経	第2度無月経	

・Group 5：視床下部・下垂体に占拠性病変がある高 PRL 血症
・Group 6：視床下部・下垂体に検出可能な占拠性病変がない高 PRL 血症
・Group 7：視床下部・下垂体に占拠性病変がある PRL 異常のない無月経
・E_2：エストラジオール，P：プロゲステロン.
（産婦人科診療ガイドライン 婦人科外来編. 2017[20]）

■ 第1度無月経（WHO Group 2）に対するホルモン療法

まずプロゲスチン製剤を内服させるゲスターゲンテストを行う．ある程度以上の卵胞発育があり内因性エストロゲンが一定（およそ $50 \mu g/$ mL）以上あれば，消退出血が起こる．この場合，第1度無月経と判定し，以後周期の21日目からプロゲスチン製剤を投与する Holmstrom 療法を行う．これは，規則的な消退出血を起こす目的でプロゲスチン製剤のみを投与する方法である．

■ 第2度無月経（WHO Group 1，Group 3）に対するホルモン療法

ゲスターゲンテストで消退出血がみられない場合には，エストロゲン–ゲスターゲンテストを行う．消退出血がみられれば第2度無月経である．第1度無月経に比べ血中エストロゲンの値は低値で，より重症な無月経といえる．

第2度無月経に対しては，エストロゲンとプロゲスチン製剤の併用による Kaufmann 療法を行う．Kaufmann 療法とは，正常月経周期に伴う性ステロイドホルモンの分泌動態に類似したホルモン環境を起こさせる治療法である．すなわち周期の前半にエストロゲン製剤を投与し，後半にエストロゲン製剤とプロゲスチン製剤を投与する．

エストロゲン製剤は経口剤のみでなく，経皮エストロゲン剤も用いられる．治療の基本は Kaufmann 療法であるが，エストロゲン値が低値で第2次性徴が進んでいない場合には，これまでの身長の伸びの状況やすでに骨端線が閉鎖しているかどうかなどを評価したうえで，少量のエストロゲン療法から開始することがある．

■ 無排卵による異常子宮出血に対するホルモン療法

エストロゲン・プロゲスチン配合薬を投与して止血を図る．服薬開始後2〜3日で止血し，服薬終了後3〜4日目から消退出血がみられる．この消退出血は数日で止血することを患者に説明しておく．上記の処方を行った後も異常子宮出血を繰り返す場合には Kaufmann 療法を数周期施行する．

■ 過多月経に対するホルモン療法

器質性疾患のない過多月経に対しては，エストロゲン・プロゲスチン配合薬を投与して排卵を抑制し出血量を減少させる．

子宮のない女性に対する性ステロイドホルモン療法

　性腺摘出後のアンドロゲン不応症などの場合には，エストロゲン補充療法を施行する．子宮を有しないためプロゲスチン製剤の補充は不要である．エストロゲンの投与は，第2次性徴を維持し骨量低下を予防するために重要であり，身体的にも精神的にも生活の質（QOL）を向上させるために有用である[21]．患者に対しては，女性ホルモンの補充を行っても消退出血はみられないことを説明しておく必要がある．

思春期におけるOC・LEP治療

　低用量経口避妊薬（oral contraceptives：OC）には，本来もつ高い避妊効果のほかに月経痛改善，月経量減少，月経前症候群・月経前不快気分障害の症状改善，にきび・多毛症改善などの副効用が数多くある．

　わが国ではOCと同じ成分のエストロゲン・プロゲスチン配合薬が月経困難症や子宮内膜症の治療薬として保険収載され，避妊目的のOCと区別するために低用量エストロゲン・プロゲスチン配合薬（low dose estrogen progestin：LEP）とよばれている．LEPは日本固有の呼称であり，世界的にはOCの範疇に含まれている．

■ 対象疾患

　思春期の年代において，OC・LEPは子宮内膜症や月経困難症に対して用いられるばかりでなく，無月経，希発月経，無排卵周期症，機能性出血の治療に幅広く用いられ，科学的エビデンスは集積されている[22]．諸外国の大規模コホート研究により，OCを長期服用しても死亡率に変化がないことや，むしろ死亡率が低下することが証明されており[23]，思春期世代では安全性の面でも良い選択肢である．

　OC・LEPの処方にあたっては以下の有害事象，投与禁忌・慎重投与項目に留意して処方する．

■ 有害事象

静脈血栓塞栓症（VTE）

　OC・LEPの重篤な有害事象として静脈血栓塞栓症（venous thromboembolism：VTE）があげられる．先天的因子としてアンチトロンビン欠乏症，プロテインS欠乏症などがある．後天的因子には，妊娠・産褥，長期臥床や不動状態，腹部・骨盤内手術などに加え，ホルモン剤の内服がある．

　OC・LEPを服用していない女性のVTEのリスクは，年間10,000人あたり1〜5人であるのに対し，服用女性では3〜9人と増加する．一方，妊娠中のVTEリスクは年間10,000人あたり5〜20人，分娩後12週間は40〜65人となっており，妊娠中や分娩後に比較するとOC・LEPによるVTEリスクはかなり低いことがわかっている（⓭）[24]．

　VTEリスクは加齢とともに増大し，肥満，喫煙で増加する．したがって思春期世代にOC・LEPが禁忌となる場合は他の世代に比べて数少ないが，高血圧や前兆を有する片頭痛など，リスク因子に関して投与前の検査や問診が重要である．

　VTEが疑われる症状は，激しい腹痛，胸痛，頭痛，視野障害，言語障害，意識障害，ふくらはぎの痛み，むくみなどであり，これらの徴候が現れたらただちに内服を中止する．

乳癌・子宮頸癌リスク

　乳癌の発症リスクについて，これまで数多くの検討がなされてきた．それらによると，OC・LEPが乳癌発症リスクを上昇させるという報告と上昇させないとする報告の両方がある．最新の前向きコホート研究のメタ解析の結果からは，RR（相対危険度）1.08（95％CI 0.99〜1.17）と有意な上昇を認めておらず[25]，症例対照研究

⓭ 生殖年齢における女性のVTE発症の可能性

	VTE 発症率（/10,000 女性/年）
非妊娠 OC 非服用者	1〜5
OC 服用者	3〜9
妊娠中	5〜20
産褥期（分娩後12週間）	40〜65

（Committee on Gynecologic Practice. 2012[24]）

を含めた2000年以降のメタ解析の結果からは OR（オッズ比）1.08（95%CI 1.003〜1.065）とわずかではあるが有意な上昇が示されている[26]．したがって，OC・LEP により乳癌はわずかながら増加する可能性があるといえる[27]．

子宮頸癌はヒトパピローマウイルス（HPV）感染による．OC・LEP 服用と発症のリスクに関する，1990〜2012年の報告によるメタ解析[28]では，OR 1.21（95%CI 0.91〜1.16）とOC・LEP 服用による有意なリスク上昇を認めなかった．しかし服用期間の長期化とともに子宮頸部疾患リスクが増加したとの報告があり，HPV 感染などのいくつかの要因を考慮してもこのリスクは変わらない．5年未満の服用では子宮頸癌のリスクはほとんど増加しないが，服用が長期に至ればリスクが増加する可能性があるといえる[29]．

マイナートラブル

マイナートラブルとして不正出血，嘔気・嘔吐などがある．不正出血は最もよくみられるものの一つであり，内服開始後2〜3周期に多く認められる．内服を続けていけば不正出血の頻度が漸減することを説明する．また服用開始初期の嘔気・嘔吐はエストロゲンによる副作用と考えられる．周期の初めの数日間に嘔気を訴えるが，ふつう3周期ごろには弱まってくる．一方，服用すると太りやすいという思い込みがあるが，コクランレビューではOC・LEP と体重増加との間の因果関係は立証されていない[30]．これらのマイナートラブルにより服用継続に支障をきたす場合も多く，アドヒアランスを上げるためには対処に精通していることが望まれる．

■ 禁忌，慎重投与

OC 処方の際には問診と必要な検査を行うことが肝要である．初回処方時の問診チェックシートがOC・LEP ガイドラインに示されている（⓮）[31]．

年齢，肥満度，喫煙

初経発来前は禁忌である．「BMI 30以上」はVTE リスクが上がるため慎重投与である．喫煙者は心筋梗塞などを発生しやすくなるため慎重投与であり，「35歳以上で1日15本以上の喫煙者」は投与禁忌である．

高血圧と糖尿病

重症の高血圧症（160/110 mmHg 以上）は血栓症などの心血管系障害が発生しやすくなり禁忌である．軽症高血圧症はOC により血圧上昇する傾向があり慎重投与である．血管病変を伴う糖尿病は血栓症などの心血管系障害が発生しやすいため禁忌である．

妊娠と産褥

妊娠中，産褥4週以内，授乳中は禁忌である．

手術など

「手術前4週以内，術後2週以内，および長期間安静状態の患者」では，血液凝固能が亢進し心血管系の副作用の危険性が高くなることがあり，禁忌である．30分以内の小手術ではこの限りではない．

心疾患

「肺高血圧症または心房細動を合併する心臓弁膜症の患者，亜急性細菌性心内膜炎の既往歴のある心臓弁膜症の患者」は，血栓症などの心血管系の障害が発生しやすくなるとの報告があるため，禁忌である．「それ以外の心臓弁膜症や心疾患の患者」は，ナトリウムまたは体液の貯留により症状が増悪することがあり，慎重投与である．

OC・LEP 初回処方時問診チェックシート

記入日：西暦 20＿＿年＿＿＿月＿＿＿日
氏名＿＿＿＿＿＿＿＿＿＿＿　年齢＿＿＿＿歳　身長＿＿＿＿cm　体重＿＿＿＿kg
血圧＿＿＿＿／＿＿＿＿mmHg（測定してお待ちください）　　BMI（＿＿＿＿：こちらで計算します）

●最後に月経があったのはいつですか？　　　　　　　　　西暦 20＿＿＿年＿＿＿月＿＿＿日から＿＿＿日間
●不正性器出血がありますか？　　　　　　　　　　　　　　　　　　　　□はい　　□いいえ
●妊娠中または妊娠している可能性がありますか？　　　　　　　　　　　□はい　　□いいえ
●現在授乳中ですか？　　　　　　　　　　　　　　　　　　　　　　　　□はい　　□いいえ
●喫煙しますか？　　　　　　　　　　　　　　　　　　　　　　　　　　□はい　　□いいえ
　「はい」の場合　　　　　　　　　　　　　　　　　　　　　　　　　　　　　　1日＿＿＿本
●激しい頭痛や片頭痛，目がかすむことがありますか？　　　　　　　　　□はい　　□いいえ
　「はい」の場合　　　　　　　　　□前兆を伴わない　　□前兆（目がチカチカする等）を伴う
●ふくらはぎの痛み，むくみ，突然の息切れ，胸の痛み，激しい頭痛，失神，目のかすみ，舌のもつれなどが
　ありますか？　　　　　　　　　　　　　　　　　　　　　　　　　　　□はい　　□いいえ
●現在，医師の治療を受けていますか？　　　　　　　　　　　　　　　　□はい　　□いいえ
　「はい」の場合　病名は何ですか？　（＿＿＿＿＿＿＿＿＿＿＿＿＿＿＿＿＿＿＿＿）
●今までに入院や手術などを要する大きな病気にかかったことがありますか？　□はい　　□いいえ
　「はい」の場合　それは何の病気ですか？　（＿＿＿＿＿＿＿＿＿＿＿＿＿＿＿＿＿＿＿）
●以下の病気と言われたことがありますか？
　□深部静脈血栓症　□肺塞栓症　□抗リン脂質抗体症候群
　□脳血管障害　□冠動脈疾患　□心臓弁膜症
　□高血圧　□糖尿病　□脂質代謝異常（高脂血症）　□胆嚢疾患
　□子宮頸癌　□子宮体癌　□乳癌
　□耳硬化症　□ポルフィリン症　□てんかん　□テタニー
　□クローン病　□潰瘍性大腸炎

●流産・死産を繰り返したことがありますか？　　　　　　　　　　　　　□はい　　□いいえ
●妊娠中に妊娠高血圧症候群，あるいは妊娠中毒症といわれたことがありますか？　□はい　　□いいえ
●現在，お薬やサプリメントなどを服用していますか？　　　　　　　　　□はい　　□いいえ
　「はい」の場合　それは何というお薬ですか？　（＿＿＿＿＿＿＿＿＿＿＿＿＿＿）
●今までに OC または LEP を服用した経験はありますか？　　　　　　　□はい　　□いいえ
　「はい」の場合　それは何というお薬ですか？　（＿＿＿＿＿＿＿＿＿＿＿＿＿＿）
●今までお薬を使用してアレルギー症状（じんましん等）が現れたことがありますか？　□はい　　□いいえ
　「はい」の場合　それは何というお薬ですか？　（＿＿＿＿＿＿＿＿＿＿＿＿＿＿）
●過去 2 週間以内に大きな手術を受けましたか？　今後 4 週間以内に手術の予定がありますか？
　　　　　　　　　　　　　　　　　　　　　　　　　　　　　　　　　□はい　　□いいえ
●ご家族に血栓症にかかったことのある方はいますか？　　　　　　　　　□はい　　□いいえ
●ご家族に乳がんにかかったことのある方はいますか？　　　　　　　　　□はい　　□いいえ

●その他，自分の身体のこと，あるいは OC または LEP について心配なことや何か知りたいことなどがあり
　ましたらご記入ください．（＿＿＿＿＿＿＿＿＿＿＿＿＿＿＿＿＿＿＿＿＿＿＿＿＿＿＿＿＿＿＿）

❹ OC・LEP 初回処方時問診チェックシート
（OC・LEP ガイドライン 2015 年版．2015[31]）

肝臓・胆嚢疾患

「重篤な肝障害（急性ウイルス性肝炎，重症肝硬変など）のある患者や，肝腫瘍（肝細胞癌，肝細胞腺腫など）のある患者」は，代謝能が低下しており肝臓への負担が増加するため，症状が増悪することがあり禁忌である．

片頭痛

「前兆を伴う片頭痛の患者」は，前兆を伴わない片頭痛患者に比べ脳血管障害（脳卒中など）が発生しやすくなるため，禁忌である．「前兆を伴わない片頭痛の患者」は，脳血管障害（脳卒中など）が発生しやすくなるとの報告があり慎重投与である．

乳腺疾患

乳癌の患者には禁忌である．

血栓症

「血栓性素因のある患者」は，血栓症などの心血管系の障害が発生しやすくなるので，禁忌である．「深部静脈血栓症，血栓性静脈炎（表在性を除く），肺塞栓症，脳血管障害，冠動脈疾患またはその既往歴のある患者」は，血液凝固能が亢進されこれらの症状が増悪することがあるので，禁忌である．

自己免疫疾患

「抗リン脂質抗体症候群患者」は血栓症などの心血管系の障害が発生しやすくなるため，禁忌である．

生殖器疾患

「診断の確定していない異常性器出血のある患者」は禁忌である．

使用開始年齢

思春期の患者に OC・LEP を使用する際に，何歳から投与できるかが問題となる．WHOMEC（World Health Organization Medical Eligibility Criteria）によれば，OC・LEP は初経があれば投与できることが基本になっている．一般に初経が発来していれば最終身長は外因性エストロゲンの投与に影響されない[32]ことが明らかにされており，OC・LEP により骨端線の早期閉鎖をきたし身長の伸びに影響することはないといえる．

一方，骨密度に関しては，思春期は骨形成が骨吸収を上回って骨代謝回転が亢進している

が，OC・LEP は代謝回転を抑制するため骨密度への影響が懸念される．実際，若年の OC・LEP 服用者は非服用者よりも骨量増加率が緩やかになるという報告がある[33]．一方で差異はなかったという報告もあり，結論を得るまで今後のさらなる検討を要する．

（甲村弘子）

● 文献
1) Verkauskiene R, et al. Puberty in children born small for gestational age. Horm Res Paediatr 2013；80：69-77.
2) 広井正彦．生殖・内分泌委員会報告〔思春期少女の肥満と性機能に関する小委員会（平成7年度-平成8年度）検討結果報告〕わが国思春期少女の体格，月経周期，体重変動，希望体重との相互関係について：アンケートによる．日産婦誌 1997；49：367-77.
3) Thomas F, et al. International variability of ages at menarche and menopause：patterns and main determinants. Hum Biol 2001；73：271-90.
4) 日本産科婦人科学会生殖・内分泌委員会報告．日産婦誌 2017；69：1429-40.
5) Practice Committee of American Society for Reproductive Medicine. Current evaluation of amenorrhea. Fertil Steril 2008；90（5 Suppl）：S219-25.
6) Kodama M, et al. Efficacy of hormone therapy for osteoporosis in adolescent girls after hematopoietic stem cell transplantation：a longitudinal study. Fertil Steril 2011；95：731-5.
7) 甲村弘子．小児がん治療と卵巣機能障害．小児外科 2008；40：681-5.
8) Tanaka T, et al. Frequencies of spontaneous breast development and spontaneous menarche in Turner syndrome in Japan. Clin Pediatr Endocrinol 2015；24：167-73.
9) 日本産科婦人科学会生殖・内分泌委員会報告．日産婦誌 2007；59：868-86.
10) 岩佐武ほか．ストレス・摂食調節因子によるゴナドトロピン分泌調節．臨床婦人科産科 2010；64：1293-9.
11) Hotta M, et al. The response of plasma adrenocorticotropin and cortisol to corticotropine-releasing hormone（CRH）and cerebrospinal fluid immunoreactive CRH in anorexia nervosa patients. J Clin Endocrinol Metab 1986；62：319-24.
12) Maïmoun L, et al. Endocrine disorders in adolescent and young female athletes. Impact on growth, menstrual cycles, and bone mass acquisition. J Clin Endocrinol Metab 2014；99：4037-50.
13) Nattiv A, et al. American College of Sports Medicine position stand. The female athlete triad. Med

Sci Sports Exerc 2007；39：1867-82.

14）Sundgot-Borgen J, Torstveit MK. Prevalence of eating disorders in elite athletes is higher than in the general population. Clin J Sport Med 2004；14：25-32.

15）De Souza MJ, et al. 2014 Female Athlete Triad Coalition Consensus Statement on Treatment and Return to Play of the Female Athlete Triad：1st International Conference held in San Francisco, California, May 2012 and 2nd International Conference held in Indianapolis, Indiana, May 2013. Br J Sports Med 2014；48：289.

16）日本産科婦人科学会/日本女性医学学会編・監．女性アスリートのヘルスケアに関する管理指針．Q8 続発性無月経の管理法は？　東京：日本産科婦人科学会；2017．p.16-7.

17）Strokosch GR, et al. Effects of an oral contraceptive （norgestimate/ethinyl estradiol） on bone mineral density in adolescent females with anorexia nervosa：a double-blind, placebo-controlled study. J Adolesc Health 2006；39：819-27.

18）髙橋一広，倉知博久．女性の肥満・肥満症．日本医師会雑誌 2014；143：44-8.

19）Coulam CB, et al. Incidence of premature ovarian failure. Obstet Gynecol 1986；67：604-6.

20）日本産科婦人科学会/日本産婦人科医会編・監．産婦人科診療ガイドライン 婦人科外来編．東京：日本産科婦人科学会；2017．p.140-2.

21）Bertelloni S, et al. Hormonal management of complete androgen insensitivity syndrome from adolescence onward. Horm Res Paediatr 2011；76：428-33.

22）ESHRE Capri Workshop Group. Noncontraceptive health benefits of combined oral contraception. Hum Reprod Update 2005；11：513-25.

23）日本産科婦人科学会/日本産婦人科医会編・監．産婦人科診療ガイドライン 婦人科外来編．東京：日本産科婦人科学会；2017．p.234-40.

24）Committee on Gynecologic Practice. ACOG Committee Opinion Number 540：risk of venous thromboembolism among users of drospirenone-containing oral contraceptive pills. Obstet Gynecol 2012；120：1239-42.

25）Zhu H, et al. Oral contraceptive use and risk of breast cancer：a meta-analysis of prospective cohort studies. Eur J Contracept Reprod Health Care 2012；17：402-14.

26）Gierisch JM, et al. Oral contraceptive use and risk of breast, cervical, colorectal, and endometrial cancers：a systematic review. Cancer Epidemiol Biomarkers Prev 2013；22：1931-43.

27）日本産科婦人科学会編・監．OC・LEP ガイドライン 2015 年版．東京：日本産科婦人科学会；2015．p.57-9.

28）International Collaboration of Epidemiological Studies of Cervical Cancer. Cervical cancer and hormonal contraceptives：collaborative reanalysis of individual data for 16,573 women with cervical cancer and 35,509 women without cervical cancer from 24 epidemiological studies. Lancet 2007；370：1609-21.

29）日本産科婦人科学会編・監．OC・LEP ガイドライン 2015 年版．東京：日本産科婦人科学会；2015．p.60-1.

30）Gallo MF, et al. Combination contraceptives：effects on weight. Cochrane Database Syst Rev 2014 Jan 29；（1）：CD003987.

31）日本産科婦人科学会編・監．OC・LEP ガイドライン 2015 年版．東京：日本産科婦人科学会；2015．p.105.

32）Safety of oral contraceptives for teenagers. ACOG Committee opinion：Committee on Adolescent Health Care number 90--February 1991. Int J Gynaecol Obstet 1992；37：309-12.

33）Scholes D, et al. Oral contraceptive use and bone density change in adolescent and young adult women：a prospective study of age, hormone dose, and discontinuation. J Clin Endocrinol Metab 2011；96：1380-7.

子宮筋腫

はじめに

子宮筋腫は，生殖年齢の女性に最も多くみられる子宮の良性腫瘍である．その多くは無症候性であるが，時にさまざまな月経随伴症状を引き起こし，不妊症や不育症の原因となることもあるため，個々の患者に応じた治療が必要となる．本項では，子宮筋腫の疫学，病因・病態とともに，診断，治療について，最新の知見と併せて概説する．

疫学

子宮筋腫は，閉経までに70%以上の女性に発生するとされているが，臨床的な頻度は，2017年のレビューでは，罹患率は1,000女性あたり2〜38例，有病率は4.5〜68.6%と，調査対象や診断方法によって大きく異なる[1]．

子宮筋腫のリスク因子として，最も多く報告されているのが人種差である．とくに黒人の罹患率は白人の2〜3倍高く，1,000女性あたり黒人37.9人に対し，白人12.5人，ラテンアメリカ系14.5人，アジア系10.4人であった．日本では，厚生労働省が行う3年に1回の患者調査において，平成26年（2014年）度の子宮筋腫の患者数は104,000人と，調査開始以来初めて10万人の大台を突破した．約25年前の平成5年（1993年）の81,000人と比べると患者数は徐々に増加している[2]．また平成26年の30〜50歳までの女性人口は1,700万人であり，1,000女性あたり6.1人が子宮筋腫の診断で受診していることになる．

そのほかの因子として，年齢が40歳以上，閉経前，高血圧合併，子宮筋腫の家族歴，最終分娩からの期間が長いこと，また食品添加物や豆乳の摂取は，子宮筋腫のリスクを増加させる．一方，経口避妊薬やメドロキシプロゲステロンのデポー製剤の使用，やせ女性における喫煙，多産はリスクを減少させる．いずれのリスク因子も人種差と同程度の，あるいはそれ以上の相対危険度とオッズ比を示している[1]．

病因

性ステロイドホルモン環境の変化，調節因子の関与

子宮筋腫は，子宮筋層を構成する平滑筋細胞の増生から成る良性のモノクローナルな腫瘍である．子宮筋腫の発生には，性ステロイドホルモンが重要な役割を果たしており，ホルモン環境の変化によって影響を受けることも知られている．また，細胞シグナル伝達経路の調節不全や分子遺伝学的な異常も，子宮筋腫の発生に関与していることが報告されるようになり，その病因が明らかになりつつある．

子宮筋腫はエストロゲンやプロゲステロンに対する感受性が高く，これらが子宮筋腫の発生や成長に重要な役割を果たす．子宮筋腫は，内因性エストロゲンが上昇する初経後より発症し，閉経後には退縮する．また，子宮筋腫組織

では，エストラジオール，アロマターゼ，プロゲステロン受容体やエストロゲン受容体αが高頻度で存在することが知られており，実臨床においてこれらを阻害するさまざまな薬剤が筋腫の発育成長を阻害することはよく知られた事実である．

そのほかの調節因子として，PI3K/AKT-mTOR経路，Ras/Raf/MEK/ERK経路，WNT伝達系路などに加え，transforming growth factor-β（TGF-β），epidermal growth factor（EGF），platelet-derived growth factor（PDGF），vascular endothelial growth factor（VEGF），insulin-like growth factors（IGF），ビタミンDなどの調節因子が関与していることも報告されているが，その分子メカニズムはまだ十分に解明されていない[3]．

遺伝子変異

近年遺伝子配列解析技術の進歩に伴い，子宮筋腫の遺伝分子学的な解析結果が数多く報告されるようになった．子宮筋腫の約40%に転座や逆位，染色体の欠失などの染色体構造異常がみられ，たとえば12番染色体の再編成による *high-mobility group AT-hook2*（*HMGA2*）遺伝子の発現量の増加が，発生・成長に関与することが報告されている．また，常染色体優性遺伝である遺伝性平滑筋腫症・腎細胞癌症候群（hereditary leiomyomatosis and renal cell cancer：HLRCC）では，女性患者のほとんどに子宮筋腫を認めることから，原因遺伝子であるフマル酸ヒドラターゼ（*fumarate hydratase*：*FH*）も子宮筋腫の発育に関与すると考えられる．

最近とくにその関連が注目されている遺伝子変異として，2011年Makinenらは，X染色体長腕（Xq13.1）に存在する*mediator complex subunit 12*（*MED12*）の変異が子宮筋腫の70%以上に認められ，この変異が子宮筋腫の発生に関与すると報告した．mediator complexは26のsubunitから成り，転写因子とRNAポリメラーゼⅡの橋渡しを行う．とくに*MED12*はp53やWnt/β-カテニン経路に関与することが知られている．さらに同グループは，この*MED12*遺伝子変異が，頻度は低いものの子宮平滑筋肉腫においても認められ，一方，ほかの肉腫や消化管間質腫瘍では認められないことを報告した．また*MED12*遺伝子変異をもつ子宮平滑筋肉腫は，もたないものと比較して悪性度が低く，その生物学的特徴も異なることが示された．

2014年Zhangらは，子宮筋腫，細胞分裂がさかんな筋腫，富細胞性筋腫，異型平滑筋腫，悪性度不明の平滑筋腫，子宮平滑筋肉腫の間の*MED12*，*p53*，*PTEN*の突然変異の頻度を比較し，異型平滑筋腫と子宮平滑筋肉腫との間には多くの共通の遺伝子異常があることを見いだし，異型平滑筋腫が子宮平滑筋肉腫の前駆病変である可能性を示した（❶）．これまで，良性の子宮平滑筋腫が悪性化して子宮平滑筋肉腫となることはきわめてまれであるといわれていたが，近年の子宮筋腫の遺伝分子学的解析によって，悪性の平滑筋肉腫の発生母地となりうる可能性が報告され始めており，今後その管理についても見直す必要があると考えられる[4]．

エピジェネティックな因子の関与

染色体異常などによる遺伝子の機能異常に加え，後天的因子，すなわちDNAメチル化やヒストン修飾などのエピジェネティックな因子も子宮筋腫の発生に関与することが報告されている．Maekawaらは，子宮筋腫においてDNAメチル化異常を伴うエストロゲン受容体標的遺伝子22個を特定し，子宮筋腫がDNAメチル化異常によりエストロゲンに対する反応性を獲得する可能性を見いだした[5]．このように，分子遺伝学的な子宮筋腫の病態解明の進歩によって，

❶ 子宮平滑筋腫瘍における *MED12*，*TP53*，*PTEN* の突然変異の頻度

遺伝子変異	子宮平滑筋肉腫	悪性度不明の平滑筋腫	異型平滑筋腫	富細胞性筋腫	細胞分裂が盛んな筋腫	子宮筋腫	報告数
MED12	15% (21/141)	10% (4/40)	12% (8/69)	12% (11/95)	48% (16/33)	67% (636/948)	13
TP53	28% (50/176)	17% (6/35)	10% (5/50)	0% (0/26)	0% (0/7)	0% (0/59)	7
PTEN	54% (76/142)	33% (6/18)	26% (11/42)	5% (1/22)	0% (0/7)	5% (1/20)	6

（Tsuyoshi H, Yoshida Y. 2018[4]）

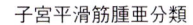
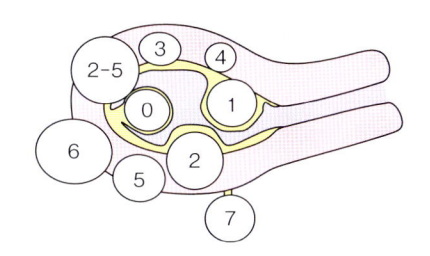

子宮平滑筋腫亜分類

粘膜下		
	0	有茎性内腔内
	1	＜50% 筋層内
	2	≧50% 筋層内
その他	3	内膜直下；100% 筋層内
	4	筋層内
	5	漿膜下≧50% 筋層内
	6	漿膜下＜50% 筋層内
	7	有茎性漿膜下
	8	その他（とくに頸部筋腫など）

筋腫核が粘膜および漿膜の両側に突出する場合は，たとえば 2-5（両側とも 50%未満の突出）というように記載する

❷ FIGO 平滑筋腫亜分類

FIGO 平滑筋亜分類では，子宮筋腫は発育方向により粘膜下（type 0〜2）とその他（type 3〜8）に分類される．一方，日本では，粘膜下（type 0），筋層内（type 1〜6），漿膜下（type 7）の 3 つに分類することが多い．

（Munro MG, et al. 2011[6]）

将来新しい治療や予防法の開発につながることが期待される．

病態

子宮筋腫は，発育方向により，粘膜下，筋層内，漿膜下の 3 つに分類される（❷）[6]．発生部位によって症状は異なり，多発性に子宮筋腫を認める症例では，さまざまな症状を呈する．実際，子宮筋腫を有する女性の約 25％は，治療が必要となる症状を呈することが報告されている[1]．

最も一般的な症状は，過多月経とそれに伴う鉄欠乏性貧血である．ほかには月経困難症や，腹部膨満感，性交に伴う痛みや慢性骨盤痛，子宮筋腫の圧迫による膀胱刺激症状や尿失禁などの排尿障害や，便秘などの排便障害など多彩な症状を呈する．また，不妊症や不育症，さらには産科的合併症の原因にもなりえ，昨今，女性の妊娠・分娩年齢の上昇に伴い，その頻度は増加している．

病理

子宮筋腫は，種々の程度の線維成分を伴う平滑筋細胞の増生による良性腫瘍である．肉眼的

には白色調の境界明瞭な結節を示し，割面は束状の構造が渦巻く「唐草模様」を呈する．病理組織的には，長い楕円形の核を有する均一な好酸性に染まる紡錘形細胞が柵状に配列する像を呈し，核分裂像，異型分裂，細胞異型はほとんど認めない．血管も少なく，通常壊死部分も存在しない．

変性・壊死所見

平滑筋腫は，循環障害，妊娠，薬物により変性・壊死をきたすことがある．

変性所見としてよく認められるものは，①筋腫組織の大部分が好酸性均質な物質で置換されている硝子様変性（hyaline degeneration），②腫瘍内が浮腫状になり，細胞間に淡好酸性物質が沈着している水腫様変性（hydropic degeneration），③腫瘍細胞間に粘液が貯留し，背景が好塩基性でアルシアンブルー陽性となる粘液変性（myxoid degeneration）がある．

壊死所見としては，虚血により壊死巣では細胞形態が失われ，その壊死巣と周囲の腫瘍組織の間には，膠原線維や肉芽組織から成る中間帯が存在し，その中間帯には通常出血が認められるような硝子様壊死（hyaline necrosis）が典型例である．

特殊な組織像を示す平滑筋腫

平滑筋腫には，特殊な組織像を示すものがある．

- 富細胞性平滑筋腫（cellular leiomyoma）は，細胞密度の高い平滑筋腫を示す．
- 核分裂活性を伴う平滑筋腫（mitotically active leiomyoma）は，通常の平滑筋腫と同様の組織像を示すが，核分裂像が強拡大10視野あたり5個を超えるものを示す．ただし，壊死，明らかな細胞異型，異型分裂像は認めない．
- 異型平滑筋腫（atypical leiomyoma）は，弱～

強拡大の視野で，細胞異型は認められるが核分裂像に乏しく，腫瘍性の凝固壊死を伴わない．異型細胞は核が大きく，多核細胞が目立つ．

- 類上皮平滑筋腫（epithelioid leiomyoma）は，類円形の平滑筋腫細胞が増殖を示す平滑筋腫である．
- 粘液性平滑筋腫（myxoid leiomyoma）は，腫瘍細胞間に粘液が貯留している．細胞密度が低いため，核分裂像が過小評価されることがある．
- 脂肪平滑筋腫（lipoleiomyoma）は，平滑筋腫の大部分に成熟脂肪組織が混在しているものを示す．

特殊な進展形式を示す平滑筋腫

特殊な進展形式を示す子宮平滑筋腫もある．

- 静脈内筋腫症（intravenous leiomyomatosis）は，静脈内に良性の平滑筋腫が紐状に進展する．
- 播種性腹膜筋腫症（leiomyomatosis peritonealis disseminate）は，腹腔内や後腹膜腔に多数の平滑筋腫瘤が多発する若年女性に好発するきわめてまれな疾患で，妊娠・経口避妊薬使用あるいは筋腫核出術既往との関連を報告するものもある．まれに悪性化するという報告もある．

診断

子宮筋腫の鑑別疾患としては，子宮腺筋症，子宮奇形，卵巣腫瘍などの骨盤内腫瘍や，子宮体癌，卵巣癌，子宮肉腫などがあげられる．

近年子宮筋腫に対し，根治的な子宮全摘術ではなく子宮を温存する保存的治療によって，筋腫に随伴する諸症状を改善できるようになった．しかし早期の子宮肉腫を筋腫と診断しこれらの保存的治療がなされることで治療が遅れる

症例も増加している．一方，術前に子宮肉腫が疑われ子宮全摘を受けたものの，最終病理結果は良性の筋腫であった症例も多く，不要な手術が行われているのも現状である．そのため子宮筋腫の正確な治療前診断は，妊孕性温存や保存的治療を行うための患者選択だけではなく，悪性腫瘍，とくに子宮肉腫が疑われる患者に対する適切な治療を行ううえでも非常に重要である．

問診，双手診，経腟超音波検査

子宮筋腫の大部分が，婦人科外来での臨床症状の問診，双手診，経腟超音波検査で発見される．内診では，筋腫により硬く腫大した子宮や，筋腫そのものを弾性硬の腫瘤として触知する．通常，変性や壊死，感染がなければ圧痛は認めない．

超音波検査では，典型例では類円形で正常筋層よりやや低輝度エコーを呈する充実性腫瘤として描出され，正常子宮筋層との境界は比較的明瞭である．子宮内腔への突出度を評価する場合は，子宮内腔に生理食塩水を注入し経腟超音波検査を行う sonohysterography が有用である．肉腫を疑う所見として，不規則あるいは分葉状の外縁，カラードプラ法で観察される豊富な血流，中心壊死を表す無エコー領域の存在などの超音波所見に加え，3 か月の間隔での急激な増大，GnRH アナログ療法中の増大，閉経後や塞栓後の増大など，良性の子宮筋腫としては非典型的な生物学的特徴があげられる．

細胞診，生検，血液検査

良・悪性の鑑別に細胞診や生検による診断も行われるが，解剖学的特徴から困難なことが多い．血液検査での鑑別に乳酸脱水素酵素（lactate dehydrogenase：LDH），とくに isozyme 3 が有用である可能性も報告されているが，単独では診断に至らず，臨床所見に加え，画像検査が重要な役割を果たす．

MRI

MRI は軟部組織コントラストが良く骨盤内臓器の描出に優れているため，日本医学放射線学会の『画像診断ガイドライン 2016 年版』でも，子宮筋腫に対する子宮温存を前提とした侵襲的治療の術前評価や子宮肉腫の質的診断において有用であるとされている．

典型的な子宮筋腫は T2 強調像で子宮筋層より低信号，T1 強調像で子宮筋層と同等の低信号を示す境界明瞭な類円形の腫瘤として認められる．しかし，さまざまな変性により非典型的なパターンを示すことが多く，肉腫との鑑別が問題となる．とくに子宮肉腫にみられる T2 強調像で高信号（浮腫や出血），T1 強調像で高信号（壊死や出血），局所の造影効果不良（内部壊死），辺縁不整などの所見は，筋腫の浮腫や水腫様・粘液腫様変性，富細胞平滑筋腫などにおいても認めるため，通常の T1・T2 強調像，非ダイナミック造影 MRI では良・悪性の鑑別に客観的所見が乏しいとされている．

一方，ダイナミック造影 MRI を行うと，変性筋腫と比較し子宮平滑筋肉腫では早期より造影されるとし，さらに LDH アイソザイムとの併用で 99.3％の正診率で術前診断が可能であると報告されている．

拡散強調像（diffusion weighted image：DWI）と，見かけの拡散係数（apparent diffusion coefficient：ADC）値測定により診断能が向上するという報告もある．DWI は水分子の拡散の速さと方向を画像化したもので，拡散が制限されている組織は高信号，制限されていない組織は低信号を示す．DWI において，子宮肉腫は高信号を示すのに対し，通常の平滑筋腫，変性筋腫では低信号を示すことが多い．さらに子宮肉腫の ADC 値（$1.17 \pm 0.15 \times 10^{-3}$ mm^2/s）は，変性筋腫（$1.70 \pm 0.11 \times 10^{-3}$ mm^2/s）と比べ低値を示し，DWI と ADC 値測定が鑑別に有

用であることが示されている.

2017年に発表された7つの研究からの系統的レビューにおいても, DWI と ADC 値測定は, 機器によるカットオフ値の違いはあるものの, 良・悪性の鑑別において優れた正診率を示すことが報告されている. しかし, 通常よりも細胞密度が高い富細胞性平滑筋腫でも子宮肉腫と同様に DWI 高信号, ADC 低値を示すことが多く, その鑑別は今後の課題である[7].

PET

FDG-PET

PET(positron emission tomography)検査は, 代謝など生体の機能をイメージングすることができ, とくに悪性腫瘍で糖代謝能が亢進していることを利用した FDG(^{18}F-fluorodeoxy-glucose)-PET 検査は, CT と組み合わせることで良・悪性の鑑別や転移, 再発病巣の検出能を向上させた.

一般に子宮肉腫では高い FDG 集積を認めることが多いが, 良性の子宮筋腫でも高い FDG 集積を認めることがある. FDG の集積程度を平均 SUV(standardized uptake value)値として半定量化し比較すると, 子宮筋腫(1.3〜5.6)と子宮肉腫(2.4〜10.2)でオーバーラップする症例が存在する. また月経周期や閉経の有無で子宮筋腫への FDG 集積が異なる(閉経後あるいは増殖期では集積が低い)ことも報告されている. 2017年に発表された11の研究からの系統的レビューにおいても FDG-PET 検査単独では子宮肉腫を診断することは困難であるとしているが, LDH や MRI の T1・T2 所見との組み合わせにより鑑別精度が向上するという報告もある[7].

FES-PET

子宮筋腫が子宮肉腫と比較し女性ホルモン受容体高発現であることに着目し, Yoshida らは女性ホルモン受容体イメージング PET 薬剤であるフルオロエストラジオール(FES)-PET 検査を用いて子宮筋腫と子宮肉腫の鑑別を試みた. 子宮肉腫は, 子宮筋腫と比較し FDG 高集積・FES 低集積を示し, さらに比(FDG/FES)を求めることで正診率が向上した(91.7% vs 83.3%〈FDG 単独〉, 75.0%〈FES 単独〉). また悪性度や予後との関連も認めることから, FES-PET 検査は今後子宮筋腫・肉腫の治療方針の決定に貢献する可能性がある.

PET-MRI

PET-MRI は, 従来の PET/CT と比較し, その優れた軟部組織コントラストが骨盤内臓器の描出に適しており, さらに放射線被曝が少ないことから, 比較的若年発症の多い婦人科腫瘍においてより利用価値が高い. 今後, さまざまな病態のより正確な診断や, 治療方針の決定に大きく貢献することが期待される[8].

治療

治療方針

子宮筋腫は良性腫瘍であるため, 無症状であれば治療介入の必要はなく経過観察でよい. 過多月経やそれに伴う貧血, 月経困難症, 筋腫による圧迫症状があり, 日常生活に支障をきたす場合には治療介入が必要となる. しかし, 患者の年齢, 挙児希望の有無, 腫瘍の大きさ, 発生部位など症例によって背景や適応が異なるため, 個々に応じた治療選択を行わなければならない.

手術療法

一般に保存的治療で効果が得られない場合, 1 kg(小児頭大以上)の巨大な筋腫で静脈血栓症のリスクがある場合, あるいは急速な増大な

ど良性の子宮筋腫としては非典型的な経過をたどる場合に子宮摘出や筋腫核出術を含む手術療法が選択される．また，子宮筋腫が不妊症や不育症，産科的合併症の原因となる可能性がある場合には，手術を行うことでのメリットとデメリットを十分検討したうえで，その適応を決定する必要がある．

子宮温存の希望がない場合

根本的治療は子宮摘出である．子宮全摘には，腹式，腟式，腹腔鏡下の3つのアプローチがあり，術者の手術熟練度，腫瘍の大きさ，手術既往の有無，経産回数，悪性腫瘍の可能性などによって術式を選択する．

腹式子宮全摘術

腹式子宮全摘術（total abdominal hysterectomy：TAH）は，腹腔内を十分観察することができるが，腹部の大きな手術痕は術後早期離床の妨げになるため，可能なら低侵襲な手術を考慮すべきである．

腟式子宮全摘術

腟式子宮全摘術（vaginal hysterectomy：VH）は，腹部の手術痕もなく低侵襲だが，腟管への進展度や腫瘍の大きさによって適応が限定される．また，腹腔内の状況が確認できないため，手術既往や子宮内膜症の存在などによる癒着の有無を完全には評価できない．

腹腔鏡下手術

腹腔鏡下手術は，1990年代に子宮上部支持靱帯を腹腔鏡下に処理する腹腔鏡下腟式子宮全摘術（laparoscopically assisted vaginal hysterectomy：LAVH）が保険診療として認められ，2000年以降は，すべての操作を腹腔鏡下に行う全腹腔鏡下子宮全摘術（total laparoscopic hysterectomy：TLH）が行われるようになり，現在多くの施設で主流となっている．

術式による合併症を比較すると，腟式子宮全摘術は最も回復が早く術後の熱発も少ない．腹腔鏡下子宮全摘術は腹式子宮全摘術と比較すると，回復が早く術後の熱発は少ないものの，手術時間の延長と尿路損傷の頻度が高いといわれているが，腹腔鏡下手術の技術とデバイスの進歩により，その差はなくなりつつある[9]．

腹腔鏡下手術の進歩により，未産婦や大きな筋腫でさえも腹腔鏡下に切除可能となったが，最大の問題点は体外へ取り出すための細切の際に組織が飛散するリスクがあることである．とくに電動モルセレーターを使用した細切除去術については2014年4月，米国食品医薬品局（Food and Drug Administration：FDA）は，子宮筋腫の術前診断で手術を実施した患者の0.28％に子宮肉腫が存在したという報告を受け，想定されていなかった癌組織，とくに子宮肉腫があった場合に子宮以外の場所に播種させるリスクがあることから，その使用を推奨しないとの安全性通知を発行した．実際，モルセレーターが使用された子宮肉腫症例は，再発率が高く予後不良であることも示されている．

以後の日本の検討では，子宮筋腫の術前診断で手術を行い術後初めて悪性と判明する頻度は，腹腔鏡下子宮筋腫核出術で20,120例中7例（0.03％）と米国FDAの発表よりきわめて低いことが判明した．そのため，日本産科婦人科内視鏡学会は，電動モルセレーター使用に関する適応基準を，①術前検査（MRI検査，細胞診，血清LDH測定など）によって悪性の除外診断が適正に行われている場合，②被実施者へのインフォームドコンセントにより，開腹，腹腔鏡下を問わず100％確実な術前診断は不可能であり，想定されていなかった癌組織，とくに子宮肉腫を腹腔内に播種させるリスクがある可能性を被実施者が承諾し電動モルセレーター使用を希望した場合とし，逆に悪性が疑われる場合やインフォームドコンセントを得られなかった場合は使用を避けるべきであるとした．

2016年FDAは，組織採取に伴う播種のリス

クの軽減，解消をめざして，組織細切バッグなどの閉鎖システムの販売を許可したが，これが飛散のリスクを減らすという臨床的エビデンスはなく，バッグの micro rupture も報告されている．また，FDA は，2014 年の同局の警告を継続していることを改めて説明していることから，その使用も含めて十分なインフォームドコンセントの実施が重要である．

悪性腫瘍以外でも，医原性の子宮内膜症や parasitic myoma，腹膜播種性平滑筋腫症のリスクが 1%以下と高くはないものの起こりうるため，そのリスクについても留意する必要がある．

妊孕性温存を希望する場合

子宮筋腫の手術，すなわち筋腫核出術の適応については，将来の妊娠に伴うリスクを考慮し決定する必要がある．

一般に不妊女性の 5～10%に子宮筋腫を合併しているが，ほかに不妊原因がなく子宮筋腫が不妊症の唯一の原因となるのは 2～3%程度といわれている．そのほとんどは粘膜下筋腫や子宮内腔変形を伴う筋層内筋腫（type 0～2）であり，これらが隣接する子宮内膜に対し正常な子宮の蠕動運動と収縮を妨害することによって，精子の卵管への移動や，胚の子宮への移動・着床障害，さらには子宮の異常収縮の増加，内膜血管の障害や内膜の炎症などを引き起こすことが原因としてあげられている．これらは流産・不育症の原因にもなる[10]．

子宮鏡下子宮筋腫核出術

2009 年の系統的レビューでは，これらの筋腫を子宮鏡下に切除することによって，筋腫が存在する女性と比較し妊娠率を有意に改善することが示された（相対リスク 2.03，CI 1.08～3.82，$p=0.028$）．一方同レビューでは，流産率には有意差を認めなかった（相対リスク 0.77，CI 0.36～1.66）ものの，報告によって結果に差があ

るため，今後の検討が待たれる．

子宮鏡下子宮筋腫核出術の適応は，3 cm 以上で合併症のリスク（出血や子宮穿孔，手術時間の延長に伴う灌流液の血管内への流入）が増加するため，術者の技量に応じて適応を決めるべきであり，大きいものは二期的手術も考慮する．とくに電解質を含まない灌流液の過度の流入は，心不全や肺水腫，低ナトリウム血症により死亡例もある．また，バイポーラ電極を用いて電解質の入った灌流液を使用したとしても，心不全，肺水腫は回避できないため，イン・アウトバランスのチェックが必要である．

開腹，腹腔鏡下筋腫核出術

子宮内腔変形を伴う筋層内筋腫に対する開腹あるいは腹腔鏡下の筋腫核出術については，流産率や妊娠率を改善するという報告が散見されるものの，ランダム化比較試験は存在しない．そのため，手術に伴う子宮筋層へのダメージを考慮したうえで，術者の技量だけでなく筋腫の大きさや位置や個数，さらには患者の年齢やほかの不妊因子の存在などから総合的にその適応を検討する必要がある．

アプローチについては，腹腔鏡と開腹では，妊娠率や産科合併症，筋腫の再発率には差を認めないことから，術後の早期回復を考えると腹腔鏡下筋腫核出術が考慮されるが，その回収方法，モルセレーターの使用については十分なインフォームドコンセントが必要である．

妊孕性への影響

漿膜下筋腫（type 5～7）が妊孕性に影響を与える可能性は低いと考えられており，妊孕性改善目的の手術については推奨されていない．子宮内腔変形を伴わない筋層内筋腫（type 3～5）についての最も大きい前方視的研究では，体外受精に与える影響について検討したところ，子宮内腔の変形を伴わない 5 cm 以下（平均 2.3 cm）の筋層内筋腫を有する女性の胚移植あたりの妊娠率は 23.3%と，子宮筋腫をもたない女性

の 34.1％ と比較し有意に低下していた．しかし，そのほかの研究では妊孕性への影響についての結果はさまざまであり，一定した見解は得られていない．

また，子宮筋腫の大きさに関する検討もなされてはいるが，数や発生部位によっても影響を受けるため，その正確な評価は困難である．3 cm 以上の筋腫は，妊孕性に悪影響を与えるとする報告もあれば，5 cm 以下であれば影響はないとする報告もあり，こちらも一定した見解は得られていない．すなわち，子宮内腔変形を伴わない子宮筋腫に対する治療適応についての明確なエビデンスは存在せず，現時点では慎重に適応を決定する必要がある[11]．

妊娠に伴うホルモン環境の変化による影響

妊娠中の子宮筋腫の有病率は 10.7％ 程度といわれており，妊娠に伴うホルモン環境の変化は子宮筋腫に対しさまざまな変化を引き起こす．子宮筋腫の大きさに与える影響については，妊娠第 1 三半期では，平均で 12％，時に 25％ 以上と多くの報告で増大することがいわれており，その理由としてヒト絨毛性ゴナドトロピンの関与が報告されている．以後は十分なエビデンスは存在しないものの，妊娠第 2 三半期には，その変化が小さくなり，妊娠第 3 半期および産褥期にかけて退縮するという報告が散見される[12]．

また，およそ半数の症例で，子宮筋腫内に出血や壊死・変性が起こり，疼痛の原因となる．妊娠第 1 三半期から第 2 三半期の，筋腫が急速に増大する時期に一致して起こりやすく，とくに 5 cm 以上，後壁筋腫で起こりやすい．

産科的合併症と帝王切開

切迫流早産や常位胎盤早期剝離などほかの産科的合併症，虫垂炎や尿路結石などほかの急性腹症の原因となる疾患を除外した後，アセトアミノフェンなどによる疼痛コントロールとともに，子宮筋腫の壊死部分からの感染は難治性であるため抗菌薬の投与を検討する．妊娠中の筋腫核出術は，出血や産科的合併症のリスクが高く積極的には推奨されないが，子宮筋腫の変性に伴う痛みや感染が保存的にコントロールできない場合に考慮される．

子宮筋腫を合併した妊婦のうち，10～30％ は子宮筋腫に関連した産科的合併症を伴い，帝王切開率も高くなる．大きな筋腫（ほとんどは 5 cm 以上）は，流産・早産，胎位異常，分娩遷延・分娩停止，分娩時の出血量増加などのリスクが増加する．胎盤直下に子宮筋腫が存在する症例では，これらのリスクはさらに増加し，胎児発育遅延や胎児死亡，常位胎盤早期剝離のリスクも増加する．子宮頸部に筋腫が存在する症例（type 8）では，圧迫による頻尿，排尿困難，尿失禁に加え，感染や分娩時の合併症（出血，胎位異常，分娩遷延・分娩停止）によって帝王切開率はさらに高くなる．最近のメタアナリシスでは，子宮筋腫に関連した産科合併症のオッズ比は常位胎盤早期剝離 2.63，前置胎盤 2.21，胎位異常 2.65，帝王切開 2.60 と，いずれも有意に上昇することが報告されている[13]．

帝王切開を施行するにあたり，筋腫の大きさや位置によって切開方法を選択するが，出血量や術後合併症は多くなるため，輸血や止血デバイスの準備が必要となることが多い．帝王切開時に筋腫核出術を施行することについては，出血量や子宮収縮に影響しないとの意見もあるが，5 cm 以上の大きさの筋腫や，その位置によっては出血のリスクとなりうるため，慎重に適応を判断する必要がある[14]．

これらの産科合併症を減らすために子宮筋腫核出術を行うべきかどうかについては，その適応を慎重に選ぶ必要がある．子宮筋腫核出術後の妊娠において，最も生命を脅かす合併症は子宮破裂である．その頻度は，核出した子宮筋腫の大きさ，数，部位に影響されるが，全体として 0.2～3.7％ と，前回帝王切開既往とほぼ同等

のリスクである．最近の報告では，開腹と腹腔鏡では差がないとするものが多い．また，筋層の損傷に起因する癒着胎盤や分娩時出血，早産のリスクも高くなる．

術後の避妊期間についても確立したものはなく，3〜6か月，あるいは1年などさまざまであり，核出時の子宮筋層の損傷程度や患者の年齢などに応じて判断せざるをえない．

核出術後の子宮破裂を避けるため74.5%の症例で帝王切開術が行われており，手術を行っていない子宮筋腫合併症例の帝王切開率と比較して明らかに高い．現時点ではこれらの合併症の存在によって予防的に子宮筋腫核出術を行うことが妊娠予後の改善につながるかははっきりしないため，その適応は，たとえば前回妊娠時の子宮筋腫に起因する産科的合併症のエピソードや，手術を要する症状・不妊症の合併など，個々の症例に応じて慎重に判断するべきである．

非手術療法

子宮筋腫に伴う月経困難症や過多月経などの諸症状の改善を期待し，現在，薬物治療（対症療法，漢方薬，ホルモン剤）に加え，非薬物療法として，子宮動脈塞栓術，子宮鏡下子宮内膜焼却術，マイクロ波子宮内膜アブレーション，保険適用外ではあるがMRガイド下集束超音波療法などが行われている．それぞれの，メリット・デメリットを考慮し，患者のライフスタイルに合わせた治療選択が重要であるが，病理学的な評価ができないため，子宮肉腫の可能性も考慮した厳重な経過観察が必要である．

薬物療法

対症療法としては，造血薬，止血薬，鎮痛薬，漢方薬などがある．

子宮筋腫の有無にかかわらず，過多月経に伴う鉄欠乏性貧血に対しては鉄剤の投与を行う．また，過多月経に対し，抗線維素溶解薬（トラ

ネキサム酸）の使用は，プラセボのみならず，非ステロイド性抗炎症薬（NSAIDs）や経口黄体ホルモン，漢方薬と比較して月経量を減少させることが海外で報告されているが，日本での内服上限である2gではなく3.9gの内服で使用されていることや，重篤な副作用である血栓塞栓症のリスクが否定されたわけではないため，使用には注意を要する[15]．

NSAIDsの高プロスタグランジン作用は，月経困難症のみならず，多剤には劣るものの過多月経に対し月経量を減らす効果がある．漢方薬は，いくつかの臨床試験において桂枝茯苓丸を含めた複数の生薬に，子宮筋腫の容量減少効果を認めたとの報告があるが，現時点では十分なエビデンスは存在しない．月経困難症などの症状緩和を目的とした大規模な臨床試験は存在しないものの，個々の女性に応じた処方も検討されうる[16]．

現在日本で使用できるホルモン療法としては，GnRHアゴニストや黄体ホルモン製剤（ジエノゲストやレボノルゲストレル放出子宮内システム），低用量エストロゲン・プロゲスチン配合薬（LEP）がある．

ゴナドトロピン放出ホルモンアゴニスト（GnRHa）

ゴナドトロピン放出ホルモンアゴニスト（gonadotropin releasing hormone agonist：GnRHa）の臨床効果は，子宮筋腫の縮小効果と，無月経を誘発することによる貧血の改善効果である．GnRHa投与によって，下垂体のGnRH受容体が脱感作され，ゴナドトロピンの分泌が抑制されることによって，卵巣でのホルモン分泌が低下し低エストロゲン状態となる．投与初期は，一時的に下垂体GnRHa受容体が増加し，ゴナドトロピンの分泌が亢進するflare up現象によって子宮出血を認めることがあるが，投与開始後2か月以降にはほとんどの症例で無月経となる．

卵巣機能抑制効果が強く，更年期症状や骨量減少のため保険適用は6か月以内に限定されており，閉経前の逃げ込み療法（とくに血中卵胞刺激ホルモン〈FSH〉値が高値の閉経間近の症例）や，術前投与として用いられることが多い．術前投与としての使用は，子宮および筋腫の容積を減らすことによって，子宮摘出の際の出血量，手術時間，合併症を減らすことが明らかになっている[17]．ただし，筋腫核出術の際は，縮小し残存した腫瘍核の再増大のリスクもあるため注意を要する．また，GnRHa治療開始2〜3か月で筋腫核は20〜50%縮小するが，その後は投与を継続してもそれ以上の縮小はみられない．粘膜下筋腫に対しては壊死による多量性器出血の可能性があり，慎重投与となっているため注意が必要である．

更年期症状や骨量減少予防に対しては，保険適用外であるが少量のエストロゲン製剤などを投与するadd-back療法が考慮されるが，子宮筋腫の再増大のリスクも含め十分なエビデンスは存在しない[18]．GnRHa投与終了後，平均3か月で月経が戻ることが多く，また，再投与については，少なくとも6か月は間隔をあけて，骨量の低下をモニターしながら行う．

黄体ホルモン製剤

黄体ホルモン製剤には，経口のジエノゲストと，レボノルゲストレル徐放型子宮内避妊具（levonorgestrel releasing intrauterine system：LNG-IUS）がある．

ジエノゲストは，第四世代のプロゲスチン製剤で，エストロゲン抑制作用が軽度でかつ重篤な副作用が少ないため長期投与が可能であり，現在，子宮内膜症および子宮腺筋症に伴う疼痛の改善に保険適用がある．子宮筋腫に対しては，後方視的検討ではあるが59.7±7.0%と，GnRHa（51.9±5.5%）と同等の縮小効果が得られたとの報告もあるが，エビデンスに乏しく今後の前向き試験が望まれる．一方，子宮鏡下手

術において，術前に子宮内膜を薄くする目的でのジエノゲストの使用は，系統的レビューでは報告数は少ないものの，子宮内膜厚を減らすことで術中出血や手術時間の短縮に寄与する可能性を示しており，こちらも更なる検討が望まれる[19]．

LNG-IUSは現在，避妊，過多月経，月経困難症に対して保険適用があり，低用量の合成黄体ホルモンを5年間徐放し子宮内膜を菲薄化させることで月経量の減少をもたらす．LNG-IUSは，ほかのホルモン剤やトラネキサム酸などと比較して，子宮筋腫の有無にかかわらず過多月経を改善させることが報告されており，手術に代わる治療法として期待される．しかし筋腫の容積に対する効果は報告によりさまざまで，一定の見解が得られていないためフォローが必要である．

使用に際しては，子宮筋腫などによって子宮腔の変形をきたしている場合，あるいは著しい位置異常のある場合には，正確な位置に装着することが困難であり，損傷による出血の増加や子宮穿孔，自然脱落の可能性もあるため禁忌となっている．また，分娩後早期の使用も子宮穿孔のリスクが増加するため，その使用に際しては，使用上の注意を確認のうえ適切に使用する[15,20]．

低用量エストロゲン・プロゲスチン配合薬（LEP）

LEPは，観察研究において子宮筋腫を原因とする月経困難症や過多月経の症状を緩和させることが報告されている．しかしLNG-IUS同様，筋腫を増大させる可能性もあり，添付文書上は慎重投与となっている．また血栓症のリスクもあるため注意を要す[21]．

■ 非薬物療法

子宮動脈塞栓術（UAE）

保険外診療として行われてきた子宮動脈塞栓

ウリプリスタル（UPA）のランダム化比較試験

　子宮筋腫に対し日本で最も臨床適用が近い薬剤として，選択的プロゲステロン受容体修飾薬（selective progesterone receptor modulator：SPRM）の一つであるウリプリスタル（ulipristal acetate：UPA）があげられる．UPA はプロゲステロン類似の構造をもち，プロゲステロン受容体に対し高い親和性をもつ．プロゲステロンは，血管内皮細胞増殖因子（VEGF）や，高アポトーシス作用を有する Bcl-2 などを介して筋腫の増大に関与するため，SPRM はこれらの発現を制御し子宮筋腫細胞の増殖を抑える．UPA は，LH（黄体化ホルモン）サージを抑制し排卵を遅延させるだけでなく，子宮内膜の成熟を遅らせ着床障害を誘導することから，海外では従来緊急避妊薬として用いられていた．

　Donnez らは 2012 年，過多月経を有する子宮筋腫患者に対し，13 週間の UPA 連日内服（1 日 5 mg あるいは 10 mg）が，プラセボとのランダム化比較試験（PEARL Ⅰ試験）において，過多月経の改善，無月経発生率，筋腫の縮小率において有意に優れていることを報告した．

　また，リュープロレリン酢酸塩（3.75 mg/月 筋注）とのランダム化比較試験（PEARL Ⅱ試験）では非劣性を証明し，とくに無月経に至る期間の中央値は，リュープロレリン群 21 日と比較し，UPA 群で 7 日（5 mg）と 5 日（10 mg）と，早期に過多月経を改善できることを示した．hot flash などの副作用発現率も，リュープロレリン群 40％と比較し，UPA 群で 11％（5 mg），10％（10 mg）と有意に低く，コンプライアンスも良好であった．

　PEARL Ⅲ試験では，12 週間の UPA 連日内服（10 mg）を間欠的に 4 コースまで行った際の有効性と安全性を，PEARL Ⅳ試験では，5 mg と 10 mg のランダム化比較試験を行い，4 コースまでの 5 mg の有効性と安全性も確認された．有効性は，長期投与によってコースを追加するごとに筋腫縮小効果が増し，治療終了後少なくともこの試験のフォロー期間である 3 か月間は筋腫縮小効果が持続することが示された．安全性は，とくに UPA はエストロゲンレベルを低下させずプロゲステロン受容体を選択的に抑制するため，約 70％の患者にプロゲステロン受容体修飾薬関連子宮内膜変化（progesterone receptor modulator-associated endometrial changes：PAECs）とよばれる子宮内膜の肥厚を認める．しかし，これらの変化は可逆性で，治療終了後 3 か月以内に消失し，子宮内膜増殖症の頻度も増加させないことが示され，追試では 8 コースまでの安全性も確認された．

　現在，海外では 2012 年の承認以降，子宮筋腫の術前治療薬，あるいは子宮温存を希望する過多月経患者の妊娠前治療薬として重要な位置づけとなっている[23,24]．

　日本でも，症候性子宮筋腫に対して多施設第 2 相ランダム化比較試験が終了し，2017 年からリュープロレリンと比較した第 3 相試験が進行中であり結果が待たれる．

術（uterine arterial embolization：UAE）が，2014 年に保険適用となり，手術の代替療法として位置づけられるようになった．その治療成績は，米国 IVR 学会の 2014 年の報告によると，子宮筋腫の縮小は数週間から始まり，3〜12 か月持続，効果判定には 1 年程度を要するが，最終的な筋腫縮小率は 50〜60％，症状改善率は 88〜92％，患者の満足度は 80〜90％と良好な成績であった．子宮摘出術群と UAE 群とのラ

ンダム化比較試験（EMMY study）の治療後の経過フォローにおいても，治療 5 年後，10 年後の患者満足度，および健康関連 QOL には差を認めず，長期的にみても UAE が手術の代替療法として有用であることを裏づけている．一方，約 30％の患者は，症状増悪などにより子宮摘出術が行われていることは留意する必要がある．

　UAE では，両側子宮動脈塞栓による骨盤痛，

嘔気，嘔吐，発熱を症状とする塞栓後症候群などの合併症はあるものの，重篤な合併症は子宮摘出群とで差はない．しかし，妊孕性温存を希望する患者に対しては，妊娠の報告はあるものの，子宮筋腫核出術との比較も含めて十分なエビデンスが存在しないことや，癒着胎盤や前置胎盤などの胎盤異常が多いとの報告もあることから，推奨する結論は出ていない．そのため，現時点では UAE は妊孕性温存を希望しない患者を対象としている[22]．

MR ガイド下集束超音波療法

MR ガイド下集束超音波療法（magnetic resonance-guided focused ultrasound：MRg-FUS）は，2000 年に FDA に承認され，MRI ガイド下に高密度超音波を収束させ腫瘍を加熱し熱凝固，変性，壊死させる方法で，子宮筋腫の縮小と症状改善効果が報告されている．しかし，皮膚炎や腸管穿孔などの合併症や，治療時間が長いこと（時に数時間），1 度に 1 個の筋腫核しか治療できないこと，中心部は熱凝固するものの周囲末梢は逆に増大する可能性があることなどの問題点もあり，日本では保険適用には至っていない．

おわりに

子宮筋腫は，近年その分子遺伝学的メカニズムが明らかになりつつあり，また新しい治療薬の開発もめざましい．多くの女性が罹患し，日常診療でよく遭遇する疾患であるからこそ，その病態を十分理解し，適切な治療法を選択することで，より患者背景に応じた治療の実現が可能となる．

（吉田好雄，津吉秀昭）

● 文献
1) Stewart EA, et al. Epidemiology of uterine fibroids：a systematic review. BJOG 2017；124：1501-12.
2) 厚生労働省．平成 26 年患者調査（傷病分類編）―傷病別年次推移表．https://www.mhlw.go.jp/toukei/saikin/hw/kanja/10syoubyo/dl/h26syobyo.pdf
3) McWilliams MM, Chennathukuzhi VM. Recent advances in uterine fibroid etiology. Semin Reprod Med 2017；35：181-9.
4) Tsuyoshi H, Yoshida Y. Molecular biomarkers for uterine leiomyosarcoma and endometrial stromal sarcoma. Cancer Sci 2018；109：1743-52.
5) Maekawa R, et al. Genome-wide DNA methylation analysis reveals a potential mechanism for the pathogenesis and development of uterine leiomyomas. PLoS One 2013；8：e66632.
6) Munro MG, et al. FIGO classification system（PALM-COEIN）for causes of abnormal uterine bleeding in nongravid women of reproductive age. Int J Gynaecol Obstet 2011；113：3-13.
7) Dubreuil J, et al. Diffusion-weighted MRI and 18F-FDG-PET/CT imaging：competition or synergy as diagnostic methods to manage sarcoma of the uterus?：a systematic review of the literature. Nucl Med Commun 2017；38：84-90.
8) Tsuyoshi H, Yoshida Y. Diagnostic imaging using positron emission tomography for gynecological malignancy. J Obstet Gynaecol Res 2017；43：1687-99.
9) Aarts JW, et al. Surgical approach to hysterectomy for benign gynaecological disease. Cochrane Database Syst Rev 2015；(8)：CD003677.
10) Bosteels J, et al. Hysteroscopy for treating subfertility associated with suspected major uterine cavity abnormalities. Cochrane Database Syst Rev 2015；(2)：CD009461.
11) Practice Committee of the American Society for Reproductive Medicine. Electronic address：ASRM@asrm.org；Practice Committee of the American Society for Reproductive Medicine. Removal of myomas in asymptomatic patients to improve fertility and/or reduce miscarriage rate：a guideline. Fertil Steril 2017；108：416-25.
12) Vitagliano A, et al. Uterine fibroid size modifications during pregnancy and puerperium：evidence from the first systematic review of literature. Arch Gynecol Obstet 2018；297：823-35.
13) Milazzo GN, et al. Myoma and myomectomy：poor evidence concern in pregnancy. J Obstet Gynaecol Res 2017；43：1789-804.
14) Dedes I, et al. Outcome and risk factors of cesarean delivery with and without cesarean myomectomy in women with uterine myomatas. Arch Gynecol Obstet 2017；295：27-32.
15) Bryant-Smith AC, et al. Antifibrinolytics for heavy menstrual bleeding. Cochrane Database Syst Rev

2018；（4）：CD000249.

16) Liu JP, et al. Herbal preparations for uterine fibroids. Cochrane Database Syst Rev 2013；（4）：CD005292.

17) Lethaby A, et al. Preoperative medical therapy before surgery for uterine fibroids. Cochrane Database Syst Rev 2017；（11）：CD000547.

18) Moroni RM, et al. Add-back therapy with GnRH analogues for uterine fibroids. Cochrane Database Syst Rev 2015；（3）：CD010854.

19) Lagana AS, et al. Endometrial preparation with Dienogest before hysteroscopic surgery：a systematic review. Arch Gynecol Obstet 2017；295：661-7.

20) Sangkomkamhang US, et al. Progestogens or pro-gestogen-releasing intrauterine systems for uterine fibroids. Cochrane Database Syst Rev 2013；（2）：CD008994.

21) Stewart EA. Clinical practice. Uterine fibroids. N Engl J Med 2015；372：1646-55.

22) Keung JJ, et al. Uterine artery embolization：a review of current concepts. Best Pract Res Clin Obstet Gynaecol 2018；46：66-73.

23) Donnez J, et al. The current place of medical therapy in uterine fibroid management. Best Pract Res Clin Obstet Gynaecol 2018；46：57-65.

24) Murji A, et al. Selective progesterone receptor modulators (SPRMs) for uterine fibroids. Cochrane Database Syst Rev 2017；（4）：CD010770.

子宮腺筋症

はじめに

少子晩婚化に伴い,エストロゲン依存性疾患である子宮腺筋症の重要度が注目されている.子宮内膜症は謎の疾患(enigmatic disease)と称されるが,子宮腺筋症も同様の疾患である.

子宮腺筋症は,①生殖年齢層に好発する,②月経困難症や過多月経のみならず妊孕能低下の原因にもなる,③再発・再燃がみられるが閉経後にはほとんどの症例で寛解する,という特徴を有する.病因はいまだ明らかになっておらず,診断や治療のエビデンスは少ない.近年では,妊孕性温存が必要な症例が増加しており,本症の管理は単純なものではない.また,子宮腺筋症患者における産科合併症には注意が必要である.

定義

子宮腺筋症(adenomyosis)は,子宮筋層内に子宮内膜に類似した腺上皮と間質組織が異所性に存在する疾患である.かつては,子宮内膜組織が異所性に増殖するという類似性により,内性子宮内膜症として子宮内膜症の一病型として分類されていたが,現在では卵巣チョコレート嚢胞や腹膜病変などの子宮内膜症とは異なる独立した疾患としてとらえられている.

疫学

子宮腺筋症は30歳後半から更年期にかけて好発し,40歳代に最も多くみられる.子宮内膜症に比べて発症年齢が高い.これまでの病理学的検索の程度が異なり,発生頻度にばらつきがみられることから,実際の罹患率は不明である.子宮摘出時に偶発的にみられることも多く,子宮摘出術が行われた症例の約20〜30%に本症がみられたことが報告されている[1].

子宮腺筋症は元来,不妊よりも多産との関連が示されてきたが,これは子宮摘出症例の病理学的検討から,子宮腺筋症の頻度が多産の女性に多くみられたという成績に基づく.妊娠,出産,流産,人工妊娠中絶術により発生率は増加することから,これらによる子宮内膜と筋層の境界に生じた物理的な損傷が原因と考えられてきた.また,子宮内膜症あるいは子宮筋腫との合併頻度は高い.

最近では,不妊に悩む患者の高齢化により,子宮腺筋症が原因と考えられる症例が増加しているが,子宮腺筋症と不妊を結びつける直接的なエビデンスは少ない.子宮腺筋症が生殖補助医療(assisted reproductive technology:ART)の成績に及ぼす影響を検討したメタアナリシスでは,腺筋症の存在は妊娠率を約30%低下させ,流産リスクが約2倍になることが示された[2].

病因，病態

病因は明らかにされていないが，最近2つの主な発症機序の仮説がまとめられている[3]．
①子宮内膜組織陥入説：活性化された組織修復メカニズムによる子宮内膜腺組織の内膜基底層から筋層への陥入．
②化生説：胎児性 Müller 管遺残組織の化生あるいは成人の幹細胞分化による新たな発生．

骨盤子宮内膜症から子宮漿膜を介して浸潤したと考えられるタイプもある．①の原因としては，子宮内膜と筋層境界面のバリア機能の破綻（子宮内の手術などによる外傷），子宮内膜細胞の浸潤能亢進，浸潤阻止能の低下（筋細胞や免疫担当細胞の変化）などが推定される．また，発症初期においては，上皮間葉転換（epithelial-mesenchymal transition：EMT）の関与も示唆されている[3]．

子宮腺筋症病変による子宮内膜組織の拡張・変形，子宮筋の線維化による子宮収縮のアンバランス化，病変腺管内の出血による子宮収縮の異常亢進などが，過多月経，不正子宮出血，月経痛や着床障害による不妊の原因となると考えられている．また，広範囲にわたる子宮腺筋症病巣を有する場合には，妊娠中の子宮筋の伸展を阻害したり，壊死を起こして流早産となる可能性がある．

リスクファクター

初経が早いこと，月経周期の短縮，肥満，子宮内腔の外科的処置（子宮内容除去術，とくに鋭的な掻爬術，帝王切開術，子宮筋腫核出術）などがリスクファクターとしてあげられている[4]．エストロゲン依存性疾患との合併が多くみられ，子宮腺筋症と診断された女性の50%に子宮筋腫が，11%に子宮内膜症が認められる[5]．

エストロゲン治療と子宮腺筋症発症との関係は明らかになっていない．乳癌治療に使用されるタモキシフェン服用患者において，子宮腺筋症発症率が高いことが知られている[6,7]．

症状

下腹痛・腰痛などの月経痛，過多月経・不正子宮出血による貧血，骨盤痛，腫大した子宮による圧迫症状（腫瘤感，腰痛，頻尿，便秘など）などの多彩な症状を呈する．子宮腺筋症による月経痛は，月経開始直前から月経期にかけての激しい骨盤痛であり，発作性で間欠的であることが多い．重症の場合には，不妊，流早産，弛緩出血の原因となる．閉経後には，ほぼ症状は消失するが，病変自体は縮小するものの残存する．

診断

確定診断は術後の病理組織学的診断による．超音波検査と MRI の画像精度の向上により，ほぼ正確な診断がなされるようになった．

問診

主な症状は，月経困難症と過多月経であり，まずこれらの異常の有無を聴取する．挙児希望の有無は必須の問診事項である．妊娠に関わる症状としては，不妊と流早産があげられる．子宮内膜操作を伴う手術歴，不妊期間や流産歴についても確認する．

診察所見

典型的な病歴と内診でびまん性で弾性のある腫大した子宮を触れれば，子宮腺筋症を推定する．子宮筋腫を合併しない症例では，子宮の腫大は正常子宮の約2倍までのものが多く，小児頭大以上の大きさになることはまれである．

血液検査

子宮内膜症と同じく血清CA125値の上昇がしばしば認められ，治療効果判定の一助となりうるが，診断に有用なマーカーにはならない．

画像検査

超音波検査あるいはMRIの所見として，非対称的な子宮筋層の肥厚，筋層内囊胞，子宮内膜基底層から子宮筋層への侵入像（超音波検査では，子宮内膜から放射状に筋層に向かう高輝度線状エコー像），子宮内膜と子宮筋層の境界消失などで判断される（❶）．MRIのT2強調画像では，筋層内の境界不明瞭な低信号域と，内部に点状の高信号が散在する像がみられるのが特徴的である（❷）．

画像による鑑別診断

子宮筋腫との鑑別には，超音波検査とMRIの画像を用いる．軟部組織の鑑別能はMRIのほうが優れる．一般に境界鮮明な筋腫と腺筋症とは超音波検査で鑑別できる．子宮筋腫は筋腫核を形成するのに対して，子宮腺筋症の多くは筋層内にびまん性に存在するため腫瘤を形成しないことが多い．しかし，腫瘤形成型の子宮腺筋症では超音波検査による鑑別は難しい．カラードプラは，子宮筋腫との鑑別に役立つ．子宮腺筋症ではほとんどの場合，病変内に血流が証明されるが，筋腫では腫瘍周囲や被膜にのみ血流がみられる．

MRIは，病巣のサイズと分布，および子宮内膜との位置関係を把握するには必須であり，さらには子宮筋腫や子宮肉腫との鑑別に有用である．子宮後壁から子宮底にかけて境界不明瞭な腫瘤形成をきたすものが多い．後壁の子宮腺筋症は高率にDouglas窩深部病変を合併するため，MRIと直腸診によりDouglas窩閉鎖の有無を確認しておく．

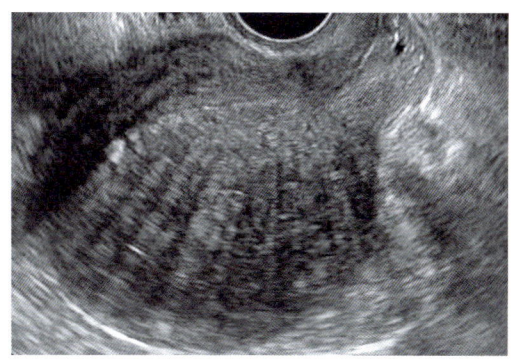

❶ 子宮腺筋症の経腟超音波像
子宮体部後壁が腫大し，非対称性である．子宮後壁に腺筋症病変の存在を示す放射状の超音波像を認める．病変の辺縁は不明瞭であり，筋腫核の所見とは異なる．

病理組織学的検査

正常の子宮内膜と同一の構造を有する組織が，子宮筋層内に無秩序に，島状に認められる（❸）．この異所性内膜組織の性ステロイドホルモンに対する反応性は多様であり，分泌期像を欠いたり，周期的変化を示さない場合が多い．

子宮腺筋症病変が正常筋層への浸潤を示さず，境界が比較的明瞭な限局型の腺筋腫（adenomyoma）とよばれるタイプや，子宮漿膜面から連続して筋層内に浸潤するように存在する子宮内膜症との関連が示唆されるタイプもみられる．また，子宮内膜症との合併例で，Douglas窩が強く癒着し，癒着部位から子宮漿膜内側の子宮筋層へ病変が連続して存在するタイプがある．これは，子宮内膜症が子宮外から子宮漿膜を通じて子宮筋層内に進展した深部子宮内膜症（deep infiltrating endometriosis：DIE）の一亜型であるという仮説もある．

不妊・不育との関連

子宮腺筋症が不妊・不育の原因になるかどうかについてさまざまな知見がある．junctional zoneの構造異常による精子輸送の障害，病変による慢性的な炎症状態，免疫学的環境の変化，

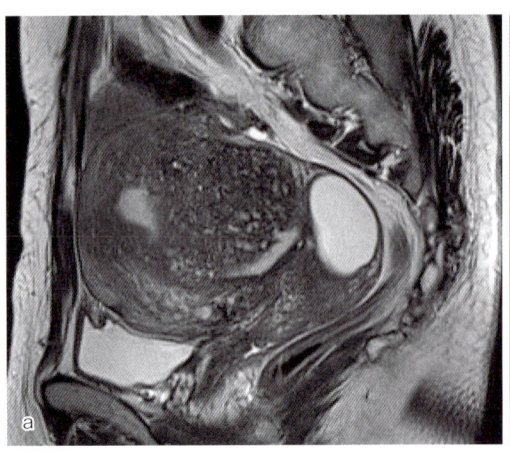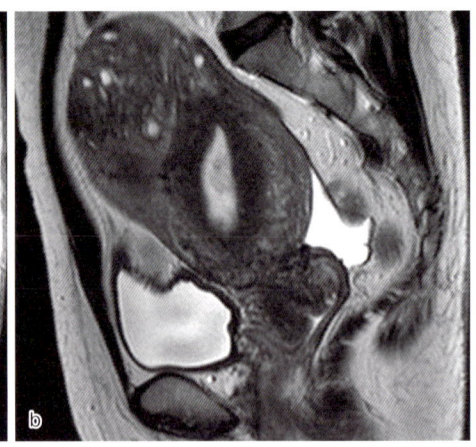

❷ 子宮腺筋症の造影 MRI 像（T2 強調画像）
a：びまん型，b：結節型．子宮は腺筋症組織のために肥大し，低信号領域の内部に点状の高信号領域がみられる．

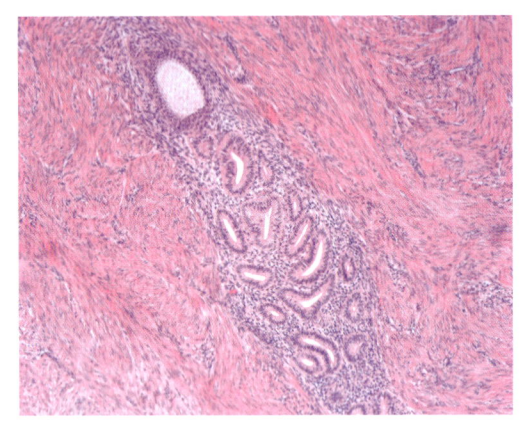

❸ 子宮腺筋症の組織像
子宮筋層内に子宮内膜腺組織と間質組織を認める（HE 染色）．

接着分子やサイトカインの発現異常，プロスタグランジン（prostaglandin：PG）産生亢進などの影響が考えられている．

子宮腺筋症と着床障害の関連については，意見が分かれている．患者の病変タイプや重症度，合併する不妊因子が一定ではないことから，データの解釈は単純ではない．

子宮腺筋症合併不妊患者の管理方針は一定ではないが，年齢因子も危惧されることから，一般不妊治療を行って，妊娠に至らなければART への移行を勧める．子宮腺筋症合併妊娠では，流早産などの周産期合併症のリスクが上昇すること，帝王切開になる頻度が増加すること，さらには高次周産期施設での妊娠管理が望ましいことを十分に説明しておく．

治療

治療方針

月経困難症，骨盤痛などの疼痛，過多月経による貧血，圧迫症状，不妊の各症状があれば治療の対象とする．現時点では，子宮温存治療としては薬物療法が第1選択である．閉経期まで再発・再燃を繰り返す症例が多く，継続的な管理を要する．従来は，子宮全摘出術が行われることが多かったが，出産年齢の上昇に伴い子宮温存を希望する症例が増えている．薬物療法においては子宮内膜症や子宮筋腫と共通の薬剤を用いることが多い．

年齢，挙児希望の有無，既往治療の内容を把握して，①無治療での経過観察，②非ステロイド性抗炎症剤（NSAIDs）や鉄剤・止血薬による対症療法，③ジエノゲストやレボノルゲストレル放出子宮内システム（levonorgestrel-releasing intrauterine system：LNG-IUS）の黄体ホルモン製剤，GnRH（gonadotropin releasing hormone）アゴニスト，低用量エストロゲン・プログスチン配合薬（low dose estrogen progestin：LEP）などの薬物療法，④手術療法のなかから最適の治療法を選択する．子宮出血が主な症状の場合は，LNG-IUSやGnRHアゴニストを考慮する．疼痛が主な場合には，ジエノゲスト，GnRHアゴニスト，LNG-IUSの有用性が高い．

薬物療法

出産年齢の上昇やARTの普及とともに，子宮温存を希望する女性が増加したことからホルモン療法の重要度が増している．GnRHアゴニスト，ジエノゲストやLNG-IUSの黄体ホルモン製剤による薬物療法が主流である．GnRHアゴニストにより子宮体積の縮小と症状軽減が得られるが，効果は一時的であることから症状の再発は避けられない．本剤は副作用による投与期間の制限があるため，治療後早期の妊娠を希望する症例や術前投与に限定される．

GnRHアゴニスト

投与初期には，下垂体前葉のGnRH受容体を刺激し，一過性のゴナドトロピンと卵巣ホルモン分泌の増加がみられるが，継続的刺激によりGnRH受容体数の減少すなわちダウンレギュレーション（脱感作）が起こることにより，ゴナドトロピン分泌が抑制され，卵巣ホルモン分泌低下に至る．その結果として，無月経により月経随伴症状の緩和を図る．

実際には，リュープリン®注射用1.88 mg/3.75 mg（リュープロレリン酢酸塩）やスプレキュア®MP皮下注用1.8 mg（ブセレリン酢酸塩）を，月経周期1～5日目から4週に1回投与する．肥満患者や子宮腫大が高度の患者では，リュープリン® 3.75 mgを投与するとよい．保険適用が認められる連続投与期間は6か月以内である．以前は，偽閉経療法として本剤が薬物療法の中心であったが，エストロゲン欠乏症状や投薬期間の制限があることから，現在では，手術前の投与，ほかのホルモン療法の先行投与，あるいは閉経への逃げ込み療法として使用されることが多い．

GnRHアゴニストの問題点は，エストロゲン欠乏による更年期様症状（頭痛，ほてり，発汗，のぼせなど）および骨塩量減少による投与期間制限があることである．少量のエストロゲンを投与するアドバック療法の併用により，副作用を軽減できる．

子宮腺筋症合併不妊患者に対するART治療において，良好胚を複数回移植しても妊娠が得られない着床障害が疑われる場合には，GnRHアゴニストを数か月投与する方法（ウルトラロング法）が試みられている[8]．本使用法は，子宮内膜症合併不妊においては有用性が示されている[9]．

ジエノゲスト

ジエノゲストは，子宮内膜症のみならず，子宮腺筋症に伴う疼痛の改善に対しても保険適用が拡大された．副作用として，使用後数か月間の不正子宮出血があげられるが，継続的投与により出現頻度は減少する．

最近，日本から16週間のジエノゲスト投与による有効性と安全性を検証したランダム化比較試験（randomized controlled trial：RCT）の成績が報告された[10]．さらには，52週間にわたる長期投与の効果と副作用について示された．不正子宮出血は96.9%，ほてりは7.7%にみられたが，重篤な副作用はなかった[11]．この検討では，子宮体部の最大径が100 mm以上，あるいは子宮筋層の最大厚40 mm以上の子宮腺筋症を有する患者は除外されている．

すでにGnRHアゴニスト治療が行われた場合，あるいは重症例・再発例で長期間の薬物療法が必要な場合には，ジエノゲスト（ディナゲ

スト®錠1mg）が有用である．本剤は，プロゲステロン受容体に対する選択性が高く，抗アンドロゲン作用を有する．排卵や卵巣機能の抑制作用を有するだけでなく，病巣への直接作用を有し，慢性深部痛に対する治療効果も高い．また，肝機能，脂質代謝や凝固能への影響が少なく，血栓症のリスクが低いことから，周閉経期や肥満症例などのLEPが使いにくい場合に有力な手段となる．

ディナゲスト®を1回1錠1日2回，月経周期2～5日目から投与する．まれではあるが，大きく肥大した子宮では，大量子宮出血に留意する．GnRHアゴニストを数か月間，先行投与して無月経としたのちに本剤を用いる方法も有用である．

LNG-IUS

LNG-IUS（ミレーナ®）は，挙児希望のない子宮腺筋症の長期管理によい．黄体ホルモンであるレボノルゲストレル（LNG）の持続放出によって子宮内膜を萎縮させることで，避妊効果を有するだけでなく，子宮腺筋症に起因する過多月経や月経痛の改善に有効である[12]．子宮局所に作用して，全身への影響がほとんどないことから，簡便かつ有用な薬剤である．子宮腺筋症が大きく，筋層が厚い場合は，除痛効果が十分得られないことや，同剤が自然脱出することがあるので，十分な説明が必要である．

子宮内膜腺細胞の萎縮，間質の脱落膜化，子宮内膜細胞の増殖抑制，アポトーシス活性の上昇を引き起こすとともに，抗炎症作用や免疫調節作用も有する．全身的なホルモン環境には影響が少なく，排卵はほとんどの周期で抑制されない．GnRHアゴニストのような低エストロゲン状態をきたさず，服用が不必要であるために，患者コンプライアンスが高いというメリットがある．子宮腺筋症病巣の縮小効果を有するが，卵巣チョコレート囊胞の縮小を期待することは難しい．

副作用として，過長月経や不正子宮出血がみられるが，通常は時間の経過とともに減少する．まれではあるが，子宮穿孔に注意する．

LEP

これまでに，子宮腺筋症に対するLEPの有効性を検討したRCTはない．LEPは子宮内膜症のみならず，子宮腺筋症に対しても有用性が示されているが，その作用はほかの薬剤に比べて強くない．LEPにより，排卵が抑制され，エストロゲン分泌の周期的変動が消失することから，子宮内膜の増殖が抑制されて経血量が減少する．また，PG濃度が最も低い卵胞期初期の状態を保てることから，月経困難症患者でみられる子宮内膜からの過剰なPG産生を抑制できる．ルナベル®配合錠LD，エストロゲン含有量を減じたルナベル®配合錠ULDとヤーズ®配合錠が，長期投与が可能な月経困難治療薬として定着した．LEPを投与する際には，まれではあるが血栓症リスクに注意する．

最近，子宮内膜症に伴う疼痛改善と月経困難症に対する治療薬として，連続投与が可能なヤーズ®フレックス配合錠とジェミーナ®配合錠が発売された．本剤により，月経痛の軽減と月経回数の減少が期待できるが，子宮腺筋症を対象とした臨床試験はなされていない．

手術療法

保存手術

症状が強く，子宮温存の希望がある場合には，局所的な子宮腺筋症病巣を切除する手術療法（子宮腺筋症病巣除去術，子宮腺筋症核出術などと称される）が行われているが，標準化された術式はない．

子宮筋層の菲薄化を防ぐための子宮筋3重フラップ法，子宮側壁の病巣を確実に切除するための逆H字切開法や，子宮内膜後面の病巣を切

除するための高周波電気メスの使用などの工夫がなされている[13,14]. 高周波切除器を用いた子宮腺筋症核出術は2005年から先進治療に指定されている. 腹腔鏡手術では, 病変の触診や繊細な縫合による修復が難しく, 病巣の残存や術後再発率が高いことが問題となる. 創部の縫合不全や離開を回避するために, 下腹部小切開孔から用手的操作を併用する腹腔鏡補助下子宮腺筋症切除術が有用である.

薬物治療が無効な場合, 後期流産や30週未満の早産既往のある場合には, 本法の適応を考慮する. 子宮腺筋症に対する手術療法の有効性と安全性はいまだ確立しておらず, 術後妊娠時には子宮破裂や癒着胎盤などの周産期リスクが懸念されること, 分娩様式は原則的に帝王切開術となることを, 十分に説明しておく必要がある.

子宮温存の希望がある場合には, マイクロ波子宮内膜アブレーションや子宮動脈塞栓術も有用であるが, 長期的な効果については, まだ結論が十分に得られていない. これらは, 子宮内膜や卵巣機能に恒久的な障害を生じる可能性があり, 妊孕性温存を希望する患者には適応すべきでない.

■ MEA

マイクロ波子宮内膜アブレーション (microwave endometrial ablation：MEA) は, マイクロ波により子宮内膜を破壊する処置であり, 過多月経のために子宮摘出術の適応がある患者が子宮温存を希望する場合に用いる代替治療法である. 合併症があって, 縮小手術が必要な場合にも有用である.

適応は, 以下の条件を満たす場合とする.
① 妊孕能温存を希望しない.
② 子宮内膜悪性疾患が除外されている.
③ 子宮筋層の厚さが最低1cm以上確保されている.

④ 子宮腺筋症などの器質的疾患により子宮腔の拡大・変形がみられても, 子宮腔全体にマイクロ波アプリケーターが到達できる.

術後癒着による子宮留血症を防ぐために, 内子宮口付近は焼灼しないように注意する.

■ 根治手術

挙児希望がなく, 薬物療法に抵抗性を示す場合, あるいは副作用が強くコントロール不良の場合には, 子宮摘出を基本とする根治手術を考慮する. 昨今の腹腔鏡手術の発展により, 腹腔鏡下子宮全摘術 (total laparoscopic hysterectomy：TLH) の適応になることが増加した. 子宮内膜症の合併により, Douglas窩が閉塞し子宮可動性が不良の場合には, 尿管あるいは直腸損傷のリスクが高くなることから, 術式に工夫が必要である. 通常のアプローチが難しい場合には, 開腹手術に準じた逆行性子宮全摘術が提唱されている[15].

妊娠合併症と妊娠予後

日本産科婦人科学会生殖・内分泌委員会 (平成23〜24年度) の「子宮腺筋症合併不妊症に対する治療成績および妊娠予後についての検討小委員会」によって, わが国における実態調査がなされた[16]. それによれば病変の部位 (前壁・後壁) と性状 (腫瘤形成型・びまん型) によって分類がなされ, 全248症例中, 後壁びまん型が24.2%と最も高頻度であった.

子宮腺筋症患者では, 流早産, 子宮頸管無力症, 妊娠高血圧症候群 (hypertensive disorders of pregnancy：HDP), 子宮内胎児発育遅延, 子宮内感染の妊娠合併症が高頻度にみられた. 病巣のサイズが大きいほど, 後期流産と頸管無力症が増加し, 腫瘤形成型に比較して, びまん型では, HDPと子宮内感染が高頻度であった.

おわりに

　子宮腺筋症をホルモン療法で根治させることは困難であるが，これらの薬剤による長期維持療法により，疼痛緩和だけでなく病巣の増殖抑制効果も期待できる．しかし，子宮腺筋症患者では，症状が顕在化して治療を要する時期，挙児希望のある時期，さらには妊孕能が低下してくる時期が重なることが多く，対応に難渋することも多い．また，子宮腺筋症摘出後の妊娠患者における子宮破裂の危険性は，帝王切開術や子宮筋腫核出術後の妊娠患者に比して高いことから，厳重な周産期管理が必要である．

　それぞれのライフステージにおける女性のQOLを保つために，薬物療法，手術療法，さらには妊娠予後を考慮したうえで，最も有効な治療法を選択することが重要である．

（谷口文紀）

● **文献**

1) Vercellini P, et al. Adenomyosis : a deja vu? Obstet Gynecol Surv 1993 ; 48 : 789-94.
2) Vercellini P, et al. Uterine adenomyosis and in vitro fertilization outcome : a systematic review and meta-analysis. Hum Reprod 2014 ; 29 : 964-77.
3) Garcia-Solares J, et al. Pathogenesis of uterine adenomyosis : invagination or metaplasia? Fertil Steril 2018 ; 109 : 371-9.
4) Templeman C, et al. Adenomyosis and endometriosis in the California teachers study. Fertil Steril 2008 ; 90 : 415-24.
5) 日本産科婦人科学会編・監. 子宮腺筋症. 産婦人科研修の必修知識 2016-2018. 東京：日本産科婦人科学会；2016. p.540-5.
6) McCluggage WG, et al. Tamoxifen-associated postmenopausal adenomyosis exhibits stromal fibrosis, glandular dilatation and epithelial metaplasias. Histopathology 2000 ; 37 : 340-6.
7) Varras M, et al. Effects of tamoxifen on the human female genital tract : review of the literature. Eur J Gynaecol Oncol 2003 ; 24 : 258-68.
8) Tremellen K, et al. Adenomyosis is a potential cause of recurrent implantation failure during IVF treatment. Aust Nz J Obstet Gynaecol 2011 ; 51 : 280-3.
9) Sallam HN, et al. Long-term pituitary down-regulation before in vitro fertilization (IVF) for women with endometriosis. Cochrane Database Sys Rev 2006（1）: CD004635.
10) Osuga Y, et al. Evaluation of the efficacy and safety of dienogest in the treatment of painful symptoms in patients with adenomyosis : a randomized, double-blind, multicenter, placebo-controlled study. Fertil Steril 2017 ; 108 : 673-8.
11) Osuga Y, et al. Long-term use of dienogest in the treatment of painful symptoms in adenomyosis. J Obstet Gynaecol Res 2017 ; 43 : 1441-8.
12) Cho S, et al. Clinical effects of levonorgestrel-releasing intrauterine device in patients with adenomyosis. Am J Obstet Gynecol 2008 ; 198 : 373. e1-7.
13) Osada H, et al. Surgical procedure to conserve the uterus for future pregnancy in patients suffering from massive adenomyosis. Reprod Biomed Online 2011 ; 22 : 94-9.
14) Fujishita A, et al. Modified reduction surgery for adenomyosis : a preliminary report of the transverse H incision technique. Gynecol Obstet Invest 2004 ; 57 : 132-8.
15) 錢鴻武ほか. 子宮内膜症によるダグラス窩完全閉塞症例に対するTLH―逆行性子宮全摘術の導入. 日エンドメトリオーシス会誌 2011 ; 32 : 165-8.
16) Tamura H, et al. Complications and outcomes of pregnant women with adenomyosis in Japan. Reprod Med Biol 2017 ; 16 : 330-6.

子宮内膜症

概念

子宮内膜症（endometriosis）は，「子宮内膜および類似組織が子宮内膜層以外の骨盤内臓器で増殖する」疾患であり，子宮内膜組織が異所性に生着・増殖し機能する点から，類腫瘍性疾患と位置づけられている．周囲組織と強固な癒着を形成するため，悪性腫瘍の転移にも似た類腫瘍性の性格をもつ疾患である．

子宮内膜症は，月経痛，慢性腹痛などが特徴的な症状であり，その程度が強度の場合には，日常生活にも支障をきたし，女性のQOLを低下させる代表的な疾患であり，その頻度は性成熟女性の約10％で，推定200～300万人存在するといわれている．

原因

発症機序の代表的な説として，Sampsonが提唱した子宮内膜移植説と，Meyerが提唱した体腔上皮化生説の2つがある．この2つの説は1900年代初頭に提唱されたもので，これまで多くの研究者により追証され支持されているが，発症機序の全容はいまだ解明されてはいない．いずれの説においても，子宮内膜症発症には子宮内膜細胞の異所性生着・増殖が必須である．また，これらを許容する宿主の免疫監視機構の関与が重要である．

月経血逆流現象はほぼすべての女性にみられる生理的現象であり，逆流経血中の子宮内膜細胞や種々の抗原は次の月経までに腹腔内の免疫監視機構により処理されると考えられる．しかし，免疫監視が脆弱な場合，これらが腹腔内に遺残したまま次の月経を迎え，また遺残するといった繰り返しで，子宮内膜症が発症するのではないかと考えられる．

腹腔内にはマクロファージ（Mφ），リンパ球，ナチュラルキラー（NK）細胞などの免疫担当細胞が多数存在し，逆流経血中の種々の抗原の処理を担っている．近年，子宮内膜症患者におけるこれら免疫担当細胞の機能低下が報告され，病態と免疫監視機構との関わりが徐々に明らかとなってきた．

しかし単一の仮説・メカニズムでさまざまなタイプの内膜症のすべてを説明することは難しい．子宮内膜症幹細胞仮説や出生時子宮出血説など，各説を複合させた複合説の提唱に加えて，内膜症の各タイプに応じて，各仮説を適用するという考え方もある．

分類

発生部位と病変

子宮内膜症の発生部位としてはDouglas窩周辺が最も多く，活動性の初期病変の大部分はこの部位に認められる．また子宮内膜症組織は正所性内膜と同じレベルではないが，性ステロイドホルモンに反応して月経様出血を起こす．その結果，内膜症病変は新旧血液を含んだ大小の血性嚢胞を形成する血液成分の二次変化によ

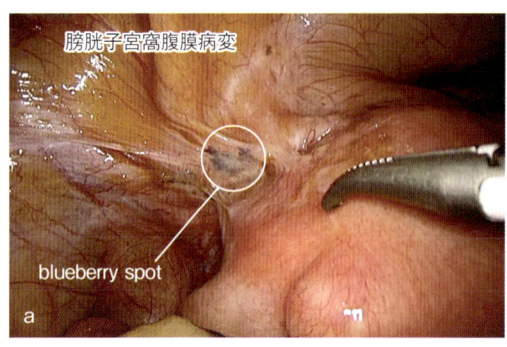
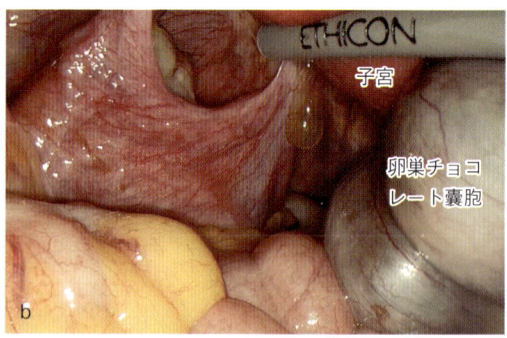

❶ 腹膜病変
子宮内膜症の病変としては，腹膜病変（a），卵巣チョコレート囊胞（b），DIE などがある．数 mm 径の透明，赤色あるいは青黒色の結節（blueberry spot）が主体である．

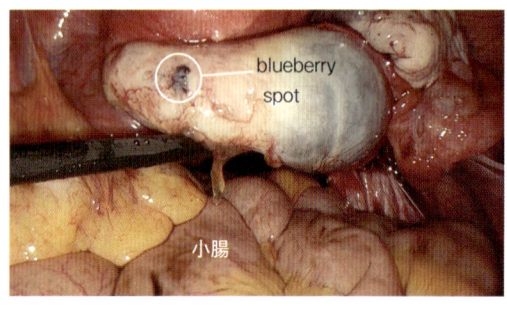
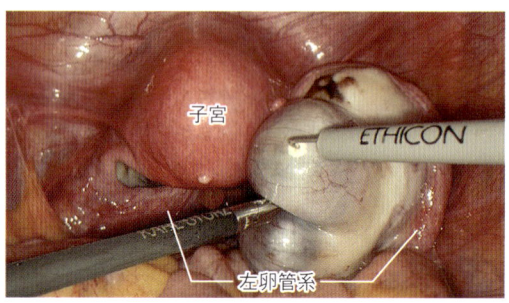

❷ 卵巣チョコレート囊胞
周囲の卵管，腸管，子宮と癒着を形成している．

り，壊死組織成分を含んだ凝固血液やヘモジデリン沈着がみられる．

子宮内膜症の発生部位（common site）は，卵巣，子宮漿膜，Douglas 窩，仙骨子宮靱帯，直腸腟中隔，S 状結腸，子宮である．

腹膜病変

子宮内膜症の病変としては，腹膜病変，卵巣チョコレート囊胞，深部子宮内膜症（deeply infiltrating endometriosis：DIE）などがある．数 mm 径の透明，赤色あるいは青黒色の結節（blueberry spot）が主体である（❶）．

卵巣チョコレート囊胞

卵巣に発生した内膜症性囊胞（❷）は，血液貯留に伴って破裂・重積を繰り返し徐々に増大

し，血液成分による刺激によって周囲組織との癒着が形成され，病変周囲は線維化，器質化を起こし硬結となる．

深部子宮内膜症（DIE）

腹膜表面から 5 mm 以上浸潤した病変と定義されているが，一般には結腸，直腸腟中隔，膀胱子宮窩（❶）・直腸表面（❸）や S 状結腸に病巣を呈す．

稀少部位子宮内膜症

膀胱，子宮頸管，卵管，腟，虫垂，尿路系，大網，皮膚（手術瘢痕部）に発生することがある．脾などの比較的まれな部位（less common site）と，肺，胸膜，小腸，筋肉，骨などのまれな部位（rare site）とを併せて，好発部位

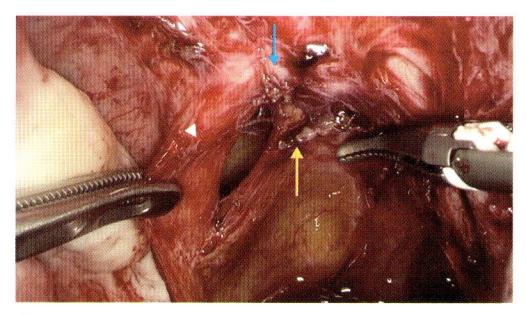

❸ DIE 症例
▽：仙骨子宮靱帯（左），⬇：子宮後面，⬆：直腸と子宮
との癒着.

（common site）以外にできたものを「稀少部位
子宮内膜症」とよんでいる.

　胸腔，尿管・膀胱，腸管および臍などの性器
外で比較的まれな部位にできる内膜症は腸管と
尿路系に多いが，肺，神経，副腎，皮膚，角膜
などの報告がある．子宮内膜症患者の1～12％
にみられるといわれ，骨盤内の子宮内膜症を伴
わない場合もある.

進行期分類

Beecham 分類

　内診所見に基づいた子宮内膜症の古典的な分
類であり，腹腔鏡検査が普及するまでは本分類
が主流であった（❹）.

r-ASRM 分類

　1979年に米国不妊学会（American Fertility
Society：AFS)は新しい分類を提唱した．その
後1985年に改訂され，1996年に学会名が
ASRM（American Society for Reproductive
Medicine）に変わった際に現在の版になった.

　子宮内膜症病変の大きさと癒着の範囲によっ
て点数を加算して合計点を算出し，Ⅰ～Ⅳ期の
進行期に分類する（❺）.

　腹膜病変は色調によってred（red，red-
pink，clear），black（black，blue），white
（white，yellow-brown，peritoneal defect）に
分けて，それぞれの占める割合を百分率（%）

❹ Beecham 分類

Stage 1	散在性の1～2 mm の内膜症小斑点を骨盤内にみる．開腹時に初めて診断される.
Stage 2	仙骨子宮靱帯，広靱帯，子宮頸部，卵巣が一緒に，あるいは別々に固着し，圧痛，硬結を生じ，軽度に腫大している.
Stage 3	Stage 2 と同じだが，少なくとも卵巣が正常の2倍以上に腫大している．仙骨子宮靱帯，直腸，付属器は癒合し一塊となっている．Douglas 窩は消失している.
Stage 4	広範囲に及び，骨盤内臓器は内診でははっきりと区別できない.

（子宮内膜症取扱い規約　第2部　治療編・診療編．東
京：金原出版；2010）

❺ r-ASRM 分類

病巣		～1 cm	1～3 cm	3 cm～
腹膜	表在性	1	2	4
	深在性	2	4	6
卵巣 右	表在性	1	2	4
	深在性	4	16	20
左	表在性	1	2	4
	深在性	4	16	20

癒着		～1/3	1/3～2/3	2/3～
卵巣 右	フィルム様	1	2	4
	強固	4	8	16
左	フィルム様	1	2	4
	強固	4	8	16
卵管 右	フィルム様	1	2	4
	強固	4*	8*	16
左	フィルム様	1	2	4
	強固	4*	8*	16
Douglas 窩閉鎖	一部		4	
	完全		40	

*卵管采が完全に閉鎖している場合は16点とする.

合計 1～5	StageⅠ（minimal 微小）
合計 6～15	StageⅡ（mild 軽症）
合計 16～40	StageⅢ（moderate 中等症）
合計 41～	StageⅣ（severe 重症）

（American Society of Reproductive Medicine. Revised
American Society for Reproductive Medicine classifica-
tion of endometriosis. Fertil Steril 1997：67：817-21）

で表す.

blueberry spot などの最も古典的な腹膜病変は black lesion とよばれ，ヘモジデリンの色素沈着の結果である．red lesion は black lesion に至る前の活動性の高い病変で，ブレブとよばれる透明な水疱状の病変が主である．white lesion は活動性の低い線維化を主体とした病変で，黄色から茶色がかった病変や，腹膜欠損（pocket formation）なども含まれる．

r-ASRM 分類は世界的に最も用いられている分類法であり，ほぼすべての臨床研究には本分類が用いられて世界標準となっている．しかし，DIE や痛みの評価がなく，また本分類による進行期と不妊の予後が関連しないとの指摘もある．

診断

子宮内膜症は，腹腔鏡検査あるいは開腹手術による肉眼所見によって診断される．確定診断は，病理組織標本での「子宮内膜に類似した腺構造と間質」の証明によるが，日常診療では全例直視下の診断が行われるわけではないので，自覚症状，診察，検査所見から総合的に診断された場合を「臨床的子宮内膜症」として取り扱う．

産婦人科専門医による「臨床的子宮内膜症」の正診率はおよそ80％とされる．微細な腹膜病変や軽度癒着の診断は直視下でなければ難しいが，嚢胞や DIE は内診所見や超音波画像所見から診断することができる．

問診・自覚症状

子宮内膜症の主な症状は，下腹痛，腰痛などの月経時疼痛であり，およそ9割の患者に認められる．特徴は，続発性であることと，年齢とともに増悪傾向を示すことである．

月経時以外にも腹痛，排便痛や性交痛を訴え

ることも多い．子宮内膜症患者の約半数が不妊症を合併する一方，原因不明不妊症患者の約50％に内膜症が存在するため，不妊の訴えも内膜症を診断するうえで重要な問診事項である．

診察

特徴的な内診所見としては，子宮後面および Douglas 窩の硬結，子宮の後屈と可動性の制限，さらに有痛性で可動性のない卵巣チョコレート嚢胞の触知などがある．とくに，DIE がある場合は，後腟円蓋から両側の仙骨子宮靱帯にかけての硬結と圧痛を確かめることが重要である．

若年患者や性交未経験者では，経腹超音波や MRI などの画像診断を優先させてもよい．また経直腸超音波も性交未経験者には有用である．

血液検査

CA125 と CA19-9 が用いられている．両者とも感度・特異度は高くないため，診断に用いることはできないが，治療経過の評価に利用されている．CA125 は月経期には上昇するため注意が必要である．

超音波検査

経腟超音波検査は，子宮内膜症の診断や経過の把握の手段として重要であるが，腹膜病変のように同定が困難な場合もある．卵巣チョコレート嚢胞の典型例では嚢胞内部はびまん性，均一で微細点状エコー（scatter）（❻）を呈し，肥厚した壁を有する単房性もしくは多房性の嚢胞性病内に shading を認める（❼）.

■ DIE
Douglas 窩の閉鎖や子宮後壁漿膜の肥厚が必要であり，仙骨子宮靱帯の肥厚などが認められる．

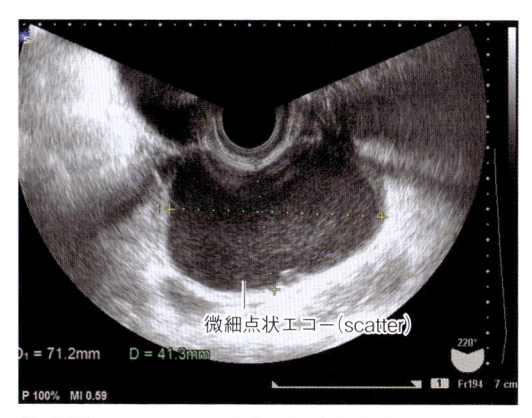

❻ 卵巣チョコレート嚢胞の経腟超音波所見

微細点状エコー（scatter）

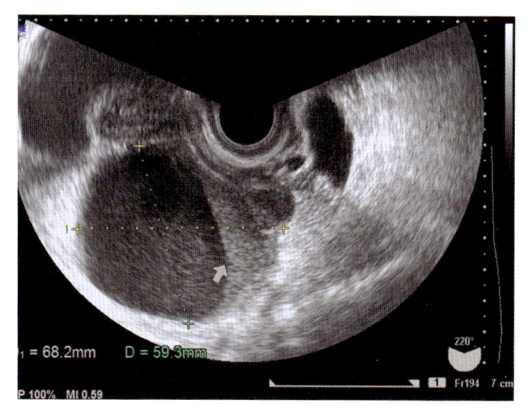

❼ 卵巣チョコレート嚢胞の経腟超音波所見
➡：shading.

MRI

　MRI は血液およびその二次成分を特徴的な信号として描出するため，卵巣チョコレート嚢胞と他の付属器腫瘍との鑑別において，非常に有用である．MRI でも腹膜病変については，小さい病変の同定は困難であるが，DIE や Douglas 窩閉鎖は超音波検査や CT と比べ，血液成分を特異的に診断することができるため描出可能なことがある．

卵巣チョコレート嚢胞

　一般的には，T1・T2 強調画像ともに高信号，脂肪抑制画像により高信号を呈する（❽），あるいは T1 強調画像で均一な高信号，T2 強調画像で shading とよばれる低信号を呈する単房性もしくは多房性の嚢胞性病変として描出される（❾）．

DIE

　線維化や癒着は T2 強調画像で著しい低信号を呈するため，子宮後壁漿膜面，後腟円蓋部，Douglas 窩に低信号の帯状構造や結節を認める場合，DIE の存在が強く疑われる（❿）．腟と直腸に超音波ゼリーを注入する MRI ゼリー法も有用である．

稀少部位子宮内膜症

　膀胱や腸管の子宮内膜症において，腫瘤を形成している場合は MRI で病巣の同定が可能となる．症状から腸管子宮内膜症の存在が疑われるが，腫瘤形成がなく MRI で同定が困難な場合は，大腸内視鏡検査や注腸造影検査を併用することで診断が可能となる．

鑑別診断

　成熟奇形腫や出血性黄体嚢胞などがあるときに，嚢胞内に凝血塊や嚢胞壁の脱落膜化による充実性病変を認めるが，この場合は悪性腫瘍との鑑別に MRI が有用となる．

成熟奇形腫

　T1 強調画像，T2 強調画像で高信号を呈するが，脂肪抑制を行うと低信号を呈するため，卵巣チョコレート嚢胞との鑑別診断は比較的容易である．

卵巣チョコレート嚢胞の癌化

　40～50 歳代になると，一部の卵巣子宮内膜症性嚢胞は癌化することが知られている．日本の疫学調査により，卵巣チョコレート嚢胞から 0.72% の頻度で癌化すること，嚢胞サイズの大

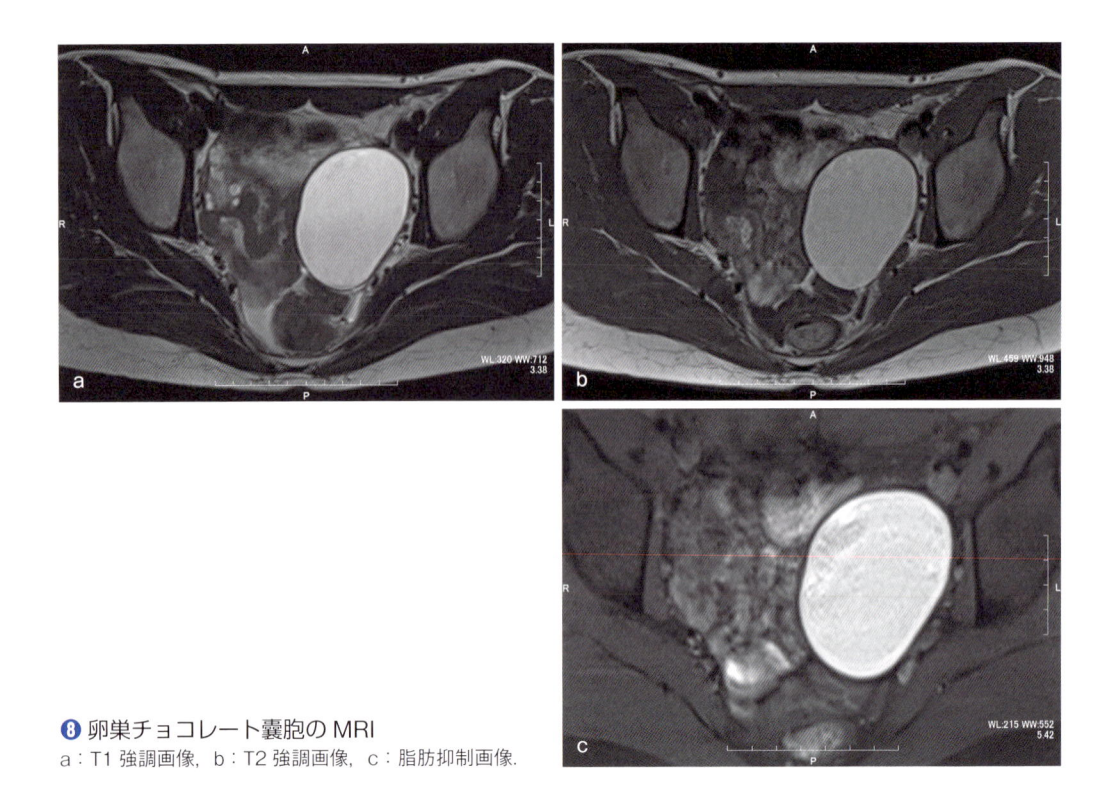

❽ 卵巣チョコレート囊胞の MRI
a：T1 強調画像，b：T2 強調画像，c：脂肪抑制画像．

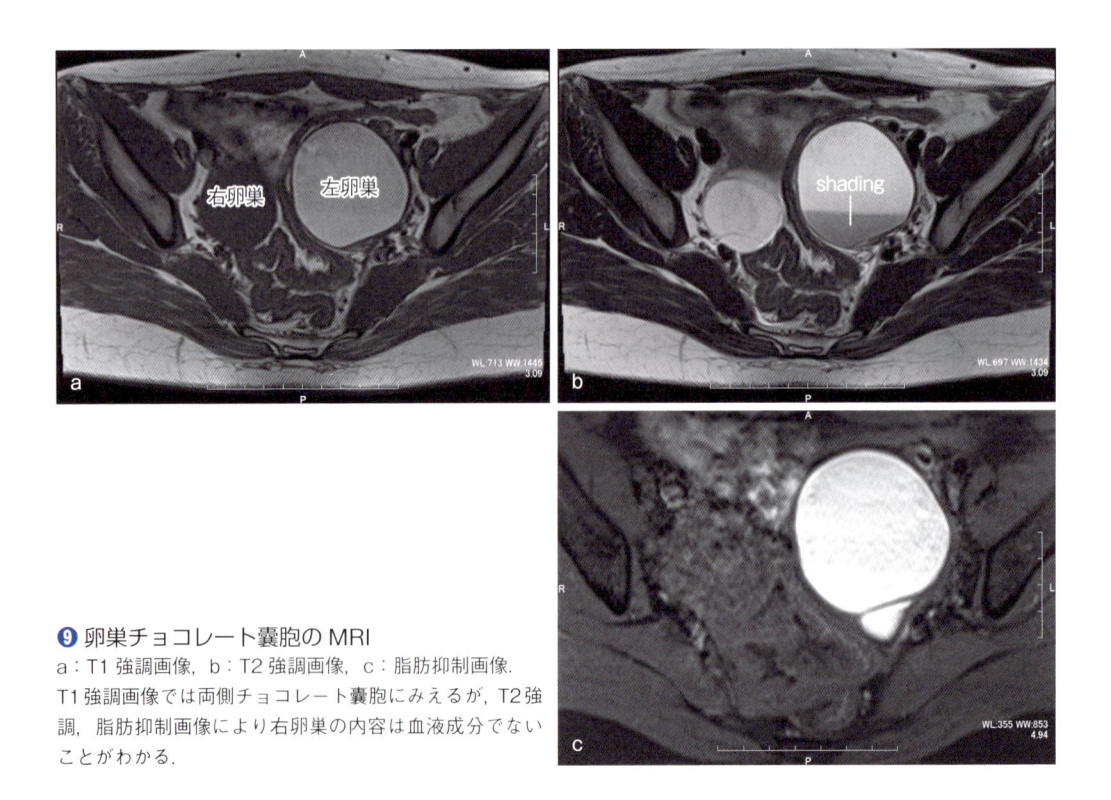

❾ 卵巣チョコレート囊胞の MRI
a：T1 強調画像，b：T2 強調画像，c：脂肪抑制画像．
T1 強調画像では両側チョコレート囊胞にみえるが，T2 強調，脂肪抑制画像により右卵巣の内容は血液成分でないことがわかる．

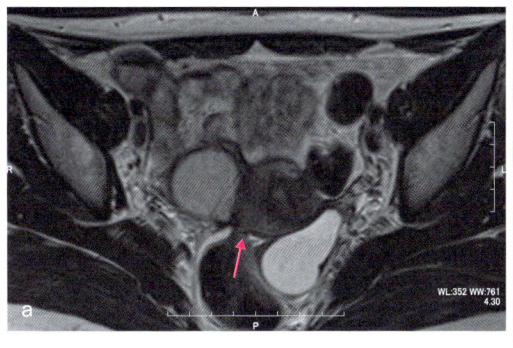
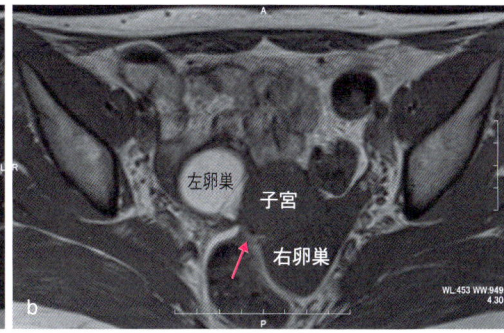
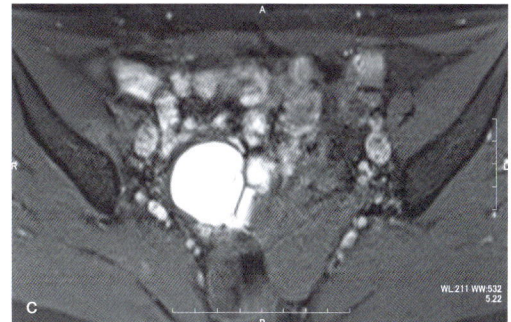

❿ DIE 症例の MRI
a：T1 強調画像，b：T2 強調画像，c：脂肪抑制画像．
➡：直腸との癒着（DIE）．

きい嚢胞（6 cm 以上）が癌化しやすいことなど
が報告されている．

　鑑別に重要なのは，とくに 45 歳以上で，内膜
症細胞の前癌病変を介して類内膜癌と明細胞癌
が発生するのを見逃さないことである．

①嚢胞のサイズを測定し，嚢胞が短期間で増大
　する場合，またはサイズの変化がほとんどみ
　られずに，嚢胞内に隆起性病変が認められる
　場合は悪性を考慮する．
②超音波診断ですりガラス様の嚢胞内容液が
　黒くなる（漿液性に近づく）場合は悪性を考
　慮する．
③隆起性病変の部位が嚢胞の腹側に存在する
　場合は悪性を考慮する．
④癌化しても CA125 が上昇しない場合がある．
　卵巣チョコレート嚢胞の癌化例の超音波像を
⓫に示す．嚢胞サイズの増大，隆起性病変が出
現する．壁在結節の増大がみられるのが特徴で
ある．内容液のすりガラス様陰影が消失する所
見も報告されている．

　超音波検査において特徴的な卵巣チョコレー

ト嚢胞内容液のドロドロ感が消失し，漿液性の
液体に変化する所見は，癌細胞から漿液性の滲
出液が分泌されることにより希釈される可能性
はあるが，最近の報告で内容液の成分が変化し
ているため，単なる希釈ではないと考えられて
いる．

　また卵巣チョコレート嚢胞では内部に高頻度
に凝血塊を認めることがあり，癌化による隆起
性病変かどうか迷うことがある．現時点では造
影 MRI により造影効果があればより癌と判断
されやすくなる．拡散強調画像や ADC（appar-
ent diffusion coefficient）マップを用いて鑑別
することも多くなった．しかし，日常臨床では
すべての患者に造影 MRI を行うのは困難であ
る．

　⓬に⓫と同一症例の MRI を示す．明細胞癌
と判明する 2 か月前の MRI でも診断されず
（⓬），診断 1 か月前の造影 CT で悪性を疑う所
見となっている（⓭）．経時的評価が重要であ
る．

　超音波診断のみでは鑑別不能な症例を MRI

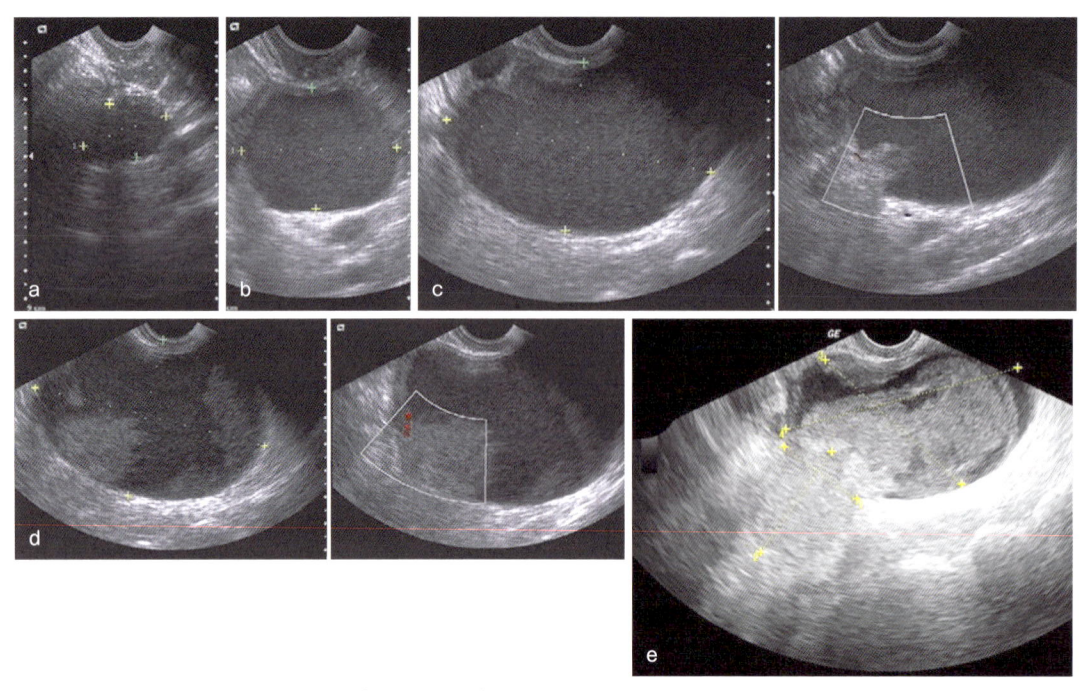

⓫ 卵巣チョコレート嚢胞の癌化例（超音波所見）

a：手術4か月前，b：手術2か月前，c：手術1か月前，d：手術1か月前，e：手術直前．
上段左から卵巣チョコレート嚢胞が経時的に変化していくのがわかる．e が手術直前の腫瘤であり，手術検体にて明細胞癌であった．⓫〜⓭は同一症例．

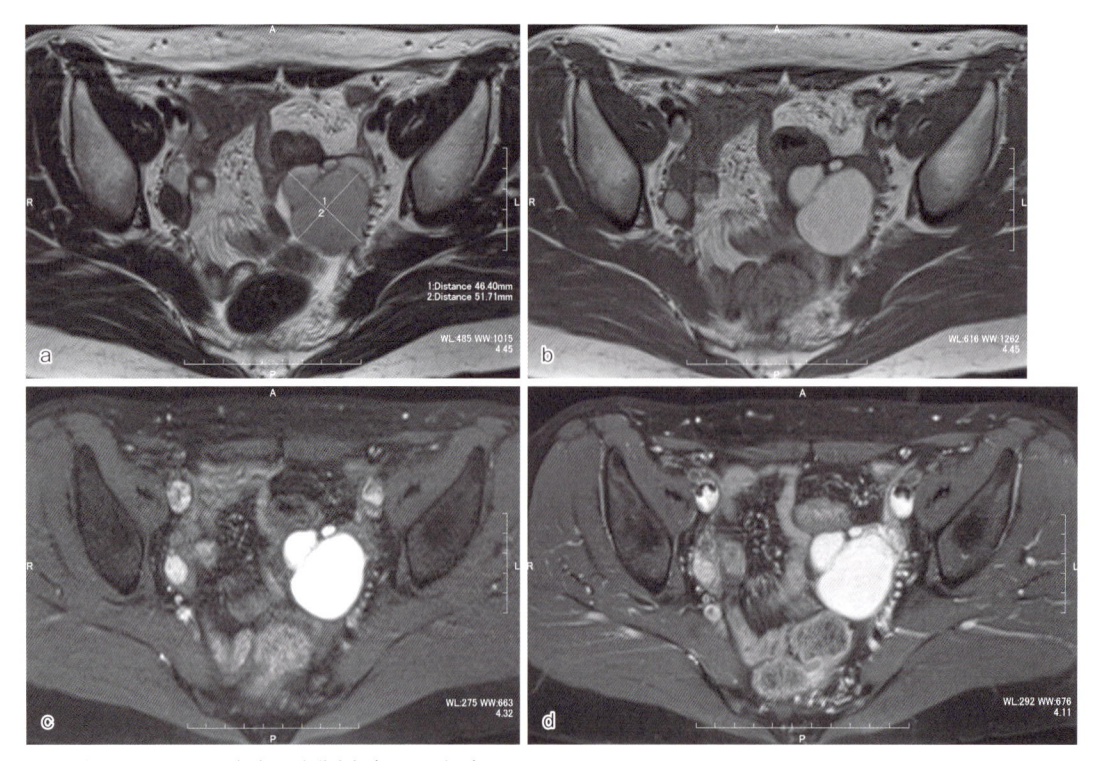

⓬ 卵巣チョコレート嚢胞の癌化例（MRI 所見）

両側卵巣の内膜症性嚢胞の疑い．左側で嚢胞成分の増大を認めるが，悪性腫瘍の合併を考える所見は指摘できない．a：T1強調画像，b：T2強調画像，c・d：脂肪抑制画像．

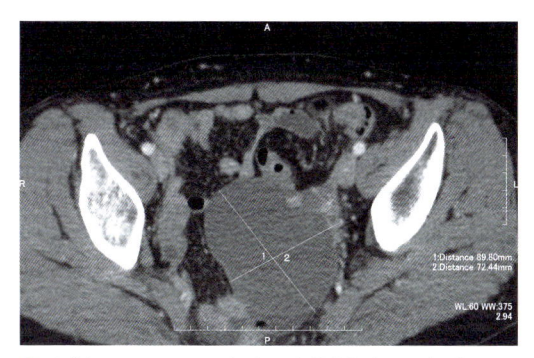

⑬ 卵巣チョコレート嚢胞の癌化例（CT 所見）
手術 1 か月前．嚢胞壁に隆起性病変を認める．

矢状断で，嚢胞を前上方，前下方，後上方，後下方に 4 分割して，卵巣チョコレート嚢胞と内膜症関連卵巣癌における嚢胞内隆起性病変の発生部位を検討した報告[1]によると，卵巣チョコレート嚢胞でみられる腫瘤の多くは凝血塊であるため，重力に従い，嚢胞の尾側に認められることが多いと考えられる．卵巣チョコレート嚢胞では隆起性病変の 90.4％が後方から発生するのに対して，内膜症関連卵巣癌の場合は，嚢胞壁のどこからでも発生することがわかっている．したがって，嚢胞の腹側に隆起性病変が発見された場合は癌化の可能性を念頭におく必要がある．

治療

子宮内膜症治療の基本的な考え方

思春期から性成熟期，更年期以降までと対処の必要な期間の長い疾患であるため，ライフステージ全体を見据えて治療の選択を行う必要がある．

治療方法は，治療目的，病巣部位（とくに卵巣チョコレート嚢胞の有無や大きさ），年齢，挙児希望の有無，妊孕性温存の要否などの因子によって決定される．若年女性では疼痛によるQOL の低下を改善することが主体であるが，

将来の妊孕性温存に留意する一方，年齢の増加に伴い卵巣チョコレート嚢胞の悪性化予防や早期発見が重要となる．

子宮内膜症治療の基本的な目的は，①月経困難症，慢性骨盤痛などの疼痛の緩和，②妊孕性の温存，不妊症に対する妊孕性改善，③卵巣チョコレート嚢胞の破裂・感染・癌化の予防である．

現在用いられている治療方法は以下の 3 つの組み合わせである．

① 対症療法：非ステロイド性抗炎症薬（NSAIDs）をはじめとする鎮痛薬や漢方薬．

② 内分泌療法：低用量エストロゲン・プロゲスチン配合薬（LEP）製剤，ジエノゲスト，ジドロゲステロン，レボノルゲストレル放出子宮内システム（LNG-IUS），GnRH アゴニスト（GnRHa）など．

③ 手術療法：卵巣チョコレート嚢胞摘出術，付属器摘出術，子宮内膜症病巣摘出，癒着剥離術などがあるが，近年は大部分が腹腔鏡下手術で行われている．

ガイドラインでの記載[2]

『産婦人科診療ガイドライン─婦人科外来編2017』の CQ221「卵巣子宮内膜症性嚢胞（チョコレート嚢胞）の治療は？」の Answer は次のようになっており，基本的には手術の方向で示されている．

1. 年齢，嚢胞の大きさ，挙児希望の有無を考慮して経過観察・薬物療法・手術療法のいずれかを選択するが，破裂・感染予防および病理学的診断の観点からは手術療法が優先される．（B）
2. 手術療法にあたっては，根治性と卵巣機能温存の必要性を考慮して術式を決定する．（B）
3. 年齢，嚢胞の大きさ，充実部分の有無により悪性化のリスクが高い症例では患側卵巣の摘出を選択する．（C）
4. 保存手術を行った場合は再発予防のため，ホルモン療法を行う．（B）

また，同ガイドライン CQ222「囊胞性病変を伴わない子宮内膜症の治療は？」には，以下のように基本的には保存的治療が優先される考えである．

1. 疼痛には，まず鎮痛剤（NSAIDs）による対症療法を行う．（B）
2. 鎮痛剤の効果が不十分な場合や子宮内膜症自体への治療が必要な場合は，低用量エストロゲン・プロゲスチン配合薬，プロゲスチンを第 1 選択，GnRH アゴニスト，ダナゾールを第 2 選択として投与する．（B）
3. 鎮痛剤の効果が不十分な場合にレボノルゲストレル放出子宮内システムを使用する．（C）
4. 薬物療法が無効な場合または不妊症を伴う場合には，手術による子宮内膜症病巣の焼灼・摘除，癒着剥離を行う．（B）

薬物療法

子宮内膜症に対する薬物療法の基本的な考え方として，上記に加え，術前において病巣の縮小ないし消失による手術効果の向上を図ることや，再発の予防あるいは再発・再燃に対して病巣の進行を遅らせる目的がある．

薬物療法は対症療法と内分泌療法に大別される．

対症療法

NSAIDs，漢方薬などは，月経痛などの一時的な疼痛を緩和することに効果がある．漢方薬は子宮内膜症に起因した気分不快などを緩和し，弱い疼痛緩和効果があり，内分泌療法に起因する低エストロゲン症状を軽減する効果がある．

内分泌療法

排卵を抑制することにより，卵巣に由来する内因性エストロゲン分泌を低下させて子宮内膜症病巣を退縮させる．LEP 製剤，ジエノゲストを第 1 選択とし，GnRH アゴニストを第 2 選択として投与する．疼痛抑制作用は GnRH アゴニ

ストが最も強いが，日本では 6 か月の使用制限があるため，維持療法として LEP 製剤，ジエノゲストに移行させることも多い．

大きい（6～7 cm 以上）卵巣チョコレート囊胞では縮小効果や不妊の改善効果はあまり期待できないことから，基本的に腹腔鏡下手術や生殖補助技術（ART）を選択する．また薬物療法は強い癒着を伴う DIE には効果が乏しいことが多い．

手術療法

腹腔鏡下手術か開腹手術か

卵巣子宮内膜症性囊胞（卵巣チョコレート囊胞）の治療に関しては，『産婦人科診療ガイドライン―婦人科外来編 2017』[2] でも手術療法が優先とされている．手術療法は病巣を除去し，病理学的診断が可能である観点からも最も有効な手段であり，最近は腹腔鏡下手術が主流となっている[2]．

子宮内膜症の疼痛に対して腹腔鏡下手術の有効性を示す無作為化比較試験（RCT）はこれまでに 2 文献[3,4] 報告されているが，治療的腹腔鏡下手術（可及的な内膜症病巣焼灼あるいは除去）は，診断的腹腔鏡検査に比較して有意に疼痛を改善したと報告されている．

腹腔鏡下手術は，開腹手術と比較して腹壁創部が小さく低侵襲であるため，内膜症においては ① 創部が小さい，痛みが少なく早期離床が実現し，癒着が少ない，② 早期社会復帰ができる，③ 美容上優れる，④ 患者 QOL が高いなどの患者側のメリットも多い．また術者にとっても ① スコープで深部まで拡大視できるため病変の見落としが少なく，② 骨盤深部の病変が摘出できる，③ 繊細な手技が実現し，妊孕能温存に好都合などの長所がある．

子宮内膜症の手術は病巣の焼灼，癒着剥離から卵巣チョコレート囊胞や深部病巣の摘出など多岐にわたり，患者の症状や年齢，悪性所見の

有無などで適応や術式を決定していく．子宮，卵巣の解剖学的位置関係は病巣の癒着や線維化により変化し，その程度により手術の難易度が大きく変わる．合併症に備え，消化器外科や泌尿器科とのスムーズな連携体制を構築しておく必要がある．

術前から患者に十分に説明し，再発のリスクに対し，積極的なホルモン製剤の予防投与の必要性についても説明し，同意を得ておくことが重要である．

▌囊胞摘出術か囊胞壁焼灼術か

卵巣チョコレート囊胞に対する手術療法は，囊胞壁を卵巣実質から剥離する囊胞摘出術と，囊胞内容を吸引後に囊胞壁を焼灼する方法（囊胞壁焼灼術）に大別される．囊胞摘出術は囊胞壁焼灼術と比較して，病理診断が可能であるうえ，再発率の低さや痛みなどの症状改善の点で有利であるが，卵胞を含む卵巣皮質を同時に切除してしまい，卵巣予備能への影響が避けられない．

とくに両側性のもの，子宮内膜症が重篤な症例，年齢が高い症例などは卵巣予備能低下のリスクが高くなる．囊胞径が 4 cm 以内の症例では内容吸引・囊胞壁焼灼術のほうが，囊胞摘出術よりも卵巣予備能への影響が少ないという報告が多く，両側性や再発性の事例などでは選択肢の一つとなる．

▌卵巣予備能を落とさないための囊胞摘出術の工夫

囊胞は可能な限り薄く剥離する．卵巣チョコレート囊胞では皮質が折り込まれて 2 層構造となり，その間に髄質が存在する．囊胞摘出の際には，本来は囊胞壁と内側皮質の間で剥離するべきであるが，卵巣チョコレート囊胞の線維化が強い場合などでは容易に髄質と内側皮質の間で剥離が行われ，その結果として皮質の多くを

多数の卵胞とともに摘出してしまう．したがって，囊胞は可能な限り薄く剥離するのがコツとなる．

しかし，術後 6 か月の時点までの経過では，治療的腹腔鏡下手術を施行した患者の 20% および 38% において，疼痛改善は得られなかったとされている．また手術のみでは術後約 1 年で約 56% が再発[5]している．したがって，手術療法単独では治療効果に限界があることを示唆し，術後維持療法が不可欠であることを意味している．

経過・予後—ライフステージに応じた内膜症女性のトータルヘルスケア（女性医学の立場から最近の話題）

子宮内膜症女性と心血管疾患のリスクの関係

内膜症の基本病態は組織炎症の存在であり，これまでは発症機序の解明や病態解析，さらには月経痛に対する治療方法などが研究の中心であった．

一方で，炎症の活性化は，動脈硬化性疾患へ進展する際に，最も早期で鋭敏に反映する血管内皮機能を低下させ，その後の心筋梗塞や脳卒中などの心血管疾患（cardiovascular disease：CVD）の発症につながる．たとえば，歯周病やクラミジア肺炎などの慢性炎症性疾患は CVD リスクであることが知られている．内膜症の場合，閉経までの約 20 年間の長期間にわたり炎症にさらされることになる．したがって，内膜症女性の慢性的な炎症は血管内皮機能を障害し，将来の CVD 発症のリスクになる可能性が考えられる．子宮内膜症を慢性炎症性疾患としてみると，腹水中の炎症性サイトカイン，TNF-α，IL-6，IL-8 の増加[6]など，慢性炎症性疾患としての側面をもつ．しかし，本疾患患者の将来における心血管系の長期予後に関しては

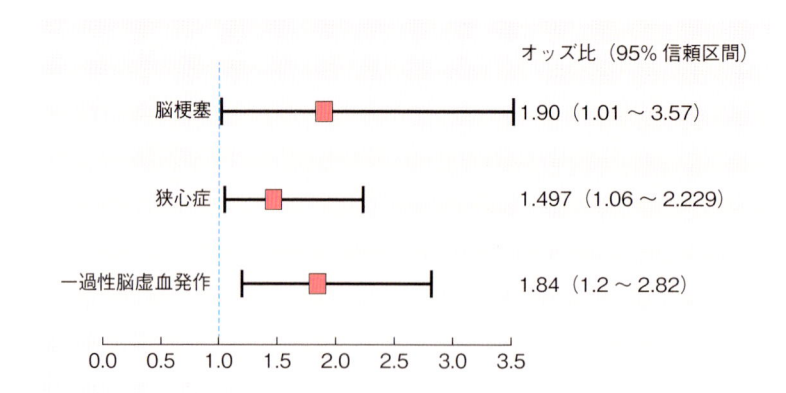

オッズ比（95% 信頼区間）

脳梗塞 1.90（1.01〜3.57）

狭心症 1.497（1.06〜2.229）

一過性脳虚血発作 1.84（1.2〜2.82）

⓮ 子宮内膜症と心血管疾患のリスク（JNHS〈Japan Nurses' Health Study〉）
ベースラインデータで，子宮内膜症患者の心血管疾患の comorbidity（共存疾患）の
オッズ比は脳梗塞，狭心症，一過性脳虚血発作での上昇が示されている．
（Nagai K. et al. 2015[7]）

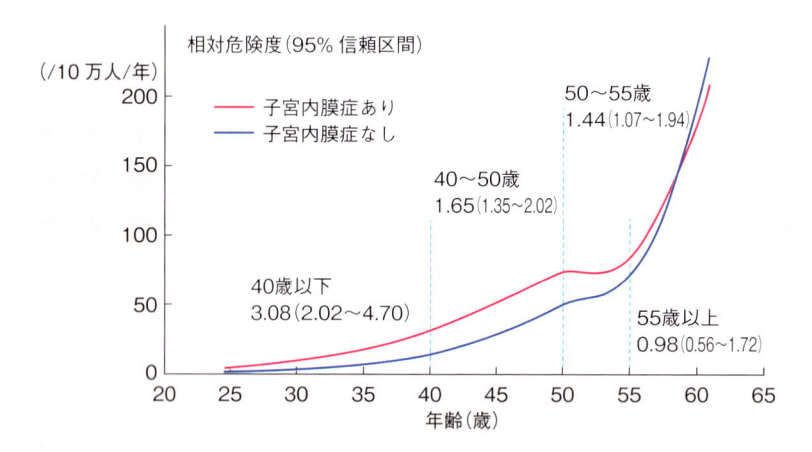

⓯ 子宮内膜症の年齢別にみた冠動脈心疾患リスク NHS Ⅱ（Nurses' Health Study Ⅱ）（前向きコホート研究）
（Mu F. et al. 2016[8]）

不明であった．

　疫学的検討として，日本女性医学学会で行っている JNHS（Japan Nurses' Health Study）のベースラインデータにおける子宮内膜症患者の脳梗塞，狭心症，一過性脳虚血発作の comorbidity（共存疾患）を検討した結果では，子宮内膜症患者の comorbidity（共存疾患）のオッズ比は脳梗塞 1.90（1.01〜3.57），狭心症 1.497（1.06〜2.229），一過性脳虚血発作 1.84（1.2〜2.82）と，CVD の有病率は有意に上昇している

ことが判明した（⓮）[7]．

　大規模な前向きコホート研究である NHS Ⅱ（Nurses' Health Study Ⅱ）[8]でも，内膜症患者では CVD リスクが高く，心筋梗塞，狭心症，冠動脈手術あるいはステントの割合が高いことが報告されている（⓯）．CVD 発症のリスクは閉経前にみられるが，閉経後は有意差を認めなくなる．この理由に関して，子宮内膜症の女性は，子宮摘出または卵巣摘出を受ける可能性が高く，自然閉経前の外科的閉経により CVD の

子宮内膜症の存在が CVD リスクか否か

　子宮内膜症の女性において血管内皮機能（FMD：flow mediated dilation）を測定した検討では，コントロール群に比較し，内膜症群が有意に低値を示しており（⓰），内膜症患者ではすでに血管内皮機能が低下していること，またその機序に関しては，内膜症患者では抗酸化因子の低下があり，血管内皮機能は抗酸化因子と有意の相関を示すことから，酸化ストレスの亢進が血管内皮機能低下の一因であることが示された[9,10]．

　その他の機序に関しては，高感度 CRP，SAA，IL-6 は内膜症群が有意に高値を示した．内因性 NO 合成酵素抑制因子である asymmetrical dimethylarginine（ADMA）はコントロール群に比較し，内膜症群では有意に高値を示した[10]．

　同様の検討で，子宮内膜症の女性では FMD は低下しているが，ニトログリセリン依存性血管拡張反応（NMD；血管平滑筋機能）には差がないことを Santoro らが報告している[11]．また，子宮内膜症女性は，対照女性と比較して脈波伝導速度（PWV；動脈硬化度）が高いことも Tani らにより報告されている[12]．

　一方，頸動脈内膜中膜複合体厚（CIMT；プラーク形成）には差がないことから，子宮内膜症女性ではプラーク形成にまでは至らないものの，血管内皮機能が障害されある程度動脈硬化が進行していると考えられる[11]．

　子宮内膜症による動脈硬化進行の病態を説明する因子としては，子宮内膜症は全身的な慢性炎症を引き起こし，末梢血・腹水中で IL-1，IL-6，TNF-α が増加することにより，酸化ストレスが高まっている．このため，末梢血・腹水中で酸化ストレスマーカーが増加し，抗酸化物質が減少する結果となっている．LDL コレステロールが増加し，HDL コレステロールが減少するなどの脂質プロファイルを悪化させるなど，子宮内膜症の存在そのものにより脂質異常症をきたしていることも知られている[13]．

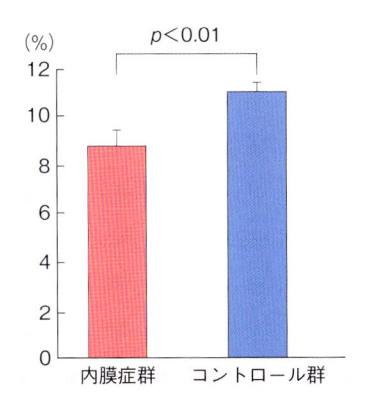

⓰ 子宮内膜症患者とコントロール群における血管内皮機能（FMD）
内膜症群はコントロール群に比べ，血管内皮機能の指標である FMD（血管拡張反応）が有意に低下している．
（Kinugasa S, et al. 2011[10]）

リスクを増加させる可能性があると考察されている．

　子宮内膜症患者は，内膜症のない女性よりも CVD のリスクが高く，この差は年齢や月経の有無によって異なる可能性が示唆されている．しかし NHS II[8] でも対象年齢は 25 歳からの観察であり，いつからリスクが上昇しているのかは不明である．

思春期子宮内膜症とその治療の問題

　思春期とは「性機能の発育（乳房発育・恥毛発育など）に始まり，初経を経て第 2 次性徴の完成と月経周期がほぼ順調になるまでの期間で，現在の日本人の場合，平均的には 8〜9 歳から 17〜18 歳の間とする」と定義される．Reese

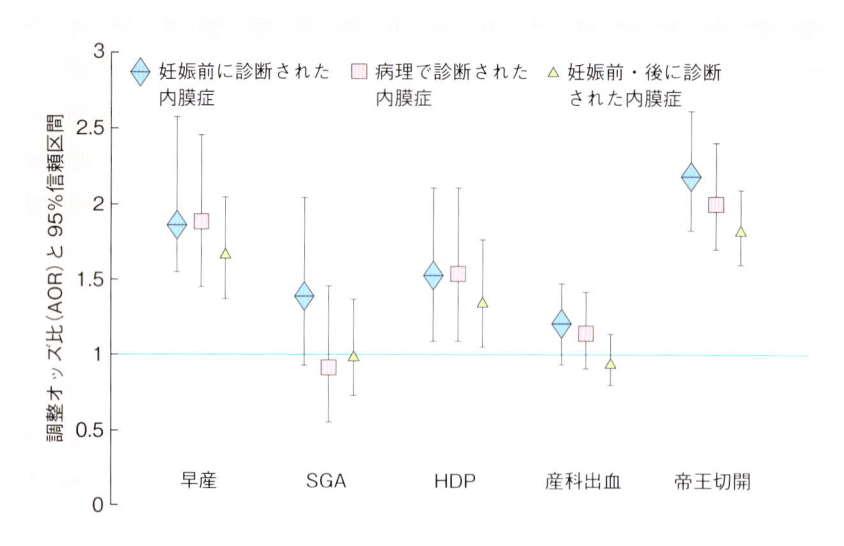

⑰ Danish cohort study
1989〜2013 年に，子宮内膜症の母親からデンマークのオーフスで生まれた 82,793 人を産科リスク別にまとめた．
SGA：small for gestational age，HDP：妊娠高血圧症候群．
(Glavind MT, et al. 2017[16])

らの報告[14]によると，思春期の子宮内膜症症例のほとんどは初期の段階であり，r-ASRM 分類の I 期と II 期であった．また Laufer らの報告[15]でも，思春期の子宮内膜症症例 91.8%（45/49）が，r-ASRM 分類で I 期または II 期の子宮内膜症であり，8.2%（4/49）が III 期または IV 期であった．治療に関しては『産婦人科診療ガイドライン—婦人科外来編 2017』の CQ222「嚢胞性病変を伴わない子宮内膜症の治療は？」の 1，2 を参照されたい．

子宮内膜症が産科異常に関与するか

デンマークの大規模な出生コホートである Danish cohort study によると，子宮内膜症既往と妊娠高血圧症候群，帝王切開，出産後出血，早産，妊娠期間，SGA（small for gestational age）などの産科リスクに関して検討した報告では，①妊娠高血圧症候群（HDP）の調整オッズ比（AOR）は 1.37（1.06〜1.77）と有意に高値であった．②帝王切開の AOR は 1.83（1.60〜

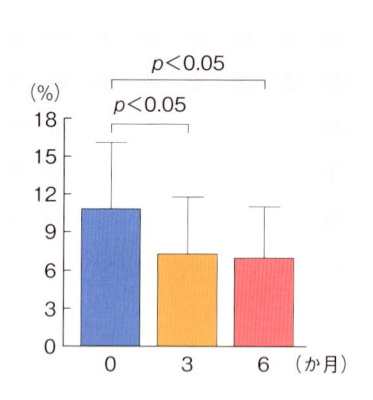

⑱ GnRH アゴニスト療法前後の血管内皮機能（FMD）
長期間の GnRH アゴニストの投与は，内膜症患者の血管内皮機能をさらに低下させる．
(Harada R, et al. 2014[18])

2.09），③早産のリスクの AOR は 1.67（1.37〜2.05）であり，いずれも血管内皮機能との関連は不明とされているものの，骨盤内の慢性炎症によるものとの見解が示されている（⑰）．HDP と ART に関して，子宮内膜症患者では，一般の人口に比較して母体年齢が高く，ART を

子宮内膜症の治療が CVD リスクマーカーに与える影響

　子宮内膜症を閉経後の CVD のリスクととらえるならば，現在行われているさまざまな治療が適切か否かを検討する必要がある．

　子宮内膜症の管理は閉経までの長期に及ぶため薬剤選択が重要である．『産婦人科診療ガイドライン—婦人科外来編 2017』[2] では，術後，再発予防に対する効果について「卵巣子宮内膜症性嚢胞（チョコレート嚢胞）の治療は？」という CQ221 の Answer 4 解説で，挙児希望のない場合は，再発を予防するために術後の低用量エストロゲン・プロゲスチン配合剤（LEP）やジエノゲストなど長期間投与可能な薬剤を投与する（推奨レベル B）とされている．

　術後 LEP の継続使用は非使用に比しオッズ比 0.12（0.05〜0.29）と有意に再発を予防した．また，Vercellini らの 4 つの RCT のメタ解析によると，術後無治療の場合，再発率は 34％（29〜40％），術後経口避妊薬（OC）を投与した場合は 8％（6〜11％），術後 LEP の継続使用と非使用のオッズ比は 0.12（0.05〜0.29）と，再発のリスクを劇的に減らすことが示されている[17]．

　また同ガイドラインの CQ222[2] の「嚢胞性病変を伴わない子宮内膜症の治療は？」では，「1. 疼痛には，まず鎮痛剤（NSAIDs）による対症療法を行う．（B）」とされている．とくに「2. 鎮痛剤の効果が不十分な場合や子宮内膜症自体への治療が必要な場合は，低用量エストロゲン，プロゲスチン配合薬，プロゲスチンを第 1 選択，GnRH アゴニスト，ダナゾールを第 2 選択として投与する（推奨レベル B）」とされている．

　では，LEP・ジエノゲスト，GnRH アゴニストのうちどの薬剤を選択するのがよいか．子宮内膜症の治療薬が CVD リスクマーカーに与える影響を代表的なホルモン療法による治療前後で検討した結果では，治療に関しても，内膜症治療にきわめて有効であるとされていた GnRH アゴニスト療法は，インスリン抵抗性や脂質異常をきたすのみならず，内膜症患者で低下している内皮機能をさらに低下させる[18]ことから，短期治療には適するものの，長期投与で将来の CVD リスクを上昇させる可能性が示唆されたため（⑱），日本での保険適用の問題はあるものの，add-back 療法などの必要性が考えられた[19]．一方，ジエノゲストはエストロゲン濃度を低下させるにもかかわらず，その程度は軽度であり，内皮機能や糖脂質代謝・酸化ストレスに対して悪影響を及ぼさず，長期投与においても内皮機能や脂質代謝に悪影響を及ぼさず，糖，酸化ストレスに対して改善傾向を有することも明らかとなったことから，長期使用にはより適している薬剤の一つと考えられる．

　またエストロゲン・プロゲストーゲン配合剤の選択に関しては，ジエノゲストの副作用である低エストロゲン環境はなく，また昨今連続投与の製品が上市されており，月経回数の減少効果と併せて期待されている．子宮内膜症を CVD のリスクの観点からみた治療方法の確立が望まれる．

行っていることが，これらの結果を招いている可能性が考えられる．

　内膜症患者と妊娠合併症との関係はよくわかっていないことが多いが，① 炎症性腹水，サイトカイン，血管新生因子の増加，早産のハイリスク，② 子宮の junctional zone は胎盤形成の重要な部分であるが，HDP が螺旋動脈形成の欠損としての特徴を有すると考えるなら，内膜症患者では junctional zone が肥厚しており，胎盤形成に悪影響を与える可能性が考えられる[16]．

（篠原康一）

● 文献
1) Tanase Y, et al. Factors that differentiate between endometriosis-associated ovarian cancer and benign ovarian endometriosis with mural nodules. Magn Reson Med Sci 2018 ; 17 : 231-7.

2) 日本産科婦人科学会/日本産婦人科医会編・監. 産婦人科診療ガイドライン―婦人科外来編2017. 東京：日本産科婦人科学会；2017.

3) Hart RJ, et al. Excisional surgery versus ablative surgery for ovarian endometriomata. Cochrane Database Syst Rev 2008；(2)：CD004992.

4) Sutton CJ, et al. Prospective, randomized, double-blind, controlled trial of laser laparoscopy in the treatment of pelvic pain associated with minimal, mild, and moderate endometriosis. Fertil Steril 1994；62：696-700.

5) Abbott J, et al. Laparoscopic excision of endometriosis：a randomized, placebo-controlled trial. Fertil Steril 2004；82：878-84.

6) Harada T, et al. Increased interleukin-6 levels in peritoneal fluid of infertile patients with active endometriosis. Am J Obstet Gynecol 1997；176：593-7.

7) Nagai K, et al. Disease history and risk of comorbidity in women's life course：a comprehensive analysis of the Japan Nurses' Health Study baseline survey. BMJ Open 2015；5：e006360.

8) Mu F, et al. Endometriosis and risk of coronary heart disease. Circ Cardiovasc Qual Outcomes 2016；9：257-64.

9) Kanyama A, et al. Endothelial function and oxidative stress in women with endometriosis. J Aichi Med Univ Assoc 2009；38：1-8.

10) Kinugasa S, et al. Increased asymmetric dimethyl arginine and enhanced inflammation are associated with impaired vascular reactivity in women with endometriosis. Atherosclerosis 2011；219：784-8.

11) Santoro L, et al. Endothelial dysfunction but not increased carotid intima-media thickness in young European women with endometriosis. Hum Reprod 2012；27：1320-6.

12) Tani A, et al. Arterial stiffness is increased in young women with endometriosis. J Obstet Gynaecol 2015；35：711-5.

13) Melo AS, et al. Unfavorable lipid profile in women with endometriosis. Fertil Steril 2010；93：2433-6.

14) Reese KA, et al. Endometriosis in an adolescent population：the Emory experience. J Pediatr Adolesc Gynecol 1996；9：125-8.

15) Laufer MR, et al. Prevalence of endometriosis in adolescent girls with chronic pelvic pain not responding to conventional therapy. J Pediatr Adolesc Gynecol 1997；10：199-202.

16) Glavind MT, et al. Endometriosis and pregnancy complications：a Danish cohort study. Fertil Steril 2017；107：160-6.

17) Vercellini P, et al. Long-term adjuvant therapy for the prevention of postoperative endometrioma recurrence：a systematic review and meta-analysis. Acta Obstet Gynecol Scand 2013；92：8-16.

18) Harada R, et al. Effects of gonadotropin-releasing hormone agonist on vascular reactivity, oxidative stress, and plasma levels of asymmetric dimethyl-arginine, inflammatory markers, glucose, and lipids in women with endometriosis. J Aichi Med Univ Assoc 2014；42：1-10.

19) Yim SF, et al. Prospective randomized study of the effect of "add-back" hormone replacement on vascular function during treatment with gonadotropin-releasing hormone agonists. Circulation 1998；98：1631-5.

多嚢胞性卵巣症候群（PCOS）

多嚢胞性卵巣症候群と女性ヘルスケア

多嚢胞性卵巣症候群（polycystic ovary syndrome：PCOS）は生殖年齢女性の5〜8%に認められ，月経異常のなかで比較的頻度の高い疾患である．

2007年に日本産科婦人科学会は新しい診断基準を作成し[1]，①無月経，希発月経，無排卵周期症のいずれかの月経異常，②超音波断層検査法で両側卵巣に多数の小卵胞（少なくとも一方の卵巣に2〜9 mmの小卵胞が10個以上）が存在する多嚢胞性卵巣，③血中テストステロン，遊離テストステロン，アンドロステンジオンのいずれかが高値あるいは黄体化ホルモン（luteinizing hormone：LH）基礎値高値かつ卵胞刺激ホルモン（follicle stimulating hormone：FSH）基礎値正常である内分泌学的特徴をポイントとした．

PCOSの病態は，視床下部-下垂体-卵巣系の異常に加えて，副腎系および糖代謝異常が複雑に関係したものと考えられ，インスリン抵抗性や高アンドロゲン血症の関与が考えられている．

PCOSは，❶のように不妊だけではなくさまざまな疾患に関与することから，女性ヘルスケアの分野にとっても重要な疾患である[2]．そのためPCOSの治療について，挙児希望がない場合でも，定期的に消退出血を起こさせ子宮内膜異常を予防したり，食事指導やライフスタイルを改善するのにも注意が必要である．

PCOS女性の加齢に伴う変化

内分泌学的変化

月経の変化

PCOSの診断基準には月経異常が含まれている．加齢に伴い月経異常がどのように変化するかについて，Eltingらは205例のPCOS女性の年代ごとの月経状況を検討し，30〜35歳で規則的な月経の割合が40.6%であったが，加齢とともに規則的な月経を有する割合は高くなり，51〜55歳では100%であることを報告している[3]．21歳から20年間にわたる長期的なフォローアップ結果からも，排卵周期の回復は52例から85例に増加したことが報告されている[4]．

卵巣の変化

卵巣体積について，7〜15年の前向き研究から，平均36.5歳のPCOS女性では平均15.2 mL，コントロール女性では平均7.1 mL，平均46.3歳のPCOS女性で平均11.6 mL，コントロール女性で平均5.4 mLと，多嚢胞のために腫大していた卵巣体積は加齢とともに縮小したことが報告されている．

また，卵胞数については，平均36.5歳のPCOS女性は平均12.8個，コントロール女性は平均8.3個，平均46.3歳ではPCOS女性は平均8.1個，コントロール女性は平均6.3個と減少している．ただし，卵巣体積も卵胞数もPCOS女性はコントロール女性に比べて減少の割合は少

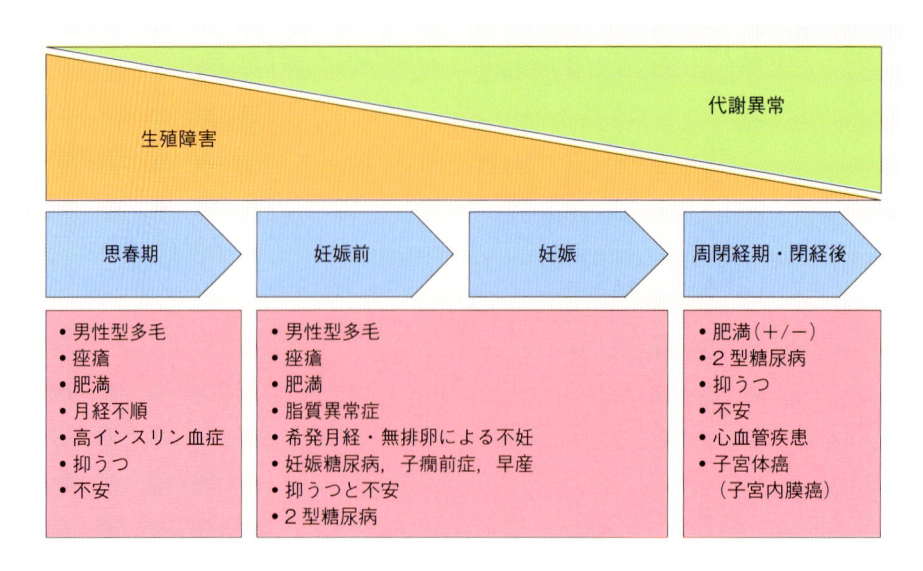

❶ 女性の一生と PCOS にみられる病態
(Gunning MN, et al. 2017[2])

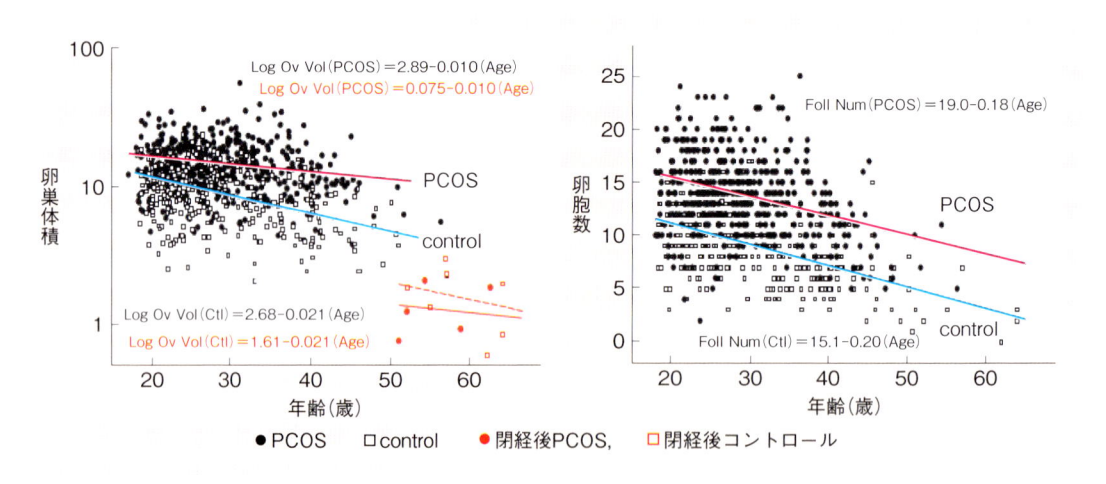

❷ 加齢による卵巣体積や卵胞数の変化
Ov Vol：卵巣体積，Foll Num：卵胞数，Ctl：control.
(Alsamarai S, et al. 2009[5])

ない(❷)[5]．21 歳から行われた前向き研究によると，PCOS 女性の卵巣体積は平均 10.9 mL から平均 10.7 mL と 10 年間変化しないが，15 年後 10.3 mL，20 年後には 9.1 mL と徐々に減少することが示されている[4]．ただし，その減少の程度は少ない．

Kim は，横断的検討として，544 例の PCOS 女性と 666 例のコントロール女性について，超音波断層法（USG）により卵巣の形態を年代ごとに検討し，PCOS 女性では平均卵巣体積は，24 歳以下では 12 mL，25～29 歳では 10 mL，30～34 歳では 9 mL，35～39 歳では 8 mL，40～44 歳では 10 mL，45 歳以上では 6 mL と報告している．また平均卵胞数は，24 歳以下では 13 個，25～29 歳では 14 個，30～34 歳では 10 個，35～39 歳では 10 個，40～44 歳では 7 個，45 歳

以上では7個と報告している[6]．

■ ゴナドトロピンの変化

PCOS女性483例とコントロール女性367例を40歳までの群と40歳以降の群とで比較した検討によれば，LH/FSH比はPCOS女性では2.6と1.6，コントロール女性では1.5と1.0と，いずれも40歳以降群になるとFSHの増加により低くなるが，そのレベルはPCOS女性のほうが高い[5]．21歳からの長期的な前向き研究では，LHやLH/FSH比は15年間ほとんど変化しないが，20年後にやや減少している[4]．また，40～59歳のPCOS女性とコントロール女性を21年間フォローアップした研究では，PCOS女性のFSHの増加はコントロール女性に比べて低いことが示されている[7]．PCOS女性のFSHは30歳までは非PCOS女性と差はなく，30歳を超えると低くなることもいわれているが，閉経後もFSHが低い理由については明らかになっていない．

■ 男性ホルモンの変化

閉経後のPCOS女性の男性ホルモンは非PCOS女性と同様のレベルに減少すると考えられてきたが，閉経後でも高いという報告がみられる．PCOS女性もコントロール女性も40歳以降ではテストステロン値は減少するが，そのレベルはコントロール女性に比べてPCOS女性のほうが高いことが示されている[5]．

Wintersらは，PCOS女性84例（20～57歳）と年齢をマッチさせたコントロール女性37例を比較し，加齢により両者ともテストステロン値は低下するものの，42歳まではPCOS女性のほうが高いことを報告している．42～47歳では，ほぼ同じレベルのテストステロン値になるが，47歳以降になると再度PCOS女性のテストステロン値はコントロール女性よりも高くなっている[8]．

一方，前向き研究では，平均49.4歳のPCOS女性のテストステロンとデヒドロエピアンドロステロンサルフェート（DHEA-S）は，21年後（平均70.4歳）にはコントロール女性（平均70.7歳）と変わらないレベルにまで低下するが，PCOS女性の遊離アンドロゲン指数は21年後においてもコントロール女性よりも高いことが示されている[7]．

各年齢別のケースコントロール研究（PCOS 681例，コントロール230例）によれば，PCOS女性では閉経に向かって男性ホルモンは減少するが，遊離アンドロゲン指数や遊離テストステロンは，ばらつきはあるものの50歳以降増加する傾向が示されている（❸）[9]．もし，閉経後も高い値が持続するのであれば，その影響が生体内のさまざまな部位で関係するかもしれない．

Huddlestonらは，平均30歳のPCOS女性の3～4年の経過から，BMI（body mass index）が30以上の肥満のPCOS女性，BMIが30以下のPCOS女性いずれも総テストステロン濃度は減少するが，肥満のPCOS女性のほうがその減少の程度は大きいことを報告している[10]．

■ 多毛の変化

前向き研究から，PCOS女性の多毛の割合は40～59歳で44％，61～79歳で64％，コントロール女性では40～59歳で6％，61～79歳で9％であり，PCOS女性では閉経後も多毛の割合は高い[7]．

■ 閉経年齢

抗Müller管ホルモンの動態から推測すると，PCOS女性の閉経年齢はやや遅く，正常の排卵周期女性では49歳，PCOS女性では51歳と考えられており，PCOS女性のほうが生殖可能な期間は長いことになる．しかし，PCOS女性の閉経年齢については一致していない．遅いとする報告についても統計学的には有意差はみられ

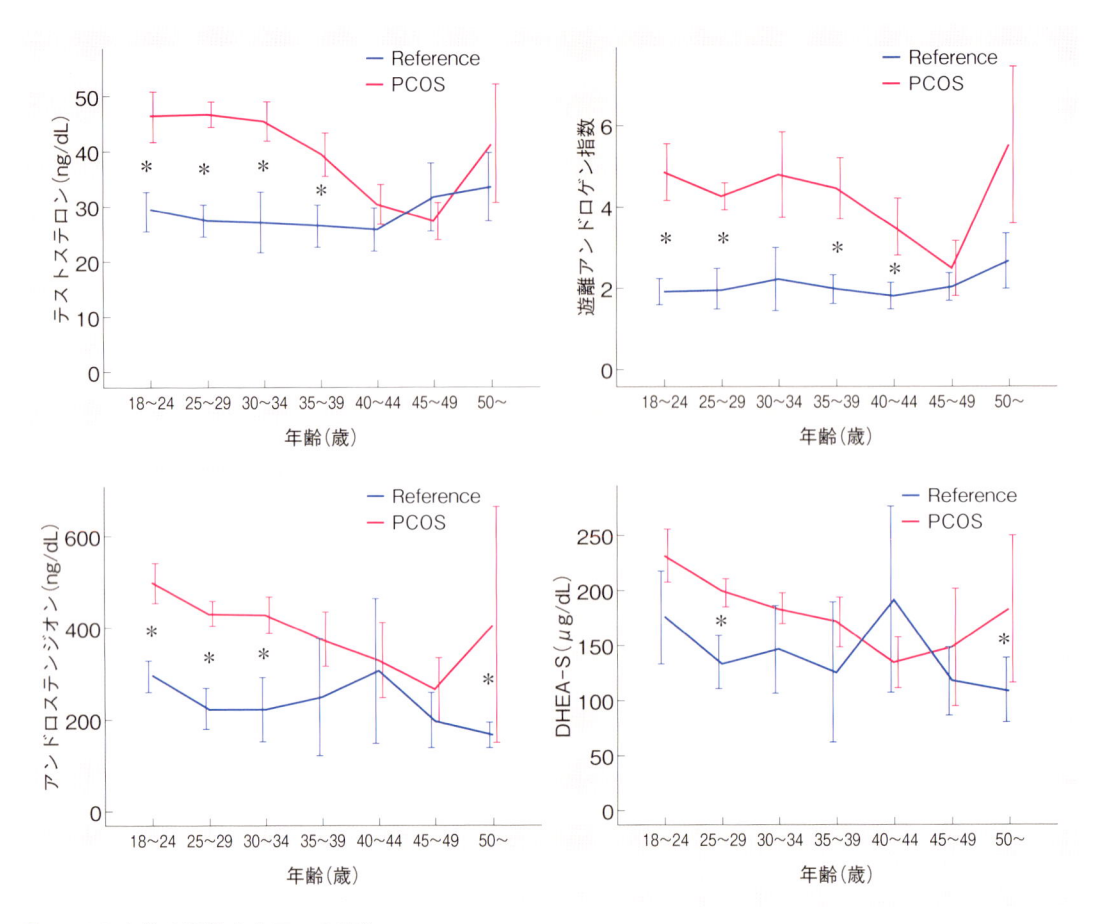

❸ PCOS 女性の男性ホルモンの変化
DHEA-S：dehydroepiandrosterone sulfate.
（Pinola P, et al. 2015[9]）

ず，正常の排卵周期女性と変わらないとする報告もある[11]．

ホットフラッシュ

Yin らは，45～54 歳の 42 例の PCOS 女性とコントロール女性 411 例を比較し，PCOS 女性ではホットフラッシュが 36％にみられ，コントロール女性の 44％と有意差を認めなかったことを報告している．ホットフラッシュを最初に感じた年齢はいずれも 45.6 歳であり，その期間，頻度，程度，夜間のホットフラッシュなどすべて PCOS 女性とコントロール女性の間で有意差はなかった[12]．

代謝の変化と疾患の発症に関する影響

PCOS はメタボリックシンドロームのハイリスク群と位置づけられ，耐糖能異常，脂質代謝異常，2 型糖尿病，高血圧，心血管疾患などの合併が多い．メタ解析によって，PCOS では心血管疾患の発症リスクが高いこと[13]，メタボリックシンドロームや 2 型糖尿病の発症が多い[14] ことが報告されている（❹～❻）．

これらの代謝における影響について，周閉経期と閉経後に分けて述べる．

❹ PCOS と心血管疾患の発症

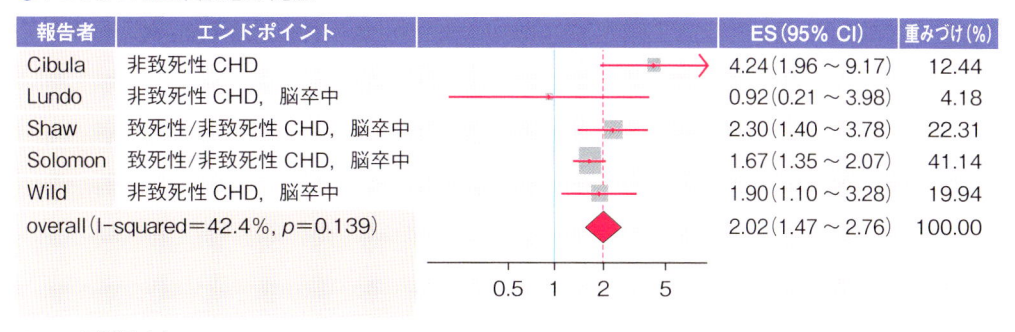

報告者	エンドポイント	ES（95% CI）	重みづけ（%）
Cibula	非致死性 CHD	4.24（1.96～9.17）	12.44
Lundo	非致死性 CHD，脳卒中	0.92（0.21～3.98）	4.18
Shaw	致死性/非致死性 CHD，脳卒中	2.30（1.40～3.78）	22.31
Solomon	致死性/非致死性 CHD，脳卒中	1.67（1.35～2.07）	41.14
Wild	非致死性 CHD，脳卒中	1.90（1.10～3.28）	19.94
overall（I-squared＝42.4%，p＝0.139）		2.02（1.47～2.76）	100.00

CHD：冠動脈疾患.
（de Groot PC, et al. 2011[13]）

❺ PCOS とメタボリックシンドロームの発症

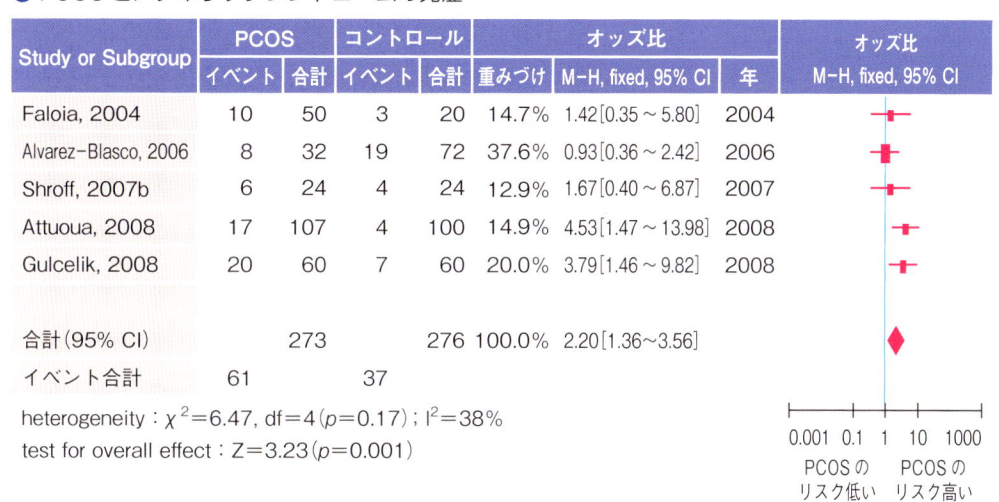

Study or Subgroup	PCOS		コントロール		重みづけ	オッズ比 M-H, fixed, 95% CI	年	オッズ比 M-H, fixed, 95% CI
	イベント	合計	イベント	合計				
Faloia, 2004	10	50	3	20	14.7%	1.42[0.35～5.80]	2004	
Alvarez-Blasco, 2006	8	32	19	72	37.6%	0.93[0.36～2.42]	2006	
Shroff, 2007b	6	24	4	24	12.9%	1.67[0.40～6.87]	2007	
Attuoua, 2008	17	107	4	100	14.9%	4.53[1.47～13.98]	2008	
Gulcelik, 2008	20	60	7	60	20.0%	3.79[1.46～9.82]	2008	
合計（95% CI）		273		276	100.0%	2.20[1.36～3.56]		
イベント合計	61		37					

heterogeneity：χ^2＝6.47, df＝4（p＝0.17）；I^2＝38%
test for overall effect：Z＝3.23（p＝0.001）

（Moran LJ, et al. 2010[14]）

周閉経期における検討

脂質代謝

　Alsamarai らは，PCOS 女性とコントロール女性の脂質代謝について 40 歳までの群と 40 歳以降の群で比較し，いずれの年代群においても，PCOS 女性の総コレステロール（TC），中性脂肪（TG），LDL コレステロール（LDL-C）はコントロール女性より高いことを報告している[5]．

　Echiburú らは，性成熟期前半では PCOS 女性はコントロール女性に比較して BMI，ウエスト周囲径，visceral adiposity index は高く，メタボリックシンドロームの発症も高いこと，性成熟期後半では，PCOS 女性の TC，TG，インスリン分泌，血圧の悪化を認めるが，周閉経期になると，これらのパラメータは PCOS 女性とコントロール女性との間で変わらないことを報告している[15]．

　Pinola らは，正常アンドロゲン血症の PCOS 女性 686 例，高アンドロゲン血症の PCOS 女性 842 例，コントロール女性 447 例の代謝を検討している．閉経までは，正常および高アンドロゲン血症の PCOS 女性はコントロール女性に比較して，インスリン，TG，LDL-C，TC，血圧

❻ PCOS と 2 型糖尿病の発症

Study or Subgroup	PCOS		コントロール		オッズ比			オッズ比
	イベント	合計	イベント	合計	重みづけ	M-H, fixed, 95% CI	年	M-H, fixed, 95% CI
Rajkhowa, 1996	2	72	0	39	9.0%	2.80[0.13〜59.82]	1996	
Cibula, 2000	9	28	60	752	42.3%	5.46[2.37〜12.60]	2000	
Yarali, 2001	1	30	0	30	6.9%	3.10[0.12〜79.23]	2001	
Sawathipamich, 2005	3	6	0	6	3.6%	13.00[0.51〜330.48]	2005	
Alvarez-Blasco, 2006	0	32	3	72	31.1%	0.31[0.02〜6.09]	2006	
Moini, 2009	4	273	0	276	7.1%	9.23[0.49〜172.33]	2009	
合計 (95% CI)		441		1175	100.0%	4.00[1.97〜8.10]		
イベント合計	19		63					

heterogeneity：$\chi^2=4.27$, df＝5（$p=0.51$）；$I^2=0\%$
test for overall effect：Z＝3.84（$p=0.0001$）

（Moran LJ, et al. 2010[14]）

は高く，HDL コレステロール（HDL-C）は低いことを報告している[16]．

糖代謝

40 歳まで（平均 27〜28 歳）の群と 40 歳以降（平均 46〜48 歳）の群いずれにおいても，PCOS 女性の空腹時血糖，インスリン，homeostasis model assessment（HOMA）指数はコントロール女性より有意に高い．また，40 歳以降群では PCOS 女性もコントロール女性も空腹時血糖は増加するが，PCOS 女性は平均 86.1 mg/dL（40 歳未満）が 94.7 mg/dL（40 歳以降），コントロール女性では平均 81.7 mg/dL（40 歳未満）が 86.2 mg/dL（40 歳以降）と，40 歳未満と 40 歳以降の間の変化は PCOS 女性において有意に大きい[5]．

Huddleston らは，平均 30 歳の PCOS 女性の 3〜4 年の経過から，コントロール女性に比べて，肥満・非肥満 PCOS 女性はいずれも TG と HOMA-IR は悪化していることを報告している[10]．

Livadas らは，1,345 例の PCOS 女性（15〜49 歳）において，BMI が 30 までの PCOS 女性

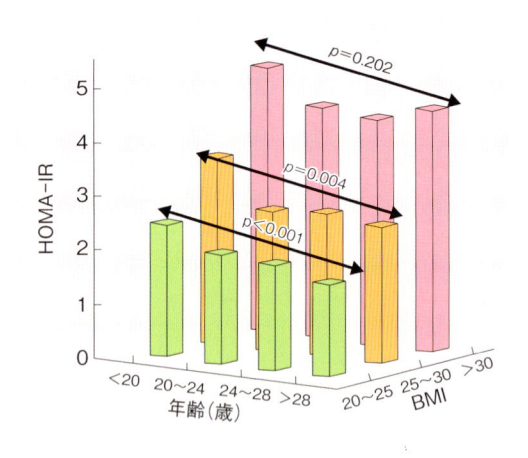

❼ PCOS 女性における加齢と BMI に伴う HOMA-IR
（Livadas S, et al. 2014[17]）

の HOMA-IR は年齢とともに有意に減少するが，30 以上の PCOS 女性では年齢による変化がみられなかったことを報告し，肥満でない PCOS 女性では性成熟期に代謝は良くなる可能性を示唆している（**❼**）[17]．

血管系における変化

30〜39 歳，40〜44 歳，45〜49 歳，50 歳以上の PCOS 女性の頸動脈内膜中膜複合体の厚さ

（intima-media thickness：IMT）を非PCOS女性と比較すると，45歳以上のPCOS女性では非PCOS女性に比較してIMTが有意に厚いことが報告されている[18]．

糖尿病，高血圧，メタボリックシンドローム

PCOS女性に共通してみられる高アンドロゲン血症は，中心性肥満の悪化やインスリン抵抗性によって代謝異常をきたす．一般的にメタボリックシンドロームの発症は周閉経期や閉経以降に増加するが，Livadasらはインスリン抵抗性の増加は加齢とともに肥満のPCOSでみられることを報告しており，インスリン抵抗性はBMIやアンドロゲンレベルと正の相関関係があることを示している．なお，アンドロゲンは加齢とともに減少するが，非肥満のPCOS女性では，時間の経過とともに代謝状況が良くなっていることが示されている[17]．

閉経前後の女性が混在した周閉経期の集団において，平均51歳のPCOS女性では心血管疾患やインスリン非依存型糖尿病（non-insulin-dependent diabetes mellitus：NIDDM）の罹患率が高い[19]．また，Eltingらは各年代別に糖尿病，高血圧，心血管疾患の罹患率を比較し，25〜34歳ではPCOS女性と非PCOS女性との間に差はないが，35〜44歳では高血圧の罹患率が高くなり，45〜54歳になると糖尿病や高血圧の罹患率が高くなることを報告している[20]．

Kakolyらは，PCOSは耐糖能異常や2型糖尿病の発症と関係があり，メタアナリシスでは，PCOSを有する女性はPCOSではない女性に比べて耐糖能異常の発症率は3.26倍高く，2型糖尿病の発症率は2.87倍高いと報告している．人種についてみると，PCOSを有する女性はPCOSではない女性に比べて，耐糖能異常についてアジア女性で5倍，米国女性で4倍，ヨーロッパ女性で3倍高く，2型糖尿病はアジア女性で4.4倍，米国女性で4.7倍高いと報告されている[21]．

Jalisehらは，18〜49歳（平均26〜29歳）のPCOS女性178例およびコントロール女性1,524例を12.9年（1.98〜15.79年）フォローし，40歳まではPCOS女性の糖尿病のリスクはコントロールに比べて高くなるが，40歳を超えてからは有意差がなくなり，リスクとはならないことを報告している[22]．

Pinolaらは，正常アンドロゲン血症のPCOS女性686例，高アンドロゲン血症のPCOS女性842例，コントロール女性447例の代謝を検討し，メタボリックシンドロームの発症について，PCOS女性はコントロール女性に比較して2〜5倍高く，性成熟期後半では高アンドロゲン血症を有するPCOS女性は，正常アンドロゲン血症PCOS女性やコントロール女性に比べて高いことを報告している[16]．

日本では，Japan Nurses' Health Studyのベースライン調査の結果から，卵巣性不妊患者をPCOSと想定して検討し，45歳以上では高血圧発症リスクが1.7〜1.9倍高くなることを報告している[23]．

閉経後における検討

脂質代謝

Schmidtは，40〜59歳のPCOS女性と年齢をマッチさせたコントロール女性を21年間フォローアップし，PCOS女性もコントロール女性も，40〜59歳に比べて61〜79歳ではTGやLDL-Cは有意に高くHDL-Cは有意に低いこと，61〜79歳のPCOS女性のTGはコントロール女性よりも有意に高いことを報告している．また，40〜59歳ではウエスト/ヒップ比はPCOS女性とコントロール女性との間に有意差を認めるが，閉経後は差がみられない[24]．

心血管疾患

冠動脈造影を受けた女性を対象に行われたWISE（Women's Ischemic Syndrome Evaluation）studyによれば，過去にPCOSと診断さ

れている女性（平均62.5歳）と非PCOS女性（平均65.8歳）を比較すると，閉経後では，PCOS女性は非PCOS女性に比べて高血圧や糖尿病リスクが高く，TG，BMI，ウエスト/ヒップ比，高感度CRP値が高いことが報告されている．また，PCOS女性は，非PCOS女性に比べて冠動脈疾患の罹患率は1.88（1.06〜3.40）倍高く，PCOS女性は非PCOS女性に比べて心血管イベントのない生存率が有意に低いことが示された．高血圧と診断された年齢は44.9歳であり非PCOS女性の52.0歳に比べて早いことも示されている[25]．

Krentzらは，50歳以上の713例の女性（平均74歳：51〜89歳）において，PCOS女性は非PCOS女性と比較して心血管疾患の罹患率は変わらなかったことを報告している．しかし，卵巣を有し糖尿病ではない閉経後女性で検討すると，PCOSの特徴とされる表現型の数の増加と心血管疾患や冠動脈疾患の罹患率との間に有意な関連を示したことから，PCOS女性では閉経後の動脈硬化性心血管疾患リスクは増加する可能性を支持している[26]．

近年，閉経後において，PCOS女性の心血管疾患やその死亡は必ずしも悪くないことが示されている．Schmidtらは21年間に及ぶ前方視的検討から，40〜59歳においてPCOS女性はコントロール女性に比べて高血圧と糖尿病の罹患率は高く，21年後にそれらの割合がさらに増加し，とくに高血圧の罹患率については有意に高かったことを報告している．しかし，心筋梗塞による入院割合，心筋梗塞の年齢，脳梗塞による入院割合，脳梗塞の年齢，心血管疾患の割合といった心血管イベントについてはPCOS女性とコントロール女性では差がなく，死亡率にも差がないことが示された．その理由として，周閉経期にHDL値が高いこと，アンドロゲンレベルが閉経後も高いことが保護作用をもつこと，閉経が遅いこと，心血管疾患と関連する甲状腺機能低下症の発症が少ないことなどがあげられている[24]．

Pierpointらは，786例のPCOS女性を平均30年間フォローアップして循環器疾患の死亡率を検討し，平均的な死亡率と比較して顕著に高くないことを報告している[27]．Wildらも，319例のPCOS女性と1,060例の年齢をマッチさせたコントロール女性を平均31年間フォローアップ（平均56.7歳：38〜98歳）したところ，心血管疾患の危険因子である糖尿病，高血圧，脂質異常症，高TG血症の罹患率やウエスト/ヒップ比の増加はPCOS女性で有意に高かったが，冠動脈疾患の死亡率は増えなかったことを報告している[28]．

Meunらは，55歳以上の女性2,578例について11年間フォローアップし，アンドロゲンレベルと動脈硬化のサロゲートマーカーである内膜中膜肥厚（intima media thickness：IMT）や血管脈波伝播速度（pulse wave velocity：PWV）との関係に関して，アンドロステンジオンやDHEAはIMTとの間に負の，FAIはPWVとの間に正の相関関係がみられたことを報告している．しかし，冠動脈疾患，脳卒中，心血管疾患の発症との間には関連がなかった．また，基準を満たしたPCOS女性106例とコントロール女性171例をフォローアップした結果，冠動脈疾患，脳卒中，心血管疾患の発症は両群で有意差を認めなかったことを報告している．したがって，PCOS女性は心血管系の健康については予想される結果と比べて悪いとはいえない可能性を示唆している[29]．

Merzらは，WISE studyとして，PCOS女性25例（平均62.6歳）と非PCOS女性270例（平均64.8歳）との間において，10年間でのすべての死亡率と心血管死亡率に有意差がないことを報告している（**❽**）[30]．

Lenart-Lipinskaらは，PCOS女性は閉経前の内分泌異常によって種々の代謝異常を生じ心

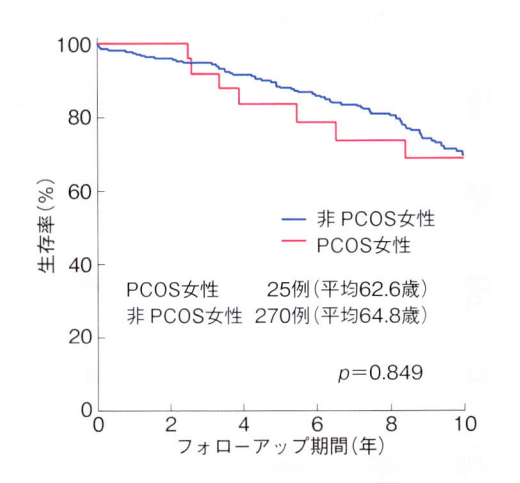

❽ PCOS 女性と非 PCOS 女性におけるすべての死亡率と心血管死亡率（WISE study）
（Merz CNB, et al. 2016[30])）

血管疾患リスクの増加に結びつく可能性を指摘している．また周閉経期にみられる体重や内臓脂肪の増加は，PCOS と関連する代謝異常を悪化させ，心血管疾患のリスクの増加に関係すると考えている．しかし，PCOS が閉経後の心血管疾患リスクの増加と有意に関係するかどうかについてははっきりせず，PCOS 女性における心血管疾患の長期的な発症に関しては従来の予想よりも低いのではないかと考えている．しかし，子宮内膜癌や心血管疾患のリスクを考慮すると，とくに周閉経期の肥満の PCOS 女性においては婦人科的，循環器的な評価は欠かすことはできないとしている[31])．

Gunning らも，周閉経期および閉経後の PCOS 女性において，心血管疾患や死亡率に関するデータについては一致した見解が得られておらず，アンドロゲンが心血管疾患イベントに対して保護的に作用するのか，好ましくない作用をするのかについてもまだよくわかっていないと述べている[2])．さらに，Khatibi らは，心血管疾患を有する女性は閉経後のアンドロゲンレベル（アンドロステンジオン）が低いことを報告しており，作用機序はよくわかっていない

が，男性ホルモンは中高年女性の心血管疾患に対する保護作用を有する可能性も示唆している[32])．

Polotsky らは，前向き研究である Study of Women's Health Across the Nation（SWAN）において，平均 45～46 歳の女性 1,929 例を 12 年間にわたってフォローアップし，高アンドロゲン血症を有する希発月経の女性において，閉経後メタボリックシンドローム，脳卒中，心筋梗塞のリスクは増えないことを報告している[33])．Welt らも，これまでの研究結果をふまえ，PCOS 女性では心血管疾患の危険因子に長くさらされているにもかかわらず，心血管疾患の罹患率や死亡率の増加はみられないことを指摘している[34])．

PCOS のさまざまな疾患への関与

癌：子宮内膜癌，卵巣癌，乳癌

排卵障害に起因するエストロゲンの恒常的曝露は子宮内膜増殖症，高分化型腺癌への進展に関与していると考えられ，子宮内膜癌の発症に注意が必要である．PCOS 女性は非 PCOS 女性に比べて約 3 倍子宮内膜癌に発展しやすいことが報告されている[35])．Barry らは，メタ解析の結果から PCOS の女性はすべての年齢層において，子宮内膜癌のリスクが増加することを結論づけている[36])．したがって，予防のために定期的な黄体ホルモンへの曝露が必要である．

2009 年に報告されたレビューによれば，コントロールに比較して PCOS 女性での卵巣癌のオッズ比は 2.52（95% CI 1.08～5.89）であり，卵巣癌リスクの増加が示されている．しかし，476 例の卵巣癌のうち PCOS 症例は 7 例のみであり，この研究の限界とされている[37])．

乳癌については，メタ解析から PCOS 女性と非PCOS 女性との間に有意な関連は認められて

いない[13]．Lenart-Lipinska らも，PCOS 女性における乳癌については一致した見解が得られていないと述べている[31]．しかし，乳癌の家族歴に関する検討から，PCOS 女性では乳癌の家族歴との間に有意な関連があることが報告されている．なお，Barry らはメタ解析の結果から，卵巣癌と乳癌については明らかなリスクの増加が確認されなかったとしている[36]．

骨密度，筋肉量

閉経前の PCOS 女性の骨密度に関する結果については一致していない．閉経後の PCOS 女性については，骨密度，筋肉量，骨折発生率いずれにおいてもコントロール女性と同様であることが示されている[11]．

睡眠障害

青年期および閉経前の PCOS 女性では，睡眠障害，睡眠構造異常，睡眠時呼吸障害や閉塞性無呼吸，日中の過剰な眠気が報告されている[11]．ただし，周閉経期や閉経後において，同様の睡眠障害がみられるかどうかは明らかにされていない．なお，テストステロンは睡眠時無呼吸時の上気道虚脱に関与し，無呼吸を誘発する可能性があることが報告されている[11]．

睡眠はメラトニンと関係するが，PCOS 女性では夜間の尿中メラトニンレベルが高く，同時に酸化ストレスマーカーである尿中 8-hydroxy-2-deoxyguanosine の増加もみられることが報告されている．PCOS 女性での夜間のメラトニン増加の意義については今後の検討が必要である[38]．

Fernandez らは，PCOS 女性にみられる睡眠障害は，肥満，高アンドロゲン血症，インスリン抵抗性，コルチゾール，メラトニンなどを介してみられることを推察している[39]．

抑うつ・不安

PCOS 女性では，抑うつが強いことが示されている（❾）．ただし，閉経後も一般女性に比較して抑うつが強いかどうかは明らかにされていない[40]．

Bromberger らは，テストステロンと抑うつとの関係について，3,302 例の閉経前女性と閉経移行期早期女性を 8 年にわたってフォローアップし，エストロゲンや FSH とは関連がみられないが，8 年間でテストステロン値が高く変化した女性では抑うつ症状が強くみられたことを示している[41]．一方，PCOS 女性では不安も強いことが示されている．ただし，抑うつと同様に若い女性での結果であり，閉経後のPCOS 女性については明らかにされていない[40]．PCOS 女性は人前で話をするときに心拍数の増加がみられることから，視床下部−下垂体−副腎系の過剰反応が指摘されている[42]．また PCOS 女性では交感神経系の活動が高まっていることも指摘されており，テストステロン濃度との関係が示唆されている[42]．

なお，不安や抑うつについては，PCOS 女性がかかえる肥満，多毛，不妊，メタボリックシンドロームに関する悩みが影響しているとも考えられている[40]．Chaudhari らは，性成熟期（18～45 歳）の PCOS 女性について，不安は38.6%，抑うつは 25.7%にみられ，不妊や脱毛は不安と，にきびは抑うつと，多毛は精神的なQOL の低下とそれぞれ関連することを報告している[43]．また，PCOS 女性では，うつや不安といった疾患と共存していること，健康に関連したQOL に対してネガティブな影響を有していることも報告されている[44]．

炎症との関連

PCOS の背景に炎症が関連していることが報告されている．炎症状態が何に起因しているか

❾ PCOS 女性における抑うつ

study	PCOS		コントロール		standardized mean difference (SMD) random, 95% CI	SMD	
	n	mean (SD)	n	mean (SD)		weight	random, 95% CI
Adali, 2008	42	11.7 (9.5)	42	5.8 (4.6)		3.5%	0.78 [0.34 ～ 1.23]
Alvares-Blasco, 2010	32	32.0 (28.3)	72	29.0 (34.0)		3.7%	0.09 [−0.32 ～ 0.51]
Barnard, 2007	424	56.0 (12.3)	935	45.0 (11.0)		5.7%	0.96 [0.84 ～ 1.08]
Barry, 2011	76	4.9 (2.0)	49	2.8 (2.0)		3.9%	1.05 [0.67 ～ 1.43]
Battaglia, 2008	25	7.1 (1.2)	18	6.6 (1.7)		2.6%	0.34 [−0.27 ～ 0.95]
Benson, 2009a	29	9.7 (7.5)	32	4.9 (5.1)		3.0%	0.74 [0.22 ～ 1.26]
Bhattacharya, 2010	117	11.2 (8.9)	84	7.3 (3.1)		4.6%	0.55 [0.26 ～ 0.83]
Cinar, 2011	226	12.4 (8.6)	85	6.9 (5.5)		4.9%	0.70 [0.44 ～ 0.95]
Cipkata, 2011	161	7.8 (7.0)	161	5.7 (5.0)		5.1%	0.34 [0.12 ～ 0.56]
Deeks, 2011	177	5.7 (3.7)	109	3.3 (3.1)		4.9%	0.69 [0.44 ～ 0.93]
Elsenbruch, 2003	50	0.9 (0.8)	50	0.5 (0.5)		3.8%	0.63 [0.23 ～ 1.03]
Ghoreishi, 2010	80	18.8 (10.4)	80	17.8 (12.3)		4.5%	0.08 [−0.23 ～ 0.39]
Hahn, 2005	120	0.9 (0.7)	50	0.5 (0.6)		4.3%	0.58 [0.24 ～ 0.91]
Himmelein, 2006	40	7.9 (7.0)	60	3.6 (4.1)		3.7%	0.78 [0.37 ～ 1.20]
Hollinrake, 2007	103	11.9 (11.1)	103	4.5 (5.9)		4.7%	0.83 [0.54 ～ 1.11]
Jedel, 2010	30	10.8 (8.0)	30	6.5 (6.0)		3.1%	0.60 [0.08 ～ 1.12]
Kumarapeli, 2011	146	5.3 (6.3)	170	1.6 (1.5)		5.0%	0.84 [0.61 ～ 1.07]
Laggari, 2009	22	12.8 (7.9)	22	10.3 (17.2)		2.7%	0.18 [−0.41 ～ 0.78]
Mansson, 2011	49	12.6 (2.7)	49	11.5 (1.9)		3.8%	0.47 [0.07 ～ 0.87]
Moran, 2010	35	6.0 (3.9)	30	3.6 (3.2)		3.2%	0.68 [0.18 ～ 1.18]
Orenstein, 1986	39	1.5 (1.7)	45	0.7 (1.0)		3.5%	0.62 [0.18 ～ 1.06]
Ozenli, 2008	35	14.7 (7.7)	35	10.5 (5.3)		3.3%	0.63 [0.15 ～ 1.11]
Pastore, 2011	94	6.7 (4.3)	96	6.7 (4.4)		4.7%	0.00 [−0.28 ～ 0.28]
Rocco, 1991	21	73.0 (18.3)	10	47.1 (7.6)		1.6%	1.60 [0.73 ～ 2.46]
Soyupek, 2008	37	9.8 (8.0)	35	6.4 (5.0)		3.4%	0.49 [0.02 ～ 0.96]
Weiner, 2004	27	12.4 (5.9)	27	7.9 (4.8)		2.8%	0.82 [0.27 ～ 1.38]
合計 (95% CI)	2,237		2,479			100.0%	0.60 [0.47 ～ 0.73]

コントロール抑うつ　PCOS 抑うつ

heterogeneity：$\tau^2 = 0.07$; $\chi^2 = 92.43$, df＝25 ($p < 0.0001$) ; $I^2 = 73\%$
Test for overall effect：Z＝9.13 ($p < 0.00001$)
（Veltman-Verhulst SM. et al. 2012[10]）

は明らかになっていないが，low-grade infectious agents として *Chlamydia pneumoniae*, *Helicobactor pylori* が考えられている[45].

甲状腺機能低下

PCOS 女性では甲状腺機能低下症の割合は少ない．甲状腺機能低下症の割合は男性で4％，閉経女性で17％，Turner 女性では43％であるのに対して，PCOS 女性では8％であることが報告されている．PCOS 女性にみられる高アンドロゲン状態は，甲状腺機能低下に対して防御的な役割を有しているのかもしれないことが示唆されている[46].

おわりに

PCOS は若年女性の月経異常のなかで比較的頻度が高く，閉経以降にみられる疾患との関係が注目されている．エストロゲンの恒常的な曝露による子宮内膜増殖症や子宮体癌の発症，メ

タボリックシンドロームのハイリスク群として糖尿病，高血圧との合併が多いため注意が必要である．閉経後の心血管疾患の罹患率や死亡率については一致した見解が得られていないが，若年期から潜在的に存在するインスリン抵抗性や脂質異常症は加齢とともに発症することから，若年期からの適切な治療や管理を行うとともに，必要に応じて他科との連携をとりながら管理することが必要である．

（安井敏之）

●文献
1）日本産科婦人科学会生殖・内分泌委員会報告．日産婦誌 2007；59：868-86.
2）Gunning MN, et al. Are women with polycystic ovary syndrome at increased cardiovascular disease risk later in life? Climacteric 2017；20：222-7.
3）Elting MW, et al. Women with polycystic ovary syndrome gain regular menstrual cycles when ageing. Hum Reprod 2000；15：24-8.
4）Carmina E, et al. A 20-year follow-up of young women with polycystic ovary syndrome. Obstet Gynecol 2012；119：263-9.
5）Alsamarai S, et al. Criteria of polycystic ovarian morphology in polycystic ovary syndrome as a function of age. J Clin Endocrinol Metab 2009；94：4961-70.
6）Kim HJ, et al. Polycystic ovary morphology：age-based ultrasound criteria. Fertil Steril 2017；108：548-53.
7）Schmidt J, et al. Reproductive hormone levels and anthropometry in postmenopausal women with polycystic ovary syndrome（PCOD）：a 21-year follow-up study of women diagnosed with PCOS around 50 years ago and their age-matched controls. J Clin Endocrinol Metab 2011；96；2178-85.
8）Winters SJ, et al. Serum testosterone levels decrease in middle age in women with the polycystic ovary syndrome. Fertil Steril 2000；73：724-9.
9）Pinola P, et al. Androgen profile through life in women with polycystic ovary syndrome：a nordic multicenter collaboration study. J Clin Endocrinol Metab 2015；100：3400-7.
10）Huddleston HG, et al. Women with polycystic ovary syndrome demonstrate worsening markers of cardiovascular risk over the short-term despite declining hyperandrogenaemia：results of a longitudinal study with community controls. Clin Endo-

crinol 2017；87：775-82.
11）Kudesia R, et al. Menopausal implications of polycystic ovarian syndrome. Semin Reprod Med 2014；32：222-9.
12）Yin O, et al. Association between polycystic ovary syndrome and hot flash presenting during the midlife period. Menopause 2018；25：691-6.
13）de Groot PC, et al. PCOS, coronary heart disease, stroke and the influence of obesity：a systematic review and meta-analysis. Hum Reprod Update 2011；17：495-500.
14）Moran LJ, et al. Impaired glucose tolerance, type 2 diabetes and metabolic syndrome in polycystic ovary syndrome：a systemic review and meta-analysis. Hum Reprod Update 2010；16：347-63.
15）Echiburú B, et al. Metabolic profile in women with polycystic ovary syndrome across adult life. Metabolism 2016；65：776-82.
16）Pinola P, et al. Normo- and hyperandrogenic women with polycystic ovary syndrome exhibit and adverse metabolic profile through life. Fertil Steril 2017；107：788-95.
17）Livadas S, et al. Diverse impacts of aging on insulin resistance in lean and obese women with polycystic ovary syndrome：evidence from 1345 women with the syndrome. Eur J Endocrinol 2014；171：301-9.
18）Talbott EO, et al. Evidence for association between polycystic ovary syndrome and premature carotid atherosclerosis in middle-aged women. Arterioscler Thromb Vasc Biol 2000；20：2414-21.
19）Cibura D, et al. Increased risk of non-insulin dependent diabetes mellitus, arterial hypertension and coronary artery disease in perimenopausal women with a history of the polycystic ovary syndrome. Hum Reprod 2000；15：785-9.
20）Elting MW, et al. Prevalence of diabetes mellitus, hypertension and cardiac complaints in a follow-up study of a Dutch PCOS population. Hum Reprod 2001；16：556-60.
21）Kakoly NS, et al. Ethnicity, obesity and the prevalence of impaired glucose tolerance and type 2 diabetes in PCOS：a systemic review and meta-regression. Hum Reprod Update 2018；24：455-67.
22）Jaliseh HK, et al. Polycystic ovary syndrome is a risk factor for diabetes and prediabetes in middle-aged but not elderly women：a long-term population-based follow-up study. Fertil Steril 2017；108：1078-84.
23）Kurabayashi T, et al. Ovarian infertility is associated with cardiovascular disease risk factors in later life：a Japanese cross-sectional study. Maturitas 2016；83：33-9.
24）Schmidt J, et al. Cardiovascular disease and risk

factors in PCOS women of postmenopausal age : a 21-year controlled follow-up study. J Clin Endocrinol Metab 2011 : 96 : 3794-803.

25) Shaw LJ, et al. Postmenopausal women with a history of irregular menses and elevated androgen measurements at high risk for worsening cardiovascular event-free survival : results from the National Institutes of Health—National Heart, Lung, and Blood Institute sponsored Women's Ischemic Syndrome Evaluation. J Clin Endocrinol Metab 2008 : 93 : 1276-84.

26) Krentz AJ, et al. Searching for polycystic ovary syndrome in postmenopausal women : evidence for a dose-effects association with prevalent cardiovascular disease. Menopause 2007 : 14 : 284-92.

27) Pierpoint T, et al. Mortality of women with polycystic ovary syndrome at long-term follow-up. J Clin Epidemiol 1998 : 51 : 581-6.

28) Wild S, et al. Cardiovascular disease in women with polycystic ovary syndrome at long-term follow-up : a retrospective cohort study. Clin Endocrinol 2000 : 52 : 595-600.

29) Meun C, et al. High androgens in postmenopausal women and the risk for atherosclerosis and cardiovascular disease : The Rotterdam Study. J Clin Endocrinol Metab 2018 : 103 : 1622-30.

30) Merz CNB, et al. Cardiovascular disease and 10-year mortality in postmenopausal women with clinical features of polycystic ovary syndrome. J Women's Health 2016 : 25 : 875-81.

31) Lenart-Lipinska M, et al. Polycystic ovary syndrome : clinical implication in perimenopause. Prz Menopauzalny 2014 : 13 : 348-51.

32) Khatibi A, et al. Could androgens protect middle-aged women from cardiovascular events? A population-based study of Swedish women : The Women's Health in the Lund Area (WHILA) Study. Climacteric 2007 : 10 : 386-92.

33) Polotsky AJ, et al. Hyperandrogenic oligomenorrhea and metabolic risks across menopausal transition. J Clin Endocrinol Metab 2014 : 99 : 2120-7.

34) Welt CK, Carmina E. Lifecycle of polycystic ovary syndrome (PCOS) : from in utero to menopause. J Clin Endocrinol Metab 2013 : 98 : 4629-38.

35) Haoula Z, et al. Evaluating the association between endometrial cancer and polycystic ovary syndrome. Hum Reprod 2012 : 27 : 1327-31.

36) Barry JA, et al. Risk of endometrial, ovarian and breast cancer in women with polycystic ovary syndrome : a systematic review and meta-analysis. Hum Reprod Update 2014 : 20 : 748-58.

37) Chittenden BG, et al. Polycystic ovary syndrome and the risk of gynaecological cancer : a systematic review. Reprod Biomed Online 2009 : 19 : 398-405.

38) Shreeve N, et al. Poor sleep in PCOS : is melatonin the culprit? Hum Reprod 2013 : 28 : 1348-53.

39) Fernandez RC, et al. Sleep disturbances in women with polycystic ovary syndrome : prevalence, pathophysiology, impact and management strategies. Nat Sci Sleep 2018 : 10 : 45-64.

40) Veltman-Verhulst SM, et al. Emotional distress is a common risk in women with polycystic ovary syndrome : a systematic review and meta-analysis of 28 studies. Hum Reprod 2012 : 18 : 638-51.

41) Bromberger JT, et al. Longitudinal change in reproductive hormones and depressive symptoms across the menopausal transition. Arch Gen Psychiatry 2010 : 67 : 598-607.

42) Jedel E, et al. Anxiety and depression symptoms in women with polycystic ovary syndrome compared with controls matched for body mass index. Hum Reprod 2010 : 25 : 450-6.

43) Chaudhari AP, et al. Anxiety, depression, and quality of life in women with polycystic ovary syndrome. Indian J Psychol Med 2018 : 40 : 239-46.

44) Gilbert EW, et al. Comorbidities and complications of polycystic ovary syndrome : an overview of systematic reviews. Clin Endocrinol (Oxf) 2018 : 89 : 683-99. doi : 10.1111/cen.13828.[Epub ahead of print]

45) Duleba AJ, et al. Is PCOS an inflammatory process? Fertil Steril 2012 : 97 : 7-12.

46) Schmidt J, et al. High androgen levels protect against hypothyroidism. Acta Obstet Gynecol Scand 2017 : 96 : 39-46.

更年期障害の病態・症状・診断

はじめに

　女性の寿命は右肩上がりで延びているが，一方で閉経年齢はほとんど変化がないことから，閉経後期間は延長している（❶）[1,2]．日本人女性における2017年の平均寿命は87.26歳であり，平均閉経年齢は49.5歳であることから[3]，現在の日本では閉経はほぼ人生の折り返し地点となっている．したがって，老年期のQOL維持・向上のためには，更年期に惹起される諸症状・疾患への対応が重要であり，とくに更年期障害は重要な疾患である．そこで本項では，病態・症状と診断を中心に更年期障害について概説する．

更年期障害の歴史

　閉経を意味するmenopauseはラテン語で「月の終焉」を語源とし，更年期を意味するclimactericは「階段」あるいは「梯子」，つまり老年期への架け橋を意味するといわれている[4]．

　女性において月経が停止するライフイベントとしての閉経はアリストテレスの時代にすでに記載がある[4]．しかし閉経に伴う諸症状は，医師ではなく助産師が対応してきたこともあり，医学として注目を集めるようになったのは1700年代後半からとされており，「閉経」として記述されたのも，1821年にフランスで発刊された教科書に「la Ménopause」と記載されたのが嚆矢であるといわれている[5]．❶からもわか

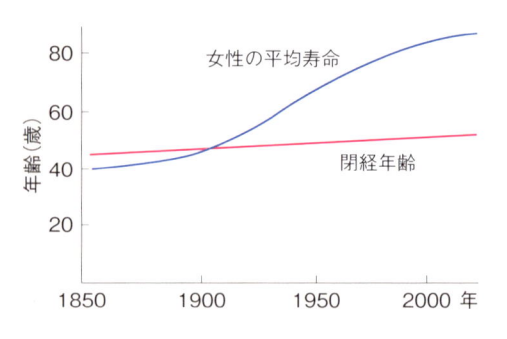

❶ **女性の平均寿命と閉経年齢の推移**
（Speroff L, Fritz MA. 2011[2]）

るとおり，この当時は女性の約1/3しか閉経を迎えることができなかったとされており，更年期障害は今ほど大きな問題とはならなかったのかもしれない．

　現代の欧米では，更年期障害はmenopausal（climacteric）disorder（disturbance）と記載されることもあるものの，実際には大きく更年期障害というくくりではなく，hot flashやvasomotor symptoms（VMS：血管運動神経障害様症状），vulvar and vaginal atrophy（VVA：外陰腟萎縮）やgenitourinary syndrome of menopause（GSM：閉経関連泌尿生殖器症候群）などの個別の症状について記載し，対応することが多いようである．

　日本では「更年期」という言葉は，1905年（明治38年）に小栗風葉が著した読売新聞連載小説『青春』に現れており，閉経期女性の情緒的不安定を表す文脈で用いられている[6]．しかし，調査する限り，それ以前にはさかのぼれない．江戸時代には，更年期を含めた女性に特有

の生理現象に関連して起こる，精神神経症状を基調とするさまざまな症状を呈する病態を「血の道症」とよんでいるが，更年期に特化した言葉ではない．明治時代になり，医学教育としてドイツ医学が採用されたが，その際に使われた教科書に「更年期」が登場していることから，1890年ごろに日本に導入された言葉であると考えられている[7]．さらに，明治時代には更年期だといって騒がなかったことからも，現在われわれになじんでいる「更年期」という概念，すなわち閉経前後には心身の不調が発現し，それは医療の対象となりうるといった「更年期」のとらえ方は比較的新しく，1950年代以降の概念である[6]．

　漢方医学においても，約1,700年前に原本が作成されたといわれている『金匱要略（きんきょうりゃく）』などのいわゆる古典に更年期障害に比較的特徴的な症状への処方例が掲載されてはいるものの，実際には更年期障害を定義づけてはいないと考えられている．現代の中医学では「更年期綜合症」や「経断前後諸症」などと称されるようであるが，いずれにしても更年期障害は古いようで新しい概念といえよう．

更年期障害の概念・定義

　日本産科婦人科学会によれば，「更年期に現れる多種多様な症状の中で，器質的変化に起因しない症状を更年期症状」とよび，「更年期症状の中で日常生活に支障を来す病態を更年期障害」と定義するとされている[8]．誤解を恐れずにいえば，更年期に現れる原因不明の不定愁訴のうち，日常生活に差し障りのあるものが更年期障害であり，以下の3つの点を満たすことが必要となる．

更年期に現れるということ

　日本においては，更年期とは「閉経前の5年

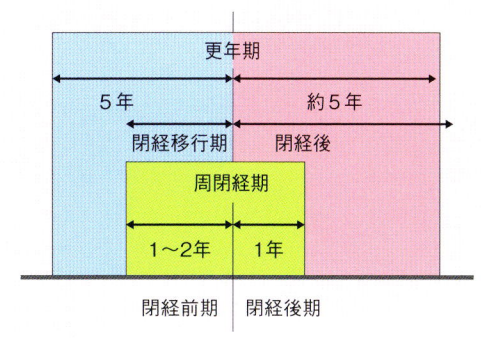

❷ 閉経・更年期関連用語
（CAMS, 2000[9] より作成）

間と閉経後の5年間とを併せた10年間」と定義されている[8]．関連用語とともにその定義を❷に示す[9]．欧米では，初経後の女性のreproductive stage は，これを閉経を中心に−5〜＋2まで，サブ分類を含めて10のステージに分類する the Stage of Reproductive Aging Workshop＋10（STRAW＋10）（❸）[10]に従って示されるため，日本でいう更年期に正確に相当する時期はなく，おおよそStage−2〜＋1cとなる．

　一方，閉経とは相当の年齢における12か月以上の無月経であり，日本人女性の閉経年齢の中央値は50.54歳，10パーセンタイル値45.34歳，90パーセンタイル値56.34歳，平均では49.5±3.5歳と報告されていることから[3]，おおよそ更年期は40〜60歳ぐらいまでに収まる．したがって，70歳女性の最近始まったのぼせや20代，30代の女性に生じる，ほてり，不眠，イライラなどの更年期障害様の症状，つまりマスコミが面白おかしく取り上げるいわゆる「若年更年期障害」とよばれる状態などは更年期障害とはいえず，多くの場合，ストレッサーが隠れている．もちろん，若年女性における両側卵巣摘出や放射線治療などによる外科的閉経後にも更年期障害様症状は出現するが，これらは卵

Stage	−5	−4	−3b	−3a	−2	−1	+1a	+1b	+1c	+2
Terminology	REPRODUCTIVE				MENOPAUSAL TRANSITION		POSTMENOPAUSE			
	Early	Peak	Late		Early	Late	Early			Late
					Perimenopause					
Duration	*variable*				*variable*	1–3 years	2 years (1+1)	3-6 years		*Remaining lifespan*
PRINCIPAL CRITERIA										
Menstrual Cycle	Variable to regular	Regular	Regular	Subtle changes in Flow/ Length	*Variable Length* Persistent ≥7−day difference in length of consecutive cycles	Interval of amenorrhea of >=60 days				
SUPPORTIVE CRITERIA										
Endocrine										
FSH			Normal	Variable*	↑ Variable*	↑ >25 IU/L**	↑ Variable*	Stabilizes		
AMH			Low	Low	Low	Low	Low	Very Low		
Inhibin B			Low	Low	Low	Low	Low	Very Low		
Antral Follicle Count 2-10 mm			Low	Low	Low	Low	Very Low	Very Low		
DESCRIPTIVE CHARACTERISTICS										
Symptoms						Vasomotor symptoms *Likely*	Vasomotor symptoms *Most Likely*			*Increasing* symptoms of urogenital atrophy

*Blood draw on cycle days 2-5＝elevated
**Approximate expected level based on assays using current pituitary standard

❸ the Stage of Reproductive Aging Workshop＋10 （STRAW＋10）
(Harlow SD, et al. 2012[10])

巣欠落症状とよばれる.

器質的変化に起因しないということ

　更年期障害の診断は一定の基準を満たすことによるというものではなく，除外診断である．器質的な疾患や他科領域の疾患の一部も更年期障害と位置づけられていることもあり，背後に隠れている可能性のある疾患を見落とさないことが重要となる.

日常生活に支障をきたすということ

　閉経は女性のライフサイクルのなかで必ず起こるイベントであり，したがって主としてエストロゲンの消退に伴って生じる更年期症状は必発といえる．少し気になる程度の症状まで改善するということは，不老不死の方法を探すようなものであることには注意を要する.

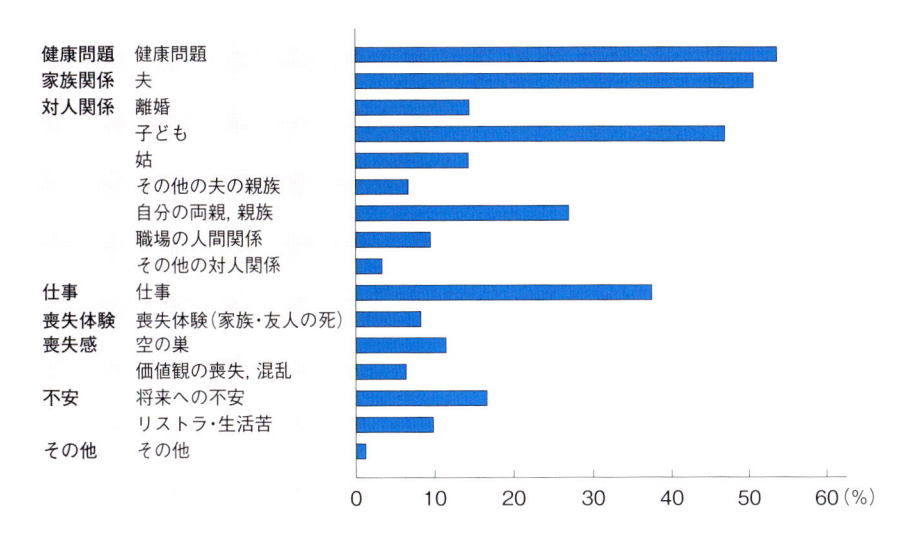

❹ 更年期障害患者における心理・社会的因子の頻度
(Takamatsu K, et al. 2004[11] より作成)

更年期障害の疫学

　日本における更年期障害の有症率に関する正確な統計はないが，更年期女性の約50〜80%が更年期症状を訴えるといわれている．平成30年時点で45〜60歳の年代にある日本人女性は約1,260万人であり，女性の総人口の約20%にあたる．少なく見積もって30%がなんらかの治療が必要であるとして，更年期障害は400万人，総女性人口の6%もの人が治療対象になると考えられる重要な病態である．しかし，厚生労働省による平成23年患者調査によれば，更年期障害という病名での受診者は推計の約3%にすぎない．もちろん他の疾患と合わせて治療されている場合も少なくないと思われ，また日本人女性のがまん強さのためか，欧米より罹患率が低いと考えられてきた時代もある．しかし近年，更年期障害の知名度の上昇と専門外来が増えてきたことによるとも考えられるが，外来受診者数は増加している印象がある．更年期障害の初診患者はまず内科や整形外科を受診し，

産婦人科は整骨院や指圧・マッサージと同じ程度であるという報告もあり，更年期障害をピックアップすることは重要である．

更年期障害の病因・病態

　閉経に伴う女性ホルモン，とくにエストロゲンレベルの低下が更年期障害発症の重要な要因であることは間違いない．エストロゲンには直接効果もあるものの，主としてエストロゲン受容体（estrogen receptor：ER）を介して作用することが知られている．ERにはαとβの2種類があるが，どちらがdominantかは別として，ERは生殖器以外にもほぼ全身に分布しており，エストロゲンは女性の心身を護っているといわれている．したがって，閉経に伴うエストロゲンレベルの低下は心身のあらゆる場所に影響すると考えられる．しかし，エストロゲンレベルの低下による更年期障害発現の正確な機序はいまだ不明である．さらにホルモン的な因子という生物学的な要因に加えて，❹[11]に示すような，この時期に生じやすい対人関係や家族

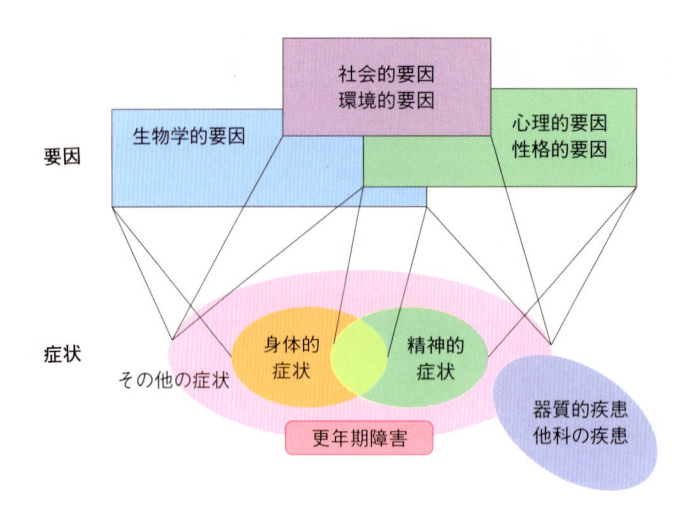

❺ 更年期障害の要因と症状
（髙松潔, 2004[13]）

の問題などの社会的・環境的要因，生来の性格や生育歴などの心理的・性格的要因も複雑に絡み合って[12]，多様な症状を発現していると考えられる（❺）[13]．つまり，更年期障害は単一疾患ではなく，一種の症候群である．

更年期障害の症状は300以上あるといわれており，この症状があれば更年期障害というような特徴的なものはないとされている．このため，多くの症状が更年期障害として扱われている．閉経に伴うエストロゲンレベルの低下に真に関連している症状が何であるかについては長く議論されてきたもののコンセンサスはない．2005年に発表された米国国立衛生研究所（National Institution of Health：NIH）のconference statementでは，閉経に強く関連している症状として，ホットフラッシュと称される，のぼせ，ほてり，発汗などの血管運動神経障害様症状，腟乾燥感，性交痛，睡眠障害をあげており，抑うつ，不安，イライラなどはおそらく関連していると考えられるエビデンスがあるとし，尿失禁はエビデンスがあり，もしかすると関連性があるかもしれないとしている[14]．一方，認知障害については十分な情報がなく，

背部痛，易疲労感，肩こり，関節痛などの身体症状は関連性がないと述べられている．実臨床上では，程度の差はあれ，のぼせ，ほてりなどの血管運動神経障害様症状は認めるようである．実際，治療として施行されるエストロゲン投与であるホルモン補充療法（hormone replacement therapy：HRT）による改善効果では，❻[15]に示すようにホットフラッシュなどの血管運動神経障害様症状，抑うつ・不安，夜間覚醒などへの効果が高く，『ホルモン補充療法ガイドライン2017年度版』においても血管運動神経障害様症状，更年期の抑うつは「有用性がきわめて高い」となっていることから，これらはエストロゲンレベル低下に強く関連しているものと推察される[16]．一方，肩こりはHRTでの改善効果は高く，関連性は否定できないとも考えられる．

従来，更年期には卵巣の加齢に伴うエストロゲンレベル低下によるネガティブフィードバックから，視床下部が持続的な機能亢進状態となること，また下垂体が刺激され，卵胞刺激ホルモン（follicle stimulating hormone：FSH）や黄体化ホルモン（luteinizing hormone：LH）の

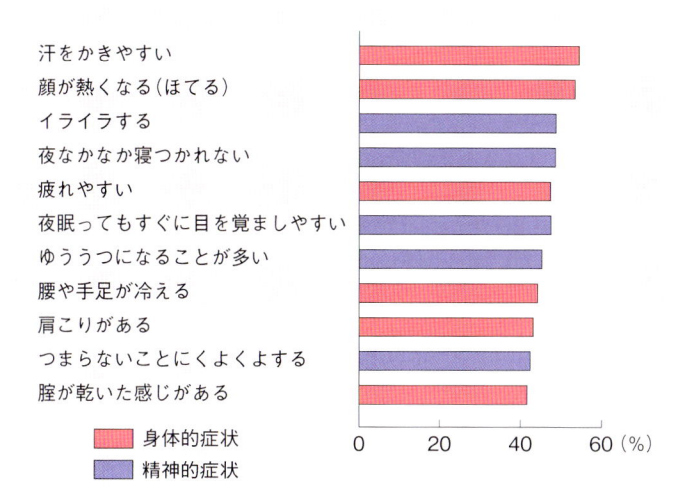

❻ ホルモン補充療法による改善率の高い症状
（髙松潔. 2005[15]より作成）

分泌が上昇することから，視床下部に存在する自律神経中枢へも影響を及ぼし，また心理的・環境的要因は大脳皮質–大脳辺縁系を刺激するため，同様に視床下部の自律神経中枢にも影響を及ぼすことから，自律神経失調症状が惹起されるといわれてきたが[17]，その詳細は不明であった．現在でも更年期障害の発症機序についてはいまだ正確には明らかになっていないが，以下に更年期障害の主な症状の発現機序の仮説をまとめる．

ホットフラッシュ

ホットフラッシュとは，胸部より上の熱感とそれに続く発汗であり，典型的には主観的な熱感を数分感じ，不安やイライラ，動悸，顔のほてり，パニック感などを伴う[18]．発症前に違和感を感じることが多く，症状は数秒〜60分，平均3分程度続くといわれており，発汗は1回あたり3〜8gになるという[19]．ホットフラッシュは身体的・精神的疲労につながり[18]，夜間の発症は不眠の原因となる．

ホットフラッシュには hot flash と hot flush の2つの表記があり，hot flash は皮膚の紅潮を伴わない主観的な皮膚の紅潮感，hot flush は確認できる皮膚の発赤を伴う紅潮とされ，一般的には hot flash のほうが hot flush よりも頻度が高いとされているが[19]，実際には欧米でも使い分けせずに使用されていることが多いようである．

ホットフラッシュに伴い，❼[19]に示すような身体変化が惹起されるが，主体はホットフラッシュの7〜20分前に深部体温が約1℃上昇することに伴う，体温コントロールとしての体表の血管拡張により惹起される症状であると考えられている[18]．

ホットフラッシュ発症にはさまざまなリスク因子があることが知られているが[20]，その正確な発症機序はいまだ明らかにはなっていない．エストロゲンレベルの低下が血中カルシウム濃度の上昇を引き起こし，末梢神経末端からの血管拡張作用を有するカルシトニン遺伝子関連ペプチド（calcitonin gene-related peptide：CGRP）の過剰分泌を介して血管拡張が生じ，ホットフラッシュが出現するという末梢由来の仮説もあるものの，主たる機序は中枢性，つまり視床下部に存在する体温調節中枢としての

133

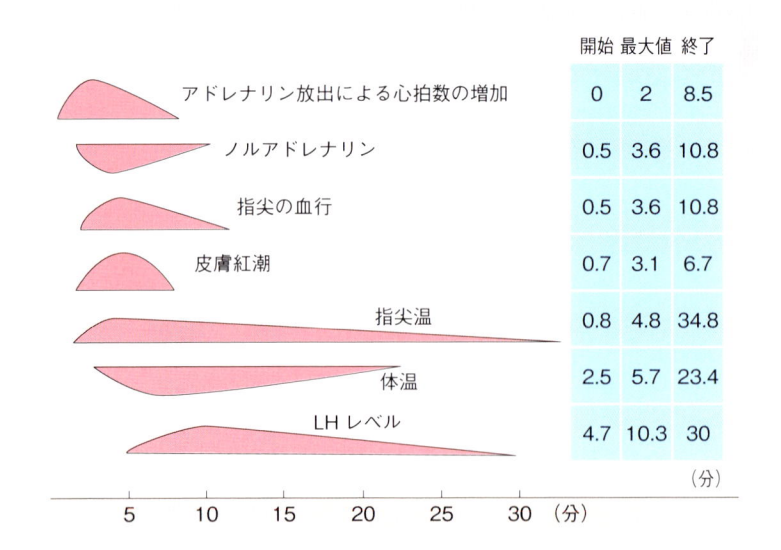

	開始	最大値	終了
アドレナリン放出による心拍数の増加	0	2	8.5
ノルアドレナリン	0.5	3.6	10.8
指尖の血行	0.5	3.6	10.8
皮膚紅潮	0.7	3.1	6.7
指尖温	0.8	4.8	34.8
体温	2.5	5.7	23.4
LH レベル	4.7	10.3	30

❼ ホットフラッシュに伴う身体変化
(Hauser GA. 2005[19])

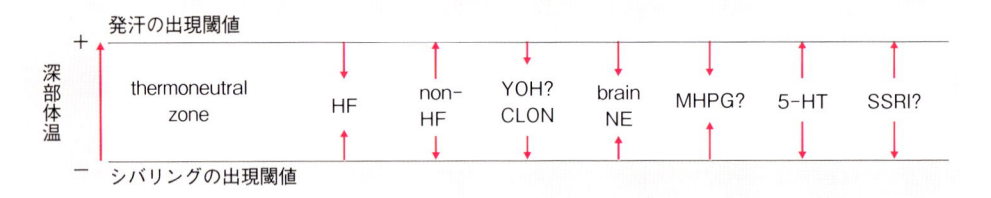

❽ thermoneutral zone に与える各種因子とその変化
HF：ホットフラッシュ，YOH：ヨヒンビン，CLON：クロニジン，NE：ノルエピネフリン，MHPG：3-methoxy-4-hydroxyphenylglycol（ノルエピネフリンの主要代謝物），5-HT：セロトニン，SSRI：選択的セロトニン再取込み阻害薬.
(Freedman RR. 2005[21])

thermoregulatory nucleus の機能不全であるとされている．体温調節中枢は，深部体温が上昇すれば発汗させて体温を下げ，下降すればシバリング，つまりふるえることにより体温を上げるという恒常性を保っているが，ホットフラッシュ女性ではthermoneutral zone，つまり体温を調節しない範囲が狭く，体温調節のセットポイントが変化するため，少しの変化で体温調節が働き，ホットフラッシュが出現すると考えられている[21]．

この thermoneutral zone の幅に直接的に影響を与える因子は，❽[21]に示すように多数ある

ことが知られており，それぞれにエストロゲンの関与が知られている．また，その詳細な機序についてもさまざまな仮説がある．有力な仮説の一つは神経伝達物質であるセロトニン仮説である（❾）[22]．エストロゲンはセロトニンの合成，自己受容体の減少，受容体の感受性上昇に関与し，刺激による神経細胞の活動性などに影響することが知られており（❿）[23]，一方，セロトニンは thermoneutral zone の幅を広げる作用をもつ．エストロゲンレベルの低下は直接セロトニンレベルに影響するのみならず，ノルエピネフリンレベルの上昇を介して視床下部のセ

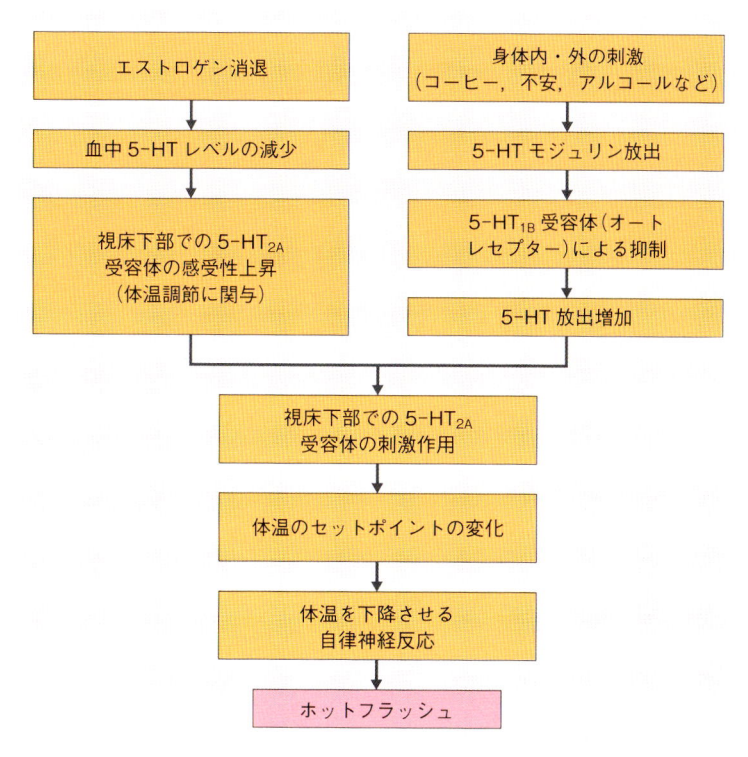

❾ ホットフラッシュの機序としてのセロトニン仮説
5-HT：5-hydroxytryptamine（セロトニン）.
（Berendsen HH. 2000[22]）

ロトニン受容体をupregulateし，セロトニンレベルを下げる．ホットフラッシュに対し，non-hormonal な治療法として選択的セロトニン再取込み阻害薬（selective serotonin reuptake inhibitor：SSRI）が効果を有するのはこの機序が寄与していると考えられている[24]．

近年，ホットフラッシュの機序に，視床下部に存在する kisspeptin-neurokinin B-dynorphin（KNDy）ニューロンが関与することが明らかになってきた．**⓫**[25]に示すように，閉経後のエストロゲンレベル低下に伴うネガティブフィードバックの欠如は視床下部弓状核のKNDy ニューロンの肥大と過剰活性化につながり[26]，ニューロキニンB（neurokinin-B：NKB）の過剰産生を介して，皮膚からの体温上昇シグナルの経路にある正中視索前核を刺激し，ゴナドトロピン放出ホルモン（gonadotro-

pin releasing hormone：GnRH），さらにはLHの分泌を上昇させる[25]．実際，KNDy や NKB 受容体である NK3 受容体の発現は卵巣摘出ラットにおいて熱の放出を調節すること[27]，NKB 投与は閉経前女性においてもホットフラッシュを引き起こすこと[28]，NK3受容体の遺伝子変異は更年期女性のホットフラッシュに関連していること[29]，などが報告されており，KNDy ニューロンを中心とした系はホットフラッシュの主要な機序を担っている可能性がある．すでに海外ではNKB の作用を阻害するNK3受容体拮抗薬の治験が進んでおり[30]，将来の有力なホットフラッシュ治療薬として期待される．

しかし，ホットフラッシュは65～80％の更年期女性に出現するものの全員ではなく，また同様のホルモン状態であるターナー女性や産褥期

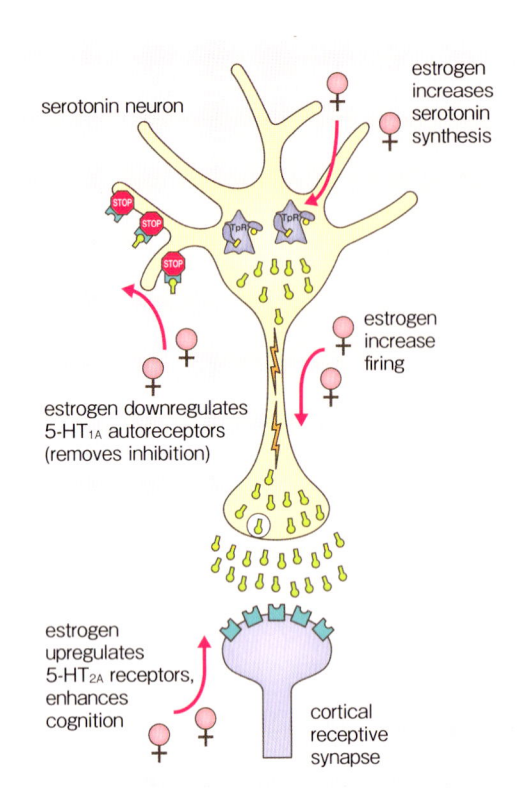

⑩ エストロゲンとセロトニン
（Wise DD, et al. 2008[23]）

には起きないことが知られている．さらに治療時のプラセボ効果が高く[31]，約30%がプラセボで改善することから[32]，心理的な要因の関与も示唆されており，一元的に説明することは難しいと考えられる．したがって，近年ではエストロゲンレベル低下に伴う更年期症状の一つというよりも，血管運動神経障害様症状そのものとしてとらえ，エストロゲンレベル低下がそれに影響するとする考え方もある[33]．

精神的症状

脳内，とくに感情に関与する扁桃体，海馬，大脳辺縁系などにもERが存在することが明らかになっており[34]，閉経によるエストロゲンレベルの低下は大きな影響を与える可能性がある．また，エストロゲンはモノアミン，とくにセロトニンの合成などに影響することが知られている[23]．実際，閉経年齢が遅れると抑うつのリスクが有意に低下するという報告もある[35]．

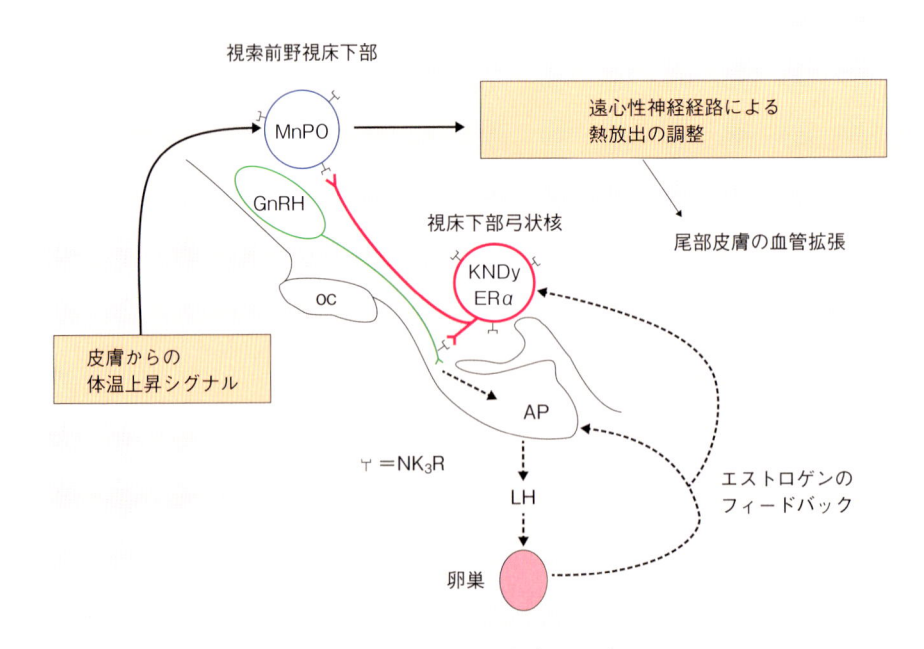

⑪ KNDy ニューロンとホットフラッシュとの関連（ラット）
KNDy：kisspeptin-NKB-dynorphin，LH：黄体化ホルモン，MnPO：正中視索前核，GnRH：ゴナドトロピン放出ホルモン，AP：延髄最後野．
（Rance NE, et al. 2013[25]）

しかし，一方で抑うつと性ホルモンレベルには有意な関係がないという報告もあり[36]，抑うつの既往がない女性においては，閉経前に抑うつのリスクが高く，閉経後には低下するという[37]．その他，エストロゲンレベルが低下することではなく，その変化量の大きさが関連しているという報告[38]やテストステロンレベルに関連するという報告もあり[39]，現状ではエストロゲンレベルの低下のみで精神的症状を説明することは難しい．

他の機序としてはドミノ理論も考慮される．これは各種要因，とくに健康に対する不安が有意な抑うつのリスクとなることから[40]，更年期障害におけるホットフラッシュなどの身体的症状がドミノ的に精神的症状を引き起こすという考え方である．確かに更年期に生じる身体的・社会的変化は更年期女性の心理的な変化をもたらす．一般に更年期は喪失体験を伴う事象が数多く出現する時期であり，その意味では抑うつや不安をきたしやすい時期であるといえる[41]．しかし，多くの女性たちは変化を受容し，いろいろな葛藤を自分で処理しながら，心理的に大きく発展していくと考えられており，更年期であるということだけでは抑うつ状態のリスクではないという意見もある[42]．また，HRTによって更年期症状と抑うつが改善した後，HRTを中止すると4週間で更年期症状が再度悪化するのに対し，抑うつには変化がないことからも[43]，ドミノ理論だけでの説明も難しいと考えられている．

一方，更年期に抑うつなどの精神的症状を有する女性では産褥のうつや月経前不快気分障害（premenstrual dysphoric disorder：PMDD）の既往が多いという報告や[44]，月経前症候群（premenstrual syndrome：PMS）の既往はホットフラッシュや気分などの更年期症状に影響するという報告があり[45]，既往のネガティブライフイベントが更年期のホルモン変化や更年期障害により悪化した可能性も否定できない．また，更年期へのマイナス思考は症状を悪化させることも知られており[46]，これらも関連しているものと思われる．

以上のように，単一の要因で更年期の抑うつを中心とした気分変化などの精神的症状を説明することは難しく，実際，更年期障害の存在や精神的疾患の既往により抑うつリスクが有意に上昇し，閉経年齢が遅くなることによりリスクが有意に低下するという報告からは，それぞれがなんらかの関与をしているものと考えられる[47]．

運動器の症状・痛み

骨のみならず，軟骨，靱帯，滑膜，筋肉にもERが存在することが知られており，閉経は運動器にも影響を与える．筋肉に対しては，閉経は⑫に示すように多くの因子を介して，筋肉量や筋力に影響を与えると考えられており[48]，逆にHRTにより筋力やバランスが改善すると報告されている[49,50]．

痛みについては，エストロゲンが抗炎症作用をもつことや痛みの閾値を上昇させることが知られている[51]．50歳未満の外科的閉経女性においても関節炎が有意に増えること[52]や関節痛リスクが上昇することが報告されており[53]，一方，米国における大規模臨床研究であるWHI（Women's Health Initiative）研究では，HRTによる関節痛の改善が示されている[54]．NIH conference statementに反して，加齢とは別にエストロゲンレベル低下と運動器やその痛みとの関連も考慮される．ただし，閉経後の痛みの原因として多くみられる変形性関節症（osteoarthritis：OA）については閉経後に頻度が増えるものの，HRTの効果についてはcontroversialである[55]．

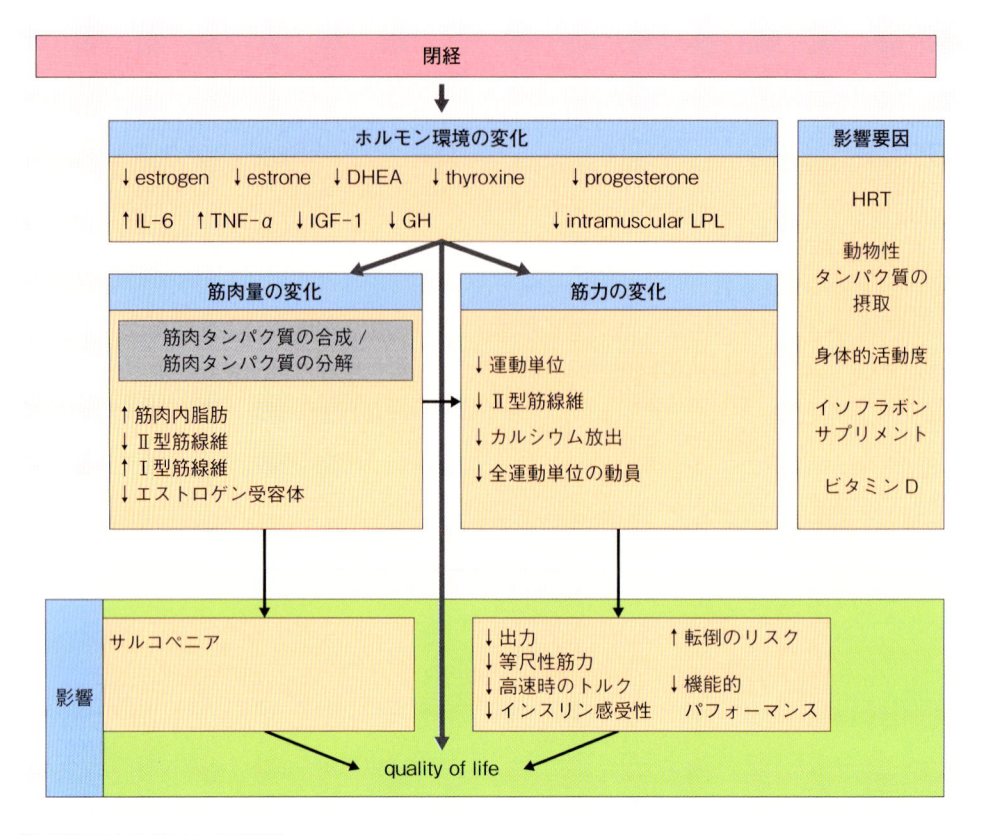

⑫ 閉経による筋肉への影響
DHEA：デヒドロエピアンドロステロン，IL-6：インターロイキン6，TNF-α：tumor necrosis factor-α，IGF-1：インスリン様成長因子1，GH：成長ホルモン，LPL：リポタンパクリパーゼ，HRT：ホルモン補充療法.
（Maltais ML, et al. 2009[48]）

更年期障害の症状

日本における更年期障害の症状とその頻度

　欧米における更年期障害の症状としてはホットフラッシュが多いとされているが，わが国における特徴は血管運動神経障害様症状に比較して，易疲労感，肩こりが多いことがあげられる（⑬）[56]．加えて，身体的な症状と同様に精神的な症状が上位に位置していることにも注意を要する．とくに抑うつは多く，かつ比較的重度であり，全体の約6割に抑うつ傾向を認めていたという報告[57]や，更年期障害女性では婦人科悪性腫瘍の術前患者と同じ程度という高い抑うつ度を示していたという報告もある[58]．一方，この年代の健常女性では泌尿生殖器系の愁訴と皮膚症状，髪のボリューム低下などの加齢に伴うものを気にしていること，したがって健常女性と比較すると，更年期障害女性では精神的症状が多いなどの差異があることが報告されている（⑭）[59,60]．

更年期障害の症状に影響を与える因子

　更年期障害における各種症状発現とその強度は，多くの因子に影響されることも報告されている．

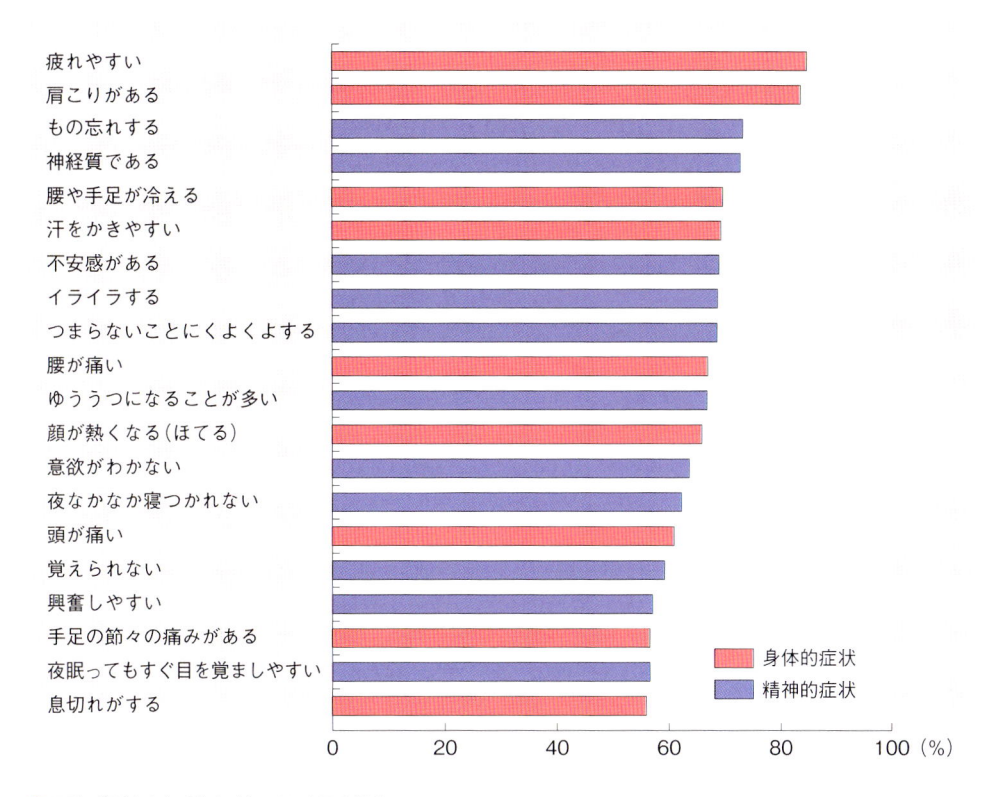

⑬ 更年期外来初診患者における愁訴
（Yokota M, et al. 2016[56] より作成）

遺伝的要因

　従来，日本人を含めて東洋人ではホットフラッシュが少ないとされてきた．実際，欧米との比較において頻度が低かったという報告もある（⑮）[61]．一方，SWAN（The Study of Women's Health Across the Nation）研究では，日系女性を基準として，中国系やコーカシアン女性では血管運動障害様症状に有意差はなく，アフリカ系女性のみリスクが上昇していたという[62]．

地域，気候

　人種による相違の原因にもかかわっている可能性があるが，地域や気候も関与しているという報告がある．地域については，西洋と東洋では症状の頻度が異なることも報告されている[63]．さらに同じアジアであっても国により症状の頻度は異なり，東南アジア諸国では，のぼせ，発汗などの血管運動神経症状よりも，頭痛，イライラ，めまいなどの症状がより高い頻度で出現する傾向があるという報告がある[64]一方，確かに国により症状の頻度は異なるものの，身体的症状が主体で精神的症状や血管運動神経障害様症状がそれに続くことでは同様であるというシステマティックレビューもある[65]．

　気候については，同じくシステマティックレビューにおいて，ホットフラッシュと関連性のあるものとして，気候，食事，体重，reproductive cycle，閉経に対する文化などがあげられており[66]，国際閉経学会（International Menopause Society：IMS）による共同研究においても，気温が高く，低い高度に暮らしている女性ではホットフラッシュが多いと報告されている[67]．

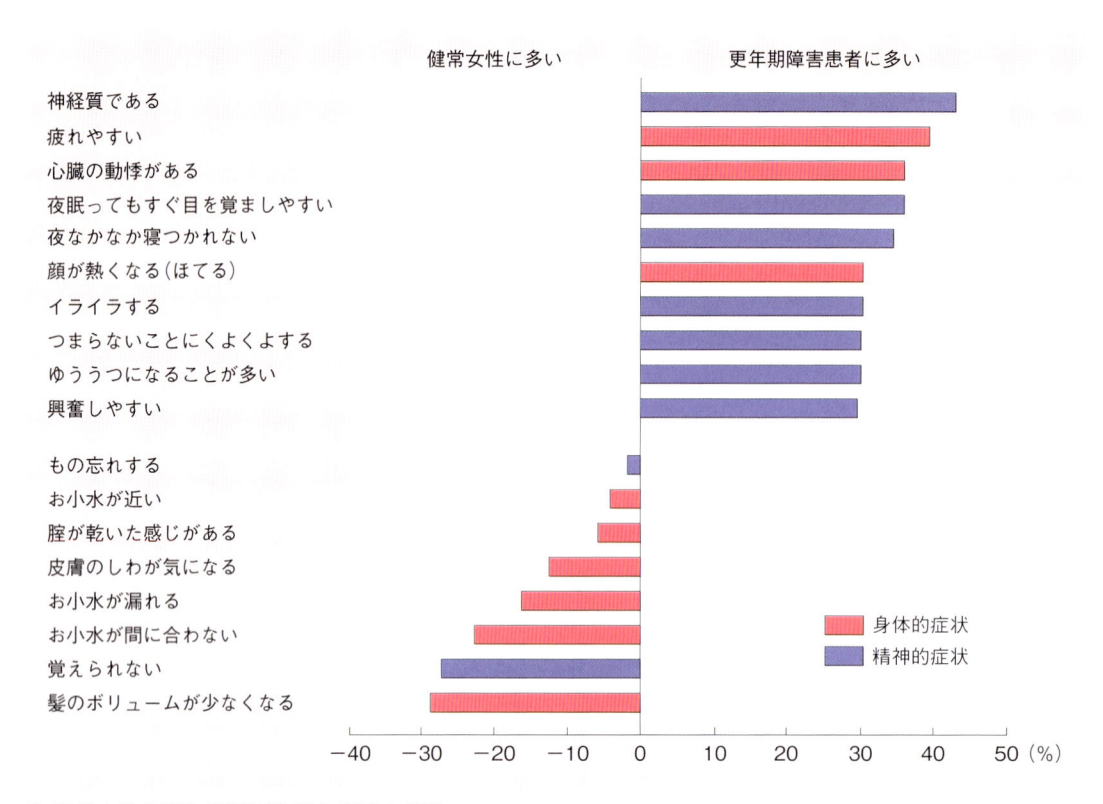

健常女性に多い　　　　　　　　　　更年期障害患者に多い

⓮ 健常女性と更年期障害患者の症状の差異
（Ikeda T, et al. 2005[59]；Kasuga M, et al. 2004[60] より作成）

　また，温度や湿度の差という点では，季節による症状発現頻度の差異も考えられる．4割の女性に症状の季節変動を認め，とくに夏季に増加するという報告[68]や夕方および夏季に多いという報告[69]があり，外的要因にかなり影響を受けている可能性が示唆される．

■ 食事，体格

　システマティックレビューにもあるとおり，食事は更年期障害と関連性があると考えられており，とくに大豆を含んだ食事がイソフラボンの効果により更年期障害を抑える可能性は古くから示唆されてきた．しかし，2015年に北米閉経学会（North American Menopause Society：NAMS）が発表した，ホルモン療法以外によるホットフラッシュの管理方法に関するposition statementにおいては，大豆イソフラ

ボンのサプリメントは「現段階では十分なエビデンスがないため推奨しない」とされている[70]．現在ではイソフラボンの代謝物であるエクオールが強い効果をもつことが知られているが[37]，イソフラボンからエクオールを産生できるのは日本人では約半数である[71]．一方，魚や海草，植物油の摂取が更年期障害と逆相関するという報告もあり，食事は確かに一つの要因であると考えられる[66,72]．

　脂肪量は食事に大きく影響されるが，従来，脂肪においてはアンドロゲンからエストロゲンへの変換があるため，脂肪量が多いほうが更年期障害は少ないという仮説があった．しかし，SWAN研究では1％体脂肪が増えると有意にホットフラッシュが悪化すると報告されており[62]，また逆に体重が減少すると，つまりやせることによりホットフラッシュが改善すること

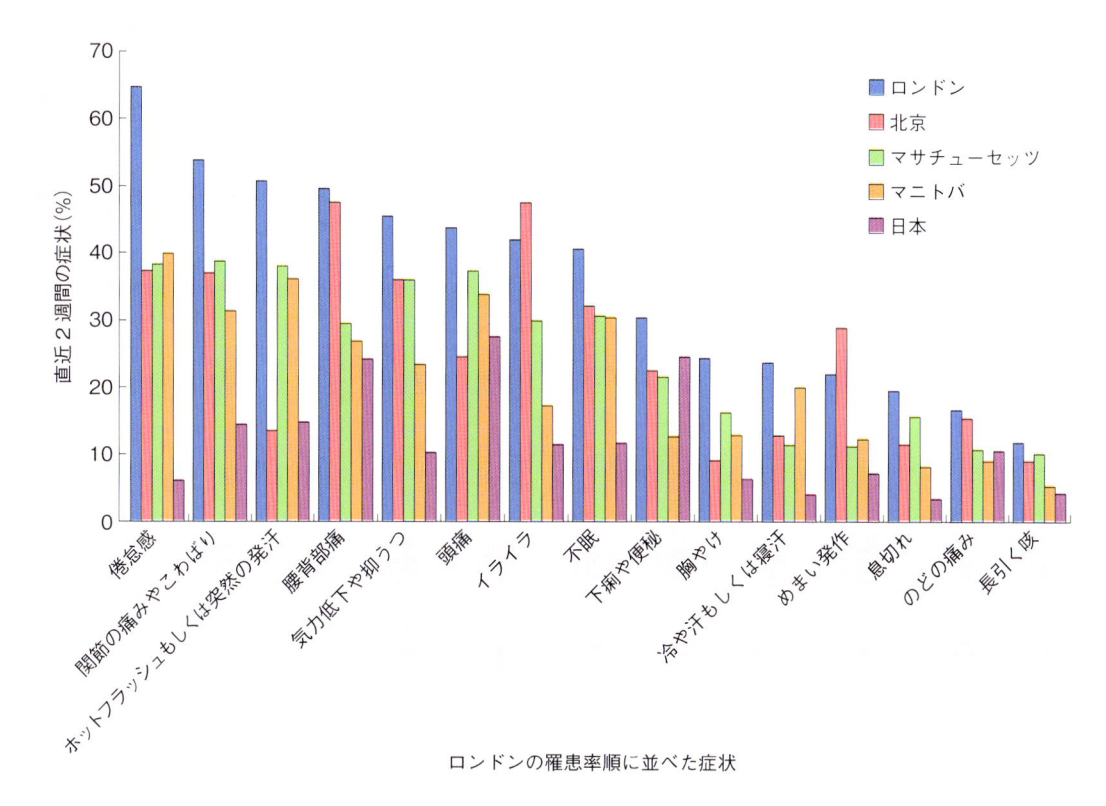

ロンドンの罹患率順に並べた症状

⑮ 地域による更年期障害の症状の罹患率の差異
（Ward T. et al. 2010[61]）

も示されている[73]. WHI 研究においても同様の結果であったという[74].

閉経に対する考え方や文化

更年期障害に対するネガティブイメージが，さらに更年期障害を悪化させるという悪循環が存在することが報告されている．システマティックレビューによれば 13 論文中 10 論文（77%）でこれを支持する結果であったという[46]．逆に，健康状態に肯定的な考えをもつ女性における更年期障害の重症度のオッズ比は 70% も有意に低下するとの報告もある[75]．

更年期や閉経に対するイメージの形成には，その女性が属するコミュニティーの文化が関連していることはいうまでもなく，その点で文化も更年期障害に関連していると考えられている[66]．

時代的背景の変化

インターネットの普及による情報伝達の迅速化やマスコミの影響，ストレスフルな社会への転換など時代的背景の変化という要因も無視できないと考えられ，実際，時代による症状の変化も認められている．

⑯[56,60]に，慶應義塾大学病院更年期外来初診患者における 1993～1999 年までと 1999～2014 年までの症状の頻度の変化を示す．精神的症状として不安や抑うつが，身体的症状としてはドライアイや泌尿器系症状の訴えが増えているようである．精神的症状の発現頻度については 2000 年代では 1980 年代の約 1.5 倍になっているとの報告もある[76]．

その他

その他にも嗜好品や日常生活関連因子とし

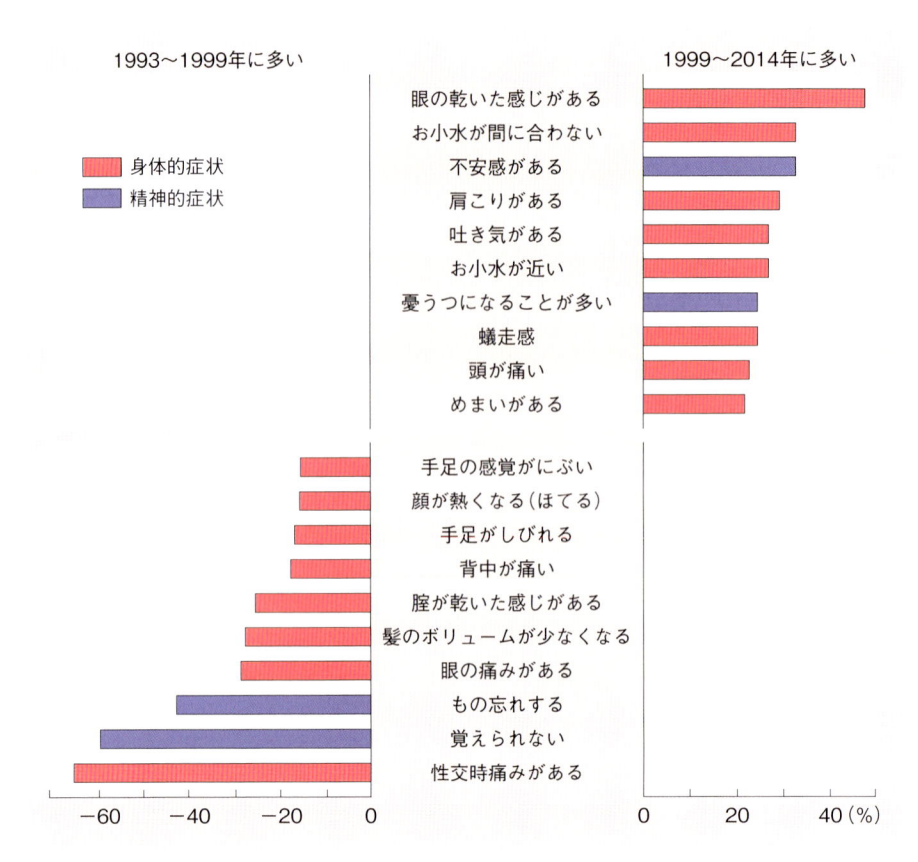

❶⑯ 更年期障害各症状の時代によるTスコアの変化
(Yokota M, et al. 2016[56] : Kasuga M, et al. 2004[60] より作成)

て，喫煙[77]，日々のストレス[78]，パートナーとの関係悪化[79]による増悪，アルコール摂取[80]，日常活動度上昇[81]や運動[82]による改善など，多くの要因が報告されている．

もちろんこれらは単独ではなく，それぞれが関連して影響していることは自明であり，今後の社会環境などの変化により，更年期障害の特徴はさらに変化していくことが示唆される．

更年期障害の診断と鑑別診断

更年期障害の定義は検査値などによって規定されるものではなく，症状からも確定診断は難しいため，下記を満たすことが必要となる．

更年期に現れるということ

閉経の診断は「12か月以上無月経となって初めて可能である」とされている[8]．子宮摘出後などのように月経が発来できない場合には，ホルモン的に「FSH値40 mIU/mL以上かつエストラジオール（E_2）値20 pg/mL以下」をもって閉経と判定している．一般にいわれる「エストロゲン値を測定する」とは，E_2値の測定のことであるが，E_2値は月経周期中の時期によっても大きく変化すること，また個人差が大きく，⑰に示すように閉経の6か月前ぐらいまで低下を認めない場合があることなどから[83]，E_2値だけでは判断はできず，必ずFSH値も測定する．しかし，FSH値もE_2同様，全員が同じように上昇するわけではない（⑰）[83]．有子宮者におい

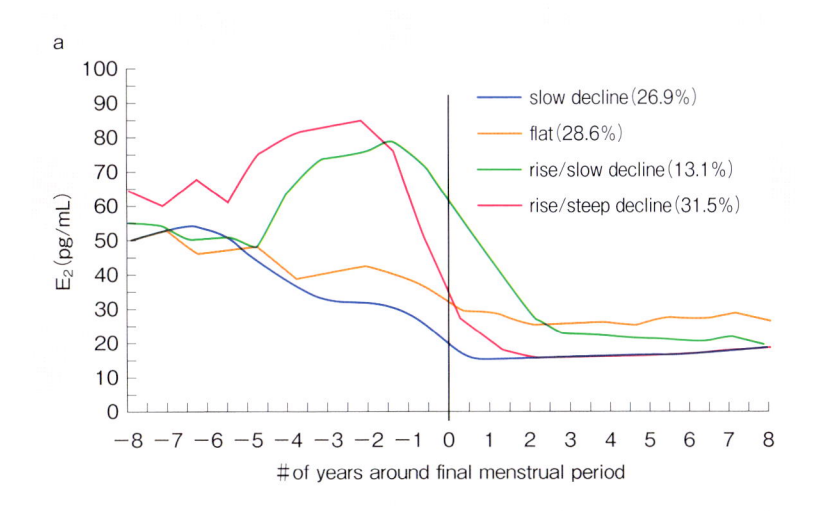

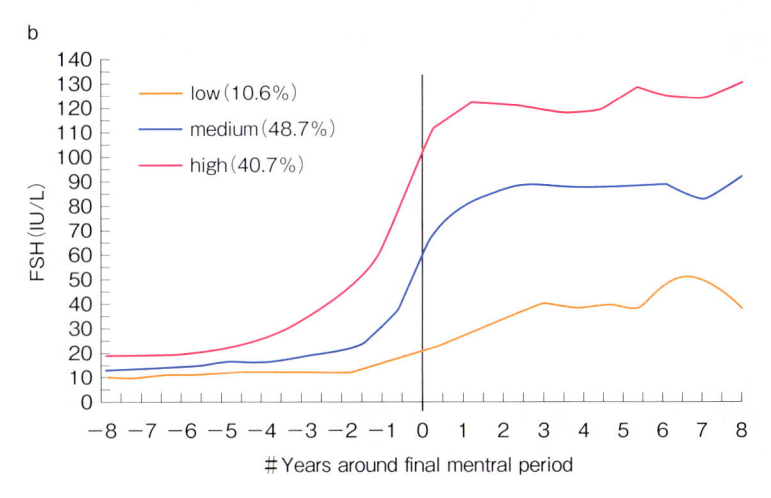

⑰ 閉経前後のエストラジオール値・FSH 値の変化
a：エストラジオール，b：FSH.
（Tepper PG, et al. 2012[83]）

ては，あくまで基本は月経の 12 か月以上の停止である．

　閉経の予測については，FSH や卵巣予備能を示すとされる抗 Müller 管ホルモン（anti-Müllerian hormone：AMH）を含めたホルモン値や年齢など多因子による予測も試みられてはいるが，現状では難しいと考えられている．このため，閉経と診断される前の月経不順のような状況では更年期かどうかを判断することは難しく，相当年齢であれば更年期として対応することになる．

器質的変化に起因しないということ

　更年期障害の診断は一定の基準を満たすことによるというものではなく，除外診断である．器質的な疾患や他科領域の疾患の一部も更年期障害と位置づけられていることもあり，背後に隠れている可能性のある疾患を見落とさないことが重要となる．

　⑱に鑑別すべき疾患・病態をまとめる[84]．加えて近年，海外のサプリメントがインターネットで容易に購入できる環境にあり，知らないう

ちにホルモンを含むサプリメントを服用している場合も少なくないため，詳しく問診することが重要である．

前述の通り，更年期障害にはメンタルストレスが関係し，精神的な症状が多いため，まず精神的な障害を鑑別する必要がある．更年期医療の現場ではうつ病を中心とする気分障害とパニック障害を含む不安障害が多いことが知られている．これらメンタルヘルスの評価には心理テストが簡便かつ有用である．抑うつに対しては自己評定式抑うつ尺度（self-rating depres-sion scale：SDS）[85]．不安に対しては状態不安・特性不安尺度（state-trait anxiety inven-tory：STAI）[86] などが用いられている．また，身体的症状がある場合でも評価が可能であるHADS（hospital anxiety and depression scale）は約 2 分で不安と抑うつを同時にチェックすることができ，簡便かつ有用である[87,88]．ただし，自記式では正確な判定がなされにくいことや精神疾患の鑑別の重要性から，より詳細なチェックも求められ，この目的ではうつ病など 23 の精神障害の診断を行うための構造化面接法である精神疾患簡易構造化面接法（Mini-International Neuropsychiatric Interview：M. I. N. I.）[89] が利用できる．M. I. N. I. 自体は一定の研修が必要であるが，自記式の M. I. N. I. screen もあり，外来でのスクリーニングにはこちらが簡便で使いやすい．

しかし，実臨床では，**⑲**[90] に示すように，頻度の高い抑うつは更年期障害と症状がオーバーラップしており，抑うつでもホットフラッシュは出現するし，更年期障害としての抑うつ症状も存在する．確実な鑑別は難しいものの，こちらから症状の有無を問うのではなく，「どういう症状がありますか？」という open question を数回繰り返し，その答えに血管運動神経障害様症状がない場合にはうつを考慮するとよい．

⑱ 更年期障害の除外診断として考慮すべき主な疾患・病態

症状全般	• うつ病 • 甲状腺機能異常（亢進・低下）
倦怠感，意欲低下	• 肝機能障害 • 貧血
動悸	• 貧血
めまい	• メニエール病 • 貧血
指のこわばり	• 関節リウマチ
頭痛	• 脳腫瘍，薬剤誘発性頭痛
腰痛	• 椎間板ヘルニア
膝痛	• 変形性膝関節症
ホットフラッシュ	• カルシウム拮抗薬服用

（髙松潔，小川真里子．2019[84]）

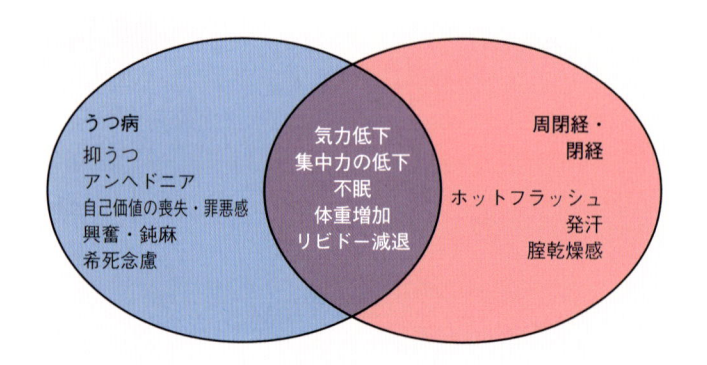

⑲ 更年期障害とうつの症状のオーバーラップ
(Stahl SM. 2008[90])

また，比較的多いのが甲状腺機能異常であり，亢進症，低下症ともに更年期障害と同様の症状を訴える．さらに各種悪性腫瘍に由来する愁訴（たとえば脳腫瘍による頭痛），椎間板ヘルニアによる腰痛，関節リウマチによる指のこわばり，変形性膝関節症による膝痛・関節痛，メニエール病によるめまい，貧血による動悸なども要注意である．更年期の年代には降圧薬を服用することも少なくないが，カルシウム拮抗薬では血管拡張による顔面紅潮，動悸，頭痛，全身倦怠感などの副作用が出現することがあり，これらも更年期障害とされる場合がある．

更年期障害には性に関する症状など問診しにくいものも少なくないため，症状の有無のピックアップ方法として，いわゆる調査表あるいは評価表としての更年期指数を使うことは有効である[13]．Kupperman 指数（Kupperman menopausal index）[91]やそれに基づいた簡易更年期指数（simplified menopausal index：SMI）などが有名である[92]．

しかし，スコア化した指数を扱う場合には，その限界や問題点を十分に理解し，その点数の変化に意味があるのかどうかを検討しながら利用する必要があることを忘れてはいけない[93]．多くの指数は妥当性の検討がなされておらず，点数の平均や有意差検定には意味がない．そこで，日本産科婦人科学会生殖・内分泌委員会では，2001年に使用目的を明らかにした点数化されない評価表を作成している[94]．この評価表は簡便かつ日本人女性の更年期にみられる症状をカバーしていると考えられ，症状の評価に有用である．

さらに，更年期障害は多彩な症状が含まれるため，治療効果の判定には総合的な QOL の評価が重要である．SF-36® （MOS Short-Form

⑳ 東京歯科大学市川総合病院秋桜外来における初診時の諸検査

婦人科的検査	• 内診 • 経腟超音波検査 • 子宮頸部・腟部細胞診，子宮内腔細胞診（あるいは腟断端細胞診）

採血	• 末梢血検査
	• 生化学検査（肝機能・脂質関連検査を含む）
	• 血糖値
	• ホルモン検査
	  下垂体・卵巣機能：FSH，E_2
	  甲状腺機能：free T_3，free T_4，TSH

問診表	• 秋桜外来初診時問診表（身長，体重，血圧を含む） • M.I.N.I.-screen • SF-36 • HADS • 慶應式中高年健康維持外来調査表 • 幸福度チェック（VAS）
その他オプション	• 症状に応じた原因探索のための検査 • 骨量測定 • HRT へ向けての検査（乳房検査，凝固系検査）

M.I.N.I.：Mini-International Neuropsychiatric Interview
SF-36：MOS 36-Item Short-Form Health Survey
HADS：Hospital Anxiety and Depression Scale
VAS：visual analogue scale
（髙松潔．2019[98]）

36-Item Health Survey）[95]や世界保健機関（World Health Organization：WHO）によって開発された WHO QOL26[96]などを用いて，診断時の評価をしておくことが望ましい．

総合的評価という点では，疼痛の評価に用いられる graphic rating scale[*1]において[97]，両端を「幸せ」，「死ぬほど辛い」と変更して利用することで，身体的な観点のみならず心理・社会的状況までを含む現状を評価することもできる．来院時に「去年の今ごろと比べてどうですか？」という質問で状況を確認することや，

[*1] graphic rating scale：両端に基準となる表現を記した線分のどこに位置するかをチェックする VAS（visual analogue scale）や顔の表情で示された状態から現状を選ぶ FRS（face rating scale）など．

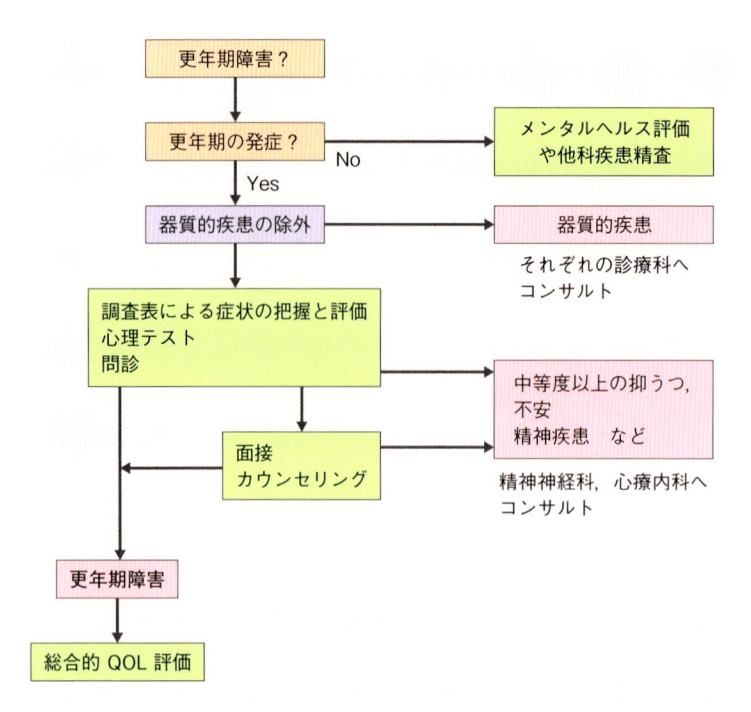

㉑ 東京歯科大学市川総合病院秋桜外来における更年期障害診断アルゴリズム
（髙松潔ほか．2018[99]）

「今，どの症状がなくなったら幸せでしょう？」という質問をすることにより，現在最も重要で治療のポイントとなる症状を常に把握しておくことも良い方法である．

以上のことから，初診時には，問診による月経歴やサプリメントを含む服薬の確認，末梢血検査，肝機能検査，甲状腺機能検査，メンタルストレスチェックとQOL評価，その他，訴える愁訴を引き起こす可能性のある器質的疾患の精査は最低限行う必要がある．また，更年期障害は多彩な症状が含まれるため，治療効果の判定には総合的なQOLの評価が重要であり，各種問診票などを用いて，診断時の評価をしておくことが望ましい．

女性ホルモン関連については血中 E_2 や FSH を測定する場合もある．ただし，閉経の予測は不可能であるため，対象年齢であればこれらの値によらず対応が必要であり，要因も多彩であ

ることから，実際にはホルモン値と症状は関連しないことは知っておく必要がある．

東京歯科大学市川総合病院産婦人科の更年期外来である秋桜外来では，初診時に㉒[98]の項目をチェックし，㉑のアルゴリズムに従って更年期障害を診断している[99]．

更年期障害の予後

多くの症状は加齢とともに軽快することが知られている[100]．症状別では，㉒に示すように，ホットフラッシュやイライラなどは年齢とともに有症率が低下する一方，腰痛，髪のボリューム低下，皮膚のシワなど加齢要因が主体と考えられる症状では有症率は上昇していたと報告されている[101]．ただし，ホットフラッシュが閉経前のレベルに回復するまでには約8年かかるという報告もあり （㉓）[102]，更年期の時期を超えても残存する可能性があることにも注意を要す

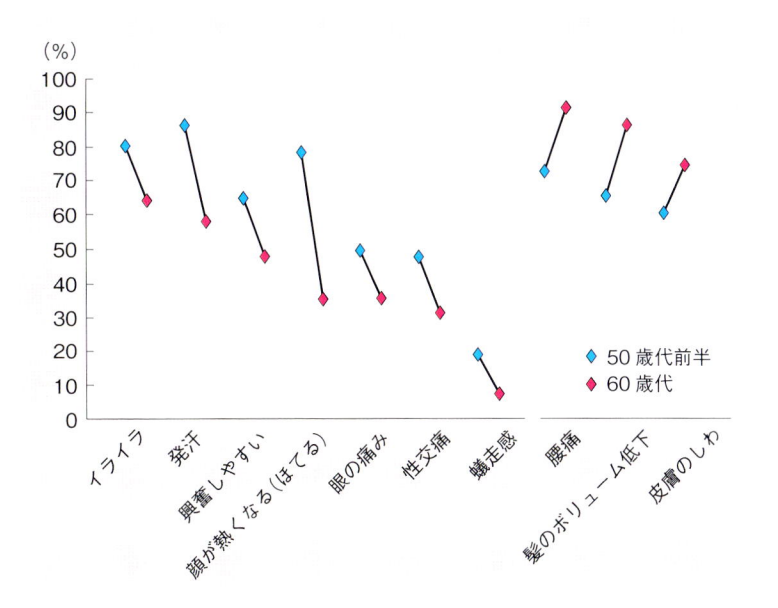

㉒ 加齢に伴い有症率が有意に変化する症状
（髙松潔, 小川真里子. 2016[101]）

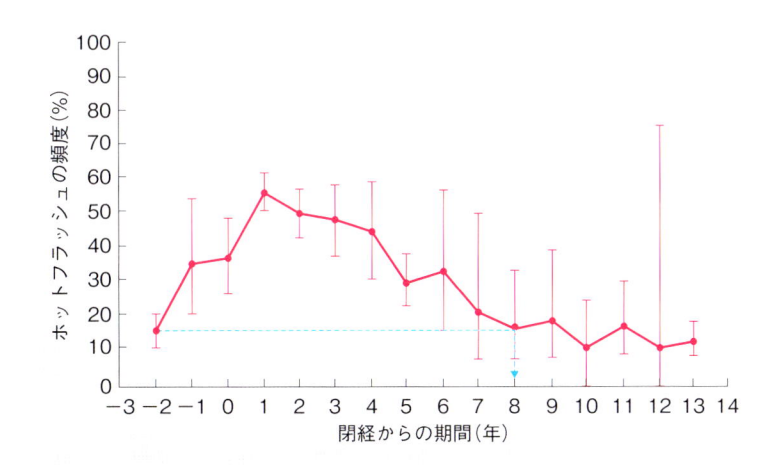

㉓ 閉経前後におけるホットフラッシュの頻度
平均と 95％信頼区間を示す.
（Politi MC, et al. 2008[102]）

る. 実際, 60～65 歳でも 6.5％にホットフラッシュがあったと報告されている[103]. 一方, 日本人では他の人種と比較して長引かないとの報告もある[104].

うつ病は更年期障害と鑑別を必要とするが, うつ病を更年期障害と自己診断しているような場合には閉経後も長く症状が遷延することになるため, 早期の受診を勧めることと鑑別診断は重要である.

おわりに

　更年期は人生の折り返し地点であると同時に，閉経と加齢に伴う心身の機能の曲がり角ともいえる．更年期をうまく乗り切って人生後半の好スタートを切ることは，老年期の QOL の維持・向上につながることが期待される．これはまさに予防医学であり，女性医学の真髄といえよう．

　更年期障害は症候群であり，機序もいまだ正確には解明されておらず，その実態も時代などの背景因子によって変化しているため，とらえどころがないように思われる場合も少なくない．まず婦人科医による更年期障害の拾い上げと対応が重要であることを強調したい．

（髙松　潔）

● 文献

1）Cope E. Physical changes associated with the post-menopausal years. In：Cambell S, editor. The Management of the Menopause & Post-Menopausal Years. Baltimore：University Park Press：1976.

2）Speroff L, Fritz MA. Menopause and the perimenopausal transition. In：Fritz MA, Speroff L, editors. Clinical Gynecologic Endocrinology and Infertility. 8th ed. Philadelphia：Lippincott Williams & Wilkins：2011. p.673-748.

3）日本産科婦人科学会教育・用語委員会報告：「本邦女性の閉経年齢について」に関する委員会提案理由．日産婦誌 1995；47：449-51.

4）Utian WH. Menopause：a modern perspective from a controversial history. Maturitas 1997；26：73-82.

5）Wilbush J. La Menespausie：The birth of a syndrome. Maturitas 1979；1：145-51.

6）山本祥子．更年期の構築—医療が描く女性像．http://bleedingornot.blogspot.com/2005/10/blog-post_02.html（最終閲覧日 2018 年 11 月 19 日）

7）原葉子．日本近代における「更年期女性」像の形成—「内分泌」をめぐる言説の考察を中心に．ジェンダー研究 2014；17：103-18．http://www2.igs.ocha.ac.jp/wp-content/uploads/2016/02/17-Hara.pdf（最終閲覧日 2018 年 11 月 19 日）

8）日本産科婦人科学会編．産科婦人科用語集・用語解説集．改訂第 4 版．東京：金原出版：2018.

9）CAMS：the Council of Affiliated Menopause Societies. CAMS menopause-related definitions. 日更医誌 2000；8：116-9.

10）Harlow SD, et al. STRAW＋10 Collaborative Group：Executive summary of the Stages of Reproductive Aging Workshop＋10：addressing the unfinished agenda of staging reproductive aging. J Clin Endocrinol Metab 2012；97：1159-68.

11）Takamatsu K, et al. Study of psychosocial factors in Japanese patients suffering from menopausal disorders. J Obstet Gynaecol Res 2004；30：309-15.

12）相良洋子．更年期障害の治療における心身医学的視点の重要性．心身医学 2018；58：688-95.

13）髙松潔．更年期不定愁訴のみかた．日産婦誌 2004；56：N651-9.

14）National Institutes of Health. National Institute of Health State-of-the-Science Conference Statement：management of menopause-related symptoms. Ann Intern Med 2005；142（12 Pt 1）：1003-13.

15）髙松潔．更年期障害に対する治療法の選択．麻生武志編．更年期医療のコツと落とし穴．東京：中山書店：2005. p.82-3.

16）日本産科婦人科学会／日本女性医学学会編・監．ホルモン補充療法ガイドライン 2017 年度版．東京：日本産科婦人科学会：2017.

17）若槻明彦．更年期障害．日産婦誌 2009；61：N238-42.

18）Vilar-González S, et al. Mechanism of hot flashes. Clin Transl Oncol 2011；13：143-7.

19）Hauser GA. The climacteric syndrome. In：Lauritzen C, Studd J, editors. Current Management of the Menopause. Taylor & Francis：2005. p.57-78.

20）Whiteman MK, et al. Risk factors for hot flashes in midlife women. J Womens Health（Larchmt）2003；12：459-72.

21）Freedman RR. Hot flashes：behavioral treatments, mechanisms, and relation to sleep. Am J Med 2005；118（Suppl 12B）：124-30.

22）Berendsen HH. The role of serotonin in hot flashes. Maturitas 2000；36：155-64.

23）Wise DD, et al. Tailoring treatment of depression for women across the reproductive lifecycle：the importance of pregnancy, vasomotor symptoms, and other estrogen-related events in psychopharmacology. CNS Spectr 2008；13：647-62.

24）Shams T, et al. SSRIs for hot flashes：a systematic review and meta-analysis of randomized trials. J Gen Intern Med 2014；29：204-13.

25）Rance NE, et al. Modulation of body temperature and LH secretion by hypothalamic KNDy (kisspeptin, neurokinin B and dynorphin) neurons：a novel hypothesis on the mechanism of hot flushes. Front Neuroendocrinol 2013；34：211-27.

26）Szeliga A, et al. The role of kisspeptin/neurokinin B/dynorphin neurons in pathomechanism of vasomotor symptoms in postmenopausal women：from physiology to potential therapeutic applications. Gynecol Endocrinol 2018；34：913-9.

27）Mittelman-Smith MA, et al. Role for kisspeptin/neurokinin B/dynorphin（KNDy）neurons in cutaneous vasodilatation and the estrogen modulation of body temperature. Proc Natl Acad Sci USA 2012；109：19846-51.

28）Jayasena CN, et al. Neurokinin B administration induces hot flushes in women. Sci Rep 2015；5：8466. doi：10.1038/srep08466.

29）Crandall CJ, et al. Association of genetic variation in the tachykinin receptor 3 locus with hot flashes and night sweats in the Women's Health Initiative Study. Menopause 2017；24：252-61.

30）Prague JK, et al. Neurokinin 3 receptor antagonism as a novel treatment for menopausal hot flushes：a phase 2, randomised, double-blind, placebo-controlled trial. Lancet 2017；389：1809-20.

31）Sturdee DW, et al. The menopausal hot flush：a review. Climacteric 2017；20：296-305.

32）Aso T, et al. A natural S-equol supplement alleviates hot flushes and other menopausal symptoms in equol nonproducing postmenopausal Japanese women. J Womens Health 2012；21：92-100.

33）Miller VM, et al. What's in a name：are menopausal "hot flashes" a symptom of menopause or a manifestation of neurovascular dysregulation? Menopause 2018；25：700-3.

34）Osterlund MK, Hurd YL. Estrogen receptors in the human forebrain and the relation to neuropsychiatric disorders. Prog Neurobiol 2001；64：251-67.

35）Georgakis MK, et al. Association of age at menopause and duration of reproductive period with depression after menopause：a systematic review and meta-analysis. JAMA Psychiatry 2016；73：139-49.

36）Henderson VW, et al. Congnition, mood, and physiological concentrations of sex hormones in the early and late postmenopause. Proc Natl Acad Sci USA 2013；110：20290-5.

37）Freeman EW, et al. Longitudinal pattern of depressive symptoms around natural menopause. JAMA Psychiatry 2014；71：36-43.

38）Ryan J, et al. A prospective study of the association between endogenous hormones and depressive symptoms in postmenopausal women. Menopause 2009；16：509-17.

39）Bromberger JT, et al. Longitudinal change in reproductive hormones and depressive symptoms across the menopausal transition. Arch Gen Psychiatry 2010；67：598-607.

40）Kaufert PA, et al. The Manitoba Project：a re-examination of the link between menopause and depression. Maturitas 1992；14：143-55.

41）相良洋子．更年期女性のメンタルケア．日本女性心身医学会編，玉田太朗，本庄英雄編集責任．TEXT BOOK 女性心身医学．東京：永井書店；2006. p.289-95.

42）Schmidt PJ. Mood, depression, and reproductive hormones in the menopausal transition. Am J Med 2005；118（Suppl 12B）：54-8S.

43）Soares CN, et al. Efficacy of estradiol for the treatment of depressive disorders in perimenopausal women：a double-blind, randomized, placebo-controlled trial. Arch Gen Psychiatry 2001；58：529-34.

44）Steinberg EM, et al. A cross sectional evaluation of perimenopausal depression. J Clin Psychiatry 2008；69：973-80.

45）Freeman EW, et al. Premenstrual syndrome as a predictor of menopausal symptoms. Obstet Gynecol 2004；103（5 Pt 1）：960-6.

46）Ayers B, et al. The impact of attitudes towards the menopause on women's symptom experience：a systematic review. Maturitas 2010；65：28-36.

47）Perquier F, et al. Lifetime endogenous reproductive factors and severe depressive symptoms in postmenopausal women：finding from the E3N cohort. Menopause 2013；20：1154-63.

48）Maltais ML, et al. Changes in muscle mass and strength after menopause. J Musculoskelet Neuronal Interact 2009；9：186-97.

49）Phillips SK, et al. Muscle weakness in women occurs at an earlier age than in men, but strength is preserved by hormone replacement therapy. Clin Sci（Lond）1993；84：95-8.

50）Naessen T, et al. Early postmenopausal hormone therapy improves postural balance. Menopause 2007；14：14-9.

51）Dawson-Basoa ME, Gintzler AR. Estrogen and progesterone activate spinal kappa-opiate receptor analgesic mechanisms. Pain 1996；64：169-77.

52）Rocca WA, et al. Accelerated accumulation of multimorbidity after bilateral oophorectomy：a population-based cohort study. Mayo Clin Proc 2016；91：1577-89.

53）Blümel JE, et al. Menopause could be involved in the pathogenesis of muscle and joint aches in mid-aged women. Maturitas 2013；75：94-100.

54）Chlebowski RT, et al. Estrogen alone and joint symptoms in the Women's Health Initiative randomized trial. Menopause 2013；20：600-8.

55）Hussain SM, et al. Female hormonal factors and osteoarthritis of the knee, hip and hand：a narrative review. Climacteric 2018；21：132-9.

56）Yokota M, et al. Symptoms and effects of physical factors in Japanese middle-aged women. Menopause 2016；23：974-83.

57）Takamatsu K, et al. Evaluation of depressive conditions among Japanese patients at a menopause clinic. J Obstet Gynaecol Res 2004；30：42-7.

58）Takamatsu K, et al. Mental health of patients visiting an outpatient menopause clinic. Int J Fertil 2003；48：252-9.

59）Ikeda T, et al. Status of climacteric symptoms among middle-aged to elderly Japanese women：comparison of general healthy women with women presenting at a menopause clinic. J Obstet Gynaecol Res 2005；31：164-71.

60）Kasuga M, et al. Relation between climacteric symptoms and ovarian hypofunction in middle-aged and older Japanese women. Menopause 2004；11（6 Pt 1）：631-8.

61）Ward T, et al. Women's mid-life health experiences in urban UK：an international comparison. Climacteric 2010；13：278-88.

62）Thurston RC, et al. Adiposity and reporting of vasomotor symptoms among midlife women：the study of women's health across the nation. Am J Epidemiol 2008；167：78-85.

63）Baber RJ. East is east and West is west：perspectives on the menopause in Asia and The West. Climacteric 2014；17：23-8.

64）Boulet MJ, et al. Climacteric and menopause in seven South-east Asian countries. Maturitas 1994；19：157-76.

65）Islam MR, et al. Prevalence of menopausal symptoms in Asian midlife women：a systematic review. Climacteric 2015；18：157-76.

66）Freeman EW, Sherif K. Prevalence of hot flushes and night sweats around the world：a systematic review. Climacteric 2007；10：197-204.

67）Hunter MS, et al. The International Menopause Study of Climate, Altitude, Temperature（IMS-CAT）and vasomotor symptoms. Climacteric 2013；16：8-16.

68）池田俊之，牧田和也．更年期女性の血管運動神経症状の季節変動に関する検討．日更医誌 2010；18：229-32.

69）Williams RE, et al. Frequency and severity of vasomotor symptoms among peri- and postmenopausal women in the United States. Climacteric 2008；11：32-43.

70）The North American Menopause Society. Nonhormonal management of menopause-associated vasomotor symptoms：2015 position statement of The North American Menopause Society. Menopause 2015；22：1155-74.

71）髙松潔, 小川真里子．エクオールと更年期障害．Mod-ern Physician 2018；38：393-6.

72）Soleymani M, et al. Dietary patterns and their association with menopausal symptoms：a cross-sectional study. Menopause 2019；26：365-72.

73）Huang AJ, et al. Program to reduce incontinence by diet and exercise investigators：an intensive behavioral weight loss intervention and hot flushes in women. Arch Intern Med 2010；170：1161-7.

74）Kroenke CH, et al. Effects of a dietary intervention and weight change on vasomotor symptoms in the Women's Health Initiative. Menopause 2012；19：980-8.

75）Chedraui P, et al. Severe menopausal symptoms in middle-aged women are associated to female and male factors. Arch Gynecol Obstet 2009；281：879-85.

76）松尾博哉．精神神経症状主体更年期障害患者に対するparoxetineの有用性に関する検討．新薬と臨床 2003；52：44-51.

77）Gallicchio L, et al. Cigarette smoking, estrogen levels, and hot flashes in midlife women. Maturitas 2006；53：133-43.

78）千場直美．更年期女性のストレスが更年期症状に及ぼす影響についての検討．更年期と加齢のヘルスケア 2007；6：61-7.

79）Gibson CJ, et al. Associations of intimate partner violence, sexual assault, and posttraumatic stress disorder with menopause symptoms among midlife and older women. JAMA Intern Med 2019；179：80-7.

80）Schilling C, et al. Current alcohol use is associated with a reduced risk of hot flashes in midlife women. Alcohol Alcohol 2005；40：563-8.

81）Kim MJ, et al. Association between physical activity and menopausal symptoms in perimenopausal women. BMC Womens Health. 2014；14：122. doi：10.1186/1472-6874-14-122.

82）Bailey TG, et al. Exercise training reduces the frequency of menopausal hot flushes by improving thermoregulatory control. Menopause 2016；23：708-18.

83）Tepper PG, et al. Trajectory Clustering of estradiol and follicle-stimulating hormone during the menopausal transition among women in the study of Women's Health across the Nation（SWAN）. J Clin Endocrinol Metab 2012；97：2872-80.

84）髙松潔, 小川真里子．更年期障害．別冊日本臨牀 内分泌症候群（第3版）III—その他の内分泌疾患を含めて．2019；p.243-51.

85）Zung WWK. A self-rating depression scale. Arch Gen Psychiatry 1965；12：63-70.

86）Spielberger CD, et al. Manual for the State-Trait Anxiety Inventory. Palo Alto：Consulting Psychologists Press；1970.

87）高松潔，太田博明．女性メンタルヘルスケアへの HADS（Hospital Anxiety and Depression Scale）の応用．産婦人科の世界 2002；54：107-13.

88）北村俊則．Hospital Anxiety and Depression Scale（HADS 尺度）．精神科診断学 1993；4：371-2.

89）Sheehan DV，Lecrubier Y．大坪天平ほか訳．M.I.N.I. 精神疾患簡易構造化面接法日本語版 5.0.0（2003）．東京：星和書店；2003.

90）Stahl SM. Antidepressants. In：Stahl's Essential Psychopharmacology：Neuroscientific Basis and Practical Applications. 3rd ed. New York：Cambridge University Press；2008. p.511-666.

91）Kupperman HS, et al. Comparative clinical evaluation of estrogenic preparations by the menopausal and amenorrheal indices. J Clin Endocrinol Metab 1953；13：688-703.

92）小山嵩夫．不定愁訴と更年期指数．産婦治療 2003；87：266-70.

93）高松潔．更年期障害．大内尉義，秋山弘子編集代表．新老年学．第 3 版．東京：東京大学出版会；2010. p.1231-42.

94）日本産科婦人科学会生殖・内分泌委員会．日本人女性の更年期症状評価表．日産婦誌 2001；53：883-8.

95）iHope International：健康関連 QOL SF-36®. https://www.sf-36.jp/（最終閲覧日 2018 年 12 月 17 日）

96）田崎美弥子，中根允文．WHO QOL26．東京：金子書房；2007.

97）日本ペインクリニック学会．痛みの基礎知識．https://www.jspc.gr.jp/igakusei/igakusei_hyouka.html（最終閲覧日 2018 年 12 月 17 日）

98）髙松潔．更年期障害治療を極める―基礎知識から最近の話題まで．東海産婦人科学会雑誌 2019；55：17-30.

99）髙松潔ほか．更年期障害．臨床婦人科産科 2018；72：320-9.

100）Webster AD, et al. Quality of life among postmenopausal women enrolled in the Minnesota Green Tea Trial. Maturitas 2017；108：1-6.

101）髙松潔，小川真里子．更年期の諸問題―更年期障害とその対応．予防医学 2016；58：91-100.

102）Politi MC, et al. Revisiting the duration of vasomotor symptoms of menopause：a meta-analysis. J Gen Intern Med 2008；23：1507-13.

103）Gartoulla P, et al. Moderate to severe vasomotor and sexual symptoms remain problematic for women aged 60 to 65 years. Menopause 2015；22：694-701.

104）Avis NE, et al. Study of Women's Health Across the Nation：duration of menopausal vasomotor symptoms over the menopause transition. JAMA Intern Med 2015；175：531-9.

更年期障害とその治療—HRT と副作用

はじめに

　ホルモン補充療法（hormone replacement therapy：HRT）は，閉経に伴うエストロゲンの低下を補う閉経後の女性の健康維持や増進に欠かすことのできない治療法である．しかし，2002 年の Women's Health Initiative（WHI）研究中間報告は大きなネガティブインパクトを与えたが，その後の研究により適応と使用方法を工夫すれば有害事象を減らすことができ，きわめて有効に女性健康を向上させることが再認識されるようになった．

　日本では 2009 年に，HRT に対する認識を整理し，より安心して HRT を行えることを目的に『ホルモン補充療法ガイドライン』が作成され，2012 年には新たな知見を加えて改訂された．その後 5 年間の知見に基づき，ベネフィットとリスクの再評価と最新の情報を提供することを目的に，2017 年度版が策定され発刊された．この最新版では，従来の内容に加え新たにクリニカルクエスチョン（CQ）を設け，より充実した内容となっている．

　本項では，HRT の作用機序，HRT で使用するホルモン剤の種類や特徴，そして重要な事項である副作用（有害事象）について，主に『ホルモン補充療法ガイドライン 2017 年度版』に基づいて解説する．

ホルモン補充療法（HRT）の作用機序

　エストロゲンは，卵巣でつくられ女性生殖器の発育や機能に深く関係し，さらに妊娠の成立・維持にも重要な役割を演じるが，一方，月経の異常，不妊，更年期障害，子宮内膜症などの産婦人科疾患の発生に大きな影響があることも知られている．近年，このホルモンに関する研究はめざましく進み，婦人科領域以外でも，骨をはじめ血管，脳，筋肉，消化器，皮膚など全身の多くの臓器や組織の機能に影響し，さらに糖や脂質の代謝にまで関係することが明らかとなった．エストロゲンは，エストロゲン受容体がほぼ全身に分布していることから，肝臓に作用してコレステロールの代謝調節，膵臓に作用してインスリン分泌の調節，そして脳の認知機能や情動など全身に多彩な作用を発揮している．

　更年期における卵巣機能の衰退はエストロゲンの低下をもたらし，種々のトラブル発生の主な原因となる．エストロゲンの低下により，ほてり，のぼせ，発汗などの血管運動神経症状がまず閉経前後の時期にみられ，やや遅れて頭重感，不眠，不安などの精神神経症状が現れ，閉経後に顕著となる．また，泌尿生殖器の萎縮症状が出現し，一方このホルモンの低下は，血圧の上昇や LDL コレステロール（LDL-C）の上昇をもたらし，脂質異常症から心血管疾患を発症することが報告されている[1]．この低下が持続すると骨密度または骨量が低下して骨は脆弱

❶ ホルモン補充療法において主に使用されるホルモン製剤

種類	投与経路	商品名	用量	特徴（投与法）
結合型エストロゲン	経口	プレマリン®	0.625 mg	妊馬尿から抽出したエストロゲン様物質の合剤
17β-エストラジオール	経口	ジュリナ®	0.5 mg，1 mg	純粋な 17β-エストラジオール
	経皮	エストラーナ® テープ	0.72 mg/9 cm^2 0.36 mg，0.18 mg，0.09 mg	純粋な 17β-エストラジオール 2 日ごとに貼付
		ル・エストロジェル®	1 プッシュ（0.54 mg）	純粋な 17β-エストラジオール
		ディビゲル®	1 mg	純粋な 17β-エストラジオール
エストリオール	経口	エストリール®，ホーリン®	1 mg	
	経腟	エストリール®，ホーリンV®	0.5 mg，1 mg	
メドロキシプロゲステロン酢酸エステル	経口	プロベラ®，ネルフィン®，プロゲストン®，メドキロン®	2.5 mg	周期投与なら 5～10 mg を 10 日以上投与
		ヒスロン®	5 mg	持続投与なら 2.5 mg 連日投与
ジドロゲステロン	経口	デュファストン®	5 mg，10 mg	周期投与なら E_2 1 mg に対し 10 mg 14 日間併用，持続投与なら E_2 1 mg に対し 5 mg を併用
17β-エストラジオール＋レボノルゲストレル（LNG）	経口	ウェールナラ®	E_2 1.0 mg＋LNG 0.04 mg	E_2 と P が配合された経口剤
17β-エストラジオール＋酢酸ノルエチステロン（NETA）	経皮	メノエイド® コンビパッチ	E_2 50 μg＋NETA 140 μg（放出量）	E_2 と P が配合された経皮剤

（ホルモン補充療法ガイドライン 2017 年度版．2017[2]より作成）

となり，やがては骨粗鬆症となることも知られている．

このように，エストロゲンの低下状態は，時間の経過とともに多くの病態・疾患を惹起することが知られており，このような状況で最も理に適った対処法が HRT である．HRT は，更年期特有の症状の改善だけでなく，中高年女性のヘルスケアに深く関わる骨代謝，脂質代謝，血管内皮機能，認知機能の低下に対する予防効果も期待できる治療法である．

HRT の種類と特徴

HRT で使用する薬剤の種類や投与法を工夫し，また乳腺や子宮内膜，心血管系などに対する定期的な検診を心がければ，HRT は中高年女性の健康保持に対したいへん有効なツールとなる．

通常の投与法では，子宮内膜癌の危険性の観点からエストロゲン製剤と黄体ホルモン製剤を併用する．子宮が摘出されている症例ではエストロゲンの単独療法を行う．HRT として用いるホルモン剤には，エストロゲン製剤，黄体ホルモン製剤，エストロゲン・黄体ホルモン配合剤があり，投与経路からは，経口，経皮，経腟に分けられる．HRT を開始する場合，それぞれのホルモン剤の特徴を理解し，適切なレジメンを選択すべきである．

HRT に使用されるエストロゲン製剤（❶）

経口剤である結合型エストロゲン（conjugated equine estrogen：CEE）（プレマリン®）

は，妊馬尿から抽出した天然のエストロゲンであり，エストロンやエクイリンなど約10種類のエストロゲン様物質が含まれており，純粋な17β-エストラジオール（E_2）ではない．長期投与に適した薬剤であるが，60歳を超えた女性に使用する場合には心血管系への影響に注意する必要がある．通常0.625 mg/日を投与するが，半量投与や隔日投与を行う場合もある．マイクロナイズドE_2は，E_2のみの製剤である．最近では，経口E_2製剤（ジュリナ®）も発売されている．

経皮エストロゲンでは，E_2のみが配合されているパッチとゲルがあり，E_2貼付剤にはエストラーナ®テープ，ゲル剤にはディビゲル®やル・エストロジェル®がある．貼付剤では，皮膚から剥がれたり局所の皮膚刺激症状などが懸念されるがその点も改善され，ゲル剤の登場によりさらに使用しやすくなっている．

エストリオール（E_3）は経口剤（エストリール®）のほかに経腟剤（ホーリンV®）としても用いられ，子宮内膜に対する作用はE_2よりも弱く子宮頸部・腟に選択的に作用する．エストロゲン製剤のなかでは唯一老人性骨粗鬆症の保険適用があるが，その骨量増加作用は他のエストロゲン製剤と比べて弱い[2]．

HRTに使用される黄体ホルモン製剤 （❶）

黄体ホルモン製剤としては，主にメドロキシプロゲステロン酢酸エステル（medroxyprogesterone acetate：MPA）やジドロゲステロンが用いられる．子宮非摘出症例に対して，エストロゲンによる子宮内膜増殖作用の抑制を目的に使用され，子宮内膜への作用が確実でしかも脂質代謝への影響が少ないという理由でMPA（ヒスロン®，プロベラ®）が頻用されている．

黄体ホルモン製剤は，天然型と合成型に分けられ，合成型はプレグナン系とエストラン系/ゴナン系に大別される．MPAなどのプレグナン系は，天然型に比べて子宮内膜増殖抑制作用が強い．norethisterone acetate（NETA）やlevonorgestrel（LNG）などのエストラン系/ゴナン系は，プレグナン系よりも子宮内膜増殖抑制作用が強いがアンドロゲン作用を有するため，脂質・糖代謝に好ましくない影響を与える可能性がある．経皮投与としてのNETAは，エストロゲンによるLDL-Cの減少や中性脂肪の減少を防げず，経皮E_2＋経皮NETAでは血糖値の有意な低下はみられるが，子宮内膜増殖症の発現はみられない．一方，LNGはE_2の骨密度増加効果を妨げず，子宮内膜萎縮率はMPAを用いた場合と同等である．

天然型プロゲステロンの立体異性体であるジドロゲステロンは，脂質代謝に影響を及ぼさず，エストロゲンによるHDLコレステロール（HDL-C）増加やLDL-C減少を妨げない．他の黄体ホルモン製剤に比較して子宮内膜癌のリスクがなく，浸潤乳癌に対する影響も少ない．

黄体ホルモン製剤として，レボノルゲストレル放出子宮内システム（levonorgestrel-releasing intrauterine system：LNG-IUS）やジエノゲストも考えられるが，現在のところHRTに用いる黄体ホルモン製剤としての確立されたエビデンスはない．

HRTに使用されるエストロゲン・黄体ホルモン配合剤 （❶）

エストロゲンと黄体ホルモンを同時に含有する内服薬ないし貼付剤であり，経口剤にはE_2（1.0 mg）とLNG（40 μg）（ウェールナラ®），経皮剤にはE_2 50 μg/日（放出量）とNETA 140 μg（放出量）が含有されたもの（メノエイド®コンビパッチ）がある．配合剤を使用すれば，E_2と黄体ホルモンを2種類摂取するという煩雑さが解消できる[2]．

HRT の投与法・投与量

HRT を開始する場合, 薬剤の特徴を十分理解したうえで, その目的, 症状の程度, 年齢, 体型, 合併症の有無などを確認する. それをもとに投与する薬剤, 投与経路, 投与方法, 投与量などを決定する.

投与経路と投与方法

投与経路

エストロゲン製剤の投与経路は経口と経皮に分けられ, 経口 CEE (0.625 mg) では, LDL-C の減少や HDL-C の増加がみられるが, トリグリセリド (TG) も増加し LDL-C を小粒子化させ酸化されやすくなり, 高感度 C 反応性タンパク (CRP) も増加する. 経口 E_2 (1.0 mg) では, TG, HDL-C や高感度 CRP に有意な変化はみられないが, LDL-C の低下作用がみられる. また, 乳房不快感や乳房痛などが報告されている.

一方, 経皮エストロゲンは肝臓での初回通過効果がないため, LDL-C や HDL-C に影響せず, TG は低下あるいは変化なく, LDL 粒子サイズは大型化する. また, 静脈血栓塞栓症や脳卒中のリスクを有意に高めないという報告や, 胆嚢疾患のリスクは経皮剤よりも経口剤で高いという報告がある[2].

投与方法

投与方法には, エストロゲン製剤と黄体ホルモン製剤を周期的に投与して定期的な出血を起こす周期投与法と, この 2 つ製剤を持続的に投与して子宮内膜を萎縮させ, 出血を起こさないようにする持続投与法がある.

周閉経期あるいは閉経後まもない時期で, 定期的に出血が起こることに抵抗感がなければ周期投与法を, 閉経後後期では持続投与法を考慮する. 持続投与法では最初の数か月は不規則な出血がみられるが, 継続すると徐々に減少する. ただし, 不正出血が減少しない場合や増加してくる場合には精査が必要である.

周期投与法では大脳血流量が増加し, 脳血流に好影響を与えることが知られているが, 閉経後に再度出現する性器出血を考慮しておく必要がある. 持続投与法は, 周期投与法に比べて子宮内膜増殖症や子宮内膜癌の発生は少ないが, 心筋梗塞発生リスクは持続投与法に多いことも知られている. 黄体ホルモン製剤を 3 か月に 1 度周期的に投与する方法については, 子宮内膜癌の発生に注意が必要である.

エストロゲン・黄体ホルモン配合剤は, 経口, 経皮いずれも持続投与として使用する[2].

投与量

通常投与量よりも少ない用量のエストロゲン製剤でも, 経口・経皮ともに血管運動神経症状の改善や骨密度の増加に効果がみられ, 性器出血をはじめとする副作用を減らすことができる.

国際閉経学会と北米閉経学会は, 投与量に関して, CEE 0.3〜0.45 mg, 経口 E_2 0.5〜1.0 mg, 経皮 E_2 貼付剤 25〜37.5 μg/日 (放出量), 経皮 E_2 ゲル製剤 0.5〜1.0 mg を推奨している. 一方 MPA は, 周期投与では 5〜10 mg を 10 日間以上用いることで子宮内膜増殖症の抑制効果がみられ, 持続投与では 2.5 mg と 5 mg で子宮内膜増殖症の抑制効果に有意差はなく, 脂質代謝に悪影響を及ぼさない量として 2.5 mg が用いられる. ジドロゲステロンについては, 周期投与法では経口 E_2 (1.0 mg) に対して 10 mg を 14 日間, 持続投与法では経口 E_2 (1.0 mg) に対して 5 mg で子宮内膜が保護されると報告されている[2].

HRTの副作用（有害事象）

WHIの臨床試験報告以来，HRTの有用性よりも有害事象が強調される傾向があるので，ホルモン剤の投与前には起こりうる有害事象を患者に十分説明する必要がある．

HRTの副作用として注意しなければいけない症状や疾患はさまざまだが，治療開始前に検査を行い，これらの疾患の有無をしっかりとスクリーニングすることが重要となる．さらに，適切な使用法を順守し副作用を予防し，HRTのリスクとベネフィットをよく理解してもらい，安全な治療を実践することが大切である．

不正性器出血

不正性器出血は，有子宮者にHRTを行った際に予想される有害事象のなかでは比較的高頻度に認められ，使用した薬剤の種類や投与量・投与方法に関係なく発生する．この症状のために，HRTを中断しなければならない場合も少なからず見受けられる．

性器出血が持続する場合，HRT開始直後であれば，まずはその出血の程度や持続期間をできる限り正確に問診し，出血の程度が次第に減少するか否か慎重に経過観察を行う．性器出血が減少ないし消失せず持続する場合には，エストロゲンの使用量を下げることによりその頻度が低下することが多い[3]．

乳房痛

HRTは乳房痛の頻度を増加させるが，日本で使用されるエストロゲン製剤による乳房痛の頻度は10%未満で決して高くはない．乳房痛への対応としては，エストロゲン製剤の投与量，投与薬剤の種類や投与スケジュールを変更し，量を減らすことが症状軽減に有効と考えられる．それでも症状が続けば投与の中止も考慮する[3]．

乳癌

HRTの乳癌リスクに及ぼす影響については，閉経からHRT開始までの期間，レジメンや黄体ホルモン製剤の種類，投与量，投与経路，投与方法によって異なることが知られている．

最近，多くのコホート研究やメタ解析から，乳癌リスクに及ぼすHRTの影響は決して大きくないことが明らかとなった[4]．HRTの施行期間の延長とともに浸潤性乳癌リスクは上昇するが，5年未満の施行であれば有意な上昇はみられない[5]．5年以上のHRT施行による乳癌リスクの上昇も，生活習慣関連因子によるリスク上昇と同等かそれ以下であり，日本人を対象とした症例対照研究やコホート研究では，HRTによる乳癌リスクの上昇は認めていない．一方，estrogen therapy（ET）においては，少なくとも7年未満の施行であればリスクの上昇は認めないと報告されている．施行期間の延長とともにETでも浸潤性乳癌リスクは上昇するが，10年程度の施行ではリスクの有意な上昇は認められない．乳癌リスクはHRTを中止すると低下すると報告されており，この治療の中止により3～5年で消失する[3]．

HRTによる乳癌リスクは，併用される合成プロゲスチンによりETの場合と比べ上昇し，黄体ホルモンの種類との関連性が報告されている．しかし，天然型プロゲステロンやジドロゲステロンではリスクが変わらないという報告もある[5]．さらに近年，有子宮者に対するCEE＋バゼドキシリンの検討では，乳腺濃度の上昇や乳房緊満感の増加は認めなかったと報告されている[6]．

動脈硬化・冠動脈疾患

動脈硬化に及ぼす経口HRTの影響

糖代謝異常を有する女性への経口ETあるい

は estrogen progestogen therapy（EPT）は，糖代謝異常のない女性に比較して，血管造影で評価した冠動脈の硬化を促進させることから[7]，HRT は動脈硬化の進展を促進すると考えられる．しかし，潜在性動脈硬化症の指標である総頸動脈内膜中膜複合体厚（carotid intima-media thickness：CIMT）に対する経口 ET あるいは経口 EPT の影響については，明確な結果を示す報告はまだみられていない．

また，経口 ET により中性脂肪が上昇すると LDL 粒子は小型化し，この小型 LDL 粒子は血中に停滞し血管内皮下では活性酸素に酸化されやすくなるため[8]，経口 ET は動脈硬化に対し悪影響を与えると考えられる．さらに経口 ET は高感度 CRP などの血管炎症マーカーを上昇させ，matrix metalloprotease を上昇させ tissue inhibitor of matrix metalloprotease（TIMP）を低下させることでプラークを不安定化させる可能性があり，血管炎症に促進的に作用すると考えられる．

一方 MPA は，エストロゲンの HDL-C 上昇作用を低下させて血管内皮機能の改善を相殺することにより，血管内皮機能を抑制する作用を有する[9]．また，天然型プロゲステロンやジドロゲステロンは，HDL-C を低下させず血管内皮機能も抑制しないと報告されている[3,10]．

冠動脈疾患に及ぼす経口 HRT の影響

健康女性を対象とした経口 HRT の心筋梗塞発症リスクは年齢とともに上昇し[3]，閉経後 10 年以上経過してから開始した経口 EPT では，冠動脈疾患の発生リスクは上昇傾向にある[11]．とくに閉経後 20 年以上の症例では有意に上昇する．

冠動脈疾患の二次予防研究である Heart and Estrogen/progestin Replacement Study（HERS）では，高齢の健康女性と虚血性心疾患を有する女性において，経口 EPT は心筋梗塞の発症リスクを上昇させると報告していることから[12]，冠動脈疾患の二次予防には経口 HRT を行うべきではない．一方，HRT 開始時期が閉経後 10 年未満または 60 歳未満の健康女性への経口 EPT は，心筋梗塞の発症リスクを上昇させない[3]．

経皮 ET は，心筋梗塞の発症リスクを有意に低下させるといわれているが，最近のメタ解析では，経皮 ET と経口 ET の間で心筋梗塞発症リスクでの有意な差は認めていない[13]．経皮 ET での大規模臨床試験は少なく，その効果はいまだ不明である．

脳卒中

WHI 試験を含む 28 のメタ解析では，HRT は虚血性脳卒中リスクを上昇させるが，出血性脳卒中のリスクを上昇させないと報告している[14]．Nurses' Health Study 報告でも，CEE 服用は用量依存性に脳卒中のリスクを高め，とくに虚血性脳卒中でその作用はより鮮明であり，一方出血性脳卒中では，有意な関連性は認められなかった[15]．しかし，HRT の種類によるリスクの違いは認められていない．

閉経後 2 年以内または周閉経期の 45～58 歳の健康女性を対象とした経口 HRT 投与試験では，10 年間脳卒中リスクの上昇は認められず，閉経後 10 年未満で開始した HRT による脳卒中リスクも有意な上昇は認めなかった．したがって，閉経後早期から開始した HRT では虚血性脳卒中の絶対リスクは少ないと思われる．

低用量（CEE 0.3 mg/日）HRT では虚血性脳卒中の発症を回避できる可能性が示唆され，また経皮エストロゲン製剤を使用した HRT でも脳卒中のリスクが上昇しないことから，経口低用量 HRT および経皮 HRT では，虚血性脳卒中リスクを上げない可能性も考えられる[3]．

高血圧患者に対する HRT は，脳卒中リスクをより上昇させる可能性が高い．この傾向は虚

血性脳卒中においてさらに著明であった.

投与中の HRT を中止した後の脳卒中のハザード比はプラセボ群と有意差がなく,HRTによる脳卒中リスクの上昇は中止により消失すると考えられる[16].また,脳血管障害の既往や冠動脈疾患の既往を有する患者に対する HRTには,脳血管障害の二次予防効果はないことが知られている[3].

静脈血栓塞栓症(VTE)

静脈血栓塞栓症(venous thromboembolism:VTE)のリスクは経口 HRT により 2〜3 倍上昇し,HRT 開始後 1 年以内での上昇が顕著であった.また,閉経後 10 年未満で開始したHRT および閉経後 10 年以上経過してから開始した HRT の検討でも,この上昇リスクには差はなかった[11].ET でも有意な VTE リスクの上昇が認められている[17].

年齢および BMI による VTE リスクの解析では,加齢とともにそのリスクは高まり,BMI の上昇にも依存し上昇する.しかし 50 歳代かつBMI 25 kg/m^{2}未満では,VTE の絶対リスクは低い.

VTE 既往者における HRT は VTE の再発リスクを高め,試験開始後 1 年以内で発症する可能性が高く,また HRT は肺塞栓症(pulmonaryembolism:PE)のリスクも有意に上昇させた[3].

ET による VTE リスクを経口と経皮で比較した研究では,経皮エストロゲンの VTE リスクを 1.0 とすると経口では 4.0 と報告され[18],経皮エストロゲンを用いた HRT では VTE リスクは上昇しないと考えられる[3].

子宮内膜癌

子宮を有する女性に対する ET では子宮内膜癌のリスクが 2.3 倍に上昇し,ET 中止後 12 年経過してもそのリスクは 1.9 倍と報告されている[19].CEE,経皮エストロゲン,経口エストロゲンは,単独投与ではすべて子宮内膜癌のリスクを上昇させるが,EPT によりそのリスクは低下するため黄体ホルモンの併用は必須である.EPT における周期投与法は,持続投与法に比べ子宮内膜癌発症リスクが高い.また,EPTの持続投与では 10 年までは子宮内膜癌の有意な抑制効果を示し,10 年以上使用しても子宮内膜癌リスクを上昇させない.

子宮内膜癌発症リスクは,使用されるエストロゲン製剤や黄体ホルモン製剤の種類とその用量,投与法と使用期間により異なる[3].周期投与法では CEE 0.625 mg/日投与の場合,少なくとも 28 日間に 10 日以上 MPA 5〜10 mg を投与すれば,子宮内膜癌発症リスクに変化はないが,5 年以上の長期使用ではリスクが上昇する.同様に周期投与法では,CEE 0.625 mg またはE$_2$ 1 mg とジドロゲステロン 10 mg を 14 日間併用することで,MPA と同等の効果がある.

さらに,HRT は子宮内膜増殖症やタイプ I子宮内膜癌のリスクを低下させるが,その持続投与ではタイプ II の子宮内膜癌の発生予防にも有効との報告がみられる[3].また,LNG-IUS とエストロゲンとの 5 年未満の持続併用では,子宮内膜癌リスクを有意に抑制し,黄体ホルモンの代わりにバゼドキシフェン 20 mg/日を CEE0.45 mg あるいは 0.625 mg と併用した場合でも,2 年間では子宮内膜増殖症は発生しなかったと報告されている[20].

卵巣癌

HRT が卵巣癌リスクを上昇させることは最近のメタ解析でも報告されており,HRT によるリスクは 1.37 倍と有意に上昇している[21].5年以上 HRT を使用した場合は,中止後 5 年以上経過しても有意にリスクが残り,HRT の期間が長いほど卵巣癌リスクは上昇するとの報告もみられる[3].レジメン別による卵巣癌リスクの差異については,一定の見解は得られていな

い．また，EPT における 2 つの投与法で比較した報告でもまだ一定の見解は得られず，黄体ホルモンの併用によりそのリスクが低下する可能性が示唆されている．投与経路については，経皮投与と経口投与においてもリスクの差はみられていない．

一方，卵巣癌の主たる 4 組織型で HRT による発症リスクに差異があり，漿液性癌と類内膜癌のリスクは上昇し，明細胞癌と粘液性癌のリスクは上昇しないと報告されている[3]．

その他の腫瘍・類腫瘍

① 子宮頸部扁平上皮癌リスクは変化しないが，5 年以上の施行では子宮頸部腺癌リスクが上昇する可能性がある．
② 低悪性度子宮内膜間質肉腫に対する HRT は禁忌である．
③ 髄膜腫リスクを上昇させる可能性がある．
④ 従来いわれてきた悪性黒色腫リスクを上昇させない可能性があるが，基底細胞癌リスクを上昇させる可能性がある．
⑤ 肺癌リスクを低下させる可能性がある．
⑥ 子宮筋腫を増大させる可能性があるが，臨床症状を起こすほどではない．
⑦ 子宮内膜症の再燃の可能性があるが，そのリスクは低い[3]．

片頭痛

片頭痛を有する女性では，HRT 未施行者よりも施行者のほうがその増悪リスクが高く，経皮エストロゲン製剤よりも内服剤のほうが片頭痛の増悪頻度が高い．

片頭痛の既往のある中高年女性に対して HRT を行う場合には，施行前にその症状が増悪する可能性について十分な説明を行ったうえで，施行後も症状の変化に留意しながら慎重に行うべきである[3]．

HRT の禁忌症例と慎重投与例

HRT を施行する場合には，血算，血液生化学検査，血液凝固機能検査，婦人科疾患や乳癌の検索を実施し，HRT の禁忌例または投与時に注意すべき症例の抽出を行い，処方の是非を決定する．子宮筋腫，子宮内膜症，乳腺症などの良性のエストロゲン反応性疾患の既往を有する女性，血液凝固系の亢進がみられる女性，動脈硬化や乳癌の危険因子を有する女性には，慎重な対応が求められる．リスク・ベネフィットや患者個々の状態を把握したうえで，安全に HRT を施行しそのニーズに応えることが必要となる[2]．

禁忌症例と慎重投与・条件つき投与症例を❷に示す．

HRT 施行の判断が難しい病態

『ホルモン補充療法ガイドライン 2017 年度版』では，30 の Q & A をまとめた CQ 編が加えられている．そのなかから，有害事象と関連して判断の難しい病態を 2 つ取り上げる．

子宮内膜癌治療後の HRT の可否について

『ホルモン補充療法ガイドライン 2017 年度版』では，子宮内膜癌治療後の HRT は条件次第では推奨できると明記されている．子宮内膜癌治療後 50 歳未満の女性には ET は禁忌ではなく，術後の卵巣欠落症状の治療になりうる．一方，50 歳以上では一般健常人における適応と禁忌に従うべきである．

子宮内膜癌治療後の HRT と再発リスクに関しては，これまで旧進行期分類Ⅲ期までの症例に施行した 6 つの報告があるが，少なくとも HRT によって再発率が上昇したという報告はない．子宮内膜癌治療後の HRT については，

❷ HRT の禁忌症例と慎重投与症例

禁忌症例	• 重度の活動性肝疾患 • 現在の乳癌とその既往 • 現在の子宮内膜癌，低悪性度子宮内膜間質肉腫 • 原因不明の不正性器出血 • 妊娠が疑われる場合 • 急性血栓性静脈炎または静脈血栓塞栓症とその既往 • 心筋梗塞および冠動脈に動脈硬化性病変の既往 • 脳卒中の既往
慎重投与ないしは条件付きで投与が可能な症例	• 子宮内膜癌の既往 • 卵巣癌の既往 • 肥満 • 60 歳以上または閉経後 10 年以上の新規投与 • 血栓症のリスクを有する場合 • 冠攣縮および微小血管狭心症の既往 • 慢性肝疾患 • 胆嚢炎および胆石症の既往 • 重症の高トリグリセリド血症 • コントロール不良な糖尿病 • コントロール不良な高血圧 • 子宮筋腫，子宮内膜症，子宮腺筋症の既往 • 片頭痛 • てんかん • 急性ポルフィリン症 • 全身性エリテマトーデス（SLE）

（ホルモン補充療法ガイドライン 2017 年度版．2017[2]）

そのメリット・デメリットを十分に説明したうえで慎重に判断する必要がある[22]．

糖尿病を有する女性への HRT の可否について

糖尿病を有する女性における HRT は，動脈硬化性疾患がなく良好な血糖コントロールがなされている場合には可能と考えられる．さらに，糖尿病治療薬を用いて血糖値が良好にコントロールされている状態では，HRT が血糖コントロールの一助となる可能性もある．ただし，糖尿病とともに冠動脈疾患を含めた動脈硬化性疾患を合併している場合には十分注意すべ

きである．

事前のスクリーニングとして，血糖コントロールに加えて，現時点での動脈硬化性疾患の有無とその既往，喫煙歴，血糖値，血清脂質，腎機能などを評価し，リスクとベネフィットを勘案したうえで HRT を考慮すべきであろう[23]．

おわりに

HRT に関する最新情報を学びその理解を深めることを目的に，HRT の作用機序，使用するホルモン剤の種類や特徴，そしてその副作用などについて，主に『ホルモン補充療法ガイドライン 2017 年度版』に基づいて解説した．この治療法がさらに普及し，中高年女性の QOL の維持・向上に今後ますます役立つことを期待したい．

（久保田俊郎）

● 文献

1) Shoupe D, et al. Elective oophorectomy for benign gynecological disorders. Menopause 2007 ; 14 : 580-5.
2) 日本産科婦人科学会/日本女性医学学会編・監. 3. HRT の実際. ホルモン補充療法ガイドライン 2017 年度版. 東京：日本産科婦人科学会；2017. p.69-93.
3) 日本産科婦人科学会/日本女性医学学会編・監. 2. HRT に予想される有害事象. ホルモン補充療法ガイドライン 2017 年度版. 東京：日本産科婦人科学会；2017. p.40-68.
4) de Villiers TJ, et al. Revised global consensus statement on menopausal hormone therapy. Climacteric 2016 ; 19 : 313-5.
5) North American Menopause Society. Estrogen and progestogen use in post menopausal women : 2010 statement of The North American Menopause Society. Menopause 2010 ; 17 : 242-55.
6) Pinkerton JV, et al. Breast effects of bazedoxifene-conjugated estrogens : a randomized controlled trial. Obstet Gynecol 2013 ; 121 : 959-68.
7) Howard BV, et al. Postmenopausal hormone therapy is associated with atherosclerosis progression in women with abnormal glucose tolerance. Circulation 2004 ; 110 : 201-6.
8) Tribble DL, et al. Variation in oxidative susceptibil-

ity among six low density lipoprotein subfractions of differing density and particle size. Atherosclerosis 1992 : 93 : 189–99.

9) Wakatsuki A, et al. Effect of medroxyprogesterone acetate on endothelium-dependent vasodilation in postmenopausal women receiving estrogen. Circulation 2001 : 104 : 1773-8.

10) Gambacciani M, et al. Dydrogesterone does not reverse the effects of estradiol on endothelium-dependent vasodilation in postmenopausal women : a randomized clinical trial. Maturitas 2002 : 43 : 117-23.

11) Boardman HM, et al. Hormone therapy for preventing cardiovascular disease in post-menopausal women. Cochrane Database Syst Rev 2015 : 3 : CD002229.

12) Hulley S, et al. Randomized trial of estrogen plus progesterone for secondary prevention of coronary heart disease in postmenopausal women. Heart and Estrogen/progestin Replacement Study (HERS) Research Group. JAMA 1998 : 280 : 605-13.

13) Mohammed K, et al. Oral vs transdermal estrogen therapy and vascular events : a systematic review and meta-analysis. J Clin Endocrinol Metab 2015 : 100 : 4012-20.

14) Bath PM, et al. Association between hormone replacement therapy and subsequent stroke : a meta-analysis. BMJ 2005 : 330 : 342.

15) Grodstein F, et al. A prospective, observational study of postmenopausal hormone therapy and primary prevention of cardiovascular disease. Ann intern Med 2000 : 133 : 933-41.

16) Gu H, et al. Risk of stroke in healthy postmenopausal women during and after hormone therapy : a meta-analysis. Menopause 2014 : 21 : 1204-10.

17) Canonico M, et al. Hormone replacement therapy and risk of venous thromboembolism in postmenopausal women : systematic review and meta-analysis. BMJ 2008 : 336 : 1227-31.

18) Scarabin PY, et al. Estrogen and thromboembolism risk study group : differential association of oral and transdermal oestrogen-replacement therapy with venous thromboembolism risk. Lancet 2003 : 362 : 428-32.

19) Santen RJ, et al. Postmenopausal hormone therapy : an Endocrine Society scientific statement. J Clin Endocrinol Metab 2010 : 95 : s1-66.

20) Pichar JH, et al. Endometrial effects of a tissue selective estrogen complex containing bazedoxifene/conjugated estrogens as a menopausal therapy. Fertil Steril 2009 : 92 : 1018-24.

21) Collaborative Group on Epidemiological Studies of Ovarian Cancer. Menopausal hormone use and ovarian cancer risk : individual participant meta-analysis of 52 epidemiological studies. Lancet 2015 : 385 : 1835-42.

22) 日本産科婦人科学会/日本女性医学学会編・監. CQ208 子宮内膜癌治療後の HRT は推奨されるか？ ホルモン補充療法ガイドライン 2017 年度版. 東京：日本産科婦人科学会；2017. p.124-5.

23) 日本産科婦人科学会/日本女性医学学会編・監. CQ205 糖尿病を有数する女性に HRT は可能か？ ホルモン補充療法ガイドライン 2017 年度版. 東京：日本産科婦人科学会；2017. p.117-8.

HRTの課題と今後の展望

はじめに

　ホルモン補充療法（hormone replacement therapy：HRT）は現在，国際的には閉経期ホルモン療法（menopausal hormone therapy：MHT）とよばれることが多くなっており，「エストロゲン欠乏に起因する症状の緩和や疾患の治療を目的とするもの，あるいは無症状の閉経後女性においてエストロゲン欠落に伴う諸疾患のリスク低下やヘルスケアを目的として行うものの2つの側面をもつ」と定義されているが[1]，後者に関しての評価は現在もまだ揺れ動いているといってよい．

　本項では，「エストロゲンによる加齢性疾患予防」の現時点での位置づけについて，とくに冠動脈疾患（coronary artery disease：CAD）をめぐる状況を中心に概説する．

MHTへの期待と歴史的転換

　エストロゲンには子宮，卵管，腟，乳房などに対する性腺作用だけでなく，脳，眼，心血管系，骨，大腸，皮膚などさまざまな臓器に対する性腺外作用があることが明らかにされるに従い，とくに高齢化が加速する欧米先進国において，閉経によって失われるエストロゲンを補うMHTに多面的なアンチエイジング作用が期待されることになった．そのような期待が極大化した1990年代前半の時点では，MHTは更年期障害の治療にとどまらず，心血管疾患の予防，骨粗鬆症性骨折の予防，性交障害の治療，尿失禁の治療，認知症の予防，皮膚老化の予防など，あらゆる効果を有する魔法の弾丸と見なされていた．なかでも閉経後女性の最大の死因であるCAD予防への期待度は高かった．

　エストロゲン低下とともにLDLコレステロール（LDL-C），アポBは増加するが[2]，閉経後女性にエストロゲンを投与すればこれらは減少に転じる[3]．その他，エストロゲンには血管内皮細胞や平滑筋細胞への直接作用を含むさまざまなアテローム性動脈硬化抑制効果があり，観察研究においてもMHTのCAD予防効果はゆるぎないものに思えたが[4,5]，前方視的研究が欠如していることが最大の問題であり，ランダム化比較試験（RCT）に基づくエビデンスの構築が求められていた．

　この状況に最初に影を投げかけた研究がHERS（Heart and Estrogen/progestin Replacement Study）である．CADに対するMHTの二次予防効果を検証するために平均年齢67歳の女性2,763人を動員したこの試験では，当初の期待に反して，結合型エストロゲン（conjugated estrogen：CE）0.625 mgとメドロキシプロゲステロン酢酸エステル（medroxyprogesterone acetate：MPA）2.5 mgの連日投与を受けた群でCADの再発が有意に多く，とくに開始1年目ではプラセボ群に比較して52％の増加を認めた[6]．

　二次予防でだめならば一次予防で，と次に期待を集めたのが有名なWHI（Women's Health Initiative）である．基本的に健康とされた平均

年齢 63 歳の閉経後女性 16,608 人を集めたこの史上最大の MHT に関する RCT においても，CE 0.625 mg と MPA 2.5 mg の連日投与を受けた群で CAD の発生が有意に多く，プラセボ群に対するハザード比は 1.29 であった[7]．2 年後に発表された子宮摘出女性に対する CE 0.625 mg 単独投与研究（$n = 10,739$）では CAD のリスクはプラセボ群と変わらなかったものの，脳卒中のリスクが有意に高く，もはや「MHT による心血管疾患予防」というコンセプトは完全に破綻したものと思われた[8]．これが 2000 年代前半の状況である．

WHI 後の研究

WHI 研究の「失敗」は大きな落胆をもたらしたが，その一方で，なぜ観察研究と RCT の結果がこれほど食い違うのかについて，その後徹底的な検討が加えられたことにより，「あるべき」MHT の姿が明らかにされるきっかけとなったともいえる．

WHI についてはさまざまなサブ解析が行われたが，とくに注目を集めたのは閉経後年齢による層別化解析である．閉経後 20 年を超えてから MHT を開始した群では CAD が有意に増加したが，閉経後 20 年未満の群では増加の有意性がなくなり，さらに 10 年未満ではむしろ CAD が減少した[9]．このような傾向は，その後に行われた WHI を含む 23 件の RCT を統合し 39,049 人を対象としたメタアナリシスでも確認され，閉経後 10 年以上（または 60 歳以上）で MHT を開始した女性の CAD 発症のオッズ比［95％信頼区間］が 1.03［0.91〜1.16］であったのに対し，閉経後 10 年未満（または 60 歳未満）で MHT を開始した場合には 0.68［0.48〜0.96］であった（ **❶** ）[10]．

更年期症状を有する周閉経期女性に対して開始された MHT が，結果として CAD 予防効果

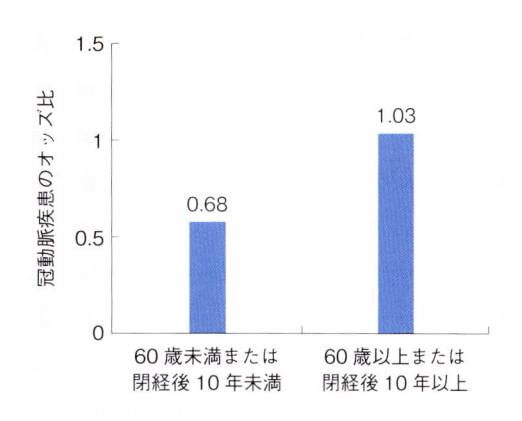

❶ MHT の CAD 予防効果に対する年齢と閉経後年数の影響（メタアナリシス）
閉経後 10 年以上（または 60 歳以上）で MHT を開始した女性の CAD 発症のオッズ比［95％信頼区間］が 1.03［0.91〜1.16］であったのに対し，閉経後 10 年未満（または 60 歳未満）で MHT を開始した場合には 0.68［0.48〜0.96］であった．
（Salpeter S. et al. 2006[10] より作成）

をもつという観察研究の結果と，無症状な高齢女性を対象として CAD などの疾患予防を主目的として行われた RCT の結果との間に齟齬がみられることは，これらの解析結果とまさに符合する．WHI の中心的な研究者の一人であった Manson は，2006 年にこの点に関する「タイミング仮説」を発表した（ **❷** ）[11]．すなわち，動脈硬化が進展していない周閉経期の MHT は脂質プロファイルや血管内膜に対する作用によって CAD 予防的に作用するのに対し，すでにプラークが完成した高齢者に対するエストロゲン投与はプラークの破綻や動脈血栓形成を促進することによりかえって CAD を増加させる．この非常に説得力のある理論は，しかしながら長い間仮説にすぎなかった．

ELITE 研究

タイミング仮説を初めて裏づけたのが，2014 年に米国心臓学会で発表されて注目を集めた Early vs Late Intervention Trial with Estradiol（ELITE）研究である．対象となった 643

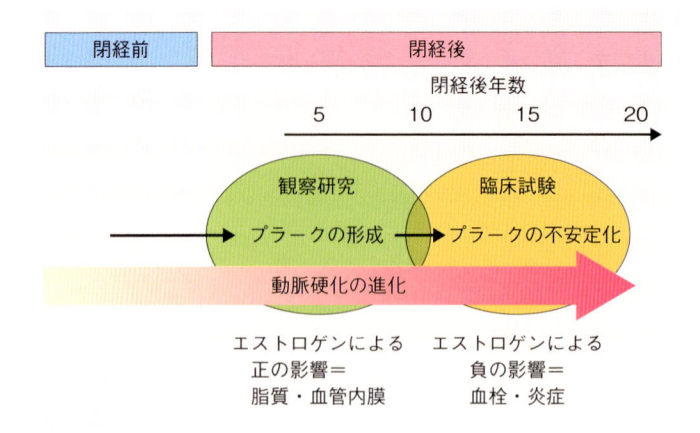

❷ MHT の冠動脈疾患（CAD）予防効果に関するタイミング仮説
動脈硬化が進展していない周閉経期の MHT は脂質プロファイルや血管内膜に対する作用によって CAD 予防的に作用するのに対し，すでにプラークが完成した高齢者に対するエストロゲン投与はプラークの破綻や動脈血栓形成を促進させ，かえって CAD を増加させる．
(Manson JE, et al. 2006[11] より作図)

人の子宮摘出後女性のうち，半数は閉経後 6 年未満（平均年齢 55 歳）で，半数は閉経後 10 年以上（平均年齢 65 歳）であった．これらの女性をそれぞれ経口エストラジオール（E_2）1.0 mg/日またはプラセボに無作為に割り付け，主要エンドポイントを頸動脈内膜中膜比（carotid-artery intima-media thickness：CIMT）として約 5 年間の経過観察を行った．その結果，閉経後 10 年以上群では CIMT が E_2 ＝ プラセボであったのに対し，閉経後 6 年未満群では E_2 ＜ プラセボであった（❸）．すなわち，閉経後時間をおかずに開始した MHT は動脈硬化の進展を抑制したのである．この研究結果の詳細は 2016 年に『New England Journal of Medicine』誌に掲載され，大きな話題を呼んだ[12]．

ELITE 研究でもう一つ重要な点は，エストロゲン製剤として E_2 が用いられていることである．北米では長い間 CE が MHT の主役であったが，CE は妊馬尿の精製物という性格上，エストロン（E_1）を主成分としつつもその他 9 種類のエストロゲンをはじめとするさまざまな夾雑物を含んでおり，これが有害事象の原因で

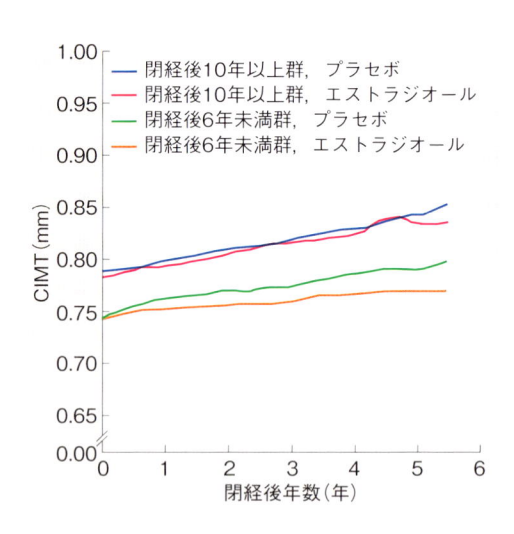

❸ ELITE 研究にみる MHT が CIMT に与える影響の閉経年数による違い
閉経後 6 年未満群では CIMT が E_2 群においてプラセボ群より有意に低く，閉経後 10 年以上群では両群に差がなかった．
(Hodis HN, et al. 2016[12])

はないかと考えられるようになっていた．そのことを支持したのが，早くから MHT に天然型の E_2 が用いられていたヨーロッパからの報告である．

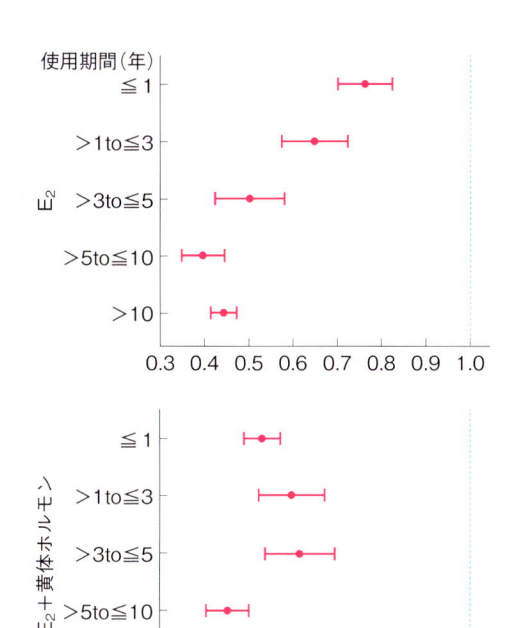

❹ フィンランドのナショナルコホート研究にみる MHT が CAD 死亡リスクに与える影響

E_2 および E_2＋黄体ホルモンによる MHT は 10,000 人/年あたり冠動脈疾患死亡を 3〜24 および 2〜19 減少させ、その効果は使用年数に関連する。

（Mikkola TS, et al. 2015[14]）

フィンランドの Mikkola らは、MHT を受けていた女性における CAD 死亡に関して、WHI 以前（1995〜2001）と WHI 以後（2002〜2009）とを比較した。MHT が相対的に鷹揚に行われていた前者に比べて、より適応を厳格化した後者では死亡リスクが低下しているのではないかと考えてのことであった。結果は予想に反しており、MHT を 1 年以上続けた場合の CAD による標準化死亡率［95％信頼区間］は、WHI 以前で 0.57［0.48〜0.66］、WHI 以後で 0.46［0.32〜0.64］と、どちらも半減していた[13]。また Mikkola らの他の論文では、E_2 による MHT の試用期間が長くなるほど CAD 死亡が減少することが示されている（❹）[14]。

WHI 後、最近になって発表されたこれらの結果をもとにすると、①E_2 を用いた MHT レジメンを、②閉経後 10 年未満の女性に対して開始すれば、CAD リスクを低下させられる可能性が非常に高いと考えられる。

おわりに

更年期症状を緩和する治療法として開始された MHT は、CAD をはじめとする多様な加齢性疾患を予防するために、あらゆる年代の女性にとって利用可能だと単純に信じられた時代を経て、「症状緩和のために正しい時期に開始すれば、余得として CAD などのリスクをも下げることができる」と軌道修正されて現在に至っている。もちろんエストロゲンの作用は冠動脈にとどまるものではなく、対象者のリスクプロファイルと求める効果とのバランスを個別に検討したうえで MHT を開始すれば、多様な加齢性疾患予防効果が得られることが期待される。

（寺内公一）

● 文献

1) 日本産科婦人科学会/日本女性医学学会編・監　ホルモン補充療法ガイドライン 2017 年度版. 東京：日本産科婦人科学会：2017.

2) Matthews KA, et al. Are changes in cardiovascular disease risk factors in midlife women due to chronological aging or to the menopausal transition? J Am Coll Cardiol 2009：54：2366-73.

3) Godsland IF. Effects of postmenopausal hormone replacement therapy on lipid, lipoprotein, and apolipoprotein (a) concentrations：analysis of studies published from 1974-2000. Fertil Steril 2001：75：898-915.

4) Colditz GA, et al. Menopause and the risk of coronary heart disease in women. N Engl J Med 1987：316：1105-10.

5) Grodstein F, Stampfer M. The epidemiology of coronary heart disease and estrogen replacement in postmenopausal women. Prog Cardiovas Dis 1995：38：199-210.

6) Hulley S, et al. Randomized trial of estrogen plus progestin for secondary prevention of coronary heart disease in postmenopausal women. JAMA 1998：280：605-13.

7) Rossouw JE, et al. Risks and benefits of estrogen plus progestin in healthy postmenopausal women : principal results From the Women's Health Initiative randomized controlled trial. JAMA 2002 ; 288 : 321-33.

8) Anderson G, et al. Effects of conjugated equine estrogen in postmenopausal women with hysterectomy : the Women's Health Initiative randomized controlled trial. JAMA 2004 ; 291 : 1701-12.

9) Manson JE, et al. Estrogen plus progestin and the risk of coronary heart disease. N Engl J Med 2003 ; 349 : 523-34.

10) Salpeter S, et al. Brief report : coronary heart disease events associated with hormone therapy in younger and older women. J Gen Intern Med 2006 ; 21 : 363-6.

11) Manson JE, et al. Postmenopausal hormone therapy : new questions and the case for new clinical trials. Menopause 2006 ; 13 : 139-47.

12) Hodis HN, et al. Vascular effects of early versus late postmenopausal treatment with estradiol. N Engl J Med 2016 ; 374 : 1221-31.

13) Tuomikoski P, et al. Coronary heart disease mortality and hormone therapy before and after the Women's Health Initiative. Obstet Gynecol 2014 ; 124 : 947-53.

14) Mikkola TS, et al. Estradiol-based postmenopausal hormone therapy and risk of cardiovascular and all-cause mortality. Menopause 2015 ; 22 : 976-83.

女性ヘルスケアにおける漢方療法

はじめに

わが国では，漢方治療は 1976 年に漢方製剤が健康保険医療に導入されて以降さまざまな診療科の一般臨床において広く行われるようになってきた．現代医学における漢方の使用方法としては，「漢方薬のみでの治療」「西洋薬の治療効果補完」「西洋薬の副作用対策」があげられる．

女性は月経・妊娠・閉経という内分泌環境の劇的な変化を生じ，男性と比較して心身の不調をきたしやすい．そのためか，古来より女性特有の疾患を対象とする漢方薬も汎用されてきた．また，女性特有の疾患の代表である月経困難症，月経前症候群（premenstrual syndrome：PMS）といった月経随伴症状や更年期障害に対して，西洋医学的には，低用量エストロゲン・プロゲスチン配合薬（low dose estrogen progestin：LEP），プロゲスチン製剤やホルモン補充療法（hormone replacement therapy：HRT）といった内分泌療法が実施されるが，すべての症状が改善されるわけではない．また，嘔気，倦怠感といった副作用により，使用が制限される場合もある．これらの場合に対して，漢方薬の併用による治療効果補完が期待できる．

もともとの漢方医学は西洋医学とは異なる医学体系に基づいており，女性特有の疾患には，漢方医学特有の病態の一つである「瘀血」が深く関連するとされ，通常は滞りなく流れている「血」が，外的なストレスなどにより障害され，その結果としてさまざまな精神身体症状が現れるとされている．そのため，瘀血を改善する漢方薬が治療に用いられることが多く，ある程度の漢方医学的な概念の理解も必要である．

本項では，女性ヘルスケア領域で必要とされる漢方医学の概要を説明するとともに，最近進みつつある漢方薬の作用メカニズムに関する基礎研究結果や，プラセボ対照二重盲検試験を用いた治療効果検証に関する臨床研究結果についても紹介する．

漢方療法の概要

概念，定義

漢方療法は，古代中国の伝統医学（中国伝統医学）が，6 世紀前半に日本に伝わり，日本で改良・独自の発展を遂げたものである．江戸時代において現在用いられている医療体系が確立されたと考えられている．『金匱要略』という西暦 200 年ごろ（日本では弥生時代）に書かれた書物では，「婦人妊娠病・婦人産後病・婦人雑病篇」といった女性に特化した内容のパートを認めており，古来中国の医学では，女性特有の疾患を意識し，男性とは別の疾患として取り上げていたことがわかり興味深い．

本来の漢方薬とは，2 種類以上の成分（生薬）を配合し，水を加えて煮だした（煎じた）もの（湯液，煎じ薬），生薬の粉末を混ぜたもの（散剤），生薬の粉末を混ぜて固めたもの（丸薬）を

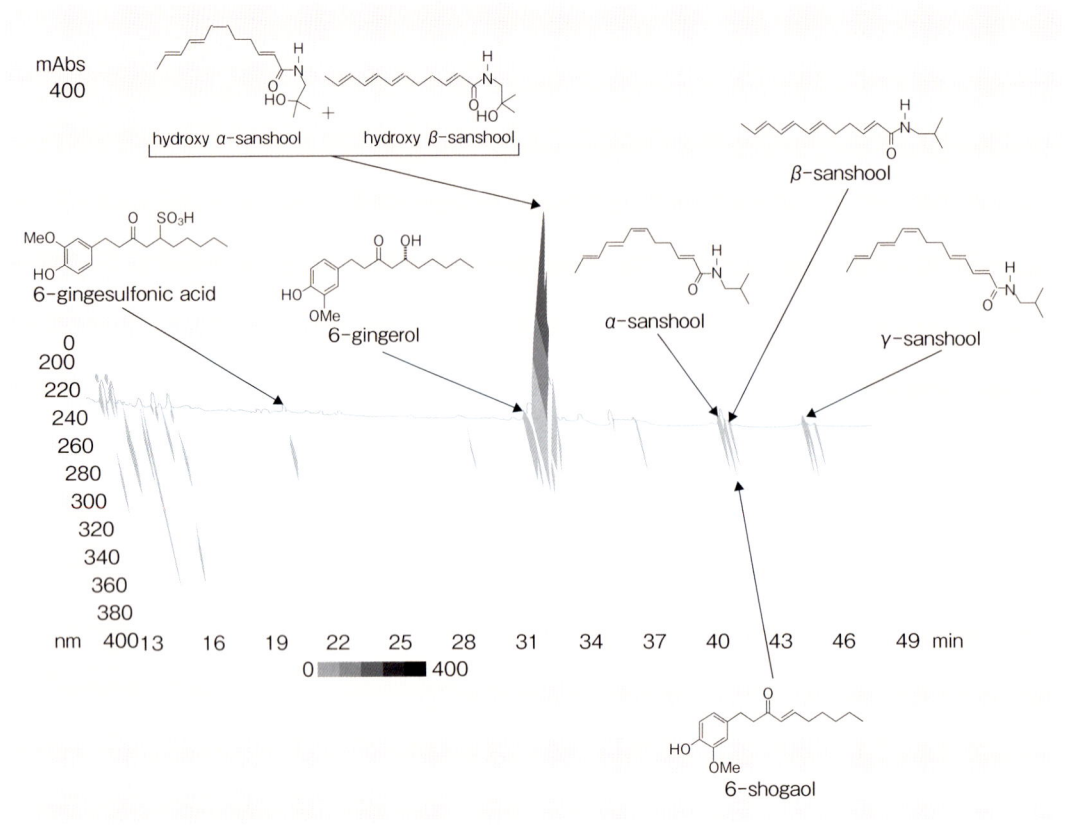

❶ 大建中湯エキスの3次元HPLC
（株式会社ツムラより提供）

いう．現在の日本の医療機関の大部分では，生薬を煮出したものを高温乾燥・顆粒状にした工業製品であるエキス剤が使用される．エキス剤の成分は均一性に優れており，3次元高性能液体クロマトグラフィ（HPLC）において認識される成分の均一性が担保されている（❶）．このような高品質のエキス剤を保険診療で使用できることが，日本の漢方療法のいちばんの特徴である．

漢方療法は，世界的には代替療法のなかの伝統医学に分類されるが，わが国の96％の医師が漢方の処方経験があり[1]，いわゆる代替医療のハーブとは異なる独自の位置を占めている．また患者サイドからも，漢方治療に対しては非常に好意的な印象が示されている[2]．

診断

漢方医学でも西洋医学的な病名診断に基づく投薬が多くなされているが，本来は漢方療法独自の診断方法により投薬が実施される．患者受診後に診察，診断，治療を行うのは，西洋医学の診断・治療と基本的な違いはない．観念的な内容も含まれているが，いくつかのポイントを理解・応用することは，処方決定における手がかりとなる．

気血水の概念

漢方医学では，生体は「気」「血」「水」の3要素から成り立つと考え，これらのバランスが崩れると病気になると考える．

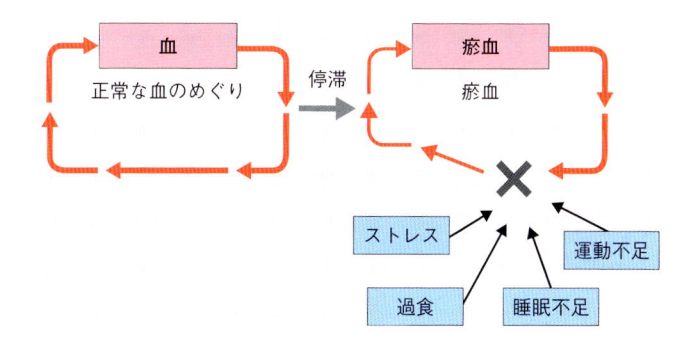

❷ 瘀血（おけつ）の発生機序
健康な状態では「血」は滞りなく流れるが，外的ストレスにより流れが障害され，「瘀血」が発生する．
（武田卓．2017[3]）

気の異常

「気虚」は，気力がなく元気がない状態をいう．「気鬱」「気滞」は，気持ちが落ち込んでうつ的な状態や閉塞感・停滞感として現れる．「気逆」は「気」の逆転であり，いわゆるのぼせである．このように，更年期障害などの女性心身症的症状との関連性の深い症状といえる．

血の異常

女性は月経があるために，血の異常が病態を考えるうえで重要であるとされる．「血虚」は，西洋医学での貧血に伴う症状であるが，必ずしも貧血である必要はない．皮膚の乾燥，髪が抜けやすいといった症状を伴う．健康な状態では「血」は滞りなく流れているが，外的なストレスなどにより流れが障害される（❷）[3]．

このように「血」が滞った状態である「瘀血」は，女性診療においてとくに重要な位置を占め，更年期障害，PMS，機能性月経困難症の病因とされる．西洋医学的には，それぞれ別々の疾患とされるが，疫学調査においても，実際に月経痛とPMSの重症度間に相関関係を認める[4]．症候としてはさまざまな精神身体症状（不眠，嗜眠，精神不穏，顔面の発作的紅潮，筋痛，腰痛など）が現れる．

西洋医学においても，瘀血に類似した病態が存在する．骨盤うっ血症候群（pelvic congestion syndrome：PCS）は，女性の慢性骨盤痛の原因として近年認識されるようになってきた．45歳以下に多く，PCSだけで慢性骨盤痛の原因の30%を占める．また，慢性骨盤痛のほかの原因が存在する場合の15%にPCSを認める．月経関連疾患では，PCSの54%に月経不順を，66%に月経痛を認める．解剖学的には骨盤の左側がうっ血しやすく，MRアンギオグラフィなどの画像検査においても，左の卵巣静脈や付属器周辺の静脈うっ滞を認める[5]．腹診における瘀血の圧痛点が左側によく認められる点でも共通しており，PCSは瘀血の病態と共通点が多く興味深い．

水の異常

「水滞」「水毒」は「水」が滞った状態であり，むくみやすい状態であるが，症状としては，めまい，立ちくらみ，ふらつき，頭痛，耳鳴り，頻尿などの尿症状，下痢，口渇も水の変調が疑われる．PMSの身体症状としての浮腫，頭痛も「水」の異常としてとらえられる．

■ 五臓の概念

概念的な面が多いが，診断，処方決定においては，一部を理解しておくと便利な点がある．

❸ 五臓の概念から「肝」「腎」の西洋医学的解釈と病的状態

	西洋医学的解釈	病的状態
「肝」	情動，内分泌系，自律神経系	抑うつ，心身症，月経不順
「腎」	発育，生殖に関係	老化，不妊

（武田卓．2017[3]）

女性ヘルスケア領域で重要と思われる「肝」「腎」について，西洋医学的解釈とその病的状態を理解しておくとよい（❸）[3]。

診察方法

問診は西洋医学と同様であるが，患者の体質・社会的な背景も含めての問診である．そのなかで，「舌診」「脈診」「腹診」は漢方療法に特徴的な診察方法といえる．

■ 舌診

舌の腫大，舌辺縁の歯の圧痕（歯痕），舌苔の性状，舌の裏にある舌下静脈の怒張を評価する．歯痕舌は，むくみやすい状態（水滞）や胃腸機能低下のサインであり，地図状舌は，舌苔がところどころ抜けてまだらになった状態をいい，気力が落ちた状態（気虚）のサインである．舌下静脈の怒張は，瘀血のサインとされる．

■ 脈診

西洋医学では脈拍数のみを計測するのに対して，漢方医学では脈の性状の評価がメインである．触れやすさ，強さ，大きさ，流れ方などを細かく評価するが，実臨床では力強く触れるかどうか，弱くて触れにくいかによって，体全体が弱っているかどうかの評価が可能である．

■ 腹診

西洋医学では腹部臓器の腫大をみるのに対して，漢方医学では腹壁の緊張・圧痛を評価する．そのため両足を伸ばし，腹部を緊張させた状態で行う．特徴的な所見に対して，ある程度特定の処方を用いる目安が示されており，処方選択の手がかりとなる．

「胸脇苦満」は季肋部の抵抗・圧痛であり，「小柴胡湯」といった「柴胡」を含んだ生薬を使用するサインとされる．柴胡の薬理作用には中枢抑制作用，解熱鎮痛作用，抗炎症作用がある．「小腹満」「小腹急結」は臍下部・下腹部の抵抗・圧痛であり，瘀血のサインとされる（❹）[3]。

治療の実際

女性ヘルスケア領域における汎用処方を，漢方医学的な処方分類により以下に示す．

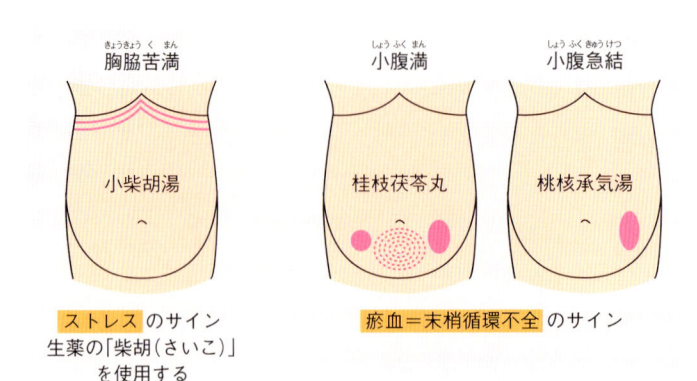

胸脇苦満	小腹満	小腹急結
小柴胡湯	桂枝茯苓丸	桃核承気湯

ストレス のサイン
生薬の「柴胡（さいこ）」を使用する

瘀血＝末梢循環不全 のサイン

❹ 腹診
（武田卓．2017[3]）

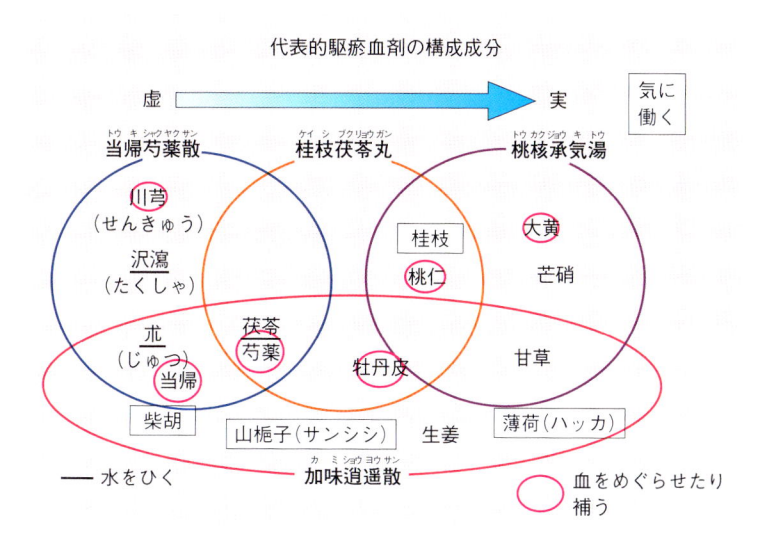

代表的駆瘀血剤の構成成分

❺ 女性の3大処方と「桃核承気湯」
（武田卓．2017[3]）

駆瘀血剤

瘀血に対する改善薬である．女性の3大処方として知られる，「当帰芍薬散」「加味逍遥散」「桂枝茯苓丸」が汎用される[6]．これらに「桃核承気湯」を加えた4剤でかなりの症状に対応可能である．構成生薬を理解すれば薬効が理解しやすい（❺）[3]．

当帰芍薬散

やせていて色白，冷え，虚弱体質，頭痛，めまい，肩こり，浮腫傾向を特徴とする．構成生薬には，「朮」「沢瀉」「茯苓」といった利水作用をもつ生薬が含まれている．

ヒトにおける血流改善効果が，ヒト眼球血流に対する投与試験により報告されている[7]．当帰芍薬散エキス5g投与により，血圧・眼圧には変化がなく，コントロール（水投与）と比較して，投与後15分から有意な血流増加効果を認めた．

桂枝茯苓丸

当帰芍薬散よりは，より実証タイプのものに使用する．瘀血症状が強く，症状としては冷え，のぼせが特徴である．精神神経症状は軽度のものに用いる．

動物モデルにおける血流改善効果が，ライブイメージングを用いた投与試験により報告されている[8]．胃管を経由して桂枝茯苓丸エキスを投与することにより，マウス皮下血管径の拡大を認め，投与後60〜90分でピークとなった．ラット腸間膜血管においては動脈径の拡大を認め，末梢血管の血流速度の増大を認めた（❻）．

更年期障害に対するプラセボ対照二重盲検比較試験が報告されている[9]．米国人178人を対象として，12週間の試験薬（プラセボ，桂枝茯苓丸エキス7.5g，桂枝茯苓丸エキス12.5g）投与し，1日あたりのホットフラッシュの回数を主要評価項目として実施された．それぞれで，投与前と比較して有意な改善効果を認めたが，プラセボと比較して有意差は認めなかった．

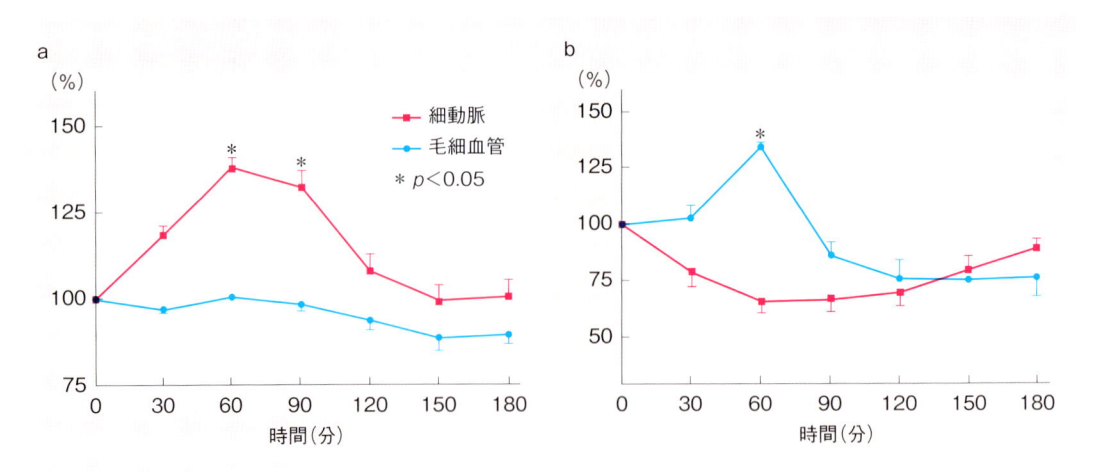

❻ 桂枝茯苓丸投与によるラット腸間膜血流変化
血管径の変化（a）と血流速度の変化（b）を示す．投与前を100%として比率を示す．
（Tomita T, et al. 2017[8]）

桃核承気湯

桂枝茯苓丸より，より実証タイプのものに使用する．症状的には桂枝茯苓丸に似るが，精神神経症状はより強い．便秘が強いことが使用目標となる．構成生薬としては，「大黄（ダイオウ）」「桃仁（トウニン）」「芒硝（ボウショウ）」といった下剤作用のある生薬が含まれている．

加味逍遥散

症状が「逍遥」するものに使用し，女性の不定愁訴に対する代表処方といえる．血管運動神経症状と精神神経症状が入り交じった症状に対して用いる．構成生薬としては，「柴胡（サイコ）」「薄荷（ハッカ）」「山梔子（サンシシ）」といった気に働く生薬が含まれている．

卵巣摘除した更年期モデルラットを用いた加味逍遥散の抗不安作用が報告されている[10]．それによると，加味逍遥散エキスの経口投与により恐怖に誘発される立ちすくみ行動が減少するが，選択的ベンゾジアゼピン受容体アンタゴニストのフルマゼニルおよび$GABA_A$受容体アンタゴニストのビククリン投与では加味逍遥散の効果が減弱された（❼）．このことから，加味逍遥散の抗不安作用は$GABA_A$-ベンゾジアゼピン受容体複合体が関与することが示唆された．

韓国の伝統医学においても加味逍遥散と同様の処方が使用されており（Gamisoyo-San：GSS），この薬剤のエキス剤を用いて全般性不安障害への改善効果をプラセボ対照二重盲検比較試験を用いて検討した報告がある[11]．全般性不安障害の患者（$n=147$）（女性112人，男性35人）に8週間の試験薬（プラセボ，GSSを構成する生薬のエキス剤を混合したもの：GSS-I，GSSのエキス剤：GSS-M）を投薬し，不安尺度とQOLを評価した．主要評価項目のHamilton不安評価尺度ではGSS-Mとプラセボ間に有意差を認めなかったが，副次評価項目のQOLでGSS-MはプラセボとプラセボとGSS-Iの両者と比較して有意な改善効果を認めた．

日本においては，厚生労働科学研究費研究により更年期障害に対する加味逍遥散のプラセボ対照二重盲検比較試験が実施された．更年期障害患者（$n=205$）に8週間の試験薬（プラセボ，加味逍遥散エキス7.5 g）を投薬し，更年期症状，うつ症状，不安症状，QOLを評価したが，加味逍遥散とプラセボでの改善効果における有意差を認めなかった[12]．

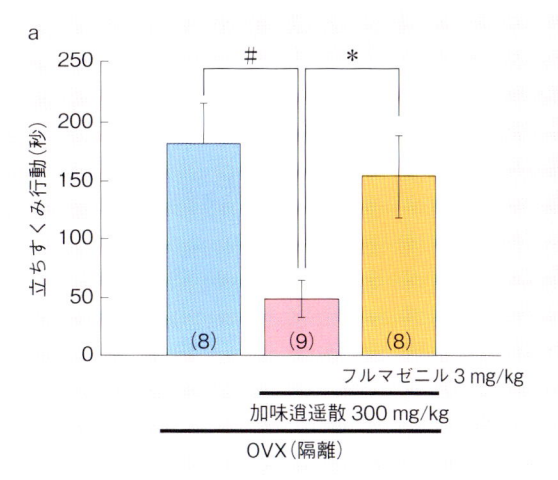
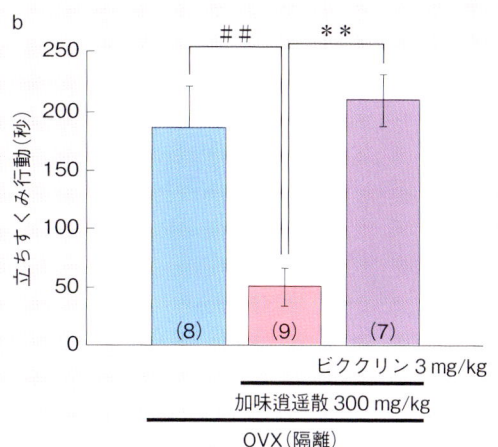

❼ 加味逍遥散による抗不安効果

フルマゼニル（a）およびビククリン（b）投与により，卵巣摘除ラット（OVX）における加味逍遥散の抗不安効果が減弱するかを検討したところ，減弱が認められた．

#$p < 0.05$, ##$p < 0.01$, ＊$p < 0.05$, ＊＊$p < 0.01$.

（Egashira N, et al. 2016[10]）

補腎剤

❸に示すように，漢方医学での「腎」はホルモン的な概念を示しており，補腎剤は老化に伴う諸症状を緩和するために汎用される．

八味地黄丸

男性不妊に用いられるため，男性に使用する漢方薬のイメージが強いが，本来は性差に関係なく使用する．下肢脱力感，疲労感，足腰の冷え，腰痛，夜間の頻尿などを目標に使用する．

卵巣摘除ラットを用いた骨粗鬆症モデルにおいて，八味地黄丸エキス投与は，ビスホスホネートと同等の骨量増加効果を示し，ビスホスホネート剤との併用で相加的な効果を示した（❽）[13]．

筋肉細胞株を用いた *in vitro* の検討において，八味地黄丸エキス添加は細胞増殖を促進し，サルコペニアへの応用が示唆された[14]．

牛車腎気丸

八味地黄丸に「牛膝」「車前子」の2つの生薬を追加し，作用を強化した薬剤である．老化モデルマウスを使った動物実験で，牛車腎気丸エキス投与により筋萎縮の改善を認める報告があり，八味地黄丸と同様にサルコペニアへの応用が示唆された[15]．

柴胡剤

構成生薬に「柴胡」を含み，精神安定作用を目的に処方される．加味逍遥散も代表的な処方の一つである．

抑肝散

認知症の周辺症状（behavioral and psychological symptoms of dementia：BPSD）に対する改善効果で汎用されるが，もともと小児の疳の虫や夜泣きに使用された処方である．❸に示す五臓の概念の「肝」の高ぶりを鎮めるもので精神安定作用がある．

BPSDに対する改善効果に関しては，臨床効

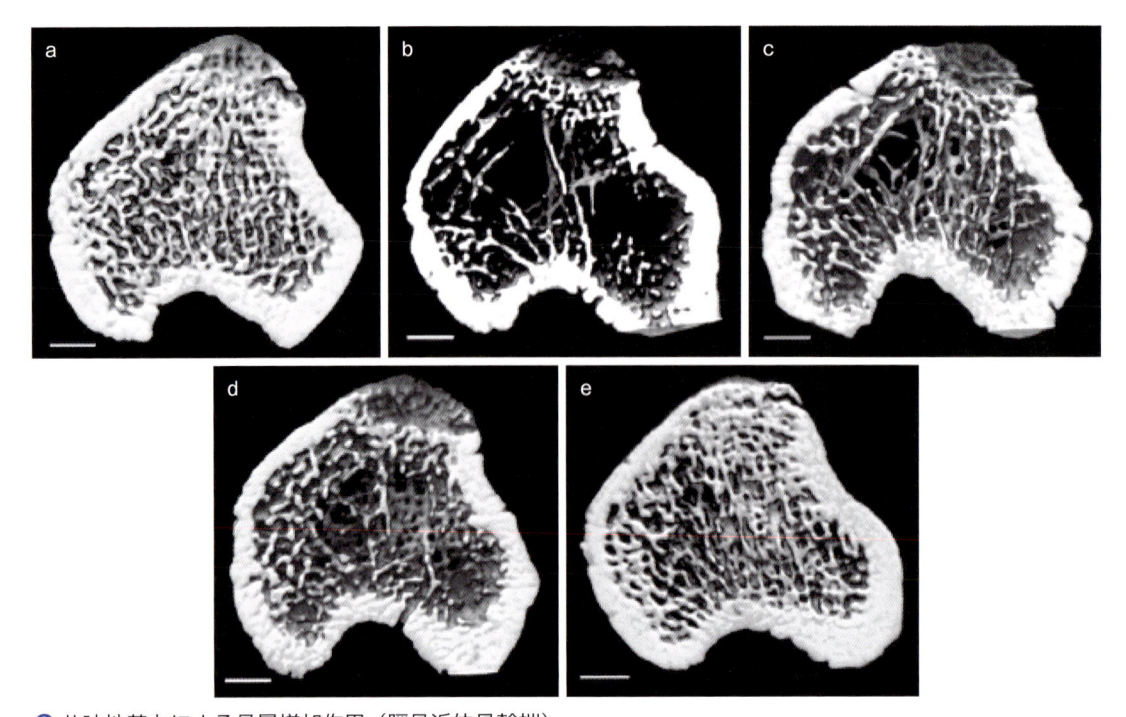

❽ 八味地黄丸による骨量増加作用（脛骨近位骨幹端）
a：卵巣摘除なし，b：卵巣摘除，c：卵巣摘除＋八味地黄丸，d：卵巣摘除＋アレンドロネート，e：卵巣摘除＋八味地黄丸＋アレンドロネート．
（Chen H, et al. 2012[13]）

果・作用機序に関しても多くの研究報告があり，漢方薬のなかで最も科学的な研究が進んだ処方の一つである．

BPSD 改善の臨床効果については，4 つの RCT をまとめたメタ解析が報告されており，BPSD の評価スコアの total score，妄想，幻覚，興奮の項目で有意な改善を認めた（**❾**）[16]．

転倒による骨折リスクに関して，入院中認知症患者（1,057 病院，140,494 症例）を対象として，診断群分類包括評価（DPC）からの入院患者データベースを利用したメガデータ解析が報告されている．その報告によると，817 症例の骨折患者と 3,158 例の非骨折患者での case-control study で漢方薬（ほとんどが抑肝散），睡眠薬と骨折リスクを解析したところ，ベンゾジアゼピン系薬剤での骨折リスク増加を認めたのに対して，漢方薬ではリスク増加を認めなかった[17]．このことは，漢方薬（抑肝散）投与

によっても ADL 低下を認めないことを裏づける結果である．

補剤

構成生薬に「人参（ニンジン）」「黄耆（オウギ）」などを含み，消化機能を改善して，全身状態の改善を期待する処方である．体がだるいような状態に使用することができる．

補中益気湯（ホチュウエッキトウ）

「中」は胃腸を意味しており，胃腸の機能を補って気を益す薬という意味である．補気作用とは，一種の抗うつ作用とも考えられる．

六君子湯（リックンシトウ）

作用的には補中益気湯に類似しており，消化管の水のたまり（食後に胃の中でチャポチャポ音がする，下痢傾向など）を改善する．

❾ BPSD に対する抑肝散の改善効果（メタ解析）

	n	I^2	WMD	95%CI	p^*
NPI total scores NPI subscores	4	0	−7.20	−11.44〜−2.96	0.0009
妄想	4	37	−2.46	−3.90〜−1.01	0.0009
幻覚	4	0	−2.69	−3.88〜−1.51	<0.00001
興奮/攻撃性	4	0	−1.66	−2.63〜−0.70	0.0007
気分変調	4	62	−0.56	−2.24〜1.11	0.51
不安	4	0	−1.03	−2.08〜0.02	0.06
多幸感	4	0	−0.32	−1.18〜0.53	0.46
無関心	4	0	−0.56	−1.70〜0.57	0.33
脱抑制	4	0	−0.37	−1.53〜0.79	0.53
いらいら/情緒不安定	4	52	−0.96	−2.43〜0.51	0.20
異常運動行動	4	31	−0.45	−2.05〜1.14	0.58
MMSE	4	0	−0.32	−2.04〜1.41	0.72
	n	I^2	SMD	95%CI	p^*
Barthel Index/Disability Assessment for Dementia	4	0	−0.32	−0.62〜−0.01	0.04
	n	I^2	RR	95%CI	p
Discontinuation due to all cause	4	0	1.04	0.20〜5.50	0.97

n：研究数，WMD：加重平均差，SMD：標準化平均差，RR：リスク比，95%CI：95%信頼区間，MMSE：minimental state examination，NPI：neuropsychiatric inventory.
$^*p$ 値<0.05（赤字）.
（Matsuda Y, et al. 2013[16]）

　動物実験においては，シスプラチン誘発性食欲不振モデルラットに六君子湯エキスを投与したところ，食欲の改善を認め，その作用機序としてグレリンの増加作用によることが報告されている[18]．

　グレリンはサルコペニア治療に対する応用が期待されており，老化促進マウスを用いた動物実験により，六君子湯エキス投与により寿命の延長効果を認めることが報告された（❿）[19]．この作用機序としては，グレリンによる長寿遺伝子である sirtuin1 活性化によることが示唆された．

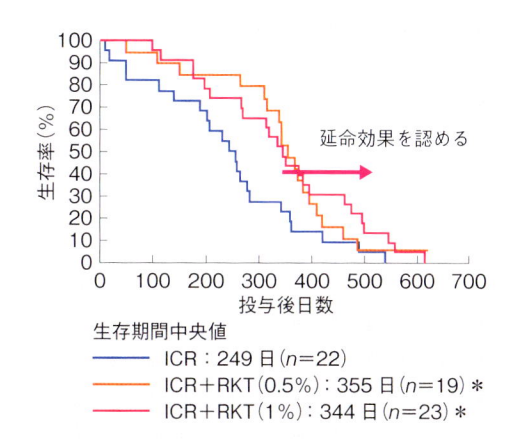

生存期間中央値
— ICR：249 日（n=22）
— ICR＋RKT（0.5%）：355 日（n=19）＊
— ICR＋RKT（1%）：344 日（n=23）＊

❿ 六君子湯による老化促進マウスの寿命延長効果
RKT：六君子湯，$^*p$<0.05.
（Fujitsuka N, et al. 2016[19]）

まとめ

　本項では，西洋医学とは異なる漢方療法の診

断概念・診断方法を概説するとともに，女性ヘルスケア領域で汎用される漢方製剤をEBMとともに紹介した.

　この10年くらいの間に，主に六君子湯や抑肝散を中心とした漢方薬の作用機序や臨床効果については，西洋薬と同様の科学的な検討がされるようになってきた．PubMedで検索してみても，この5年間くらいでは，毎年約100件前後の漢方に関する基礎研究・臨床研究の英文論文が報告されている．その一方で，もともと産婦人科領域では漢方療法は汎用されてきたにもかかわらず，EBM面ではまだまだ検証が不十分なのが現状であり，今後のさらなる検討が必要であると考えらえる.

　内科・整形外科・精神科などの多くの領域の隙間をうめる女性ヘルスケアにおいて，マトリックスとしての漢方療法はさまざまな場面で活用することが可能であり，女性のQOL向上におけるさらなる活用が期待される.

（武田　卓）

● 文献

1）Imanishi J, et al. Japanese doctors' attitudes to complementary medicine. Lancet 1999；354：1735-6.

2）Takeda T, et al. Perceptions and attitudes of Japanese gynecologic cancer patients to Kampo（Japanese herbal）medicines. Int J Clin Oncol 2012；17：143-9.

3）武田卓．女性診療で使えるヌーベル漢方処方ノート．大阪：メディカ出版；2017.

4）Kitamura M, et al. Relationship between premenstrual symptoms and dysmenorrhea in Japanese high school students. Arch Womens Ment Health 2012；15：131-3.

5）Knuttinen MG, et al. Blood pool contrast-enhanced magnetic resonance angiography with correlation to digital subtraction angiography：a pictorial review. J Clin Imaging Sci 2014；4：63.

6）日本産科婦人科学会/日本産婦人科医会編・監．産婦人科診療ガイドライン 婦人科外来編 2017．東京：日本産科婦人科学会；2017.

7）Takayama S, et al. The traditional kampo medicine tokishakuyakusan increases ocular blood flow in healthy subjects. Evid Based Complement Alternat Med 2014；2014：586857.

8）Tomita T, et al. Effect of keishibukuryogan, a Japanese traditional kampo prescription, on improvement of microcirculation and oketsu and induction of endothelial nitric oxide：a live imaging study. Evid Based Complement Alternat Med 2017；2017：3620130.

9）Plotnikoff GA, et al. The TU-025 keishibukuryogan clinical trial for hot flash management in postmenopausal women：results and lessons for future research. Menopause 2011；18：886-92.

10）Egashira N, et al. Kamishoyosan reduces conditioned fear-induced freezing behavior in socially isolated ovariectomized rats. J Pharmacol Sci 2016；131：279-83.

11）Park DM, et al. The comparative clinical study of efficacy of Gamisoyo-San（Jiaweixiaoyaosan）on generalized anxiety disorder according to differently manufactured preparations：multicenter, randomized, double blind, placebo controlled trial. J Ethnopharmacol 2014；158 Pt A：11-7.

12）水沼英樹．厚生労働科学研究費補助金・循環器疾患・糖尿病等生活習慣対策総合研究事業・平成22年度～平成24年度総合研究報告書．2013.

13）Chen H, et al. Combined treatment with a traditional Chinese medicine, Hachimi-jio-gan（Ba-Wei-Di-Huang-Wan）and alendronate improves bone microstructure in ovariectomized rats. J Ethnopharmacol 2012；142：80-5.

14）Takeda T, et al. Proliferative effect of Hachimijio-gan, a Japanese herbal medicine, in C2C12 skeletal muscle cells. Clin Interv Aging 2015；10：445-51.

15）Kishida Y, et al. Go-sha-jinki-Gan（GJG）, a traditional Japanese herbal medicine, protects against sarcopenia in senescence-accelerated mice. Phytomedicine 2015；22：16-22.

16）Matsuda Y, et al. Yokukansan in the treatment of behavioral and psychological symptoms of dementia：a systematic review and meta-analysis of randomized controlled trials. Hum Psychopharmacol 2013；28：80-6.

17）Tamiya H, et al. Hypnotics and the occurrence of bone fractures in hospitalized dementia patients：a matched case-control study using a national inpatient database. PLoS One 2015；10：e0129366.

18）Takeda H, et al. Rikkunshito, an herbal medicine, suppresses cisplatin-induced anorexia in rats via 5-HT2 receptor antagonism. Gastroenterology 2008；134：2004-13.

19）Fujitsuka N, et al. Increased ghrelin signaling prolongs survival in mouse models of human aging through activation of sirtuin1. Mol Psychiatry 2016；21：1613-23.

性同一性障害

性の多様性

「性」の構成要素

性に関する要素は多様である．身体の性は，診察や画像診断による内・外性器の状態の評価，血液検査による性染色体や性ステロイドホルモンのレベルなどから決定される．

一般的には，出生時に判断された身体の性により，割り当てられた性（assigned gender, assigned sex：戸籍上の性別や保険証の性別）が決められる．ほかにも，性の自己認識（gender identity：性自認，心の性），性的指向（sexual orientation：好きになる性），性役割（gender role：男性としての役割，女性としての役割），性別表現（gender expression：服装や髪形などの表現）など，各種の要素がある[1]．性に関するこれらの要素のいずれかが多数派とは異なる人々は「性的マイノリティ」とよばれる．

性的マイノリティ，LGBT

性的指向の視点からみた少数派であるL（レズビアン），G（ゲイ），B（バイセクシュアル），さらに性自認の視点からみた少数派であるT（トランスジェンダー）を加えた「LGBT」という言葉もあり，「性的マイノリティ」という言葉に感じるようなネガティブなイメージがないため一般にも普及している．また，I（インターセックス，性分化疾患）を加えた「LGBTI」，Questioning（不確定）やQueer（個性的），あ

るいはA（アセクシャル，無性愛）を加えた「LGBTIQA」などの言葉も存在する．また，LGBT，LGBTQ，LGBTQ＋などの言葉は，性的マイノリティの総称としても使用されている．

身体の性が非定型的な場合に用いられることのあるインターセックスという呼称は「男でも女でもない」ということを連想させるため適切ではないと考えられており，性分化疾患（disorders of sex development, differences of sex development：DSDs）という言葉が用いられている．多くのDSDs当事者は自身を性的マイノリティととらえていないことも知られており，LGBTIという言葉には抵抗感をもつDSDs当事者も多い[2]．

LGBTの推計数

インターネット調査ではあるが，2015年，電通ダイバーシティ・ラボは「LGBT当事者は日本人の7.6%」とした．2016年には，博報堂DYグループのLGBT総合研究所も，日本労働組合総連合会（連合）の総合男女平等局も約8%であったことを報告している[1]．すなわち，マイノリティといっても，LGBT当事者は人口の約8%（13人に1人）と比較的高率である．

SOGI

性的指向（sexual orientation）と性自認（gender identity）の頭文字を合わせたSOGIという言葉は，性的指向が異性愛の人々（ヘテロセクシャル），性自認が身体の性と一致している人々（シスジェンダー）も含めたグラデーショ

ンを表す概念である[1]．しかし，性の要素は性的指向と性自認の2種類のみではないため，SOGIに性別表現（gender expression）を加えたSOGIE，さらに身体の性（の特徴）（sex characteristics）を加えたSOGIESCなどの言葉もみられる．

性同一性障害と医療

性同一性障害の診断

トランスジェンダーとは「性の自己認識（性自認，心の性）」と「身体の性」とが一致しない状態であり，このうち医療を希望した人々に対して用いる診断名として「性同一性障害（gender identity disorder：GID）」がある．自分の身体の性を強く嫌い，その反対の性に強く惹かれた心理状態である性別違和感をもつ．

性同一性障害のうち，心は女性で身体は男性の場合はmale to female（MTF；トランスウーマン），心は男性で身体は女性の場合はfemale to male（FTM；トランスマン）とよばれる（❶）[3]．❶のなかの性を決定する要素については，実際には男性型と女性型の二者択一ではなく，要素ごとにグラデーションがある．

性同一性障害の脱病理化

2013年に公開された米国精神医学会（APA）の『DSM-5精神疾患の診断・統計マニュアル』のなかでは，「GID」は「gender dysphoria」に変更され，日本精神神経学会は，これを「性別違和」と訳した[4]．またDSM-5では，性分化疾患の当事者が，身体的性により「割り当てられた性」と［性自認］とが一致せず苦痛を感じている場合は，「性同一性障害」と診断することもできるようになっている．

世界保健機関（WHO）の死因や疾病の国際的な統計基準であるICD-11（International Classification of Diseases 11th Revision）の最終案（2018年6月）では「gender incongruence（性別不合との和訳案）」との名称が用いられ，分類も「精神障害」から「性の健康に関する状態（病態）」の章に移されている．このように，性同一性障害は，名称上，障害，疾患というニュアンスを弱める方向に進んでいる．

性同一性障害当事者の推計数

2015年末までに医療施設を受診した性同一性障害当事者の推計数（FTM 19,617人，MTF 9,042人，日本精神神経学会）から存在率を計算すると，10万人あたりFTM当事者15.4人，MTF当事者7.1人となる[1]．海外では，MTF当事者の比率の高い報告が多く，理由として，国による告白しやすさ，診断の厳密性，人種などの差異が推測されている．

性同一性障害の診療の流れ

心の性を身体の性に合わせる治療は無効で，無理に行うとうつや自殺につながるとされるため，身体の性を心の性に近づける治療が行われる．性同一性障害の診療は，精神科医，産婦人科医，泌尿器科医，形成外科医などの医師，看護スタッフ，臨床心理士などから成る医療チームであるジェンダークリニックで行われる[1]．

精神科医は，本人や家族の話から現在の状況や成育歴を確認し性自認を確定する．また，不安やうつなどの精神状態，学校や職場などにおける社会的な適応状態などに配慮して，身体的治療を進めるうえでのコーディネートをする．

産婦人科医や泌尿器科医は，診察や画像診断，血液検査により身体の性を確定する．岡山大学ジェンダークリニックでは，産婦人科医がMTF当事者，泌尿器科医がFTM当事者へのホルモン療法を担当し，産婦人科，泌尿器科，形成外科が協力して性別適合手術（sex reassignment surgery：SRS）を行っている．

❶ 多様な性のあり方と性同一性障害

	生物学的性（セックス）					社会的性（ジェンダー）		
	身体の性			性自認	性的指向	指定された性	性役割	性別表現
	遺伝子・染色体	性器の形態	性ホルモン					
トランスジェンダー（「性同一性障害」を含む）								
MTF	男性	男性	男性	女性	問わない（男）	男性（一部変更可）	問わない（男性→女性）	問わない（男性→女性）
FTM	女性	女性	女性	男性	問わない（女）	女性（一部変更可）	問わない（女性→男性）	問わない（女性→男性）
X ジェンダー								
MTX	男性	男性	男性	不定・変動	問わない	男性	男性〜女性	男性〜女性
FTX	女性	女性	女性	不定・変動	問わない	女性	男性〜女性	男性〜女性
シスジェンダー								
	男性	男性	男性	男性	問わない（女）	男性	問わない（男）	問わない（男）
	女性	女性	女性	女性	問わない（男）	女性	問わない（女）	問わない（女）
ホモセクシュアル（同性愛）								
ゲイ	男性	男性	男性	男性	男性	男性	問わない（男）	問わない（男）
レズビアン	女性	女性	女性	女性	女性	女性	問わない（女）	問わない（女）
バイセクシュアル（両性愛）								
	男性	男性	男性	男性	男性〜女性	男性	問わない（男）	問わない（男）
	女性	女性	女性	女性	男性〜女性	女性	問わない（女）	問わない（女）
エイセクシュアル，アセクシュアル（無性愛）								
	男性	男性	男性	男性	ほとんどない	男性	問わない（男）	問わない（男）
	女性	女性	女性	女性	ほとんどない	女性	問わない（女）	問わない（女）
ヘテロセクシュアル（異性愛）								
	男性	男性	男性	男性	女性	男性	問わない（男）	問わない（男）
	女性	女性	女性	女性	男性	女性	問わない（女）	問わない（女）
性分化疾患（DSD）	特定されない（疾患・個人により異なる）			問わない（疾患・個人により異なる）		問わない（疾患・個人により異なる）		

性同一性障害の診断では性的指向がどうかを問わないが，典型例では（ ）内の性のほうへ向かう．性自認は揺れることもあり，とくに，子どもの場合は慎重な観察が必要である．また，X ジェンダー（MTX，FTX）とよばれ，成人になっても性自認が揺れたり特定できなかったりする例もみられる．多くのシスジェンダーの性的指向や性役割は（ ）内の性である．多くのヘテロセクシュアルの性役割は（ ）内の性である．性的マイノリティに対して，「マジョリティ（多数派）」とよばれているのは，おおむねシスジェンダーかつヘテロセクシュアルで，身体の性に一致した性役割で生活している人々である．ホモセクシュアル（同性愛）は，性自認と性指向が同じ状態であり，身体の性の状況は問わない（トランスジェンダーでホモセクシュアルの場合もありうる）．上記以外の多様な形をとりうることにも留意する必要がある．
MTF：トランスウーマン，FTM：トランスマン，DSD：disorders of sex development.

　看護スタッフは当事者に寄り添い，治療の段階ごとに発生する疑問や不安に応え，精神的支援を行う．また，ホルモン療法の副作用に注意し，体重管理や禁煙の指導を行う．

ホルモン療法の実際

MTF 当事者

MTF 当事者へのホルモン療法ではエストロゲン製剤が使用される[5-7]. 17β-エストラジオール, 結合型エストロゲンなどの経口剤, 各種のエストロゲン・デポ製剤の筋肉注射, 天然型エストロゲンの貼付・塗布剤が使用されている. エチニルエストラジオールは血栓症などの副作用のため推奨されない. 中高年の当事者には, 血栓症などの発生率の低い貼付剤を勧めている.

プロゲスチン製剤の併用は短期的には乳房腫大を促進するが, 長期的にみると必要性はなく, 脂質や血管への悪影響もあるため, 原則として併用しない. 抗アンドロゲン製剤も有用であるが, 日本においては適当な薬剤を入手しにくいため, あまり使用されていない.

血清テストステロン値の女性レベル（55～100 ng/dL 未満）への低下を目標とし, 短期的にはペニスの勃起の抑制など, 長期的には乳房腫大などの体型の女性化などにより効果を評価する. 乳房は2～3年にわたって発達するため, 乳房形成術（豊胸術）の要否はその後に判断する. 性欲低下が起きることも多く, 精巣萎縮, 精子減少は不可逆的となる. ひげの減少, 声の女性化は限定的であり, レーザー脱毛, ボイストレーニング, 声帯の手術などが行われることもある.

FTM 当事者

FTM 当事者へのホルモン療法ではアンドロゲン製剤を使用する[5-7]. 経口剤は肝機能異常を伴いやすく, 貼付剤は日本で未販売のため, 主にアンドロゲン・デポ製剤の筋肉注射（125～250 mg/2～4 週）が行われている.

筋肉注射直前で100 ng/dL 以上を目標とするが, 測定はあまり行われず, 月経停止が効果の指標となる. ひげや体毛は増加, 筋肉質となり, 声は低音となる. 陰核の腫大, 性欲亢進などがみられる. 乳房の縮小は限定的であるため乳房切除術が行われる.

内臓脂肪が増加し, にきび, 男性型脱毛もみられ, 精神的には, 攻撃性, うつ傾向がみられる場合もある. 多血症, HDL コレステロール低下, LDL コレステロール上昇, インスリン抵抗性などを起こすため, 心血管イベントへの注意が必要である.

性同一性障害診療の保険適用の動き

GID（性同一性障害）学会は, 日本精神神経学会, 日本産科婦人科学会, 日本泌尿器科学会, 日本形成外科学会の4学会と協力し, 厚生労働大臣などへ手術療法やホルモン療法への保険適用の要望書を提出, また安全で有効な治療をめざして認定医制度を設けた. このような環境整備の後, 2018 年度の診療報酬改定において, 性同一性障害に対する手術療法への保険適用が認められた[8].

性別適合手術の可否を判断するためには, ホルモン療法を行いながら, 望む性での生活（real life experience：RLE）の状況を確認するので, ホルモン療法は術前に回避できない. しかし, ホルモン療法は依然として自費診療のままである. このため, 同じ「性同一性障害」という病名に対して, 一連の治療としてホルモン療法と手術療法が行われる場合には混合診療となるので, 手術療法も自費診療とせざるをえない状況である. GID 学会は, さらに保険適用に向けての活動を続けている.

子どもと性同一性障害

性別違和感の発生時期

岡山大学ジェンダークリニック受診者をみて

❷ 性別違和感を自覚し始めた時期

	全症例 (n=1,167)	MTF (n=431)	FTM (n=736)
小学入学以前	660 （56.6%）	145 （33.6%）	515 （70.0%）
小学低学年	158 （13.5%）	67 （15.5%）	91 （12.4%）
小学高学年	115 （9.9%）	56 （13.0%）	59 （8.0%）
中学生	113 （9.7%）	74 （17.2%）	39 （5.3%）
高校生以降	92 （7.9%）	77 （17.9%）	15 （2.0%）
不明	29 （2.5%）	12 （2.8%）	17 （2.3%）

MTF：トランスウーマン，FTM：トランスマン．

❸ 性同一性障害における種々の問題

	全体	MTF	FTM
自殺念慮	58.6% （676/1,154）	63.2% （268/424）	55.9% （408/730）
自傷・自殺未遂	28.4% （327/1,153）	31.4% （133/423）	26.6% （194/730）
不登校	29.4% （341/1,158）	30.8% （131/425）	28.6% （210/733）
精神科合併症	16.5% （189/1,148）	25.1% （106/422）	11.4% （83/726）

みると，過半数が小学入学前，また約9割が中学生までに性別違和感をもっていた（❷）[1]．MTF当事者では，小学入学以前に33.6%，中学生までに79.3%が性別違和感をもっていたが，FTM当事者ではさらに早く，小学入学以前に70.0%，中学生までに95.7%が性別違和感をもっていた．この違いの理由は明らかではないが，FTMの子どもはスカートなどの服装に違和感をもちやすいことなどが関連している可能性がある．

性同一性障害の子どもの種々の問題

岡山大学ジェンダークリニックを受診した性同一性障害当事者の経験をみてみると，自殺念慮をもっていたことがある者が約60%，自傷・自殺未遂が約30%，不登校が約25%といずれも高率であった（❸）[1]．

中学校時代は，MTF当事者では，それ以前からもっている性器に対する悩みが最も高率にみられるが，第2次性徴への嫌悪感もみられはじめ，いじめも高率にみられるようになる．

FTM当事者でも第2次性徴への悩みがみられ，加えて恋愛に対する悩みがみられはじめる．また中学校では，MTF当事者，FTM当事者ともに制服に対する悩みも強くみられる．このため，中学生は自殺念慮が高率になる時期である．

精神科合併症は高率であり，とくにMTF当事者には4人に1人が対人恐怖などの不安症やうつなどの既往があった．子どものころから続く，周囲の人間関係や社会制度との摩擦が契機になっていると推測される．

MTF当事者の約9割，FTM当事者の約8割が，小学生のころには家族や周囲に性別違和感を伝えることができなかったとしていた[1,9]が，大人になったMTF当事者の約6割が，伝えなかったことを「後悔している」としていた[1]．

ホルモン療法の開始時期

ホルモン療法の開始時期は，第2次性徴を自覚する時期として，FTM当事者では乳房増大の自覚時，初経のある平均12歳ごろ，MTF当事者では変声が起こる13歳ごろ，ひげが生え

❹ ホルモン療法を開始すべきと考える年齢

		FTM (*n*=116)	MTF (*n*=47)
回答時の年齢		28.4±6.6	32.5±10.2
身体の変化の自覚（歳）	乳房腫大 or 変声	12.1±1.7	13.5±1.7
	初経 or ひげ	12.8±1.6	15.3±2.7
希望する年齢（歳）	GID の説明	12.2±4.2	10.7±6.1
	ホルモン療法	15.6±4.0	12.5±4.0

中学生以前に性別違和感の始まった症例のみの検討.

る平均 15 歳ごろであった（❹）[1,10]. 中学生以前に性別違和感をもった当事者に限ってホルモン療法の開始希望年齢をみてみると，FTM 当事者では平均 15 歳ごろ（第 2 次性徴の発現後）であったが，MTF 当事者では平均 12 歳ごろ（第 2 次性徴の発現前）であった.

FTM 当事者は，第 2 次性徴の発現後でも，アンドロゲン製剤の投与により月経は停止し，ひげが生え，声も低くなるが，MTF 当事者では，声変わりをして，ひげが生え，男性的な体型になってからエストロゲン製剤を投与しても身体の変化は少なく，その後の QOL に影響することが，MTF 当事者がホルモン療法を早く開始したい理由であると考えられる.

思春期の子どもへの第 2 次性徴抑制療法

2012 年，日本精神神経学会の「性同一性障害に関する診断と治療のガイドライン（第 4 版）」が改訂され，アンドロゲンやエストロゲンなどの性ホルモンによるホルモン療法を開始する年齢の制限が緩和された. ジェンダークリニックなどの専門施設で長期に観察され，性同一性障害の診断が得られた例に限定してではあるが，15 歳から性ホルモンの投与が可能になった. また，その前の段階での第 2 次性徴抑制療法を正式に認めた[11].

性別違和感をもった子どもに，GnRH アゴニスト製剤を投与して一時的に第 2 次性徴を抑制しておくことで，その間に経過を観察し適切に診断することが可能になる[12]. MTF 当事者では，身体への違和感を軽減し精神的にも安定しやすく，最終的容姿を希望する性に近づけやすい. FTM 当事者でも，月経時の自殺念慮などを防止し，骨端線が閉じる前に使用することで，身長の伸びを確保しやすくなる.

成長期に長期使用する影響や，学業期のため通院が困難，高額な医療費などの問題もあるが，適切に使用されれば有効な治療法である. 小児期に性別違和感をもつ子どものうち，最終的に性同一性障害と診断されるのは 1～2 割で，多くは同性愛であるとされる. 子どものころには性同一性障害と診断することは困難な場合も多いが，第 2 次性徴の初期段階で性同一性障害と考えられれば，その後に変化することはほとんどないとされる[13]. もし，性同一性障害ではなかった場合でも，中止すれば再び身体の性に一致した第 2 次性徴が発現する.

学校における子どもへの対応

2010 年，埼玉県の小学生男児が女児としての登校を認められたこと，鹿児島県で中学 1 年生の女子生徒が男子生徒としての登校を認められたことが報道された. これらを受けて，2010 年，文部科学省は都道府県教育委員会等へ「性同一性障害の児童・生徒に対する教育相談の徹底と本人の心情に配慮した対応を」との事務連絡を行った[14].

2014 年に文部科学省が初めて行った調査で

は，性同一性障害と考えられる子どもは606人（実数のごく一部と推測されている）で，約6割になんらかの対応がなされていた．これをふまえ，2015年，文部科学省は「性同一性障害の児童生徒へきめ細かな対応を」と通知し，2016年「性同一性障害や性的指向・性自認に係る，児童生徒に対するきめ細かな対応等の実施について（教職員向け）」として手引きを作成した[15]．

学校での保健教育・性教育

学校の役割として，①性同一性障害の子ども自身への支援，②在校生全体が多様な性に関する理解を深めるための教育，③保護者への性同一性障害に関する情報提供があげられる[1]．性別違和感をもつ子どもが支援を受けるためには，相談しやすい環境を整え，言い出す契機をつくることが必要である．

産婦人科医や助産師は，学校のなかでの保健教育や性教育を担当することも多いが，今後は，そのなかで，LGBTや性同一性障害に関する内容も取り上げる必要がある．

性同一性障害と生殖医療

子どもをもつ性同一性障害当事者

性同一性障害当事者が戸籍の性別変更をして結婚した後に，子どもをもつ場合には，①子どもをもつパートナーと結婚する，②里子や養子をもつ（結婚していれば，特別養子も可能），③第三者の関与した生殖医療を行うなどの選択肢が考えられる．

戸籍上の男性となったFTM当事者と結婚した妻が，提供精子による人工授精（artificial insemination with donor's semen：AID）により子どもをもつ例は多い．法務省は，子どもとFTM当事者との「父子関係を認めない」としたが，2013年，最高裁は父子関係を認め，2014年には法務省も，そのような場合には「嫡出子とする」と全国に通達した．

性同一性障害当事者と生殖医療

性同一性障害当事者が子どもをもつことを考えたとき，多くの場合，第三者の関与する生殖医療が必要となる（⑤）[16,17]．

MTF当事者の場合，パートナーが男性のときには，パートナーの精子と提供卵子とで体外受精を行い，代理母の子宮に胚移植を行う（ホストマザー，卵子の提供女性と代理母が同一でも同一でなくても可能）か，代理母に人工授精を行う（サロゲートマザー）ことで，妊娠を期待することになる．FTM当事者の場合は，パートナーが女性のことがほとんどであり，そのパートナーに対して提供精子による人工授精が行われている．女性パートナーに卵管閉塞などがあれば，提供精子による体外受精が行われる．ただし，現在の日本産科婦人科学会のガイドライン上は提供精子による体外受精は認められていない．

性同一性障害当事者と配偶子凍結

遺伝的な子どもをもちたいと考える性同一性障害当事者は，その配偶子を凍結しておく必要がある．MTF当事者の場合，エストロゲン製剤を長期間使用することにより，採取できる精子の状態は不良となるため，ホルモン療法を開始するときには十分なインフォームドコンセントが必要であり，希望があれば精子の凍結保存が行われる．

FTM当事者の場合には，長期間のアンドロゲン製剤の使用によっても（年齢の影響は別として），卵子が消失することはない．このため，ホルモン療法を一時的に中止して卵子を得ることが可能であり，性別適合手術を行う前になって卵子の凍結保存を希望する例もある．このようにして凍結保存しておいた卵子を融解し，提

❺ 性同一性障害，同性愛と生殖医療

		生物学的性 身体の性	社会的性		パートナー	日本における婚姻	精子	卵子	子宮・分娩	生殖医療	ガイドライン上日本での実施
			性自認	性的指向							
性同一性障害	MTF	男性	女性	問わない（男）	男性	性別変更後に可	パートナー	提供	代理母	体外受精	不可
							本人凍結	提供	代理母	体外受精	不可
					女性	性別変更せずに可	本人	パートナー	パートナー	なし（人工授精,体外受精）	可
							本人凍結	パートナー	パートナー	人工授精,体外受精	可
	FTM	女性	男性	問わない（女）	女性	性別変更後に可	提供	パートナー	パートナー	人工授精	可
							提供	本人凍結	パートナー	体外受精	不可
					男性	性別変更せずに可	パートナー	本人	本人	なし（人工授精,体外受精）	可
							パートナー	本人凍結	代理母	体外受精	不可
同性愛	ゲイ	男性	男性	男性	男性	不可	本人	提供	代理母	体外受精	不可
							パートナー	提供	代理母	体外受精	不可
	レズビアン	女性	女性	女性	女性	不可	提供	本人	本人	人工授精	不可
							提供	本人	パートナー	体外受精	不可
							提供	パートナー	パートナー	人工授精	不可
							提供	パートナー	本人	体外受精	不可

2017年現在，日本においては，性同一性障害当事者が戸籍の性別変更を行うためには，精巣・卵巣摘出などを含む性別適合手術が必要である．また，性別適合手術を受けても戸籍の性別変更を行わない当事者もみられる．いずれの場合も，手術前や手術時に配偶子（あるいは性腺）の凍結を希望することがある．日本産科婦人科学会の見解では，代理出産，提供精子・卵子での体外受精を認めていない．提供卵子は，代理母以外からの場合も代理母からの場合もあり，代理母に人工授精を行うことで代理母の卵子を用いる場合もある．MTF当事者への提供子宮の移植は，現時点では実施されていない．

供精子を用いた体外受精後，女性パートナーへ胚移植を行うクロスオーバー体外受精（crossover IVF）を行うことが可能である．ただし，FTM当事者にとって，経腟的な採卵手技には身体的・精神的負担もある．性別適合手術時に卵巣組織の凍結保存を希望する例もあるが，凍結保存しておいた卵巣組織を用いて生児を獲得した例は報告されていない．

日本と海外における「性的マイノリティの生殖医療」への意識の差

米国生殖医学会（ASRM）[18]，欧州生殖医学会（ESHRE）[19]ともに，性的指向，性自認，あるいは婚姻の状態（独身かどうか）により，生殖医療の提供を制限すべきではないとしている．

全国の生殖医療施設代表者への調査（2012年）では，精子提供の対象として「倫理的に問題ない」と考える対象としては，無精子症による不妊患者は51.8%，化学療法後の悪性腫瘍患者は50.2%であった．婚姻したFTM当事者は24.3%，レズビアンのカップルでは15.4%とやや低率であったものの，性的マイノリティの生殖医療を肯定的にとらえる施設代表者もみられた[16]．

第三者が関与した生殖医療により子どもをもった性同一性障害当事者にとっては，「子ど

もへの告知（telling）」は重要な課題である．海外では幼少時から理解を深める絵本なども使用されており，日本でもこのような教材の需要が高まると考えられる．

性同一性障害と社会

特例法の課題

　2003年，「性同一性障害者の性別の取扱いの特例に関する法律（平成15年7月16日法律第111号）」（いわゆる特例法）が成立した（2004年7月より施行）．2008年には改正され，「①20歳以上であること，②現に婚姻をしていないこと，③現に未成年の子がいないこと，④生殖腺がないこと又は生殖腺の機能を永続的に欠く状態にあること，⑤その身体について他の性別に係る身体の性器に係る部分に近似する外観を備えている」が要件となっている[1]．

　①の要件は，2020年の成人年齢の引き下げとともに18歳以上に改正予定である．③に関しては「子どもがいなくなることを望む親」「自分のせいで親が性別変更できないと考える子ども」を生み出すことになるため人権的に問題がある．世界的にも，このような「子なし要件」を課している国はないとされ，削除が求められている．

　④は「手術要件」ともよばれ，手術を希望していても経済的に困難な場合には性別変更できない．また，性別適合手術を望んでいなくても戸籍の性別変更のために手術を受けることを強いているとすれば人権問題である．2014年，WHOなどの複数の国連機関は共同声明のなかで，リプロダクティブ・ヘルス/ライツ（性と生殖に関する健康/権利）の視点から，「生殖機能をなくすような手術の強制は人権侵害である」とし，手術要件を削除するように求めている．

診療拠点や専門スタッフの不足

　現時点では，全国のジェンダークリニックは10施設にも満たず，地域格差もみられる．2017年以降，医師や看護師の国家試験のなかで「性同一性障害」が出題されているが，卒後に系統的に学ぶ機会は少ない[20]．GID学会は定期的に研修セミナー（エキスパート研修会）を開催し，専門的な知識をもつ医師，メディカルスタッフの養成を行っている．

　ホルモン療法に関しては，地元の医療施設で行っている性同一性障害当事者は多い．女性医学の知識と経験をもった医師はすでに性同一性障害へのホルモン療法を行っている場合も多く，専門診療拠点とのさらなる連携や新たな診療拠点の形成が期待されている．

　性同一性障害当事者が受診する専門医療施設のトイレ，診察券，名前の呼び出しなどの課題も，わずかの配慮で解決可能である．また，熊本県では，医師会，看護協会等の医療団体や行政が協力して，内科，外科，その他の診療施設でも，トランスジェンダー当事者が受診しやすい配慮を行う取り組みが始まっている．

（中塚幹也）

● 文献
1）中塚幹也．封じ込められた子ども，その心を聴く―性同一性障害の生徒に向き合う．岡山：ふくろう出版；2017．
2）オランダ社会文化計画局．インターセックスの状態/性分化疾患と共に生きる：インターセックスの状態/性分化疾患を持つ人々の社会的状況についての探索的調査．2014年8月．https://docs.wixstatic.com/ugd/0c8e2d_36b9cbb9aa864fca821ad8bf5ab35b25.pdf（2018年12月）
3）中塚幹也．特集「医療者のためのLGBT，SOGIの基礎知識」．LGBT，SOGIの中での「性同一性障害」とは．Modern Physician 2019；5：430-3．
4）中塚幹也．性同一性障害の現状と治療―性同一性障害診療を取り巻く課題と今後の展望．医学のあゆみ 2016；256：312-6．
5）Hembree WC, et al. Endocrine treatment of gender-dysphoric/gender-incongruent persons: An

Endocrine Society Clinical Practice Guideline. J Clin Endocrinol Metab 2017 ; 102 : 3869-903.

6) World Professional Association for Transgender Health（WPATH）: standards of care（SOC）for the health of transsexual, transgender, and gender nonconforming people. ver. 7（日本語版は『トランスセクシュアル，トランスジェンダー，ジェンダーに非同調な人々のためのケア基準』）. https://www.wpath. org/publications/soc（2018年12月）

7) 中塚幹也. 性同一性障害に対するホルモン療法. 形成外科 2014 ; 57 : 849-55.

8) 中塚幹也. 性同一性障害への性別適合手術の保険適用の意義と今後の課題. 月刊保団連 2018 ; 1276 : 39-43.

9) 藤田志保ほか. 小学生の頃の性同一性障害当事者のカミングアウト. GID（性同一性障害）学会雑誌 2015 ; 8 : 33-9.

10) 中塚幹也ほか. 性同一性障害の説明と治療を希望する年齢に関する調査. 母性衛生 2006 ; 46 : 543-9.

11) 日本精神神経学会・性同一性障害に関する委員会. 性同一性障害に関する診断と治療のガイドライン（第4版）. 精神神経学雑誌 2012 ; 114 : 1250-66. 性同一性障害に関する診断と治療のガイドライン（第4版改）2018年1月20日. https://www.jspn.or.jp/ uploads/uploads/files/activity/gid_guideline_ no4_20180120.pdf

12) 中塚幹也. 若年期の性同一性障害当事者への対応─GnRHアゴニストの使用や手術・ホルモン療法適応年齢の引き下げをめぐって. 精神神経学雑誌 2012 ;

114 : 647-53.

13) Gooren LJ. Care of transsexual persons. N Engl J Med 2011 ; 364 : 1251-7.

14) 文部科学省. 性同一性障害に係る児童生徒に対するきめ細かな対応の実施等について, 2015年4月30日. http://www.mext.go.jp/b_menu/houdou/27/04/ 1357468（2018年12月）

15) 文部科学省. 性同一性障害や性的指向・性自認に係る, 児童生徒に対するきめ細かな対応等の実施について（教職員向け）. 2015年4月30日. http://www. mext.go.jp/b_menu/houdou/28/04/_icsFiles/ afieldfile/2016/04/01/1369211_01.pdf（2018年12月）

16) 中塚幹也. 生殖倫理の現況と展望─性の多様性に対する生殖医療の役割. 医学のあゆみ 2017 ; 263 : 349-51.

17) 中塚幹也. 性同一性障害当事者と家族形成. 母性衛生 2018 ; 58 : 学3-8.

18) Ethics Committee of the American Society for Reproductive Medicine. Access to fertility services by transgender persons : an Ethics Committee opinion. Fertil Steril 2015 ; 104 : 1111-5.

19) De Wert G, et al. ESHRE Task Force on Ethics and Law 23 : medically assisted reproduction in singles, lesbian and gay couples, and transsexual people. Hum Reprod 2014 ; 29 : 1859-65.

20) 中塚幹也. 性同一性障害診療を取り巻く最近の状況. 専門知識を持っておこうと思う方へ. 日本女性医学学会ニューズレター 2019 ; 24 : 10.

ライフコースからみた女性のメンタルヘルス

はじめに—ライフコースからみた女性のメンタルヘルス

心身の健康問題の原因について，周産期から始まり成人に至るまで，どのような成育環境で過ごし，成長と適応の軌跡をたどってきたかという多次元の要因から説明し，介入しようとするライフコースアプローチが医療−保健領域で広まっている[1]．女性のメンタルヘルスも例外ではない．周産期からスタートし次の子育て世代となるリプロダクティブサイクルは親子2世代のライフコースに重なり合う．

本項ではこの視点から，節目となる思春期，周産期，中年期，老年期の各時期のメンタルヘルスの問題を概観する．

思春期の女性のメンタルヘルス

ライフコースにおける思春期は，ストレス状況で身体的・心理的に近接することで安心感が得られるアタッチメント対象（安全基地）が親から同世代へと変化し，心理社会的な自立の準備が始まる移行期として特徴づけられる．思春期は生物学的にも定義され，リプロダクティブイベントとしての初経の発来とともに急速な身体的変化のプロセスが開始し4〜5年のタイムスパンで進行する．このような心身両面の変化が女性の自己概念の形成や自尊心の獲得の過程に与える影響は大きく，時に疾風怒濤とよばれるような情緒や対人関係の不安定さにつながる場合がある．

Blos[2]は，思春期の一連の心理社会的変化を，乳幼児期の情緒発達にみられる分離−個体化の過程に相似する第二の個体化過程としてとらえた．思春期の主要なメンタルヘルスの問題についても，このようなライフコースの視点から理解することが予防とケアの第一歩となる．

思春期に急増する不安・抑うつ

不安や抑うつなどの普遍的な精神症状の有病率には，ライフコースに沿って性差がみられる．思春期前ではうつ病の有病率は男女で同程度か若干男子で高いが，思春期の到来とともに劇的に変化し，性比はおよそ2：1で女子が多くなる．

初経の発来は身長・体重増加の成長スパートを前兆とする．このスパートは通常7.5〜11.5歳の間に起こる．このスパート以降，平均して4〜5年かけて思春期の身体的変化が生じていく．初経は一連の変化の後に起こるが，順序やテンポの個人差は大きい．また初経年齢が早まるなどの発達加速現象は全世界的な現象であり，日本でも第二次大戦前までは14〜15歳であった初経年齢が体格の大幅な向上とともに11〜12歳へと早まった．この意味で，初経は生物学的側面とともに社会的背景とも関連がある．

思春期発来の経過と抑うつ症状の関連をみると，女子では第2次性徴における身体的変化に基づく Tanner の分類で第Ⅲステージ（身長の伸びのピーク，恥毛が生え始める，乳房がわずかに膨らむなど月経発来の直前の時期）に急峻な増加をみせる（❶）[3]．この時期のうつ病の発

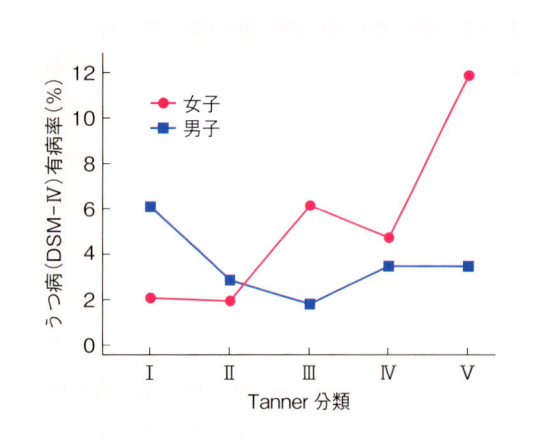

❶ 思春期のステージと男子・女子別のうつ病（DSM-Ⅳ）の3か月間有病率
（Angold A, et al. 1998[3]）

症の脆弱性には次のような関連要因が考えられている.

思春期うつ病の生理学的関連要因

　月経周期や妊娠・出産による生殖ホルモンの変化は睡眠リズムにも影響を与える. 女子においては, 思春期前期の睡眠脳波のパターンにおける異常が2年以内の大うつ病の発症を予測していた. 一方, 小児のうつ病では睡眠脳波のパターンの異常はみられなかった[4]. このように, 脳の休息・活動のサイクル（睡眠覚醒リズム, 生理的機能, 気分や行動の組織化）は年齢や性別の影響を強く受けており, リプロダクティブイベントがうつ病の発症因子の一つであることが考えられる.

思春期うつ病の心理社会的要因

　初経周辺期の女子は, さまざまな心理社会的状況の変化に直面し, 新たな状況への多様な対処スキルが問われる. 変化の体験の認識のされ方は, 同世代集団でのつきあい方の変化や, 学校とのつながりの感覚を見失うこと, 生徒集団がもっている性への偏見, 学校や地域社会でのいじめ, 暴力や貧困への曝露, 性差に対応した

セクシュアリティーに関する社会的サポートのあり方などの要因によって左右される.

　また初経の過程やタイミングには, 子どもが同世代集団で比較して, どのような成熟段階にあるか自認するという心理社会的な意義もある. そこで思春期の心身の変化に対して否定的なボディーイメージをもつことで同世代集団の対人関係における自己評価の低下などの心理的不適応が生じると, うつ病のリスクや, 非行, 物質依存および摂食障害などの発症関連因子となる.

　一般に初経のタイミングの早い, 早熟な女児には, 抑うつなどの精神症状と同時に非行などの問題がより多くみられる. 一方, タイミングの遅い女児では不安や抑うつなど内在化障害が多くみられる. しかし思春期の到来が早いことと心理的不適応との因果関係については, すでに存在していた情緒・行動上の問題が思春期の到来で強まったのか, 新たに起きた状況なのかなど, いまだ議論の多いところでもある.

子ども虐待（小児期逆境体験）の思春期うつ病への影響

　生物学的・心理社会的要因に加えて, ストレスとなる人生上の出来事（身体的暴力, 恋愛関係の葛藤, 家族の病気）もまた思春期の大うつ病の発症と関連している. 近年は小児期の身体的虐待や性的虐待の頻度の高さが注目されるとともに, それらが精神障害の発症と関連することが明らかになってきた. 小児期の虐待は思春期以降の女性のうつ病のリスク因子の一つであり, それらを経験した女性ではうつ病の発症率は3倍近く高まる.

　また小児期の虐待は初経のタイミングとも関連がある. 小児期に虐待, なかでも性的虐待を体験した女児では, 初経のタイミングは早くなる. 虐待のレベルには達さないまでも母親の荒々しい養育態度もまた早い初経の到来と関連

し，直接・間接に性的なリスクに曝す行動へとつながるという発達経路が報告されている[5]．ボスニアなど大規模な外傷的ストレスに曝された地域の子どもたちでは，初経の時期は遅くなっていたというエビデンスもあり，心的外傷が生殖サイクルに与える影響についてもさまざまな報告がある．

■ 女性における病態の特徴と心理社会的介入

思春期のうつ病の病態はいらいら感が目立つ点が他の時期と異なるが，他の基本症状は共通している．うつ病の関連症状（副症状）には性差がみられ，女性のほうがより多くの身体症状（疲労感，睡眠や食欲の障害，痛みなど）を示す．うつ病に関連して自殺行動のリスクは女性が男性の2倍近く高く，なかでも思春期中期（15〜18歳）は女性の人生上で最もリスクの高い時期である．自殺企図の関連要因にはうつ病はもとより，完全主義，過度に道徳的であること，非難に敏感であること，絶望感などがあげられる[6]．

治療―認知行動療法

治療への反応性は，成人に対しては有効な選択的セロトニン再取込み阻害薬（SSRI）による向精神薬治療の有効性のエビデンスが思春期では乏しく，不安，焦燥，衝動性など賦活症候群による自傷や自殺企図の報告が多い点が異なる．このため，一部の薬剤については未成年に対する投与が禁忌となっている．このようなエビデンスから，思春期の女性のうつ病に対しては，しばしばみられる発症因子でもある低い自己評価，ストレスを生む人生上の出来事に対する否定的な認識，無価値感，罪責感や低い主張性などの認知行動面での脆弱性に働きかける認知行動療法が治療の第1選択となる．また，社会的サポートの乏しさや親子関係や友人関係における葛藤や孤立，喪失体験などうつ病の発症につながる対人関係の問題に焦点を当てた対人

関係療法にも，多くの有効性のエビデンスがある．

予防的介入―同世代集団への心理社会的介入，家族機能への支援

予防的に介入し変化させることが可能な要因として，前思春期における同世代集団への心理社会的介入や家族機能への支援があげられる．そこではこの思春期への移行期にある子どもたちや家族に対して，リプロダクティブヘルスとともに気分障害などのメンタルヘルスの問題も含めた情報提供を行うなどの心理教育的なアプローチが考えられる．

初経周辺期の乱れやすい体調や社会的リズムを整えることは，子どもの不適応状態の進行の予防につながるであろう．また身体的な変化を否定的な自己イメージとしてとらえないための情報提供は，家庭よりも学校でなされるほうが適切な場合もあろう．同世代集団で発達課題を共有し，個人的経験に社会的な承認を与えられることは，自己同一性の形成に際して不可欠な要素である．

親に対しては，思春期を迎える子どもが，家族の受容的で温かい関係性のもとで，自らの心身の変化を肯定的に受け止めることができるように見守ることが強調されるべきであろう．親子間の世代間境界の確立とともに安定したアタッチメント関係を再形成することは，思春期のうつ病への治療的介入の焦点でもある（❷）[7]．このとき，初経周辺期に特有の幼児的な不安や依存欲求と，大人としての自立や同世代集団での承認を求める欲求と，さらに思春期に高まる衝動性との間での子どもの揺れ動きを抱えることができるよう，親への情緒的支援もまた必要となる[8]．

■ 思春期と摂食障害

摂食障害の多くは思春期に発症する．神経性やせ症（anorexia nervosa：AN）は，頑固な

❷ 思春期のうつ病への愛着に焦点づけた家族療法

問題となる状態	支援課題	期待される結果
両親の批判・怒り	関係性へのリフレーミング（"子どもを直す"から"関係を良くする"へ）	非難を減じ，相互尊重を促進する
子どもの動機づけの低さ・参加の少なさ	治療同盟の確立（核となる家族の葛藤や信念を同定する）	絆を高める，目標設定，治療への参加
両親のストレス・非効果的なペアレンティング	治療同盟の確立と教育（ストレスの同定，愛着障害の生活史の検討）	共感的指導，権威をもったペアレンティング
家族の解体	愛着の再形成（見捨てられなど核となる葛藤の開示と共感的反応）	信頼・尊重，相互依存（甘え）
否定的な自己概念	コンピテンスの促進（学校，同世代集団，就労）	自律性を増す

（Diamond G, et al. 2016[7]）

体重減少に伴い，体重・体型に対するゆがんだ認知（やせ願望や肥満恐怖）や食行動への病的な没頭（食物の回避や過度な運動など）を認める場合に診断される．小児の場合は体重あるいは体型への異常な認知がない場合は回避制限性食物摂取症に分類する．神経性過食症（bulimia nervosa：BN）では過食エピソード（短期間の間に大量の食物を食べ，その間は食べることを制御できない感覚が伴う）と排出・代償行動（自己誘発嘔吐，下剤など不適切な物質使用，過剰な運動）がみられる．過食性障害では代償行動がみられない．

生物学的関連要因

摂食障害における気分障害の併存率の高さや臨床像もまた，ANとBNのいずれも気分や衝動コントロールの問題を共通してもっていることを示している．初経発来によってエストロゲンなどの性ステロイドホルモンが増加することで，身体組成や代謝に関わる神経ペプチドはもとより，セロトニンやドーパミンなどモノアミン系の神経調節システムの機能が急速に変化することが摂食障害の発症の契機となる．

心理社会的関連要因

この時期に発症のリスクが高まるのは，これまで述べた気分障害の発症要因とほぼ共通する生物学的・心理社会的要因を背景としている．

摂食障害には神経性やせ症（AN）と神経性過食症（BN）の下位分類がある．完全主義や強迫性，神経質，否定的な感情をもちやすいこと，損害回避傾向，自己指向性や協調性の低さ，回避傾向などの特性は両者に共通している．一方，ANなど制限型の病態では，新奇追求性の低さや感情表現の制限，アンヘドニア，社交性の低さで特徴づけられるが，BNでは衝動性，感覚追求性，新奇追求性，情緒不安定，物質依存との関連が高いなど下位分類による違いもみられる．

摂食障害を発症するリスクをもつ人では，食事制限はこの時期に生じた抑うつや不安などの不快気分を一時的に改善するため，さらに食事制限行動が強化されるという悪循環が生じているという仮説がある．初経発来後の身体的変化を否定的に認知することも，摂食障害の発症の契機となると考えられる．BNや非定型の摂食障害では初経のタイミングが早い傾向もみられる．

病態の特徴と治療

摂食障害では体重減少による種々の身体症状（やせ，産毛増生，初経遅延，月経停止，足のむ

くみ，疲れ，腹痛）がみられる．産婦人科領域では，初経遅延や月経停止を理由に受診することがある．身体診察では低体温，低血圧，徐脈といった低栄養を反映した所見を認める．心理・行動面では低栄養によりダイエットハイになるなどの認知のひずみが生じる．その他の行動の変化（盗み，過食・嘔吐，活動性亢進）や気分や認知の変化（対人関係拒否，うつ状態，気分変動，強迫・こだわり）を伴うことも少なくない．

治療とマネジメントにおいては，体重が減少し始めた成長期の女性に周囲が早く気づき，栄養の改善と間違った食行動の見直しを行うことが基本的な対応である．多くは栄養状態の回復に伴い心理・行動面の問題も軽減する．体重の回復という身体的治療と食行動の背景にある心理的困難や発達課題への対処とをバランスよく統合して治療を行う．

外来治療と入院治療適応の判断

思春期の外来治療では，家族も共同治療者として参加することが推奨される．病的なやせの判断と治療方法の選択のために年齢と身長から標準体重を計算し，現在の体重との比（標準体重比）を計算する．とくに児童思春期では成長発達期にあることを考慮し，成長曲線やBMI（body mass index）値からでは説明できない停滞や減少の変化をみる．

入院適応基準（身体限界）の判断は初期治療において重要である．標準体重比65〜70%が維持できれば，一般的には外来治療が可能である．標準体重比65%未満あるいはBMI中央値の75%以下となり身体限界に達したときは入院治療の適応である．その他にも，低血糖，低カリウム・ナトリウム・リン血症，代謝性アシドーシス・アルカローシスなどの電解質異常，心電図異常，血行動態の不安定，栄養不良による内科的合併症なども，いずれか1つあれば入院治療による急速な医学的安定化の目安となる．

また心理行動面の問題（急な摂食拒否，希死念慮もしくは自殺企図，治療を妨げる重篤な精神疾患）によって入院による精神医学的安定化が必要となる場合もある．急激な体重減少（1〜2週間で−1 kg以上）がある場合や過活動の程度が強い場合は運動制限が必要となる．病態に最適化した身体・行動管理などの治療環境を準備できる内科病棟もしくは精神科病棟が選択される．

入院治療の目標と治療内容

入院治療の主な目標は，①肝機能障害などの正常化，高度の脱水や意識障害などの身体危機状態からの脱出，②体重を維持できる最低限のカロリー（1,400〜1,600 kcal/日）の摂取である．

注意が必要な治療開始後の合併症に再栄養症候群がある．経口，経管，経静脈のいずれの栄養法でも起こりうるが，標準体重比60%以下（BMI中央値70%以下）になると発症する危険が高まる．また体重回復のみがゴールではなく，急性期の身体危機を乗り切った後は体重維持を目標に外来通院治療に移行する．継続的な身体診察（身長の伸び，骨粗鬆症の有無，月経の回復など）や心理療法（認知行動療法など），家族への介入，学校との連携などが主な治療内容である．

身体感覚への気づき「自然な空腹感にしたがって食事をとること」，行動の自己制御「代償行為としての強迫的な行動（過活動，嘔吐・下剤濫用）を必要としなくなること」，適切な感情表現「困っていること，助けてほしいこと，甘えたいことを素直にだせるようになること」，アイデンティティーの獲得「矛盾する考えや感情の葛藤を抱えることができ，主体性をもった自分である感覚を獲得すること」などの思春期の重要な心理社会的な発達課題も治療の目標となる．これらを達成できる治療終結に向けて，家族と多職種との協働による長期的な治療計画が必要である[9]．

周産期の女性のメンタルヘルス

ライフコースにおける周産期は，身体的（bio），精神的（psycho），社会的（social）な環境の急激な変化を伴う移行期として特徴づけられる．移行期の多様な変化は女性の心身の健康のリスクとなる可能性がある．しかし同時に，これらの変化には親になることに向けて健康への動機づけ，家族の統合性，地域社会の援助基盤へのアクセスなどレジリエンスが増すという肯定的な側面もある．

周産期の女性の心理社会的問題は，胎児期から子どもの長期的な認知，情動，行動の発達の過程に否定的な影響を与える数多くのエビデンスが示されてきた．この意味で女性のメンタルヘルスの向上は次世代の心身の健康に好ましい転帰を生む可能性がある．周産期メンタルヘルスが母子と家族の健康問題であること，すなわち "No health without perinatal mental health" は今や国際的な共通認識となっている[10]．そのなかで周産期医療には，妊娠の判明から出産後の子育てのスタートまで継続的に関わりメンタルヘルスケアを提供することを通じて，女性と家族のリスクとレジリエンスのバランスを調整する要としての役割が期待されている．

ユニバーサルスクリーニング

女性のライフコースにおいて妊娠・出産は多様な状況におかれた女性が共通して体験するリプロダクティブイベントである．このため周産期の女性の心身の健康問題への早期介入や予防的介入は，すべての妊産婦を対象とするポピュレーションアプローチが基本となる[11]．

よくみられる心の問題

緊張感や恐怖感，心配事が持続する不安症状や，気分が沈み物事が楽しめない抑うつ症状は，心理社会的な環境の変化や予期せぬ出来事への遭遇に際して生じる普遍的な反応である．多くは軽度で一時的なものであるが，その程度が重く持続期間が長いとさまざまな社会生活機能の障害を生じる．

周産期における各国の調査結果から推定される不安障害とうつ病性障害（軽症を含む）の頻度は，妊娠中 15%，産後 10%[12] および妊娠中 10～16%，産後 10～15%[13] と，他の時期と同等か若干高いことがわかっている．不安と抑うつの両者は併存することも多く，一般にみられる周産期精神障害（common perinatal mental disorder：CPMD）としてまとめると，2 割を超える女性がなんらかの精神障害に該当することになる．

その一方で，実際にメンタルヘルスケアにアクセスでき治療や支援を受けている女性の数は，母子保健のシステムが整った国や地域でも極端に少ない実情がいまだみられる．その理由として，妊産婦が相談しやすい窓口の不足に加え，社会や自分自身によるスティグマの問題が考えられている．このため，誰もが受ける妊産婦健診や新生児訪問などに，不安や抑うつの症状と程度について尋ねるエジンバラ産後うつ病質問票（EPDS）などの自己記入式質問票を用いたスクリーニングを導入することで，気づきが高まりケアへの障壁が減ることが期待されている．

心的外傷後ストレス障害（PTSD）と物質使用障害

心的外傷後ストレス障害（posttraumatic stress disorder：PTSD）と物質使用障害も，周産期メンタルヘルスにおいてしばしば問題となる．

心的外傷とは生死に関わるような強い恐怖をもたらす体験によって発症し，再体験，回避麻痺，過覚醒の三大症状を特徴とする．事故など

の外傷的出来事への曝露は男性に多いとされるが、女性では小児期の性的虐待、レイプ、対人間暴力（DV）など慢性的で重篤な影響を与える出来事への曝露の頻度が高い.

周産期の女性では妊娠・出産時に予期せぬ出来事に遭遇し外傷的な体験（birth trauma）となることがある. 外傷的体験には胎児や乳児または母体の生命が危険に曝される場合や胎児の重篤な疾患の発見と告知および子どもを失う喪失体験がある. また妊娠・出産時の出来事の以前にも、虐待やDVや離別などの体験があるなど、外傷体験は累積しやすい. 周産期のPTSDはその後の子育てにも苦痛を生じ愛着形成の困難が生じ、社会的サポートを得るために必要な対人関係も不安定になるなど長期的に否定的な影響を与えることがある[14].

PTSDは不安障害やうつ病、苦痛を緩和するための手段としての物質使用障害など、他の精神障害をしばしば合併する. 表面化している精神症状に比べても外傷体験は尋ねにくく打ち明けられにくい実情があり、再被害や二次受傷を予防するためにも配慮された問診項目などのスクリーニングによって早期に把握し、治療や支援につながるトラウマインフォームドケアが望まれる. PTSDに対しては認知行動療法や認知処理療法など有効性が確立した治療も開発され、並存する精神障害への薬物療法や安全を脅かす心理社会的困難への支援を統合した多職種による包括的な介入が行われている[15].

精神作用をもつ依存物質のなかでも、使用頻度の高い飲酒や喫煙も重要な問題である. 母体の摂取により胎盤を移行して胎児も曝露される. アルコールに曝露されることで心臓や頭などの骨の奇形や、出生後の神経発達の異常など幅広い問題が生じることを胎児アルコールスペクトラム障害とよぶ. 喫煙の場合も子宮内発育遅延や早産、低出生体重や出生後の不注意多動傾向など神経発達障害のリスクが高まる. 物質

依存により社会生活や育児にも機能障害が生じ放任的な養育環境となるなど、母児双方にとって長期的なリスクが高まる.

ストレスへの対処手段としての薬物使用や緊張を低減する効果が薬物使用のサイクルを維持するという仮説がある. 不安障害やうつ病、PTSDなどの合併の頻度も高く、物質依存が誘因となる場合と不安・抑うつや心的外傷への対処としての薬物使用の双方向の関連が考えられる.

物質依存は違法行為として服役する場合も多く、その結果、子どもが児童保護の措置となるなど司法や児童福祉の問題ともなりやすい. このため社会的スティグマも根強く、治療やケアにつながるまでの障壁は大きい. そのようななかでも周産期や子育て中の女性に対する認知行動療法や自助グループ、地域アウトリーチや住居提供などを組み合わせた治療プログラムが試みられている[16].

■ リスク因子

不安障害やうつ病性障害については発症のリスク要因が明らかになっている. 妊娠期からリスク要因を把握しておくことは予防や早期介入の糸口となる.

主な要因には、①精神疾患の既往歴があること、②社会的サポートが乏しいこと、③ストレスを生じる人生上の出来事、④望まない・予期しない妊娠、⑤社会的不利や困難（若年妊娠、住環境や経済的困難、対人間暴力）、⑥小児期逆境体験（家族の精神疾患や犯罪歴、虐待やネグレクトの経験）などがある. これらの諸要因が単独よりも累積することで、さらにリスクは高くなる.

いわゆる特定妊婦と判断される女性では、複数のリスク要因の相互作用がみられる. ポピュレーションアプローチに続くハイリスクアプローチでは、これらの心理社会的リスク要因を

多くもつような女性（若年妊娠，孤立・貧困状況にある女性）が対象となる．

■ 養育困難との関連

女性のリプロダクティブサイクルのなかでも，妊娠・出産には女性自身の心身の変化に加えて，子育てのスタートという側面がある．そこでは親と子そして家族の絆の形成と強化は中心的な要素である．

周産期には，子育てに向けて安全な育児環境の整備や，授乳・沐浴など新たなスキルの習得，乳児の心身の状態とニーズを理解することなど数多くの課題がある．女性と家族がこれらをまとめ上げ対処していく複雑な適応の過程を乗り切ることを下支えするのは，胎児-乳児への特別な絆の感情である．これを，子どもの側に育まれるアタッチメントと対をなす養育者のボンディングとよぶ．ボンディング形成は生涯を通じたウェルビーイングの基本要素である絆の永続性（パーマネンシー）の端緒ともなる．

■ ボンディング障害

周産期の情緒的な絆が確立されていく過程は多様であり，時に阻害されたり，強い怒りと拒絶の感情や極端な不安をもち回避したい感情を胎児や乳児に抱いてしまう場合がある．否定的な感情が一時的でなく確立してしまい育児を苦痛なものとして忌避し続けるとき，ボンディング障害とよぶことがある[17]．

主な背景要因として，望まない妊娠やドメスティックバイオレンス（DV）などの妊娠前からの逆境がある．不安・抑うつなどの精神症状や周産期の予期せぬ出来事から生じた心的外傷によって，子どもや子育てに肯定的な感情をもてない女性もいる．表面化している育児能力の低さや不適切な養育態度の背景にある女性の赤ちゃんに対する気持ちを共感的に理解することは，周産期のメンタルヘルスケアの実践におい

て，養育困難にアプローチするうえで重要な手がかりとなる．

精神疾患のある女性にとっての妊娠・出産

統合失調症や双極性障害などの慢性的な精神障害をもつ人の QOL は，新しい世代の治療薬や包括的な治療プログラムの整備によって大きく改善した．妊娠可能な年齢の女性への処方頻度は増加しているが，向精神薬の薬理作用の最適化により単剤での治療が広く行われるようになった結果，有害事象は減じてセルフケアや妊孕性にも改善がみられる[18]．一方で妊娠判明や授乳開始を契機に治療を中断する女性も多い．治療中断時の統合失調症や双極性障害の再発率は幅広いが，治療継続によって66％（双極性障害）および54％（大うつ病）のリスク削減効果が明らかになっている[19]．

周産期の向精神薬治療のリスクとして，妊娠初期の催奇形性や授乳による行動学的催奇形性が強調されやすいが，2～3％のベースリスクや治療中断による再発・増悪がもたらすリスクも含め，バランスのとれたリスク・ベネフィットの情報提供によるコミュニケーションを行う必要がある．

■ 母児のリスク・ベネフィット

精神疾患のある女性にとっても，妊娠・出産というリプロダクティブイベントのリスク・ベネフィットに変わるところはない．母親の第一の関心事である向精神薬治療の胎児や乳児へのリスクに注目した情報提供がなされる傾向があるが，等しく配慮されるべき点は，治療中断あるいは未治療による母親側の再発・悪化のリスクである．精神疾患のスティグマや妊娠・授乳中の女性にとっての薬物療法への抵抗感から専門的な治療につながりにくい，あるいはそれまで有効であった治療や支援が途切れやすい現状

がある.

現在, 妊産婦死亡の過半数を占めるのは自殺であり, うつ病をはじめとする精神疾患の再発・悪化が主な原因となっている. 周産期の統合失調症や双極性障害の再発や悪化は急性の場合が多く, 子どもが幻覚や妄想の対象となったり, うつ症状が深まり悲観的な考えの対象が子どもの育ちや将来に及ぶと, 不適切な養育や自殺企図に巻き込まれるリスクも高まる. 妊娠中の精神状態の悪化による生活習慣の乱れやストレスの増加もまた, 胎児の発育や周産期合併症から, 出生後の長期的な発達まで否定的な影響を与える.

ケアへのアクセスの動機づけ

周産期メンタルヘルスケアでは, 治療やケアに際して母児双方の視点からリスクとベネフィットのバランスを考えることが要請される.

精神疾患のある女性では, そのスティグマや自責感, 自尊心の低下, 周囲への不信感, 孤立感によって, 治療や支援の情報や認識に否定的なバイアスが生じやすく, 治療への動機づけが低下しやすい. また意思決定においても, 0か100かの二分思考により両極端の可能性を考え, ジレンマに陥りやすい傾向を配慮する必要がある. 重症度や緊急度に応じて向精神薬以外の治療や心理社会的サポートなどの選択肢があることを含め, 包括的な視点に基づき周産期の個別の治療プランを最適化したかたちで提示し, 協働的に意思決定を行うことが望まれる.

周産期メンタルヘルスケアの普及

周産期の女性のメンタルヘルスケアで有効性が高いというエビデンスが示された支援プログラムを検討すると, 妊娠期から出産後まで継続し母子保健システムに組み入れたかたちで提供され, 介入の対象は母親だけでなく子どもと家族が含められていること, 社会的サポートの提

供に注目し母親を力づける肯定的なものである点が共通している.

社会的サポートの重要性

社会的なサポートや絆が形成され, そのなかで育児や人間関係への対処のモデルが提供されることは, 女性の肯定的な心理状態や自己価値観を生み, セルフケアの動機づけや神経内分泌的なバランスが高められる. サポートが継続して得られるという見通しが認識されることには, ストレスを生む人生上の出来事への否定的な反応を軽減する緩衝機能がある.

周産期医療という母子保健のファーストタッチの場面で, 適切なスクリーニングと障壁の少ない社会的サポート (パートナーシップやピアサポートモデルによる) を提供し肯定的な関係を構築するために, 傾聴と共感的理解などの基本的なメンタルケアの技能を共有することが望ましい. スクリーニングとサポートをファーストステップとして心理社会的な治療プログラム (認知行動療法や対人関係療法など)[20] や, さらに専門的な向精神薬治療や入院を含む精神科治療へのアクセスへと進む3層構造の受け皿の整備に向けて, 地域関係機関のネットワークづくりも進んでいる (❸).

多職種協働と連携に向けた取り組み

日本産婦人科医会が発刊した『妊産婦メンタルヘルスケアマニュアル』[21]は, 周産期精神医学の基本的知識・エビデンスとケアの技能を周産期医療のスタッフが共有し多職種協働の出発点とすることをめざして作成されている[22]. また連携のネットワークづくりに向けて, 医療側では母子に関わる産婦人科・精神科・小児科の周産期リエゾンチームの立ち上げや, 地域保健の側では子育て世代包括支援センターや要保護児童対策地域協議会における特定妊婦など, ハイリスク要支援家庭への見守りやアウトリーチ

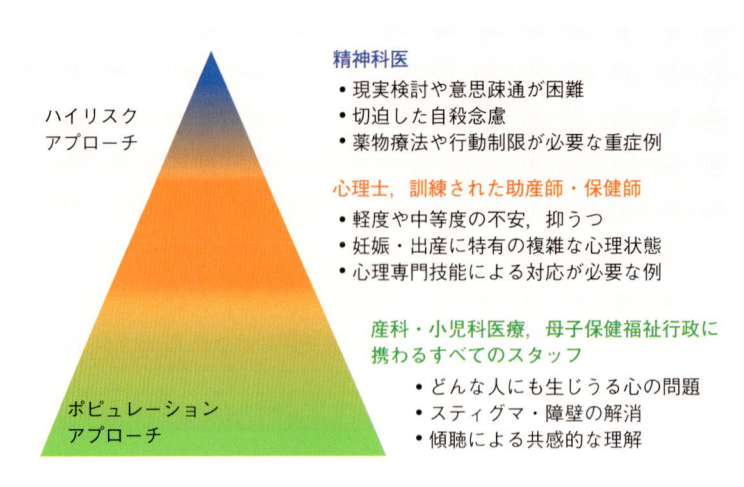

❸ 周産期メンタルヘルスの取り組みの3層構造

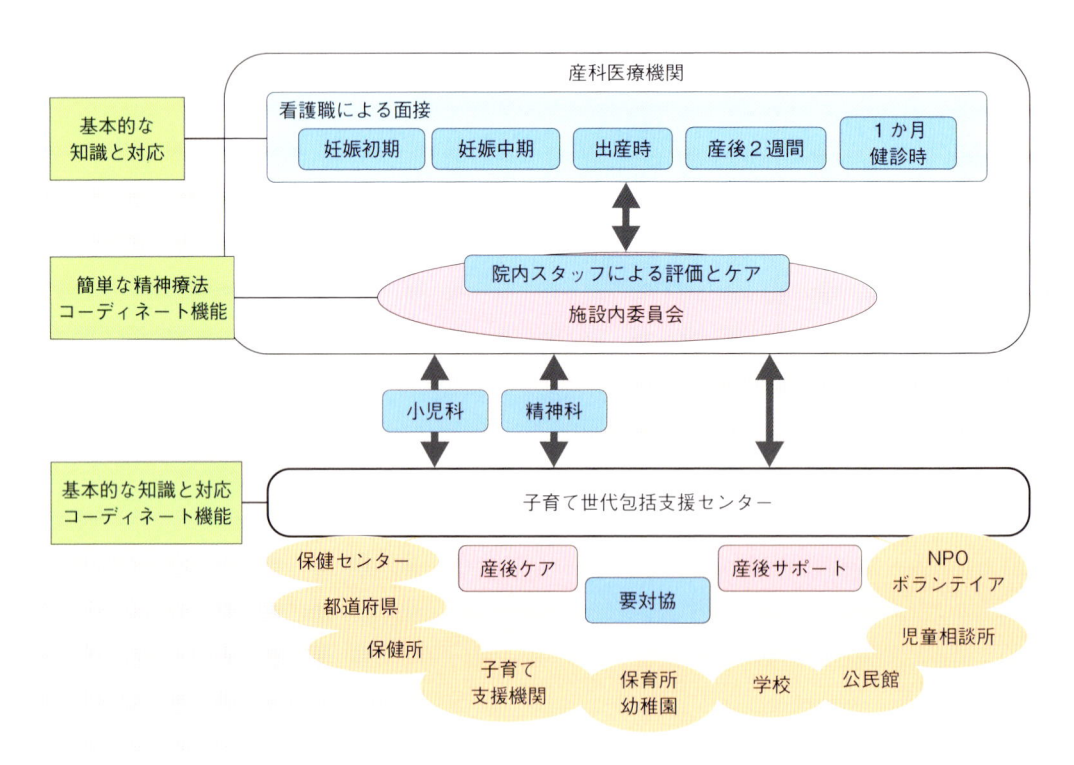

❹ 多職種協働と地域連携に向けた取り組み
要対協：要保護児童対策地域協議会.

などが取り組まれている（❹）.

中年期の女性のメンタルヘルス

現代の女性にとって中年期危機は，エイジン

グがもたらす心理社会的状況の変化に対するジェンダーによる不公正さが大きな焦点となっている．この時期の女性はワークライフバランスのあり方をめぐって多くの葛藤や，ガラスの天井とよばれるような障壁に直面する．親密な

関係性にも不安定性が増し離婚の過半数はこの時期に生じる．キャリアメイキングと思春期の子育て，さらに実親の世話など生活の多領域での役割の負担が増すなかで，閉経期という生理学的変化にも直面することになる．この意味で，閉経期は初経周辺期と並んで心理社会的にも生物学的にも大きな変化を生じるリプロダクティブイベントである．

女性自身や社会の閉経に対する態度は文化によって異なる．この移行期に対する文化的態度や価値観は女性個人の閉経期の経験のあり方を規定し，閉経期の生理学的症状にも影響がある．一方，閉経後のアイデンティティーを肯定的にとらえている女性ほど移行期を肯定的に経験できている．

中年期の生物学的背景

閉経への移行期は40代半ばに始まり平均して5年間続く．神経保護作用や抗うつ効果があるとされるエストロゲンをはじめとして，プロゲステロンなど卵巣ホルモンレベルの動揺と低下によりホットフラッシュや寝汗などの血管運動神経系の症状や頻尿，尿失禁，外陰掻痒症などの泌尿器・生殖器症状，性機能障害など広範囲の身体症状が発現する．このような内分泌学的変化はメンタルヘルスの不調，なかでもうつ病のリスクを高めると考えられている．

しかし，前向きコホート研究や縦断調査の知見からは，閉経期および生殖ホルモンレベルの変化とうつ病との関連は見いだされなかった．ただし，うつ病の既往歴のある女性では閉経期のうつ病の発症率は高くなるという報告がある．

中年期の心理社会的背景

子育てをする女性にとって，中年期は思春期を迎えた子どもとの関係性において親役割としての満足度は他の時期よりも低下する傾向があり，メンタルヘルスにも否定的な影響を与え

る．一方，子どもをもたない女性の割合は20世紀からの四半世紀の間に10人に1人から4〜5人に1人と増え2倍以上に達している．

この世代は，Erikson のライフサイクルと同一性理論ではジェンダーや子どものあるなしにかかわらず，次の世代を確立し導いていくジェネラティビティ（generativity）が主要な発達課題となる．仕事と親であることのバランスの多様性は，社会経済的な安定性のみならず，ジェネラティビティにおける達成の感覚にも関連し，これが得られず自己にとらわれていく停滞（stagnation）の感覚は，中年期危機としてメンタルヘルスに大きな影響を与える．

閉経期におけるメンタルヘルス

うつ病の発症リスクは，40歳以上での閉経期の発来例では，40歳未満での閉経期の早発例よりも50%近く低下することが明らかになっている．閉経の早発以外のうつ病のリスク要因は，社会的困難，孤立，BMI高値，ストレスフルな人生上の出来事など他の時期と共通する．

閉経期においても，SSRIなどの抗うつ薬がファーストラインの治療である．少なくとも閉経期の早発に伴ううつ病では，通常の精神科治療に加え，ホルモン補充療法が限定的ではあるが有用である可能性がある．また閉経期に伴う多様な心理社会的変化に対して，役割の変化や葛藤，多重役割の負担への対処を目的とする対人関係療法や認知行動療法が他の時期と同様に有効であると考えられる．

閉経期の不快な身体症状の改善も重要であるが，このような身体的変化が女性にとって，正常や健康からの逸脱であり，また若さや可能性の喪失であり恥ずべき症状であるとの否定的な意味づけをもたらす心理的影響も大きい．これらの心理社会的介入を通じて，閉経後のアイデンティティーを肯定的に認識できることがこの移行期の治療の目標となる．

老年期の女性のメンタルヘルス

うつ病，精神疾患などの有病率の性差と発症要因

　老年期では，初経周辺期以後のリプロダクティブサイクルを通じて明らかであったうつ病の有病率の性差が減少する．これは，男性では年齢層にかかわらずうつ病の発症率が一定している一方で，女性のうつ病の頻度が下がることによる．しかし，生物学的要因の関与が大きい精神疾患では，認知症の発症リスクがAlzheimer型認知症では女性において高いという性差の報告がある．また不安障害やPTSDについても，女性での発症頻度が高いという性差がみられる．これは，不安を高めやすい生活状況の変化や外傷的出来事が女性により多く経験されるという心理社会的要因によると考えられている．

　過去の外傷体験が老年期になってPTSDを発症する遅延したトラウマ反応は，老年期に新たに起きた退職や社会的サポートの喪失，対処能力の低下などのストレッサーの影響も重畳していると考えられる．また伴侶の健康状態の悪化や死別，社会的孤立や社会経済的不利の格差もメンタルヘルスの問題の脆弱性につながる．このような老年期の心理社会的背景は，不利の累積や多重役割の葛藤や負担あるいは役割喪失としてとらえることができる．

社会的交流の提供，心理療法，地域介入プログラム

　老年期のEriksonの同一性理論における発達課題は"統合"である．成人期に達した子ども世代との世代間サポートや祖父母として次世代を見守る役割，社会のなかでの新たな役割と活動が個人の生活史やさまざまな経験の記憶につながることでアイデンティティーの統合が得られる．

　エクササイズなど身体的活動やアウトリーチを含む社会的交流の提供は老年期のうつ病の改善に有効であることが示されている．また回想法やライフストーリーアプローチは過去の出来事や感情，考えを想起することを通じて，現在の状況への適応を促進する老年期にある人々に向けた心理療法であり，まさに統合のライフステージにフィットするアプローチである．いずれも老年期の女性のうつ病やメンタルヘルスに対する有効性が示されている．

　老年期の女性に向けた地域介入プログラムとしてメモリーバンク介入プログラムがあり，これは，①ライフストーリーづくり，②コミュニケーション，③社会的サポート，④ブレインエクササイズ（脳トレ），⑤次世代に引き継ぐものを築くこと（レガシービルディング）の5つの鍵となる要素で構成されている．この包括的なプログラムの参加者は72%が女性であり，エイジングによる苦痛や負担の緩和，うつ病や認知機能の改善が得られている[23]．

（山下　洋）

● 文献

1) Black MM, et al. Early childhood development coming of age：science through the life course. Lancet 2017；389：77-90.
2) Blos P. The second individuation process of adolescence. Psychoanal Study Child 1967；22：162-86.
3) Angold A, et al. Puberty and depression：the roles of age, pubertal status and pubertal timing. Psychol Med 1998；28：51-61.
4) Roberts RE, Duong HT. The prospective association between sleep deprivation and depression among adolescents. Sleep 2014；37：239-44.
5) Boynton-Jarrett R, et al. Childhood abuse and age at menarche. J Adolesc Health 2013；52：241-7.
6) Barrio CA. Assessing suicide risk in children：guidelines for developmentally appropriate interviewing. Journal of Mental Health Counseling 2007；29：50-66.
7) Diamond G, et al. Attachment-based family therapy：a review of the empirical support. Fam Process 2016；55：595-610.

8) 小林隆児, 皿田洋子. 強迫現象とその回復過程からみた前思春期発達. 児童青年精神医学とその近接領域 1992；33：163-76.

9) 中井義勝. 摂食障害治療ガイドラインについて. 心身医学 2016；56：120-6.

10) Howard LM, et al. No health without perinatal mental health. Lancet 2014；384：1723-4.

11) Austin MP, Marcé Society Position Statement Advisory Committee. Marcé International Society position statement on psychosocial assessment and depression screening in perinatal women. Best Pract Res Clin Obstet Gynaecol 2014；28：179-87.

12) Dennis CL, et al. Prevalence of antenatal and postnatal anxiety：systematic review and meta-analysis. Br J Psychiatry 2017；210：315-23.

13) Meltzer-Brody S, et al. Postpartum psychiatric disorders. Nat Rev Dis Primers 2018；4：18022.

14) Cook N, et al. Maternal posttraumatic stress disorder during the perinatal period and child outcomes：a systematic review. J Affec Disord 2018；225：18-31.

15) Grote NK, et al. A Randomized Trial of Collaborative Care for Perinatal Depression in Socioeconomically Disadvantaged Women：the impact of comorbid posttraumatic stress disorder. J Clin Psychiatry 2016；77：1527-37.

16) Jablonski LJ, et al. A Nurse-Driven, Community-Based Program to Support Rural Women With Perinatal Substance Use Disorder. J Obstet Gynecol Neonatal Nurs 2018；47（Suppl）：S13.

17) Brockington IF, et al. Severe disorders of the mother-infant relationship：definitions and frequency. Arch Womens Ment Health 2006；9：243-51.

18) 鈴木利人. 周産期メンタルヘルスの薬物療法：10の原則. 臨床婦人科産科 2017；71：558-64.

19) Stevens AWMM, et al. Risk of recurrence of mood disorders during pregnancy and the impact of medication：a systematic review. J Affect Disord 2019；249：96-103.

20) van Ravesteyn LM, et al. Interventions to treat mental disorders during pregnancy：a systematic review and multiple treatment meta-analysis. PLoS One 2017；12：e0173397.

21) 日本産婦人科医会. 妊産婦メンタルヘルスケアマニュアル─産後ケアへの切れ目のない支援に向けて. 東京：日本産婦人科医会；2017.

22) 木下勝之. 周産期関係者等が目指す妊産婦メンタルヘルスケア. 女性心身医学 2016；21：236-43.

23) Zanjani F, et al. Memory banking：a life story intervention for aging preparation and mental health promotion. J Aging Health 2015；27：355-76.

ロコモティブシンドローム，フレイル，サルコペニア

はじめに

　厚生労働省の報告によれば，2017年の日本人の平均寿命は男性が81.09歳で，香港（81.7歳），スイス（81.5歳）に次ぎ世界第3位，女性は87.26歳で香港（87.66歳）に次いで世界第2位となっている．また，健康寿命（介護を受けたり寝たきりにならず通常の日常生活を送れる期間）は，2016年の統計では男性が72.14歳，女性が74.79歳であり，シンガポールに次いで世界第2位となっている．しかし，平均寿命と健康寿命の差は男性で約9年，女性で約12年であり，短縮の方向にはあるものの欧米諸国と比べて平均的な状況にとどまっている．

　一方，寝たきり状態を含めた介護が必要になった原因は，①脳血管疾患，②認知症，③高齢による衰弱，④骨折・転倒，⑤関節疾患の順になっており，「身体を支え，運動を実施する器官」である運動器に関連する要因（③，④，⑤）を合わせると脳血管疾患を上回る比率となっている（❶）．さらに近年，人生における QOL（quality of life：生活の質）の向上が重要視されているが，QOL は日常生活の活動性を示す ADL（activity of daily life）のうえに成り立つことが多く，その点で起立歩行を含めた日常生活動作をつかさどる運動器の重要度はより高いといえる．

　本項では，運動器の健康を維持・増進する目的で提唱されているロコモティブシンドロームについて述べ，さらに関連事項としてのフレイル（虚弱），サルコペニアについても概説する．

ロコモティブシンドロームの定義と概念

　運動器とは「身体を支え，運動を実施する器官」であり，①骨：身体（骨格）を支える部分，②関節，椎間板：可動する，衝撃を吸収する部分，③筋肉，腱・靱帯，神経：動きを制御する，の3つの要素から構成されている．

　ロコモティブシンドローム（locomotive syndrome）は「運動器症候群」と称され，「運動器の障害により移動機能が低下した状態」と定義される．2007年10月に日本整形外科学会が提唱し，その後各種の啓発活動を通して普及を推進している[1]．

　ロコモティブシンドロームでは，運動器を構成する3要素（前述の①，②，③）の障害の原因となる頻度の高い疾患として，骨粗鬆症，変形性関節症，変形性脊椎症，サルコペニア（筋量減少症），神経障害があげられ，さらに骨粗鬆症では原疾患に加えて骨粗鬆症関連骨折が，変形性関節症では変形性膝関節症が，変形性脊椎症では変形性腰椎症とそれに伴う脊柱管狭窄症が主な病変とされている．これらの疾患は，疼痛，柔軟性低下，可動域制限，筋力低下などを生じ，起立歩行といった移動機能の低下をきたし，進行すると ADL の制限から要介護の状態に陥る危険性を有している．さらに，これらの状況は運動や栄養摂取，職業や生活習慣，生活環境などの影響を受けて変化する（❷）．

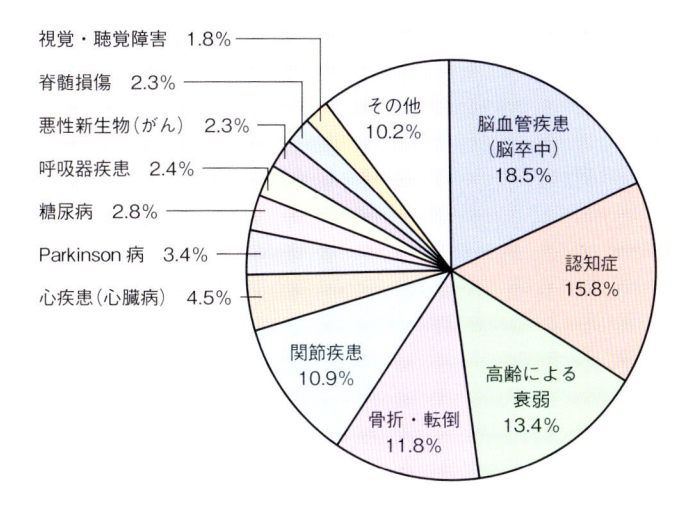

❶ 介護が必要になった原因
（厚生労働省「平成 25 年国民生活調査」をもとに作成）

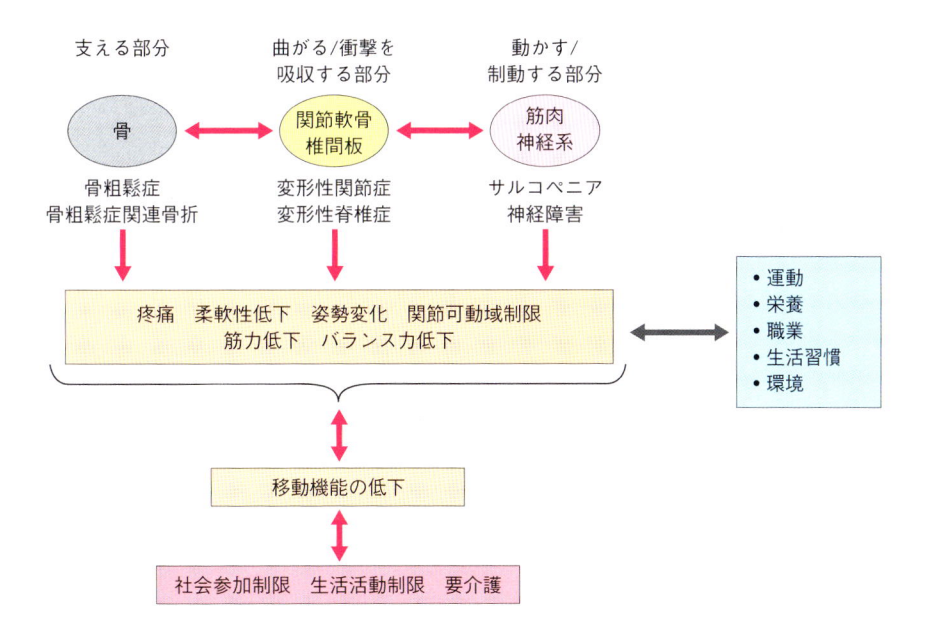

❷ ロコモティブシンドロームの概念
（Nakamura K. 2011[1] をもとに作成）

ロコモティブシンドロームの構成疾患とその病態

骨粗鬆症，骨粗鬆症関連骨折

　骨粗鬆症は，「骨強度の低下により骨折の危険性が増大する骨格疾患」と定義される．骨強度の低下の原因は，骨量（骨密度）減少が70%，骨質（微細構造，骨代謝，石灰など）劣化が30%の割合で生ずる．

　骨粗鬆症の大部分を占める原発性骨粗鬆症では，エストロゲンの分泌低下により骨吸収が骨

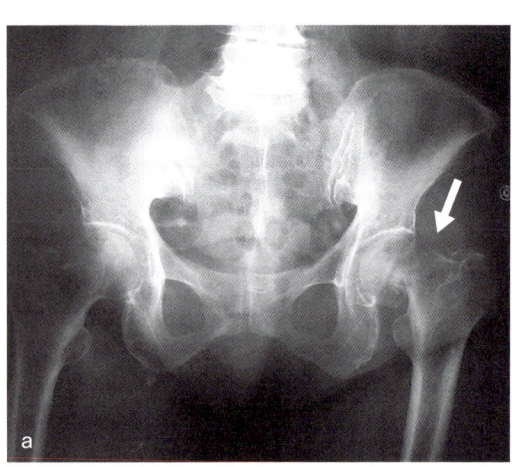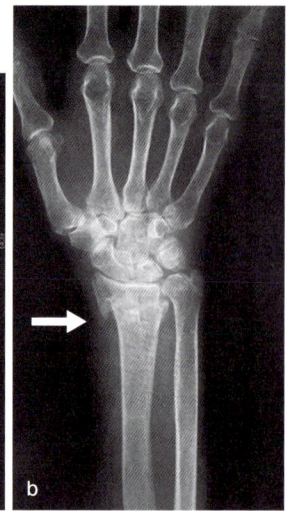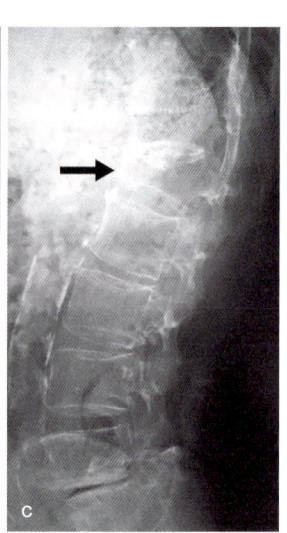

❸ 骨粗鬆症関連骨折
a：大腿骨近位部骨折，b：橈骨遠位端骨折，c：脊椎椎体骨折（第1腰椎圧迫骨折）．

形成を上回って骨量減少が生じ，同時に骨梁の変性断裂など骨の微細構造が劣化する．女性では，閉経後にエストロゲン分泌が低下するため発症のリスクが増加する．また，続発性骨粗鬆症は，ステロイド使用，糖尿病，慢性腎臓病，関節リウマチなどに続発して発症する．

　本疾患の有病者数は女性が多く，2005年の人口換算で女性980万人，男性300万人とされ，2020年には女性だけで1,000万人を超えると推計される[2]．

　原発性骨粗鬆症の診断は，腰背部痛などの有症者や健診などで要精検と判定された者に対しフローチャートに従って各種検査が行われる（p.226 ❸ 参照）[3]．

　骨粗鬆症の治療は，予防的要素が強い運動療法やカルシウム摂取を含む食事療法が基本となる．薬物治療はガイドラインに従って開始時期を決定し，投与剤はカルシウム剤から活性型ビタミンD，ビスホスホネート薬，女性ホルモン製剤，副甲状腺ホルモン剤など多数の薬剤の特徴と患者の病態を加味して使用する．また，骨粗鬆症関連骨折とされる大腿骨近位部骨折，橈骨遠位端骨折，脊椎椎体骨折は，患者のその後

のADLやQOLへの影響が大きいので，大腿骨近位部骨折，橈骨遠位端骨折は早期の手術治療が行われることが多く，椎体骨折は保存治療が第1選択であるが，症例によっては手術治療が選択される（❸）．

変形性膝関節症

　膝関節軟骨の摩耗・変性を主体とし，進行に伴い関節の不安定性や骨変形を生ずる退行性変性疾患と定義される．50歳代以降発症が増加し各年代で女性が2～3倍多い．

　変形性膝関節症の診断は，膝関節のX線でなされ，筆者らが行っている疫学調査（松代膝検診）では，有病者数は約2,400万人（男性：約700万人，女性：約1,700万人）と推定される（❹）．本症の発症・進行には多数の因子が関与しており，そのなかでも膝内反変形や下肢筋力低下，歩行時の横ぶれ現象（スラスト）など膝関節の荷重負荷に影響する機械的因子（メカニカルファクター）は重要とされる[4]．

　変形性膝関節症の代表的な臨床症状は，疼痛（動作時痛），関節腫脹，可動域制限であり，病期の進行とともに増悪するが高度変形例でも軽

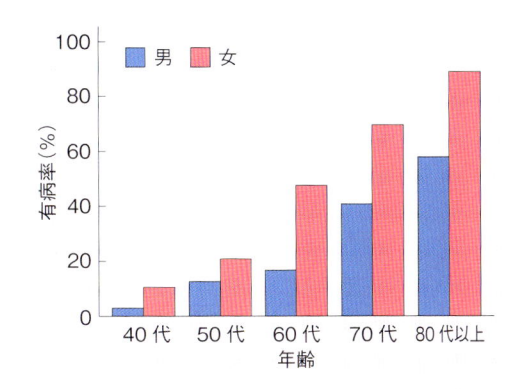

❹ 変形性膝関節症の男女別・年代別有病率（2013年松代膝検診データ）

度の症状にとどまる例も多数存在する．

治療は，初期〜中期の場合には保存治療（運動療法，理学療法，装具療法，薬物療法）が第1選択となり，変性半月板障害などが原因の場合には関節鏡手術が行われる．進行期では，保存治療が限界の場合に手術治療（膝関節周囲骨切り術，人工膝関節置換術）が，膝関節の症状，患者本人の希望，全身状態などを考慮のうえ検討される．

変形性腰椎症，腰部脊柱管狭窄症

変形性腰椎症は，腰椎の構成要素（椎体，椎間板，椎間関節，周辺軟部組織）の退行性変性と定義される．

本症の診断は変形性膝関節症と同様に腰椎X線にてなされるが，神経障害の病態評価にはMRIが有効である．発症は50歳代以降増加し，ROAD study による有病者数は約3,790万人で，男性1,890万人，女性1,900万人で，男女ほぼ同程度と推定される[5]．

変形性腰椎症の症状は，腰痛，腰椎部脊椎変形や可撓性減少に加えて，脊髄神経や神経根が障害されると障害部位に応じた下肢神経症状が出現する．このうち，神経性間欠性跛行（歩行や立位にて下肢の疼痛やしびれなどが出現し，前屈位や坐位にて軽快する）や馬尾症状（足底

部知覚障害，膀胱直腸障害）を呈するものを腰部脊柱管狭窄症としている．

治療は，症状の強さや変形の程度を加味して検討され，保存治療が原則であるが，有効な改善が得られない場合や，運動麻痺や膀胱直腸障害が高度の場合には神経機能の早期回復目的に手術治療が選択される．

ロコモティブシンドロームの評価

ロコモ度テスト

日本整形外科学会では，ロコモティブシンドロームのスクリーニングを目的として3つの評価法を提唱している．

① 立ち上がりテスト（❺）[6]：垂直方向への身体移動機能を評価するテストで，下肢筋力のほか柔軟性やバランス機能も評価できる．片脚立ち上がりテストは下肢筋力との相関性があり，40 cm の高さからの立ち上がりが日常生活に支障をきたさない指標とされている．

② 2ステップテスト（❺）[6]：歩行能力を簡便に評価するテストで，歩幅を身長で標準化した値を解析することで一般的な歩行テストである10 m歩行速度や6分間歩行速度と相関することが知られている．2ステップテストでは歩行能力を総合的に評価できるだけでなく，転倒リスクの予測にも有用であるとされる．

③ ロコモ25（❻）[6]：日常生活動作に関する25の質問から成る主観的な運動機能評価尺度であり，運動器の痛みや症状，ロコモ関連疾患の影響度が評価可能とされる．

ロコモ度テストの評価（❼）

上記3つのテストの結果，2つのカテゴリーに判定される．

ロコモ度1：移動機能の低下が始まっている

1 立ち上がりテスト

このテストでは下肢筋力を測ります。片脚または両脚で、決まった高さから立ち上がれるかどうかで、程度を判定します。
台は40cm、30cm、20cm、10cmの4種類の高さがあり、両脚または片脚で行います。

立ち上がりテストの方法

1 10・20・30・40cmの台を用意します。
まず40cmの台に両腕を組んで腰かけます。このとき両脚は肩幅くらいに広げ、床に対して脛（すね）がおよそ70度（40cmの台の場合）になるようにして、反動をつけずに立ち上がり、そのまま3秒間保持します。

2 40cmの台から両脚で立ち上がれたら、片脚でテストをします。1の姿勢に戻り、左右どちらかの脚を上げます。このとき上げたほうの脚の膝は軽く曲げます。反動をつけずに立ち上がり、そのまま3秒間保持してください。

両脚の場合

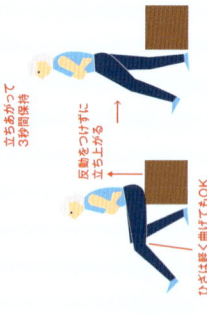

10cm 20cm 30cm 40cm　70度　反動をつけずに立ち上がる
中間点で立ち上がりに痛みを生じる場合、医療機関に相談しましょう。

片脚の場合

反動をつけずに立ち上がる　立ちあがって3秒間保持　ひざは軽く曲げてもOK

結果の判定方法

<片脚40cmができた場合⇒低い台での片脚テストを行う>
10cmずつ低い台に移り、片脚でテストします。
左右とも片脚で立ち上がれた一番低い台がテスト結果です。

<片脚40cmができなかった場合⇒両脚でテストを行う>
10cmずつ低い台に移り両脚での立ち上がりテストをします。
両脚で立ち上がれた一番低い台がテスト結果です。

[参考＝各高さでの難易度比較]
両脚40cm<両脚30cm<両脚20cm<両脚10cm<片脚40cm<片脚30cm<片脚20cm<片脚10cm

注意すること
・無理をしないよう、気をつけましょう。
・テスト中、膝に痛みが起きそうな場合は中止してください。
・反動をつけると、後方に転倒する恐れがあります。

2 2ステップテスト

このテストでは歩幅を測定しますが、同時に下肢の筋力・バランス能力・柔軟性などを含めた歩行能力が総合的に評価できます。

2ステップテストの方法

1 スタートラインを決め、両足のつま先を合わせます。
2 できる限り大股で2歩進み、両足を揃えます。（バランスをくずした場合は失敗とします。）
3 2歩分の歩幅（最初のつま先から、着地点のつま先まで）を測ります。
4 2回行って、良かったほうの記録を採用します。
5 次の計算式で2ステップ値を算出します。

■2ステップ値の算出方法
2歩幅(cm) ÷ 身長(cm) ＝2ステップ値

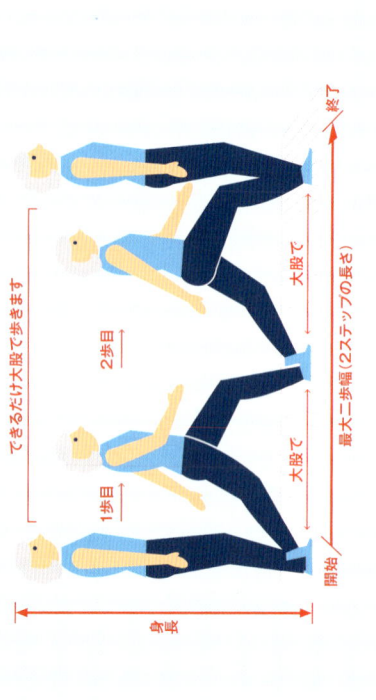

開始　1歩目　大股で　大股で　2歩目　最大歩幅（2ステップの長さ）　終了　できるだけ大股で歩きます　身長

注意すること
・介助者のもとで行いましょう。
・滑りにくい床で行いましょう。
・準備運動をしてから行いましょう。
・バランスを崩さない範囲で行いましょう。
・ジャンプしてはいけません。

❺ ロコモ度テスト：立ち上がりテストと2ステップテスト
（ロコモチャレンジ推進協議会 公式HP「ロコモオンライン」より https://locomo-joa.jp/）

❻ ロコモ度テスト：ロコモ 25

■この1ヵ月のからだの痛みなどについてお聞きします.

Q1	頸・肩・腕・手のどこかに痛み（しびれも含む）がありますか.	痛くない	少し痛い	中程度痛い	かなり痛い	ひどく痛い
Q2	背中・腰・お尻のどこかに痛みがありますか.	痛くない	少し痛い	中程度痛い	かなり痛い	ひどく痛い
Q3	下肢（脚のつけね，太もも，膝，ふくらはぎ，すね，足首，足）のどこかに痛み（しびれも含む）がありますか.	痛くない	少し痛い	中程度痛い	かなり痛い	ひどく痛い
Q4	ふだんの生活でからだを動かすのはどの程度つらいと感じますか.	つらくない	少しつらい	中程度つらい	かなりつらい	ひどくつらい

■この1ヵ月のふだんの生活についてお聞きします.

Q5	ベッドや寝床から起きたり，横になったりするのはどの程度困難ですか.	困難でない	少し困難	中程度困難	かなり困難	ひどく困難
Q6	腰掛けから立ち上がるのはどの程度困難ですか.	困難でない	少し困難	中程度困難	かなり困難	ひどく困難
Q7	家の中を歩くのはどの程度困難ですか.	困難でない	少し困難	中程度困難	かなり困難	ひどく困難
Q8	シャツを着たり脱いだりするのはどの程度困難ですか.	困難でない	少し困難	中程度困難	かなり困難	ひどく困難
Q9	ズボンやパンツを着たり脱いだりするのはどの程度困難ですか.	困難でない	少し困難	中程度困難	かなり困難	ひどく困難
Q10	トイレで用足しをするのはどの程度困難ですか.	困難でない	少し困難	中程度困難	かなり困難	ひどく困難
Q11	お風呂で身体を洗うのはどの程度困難ですか.	困難でない	少し困難	中程度困難	かなり困難	ひどく困難
Q12	階段の昇り降りはどの程度困難ですか.	困難でない	少し困難	中程度困難	かなり困難	ひどく困難
Q13	急ぎ足で歩くのはどの程度困難ですか.	困難でない	少し困難	中程度困難	かなり困難	ひどく困難
Q14	外に出かけるとき，身だしなみを整えるのはどの程度困難ですか.	困難でない	少し困難	中程度困難	かなり困難	ひどく困難
Q15	休まずにどれくらい歩き続けることができますか（もっとも近いものを選んでください）.	2～3 km以上	1 km 程度	300 m程度	100 m程度	10 m 程度
Q16	隣・近所に外出するのはどの程度困難ですか.	困難でない	少し困難	中程度困難	かなり困難	ひどく困難
Q17	2 kg 程度の買い物（1リットルの牛乳パック2個程度）をして持ち帰ることはどの程度困難ですか.	困難でない	少し困難	中程度困難	かなり困難	ひどく困難
Q18	電車やバスを利用して外出するのはどの程度困難ですか.	困難でない	少し困難	中程度困難	かなり困難	ひどく困難
Q19	家の軽い仕事（食事の準備や後始末，簡単なかたづけなど）は，どの程度困難ですか.	困難でない	少し困難	中程度困難	かなり困難	ひどく困難
Q20	家のやや重い仕事（掃除機の使用，ふとんの上げ下ろしなど）は，どの程度困難ですか.	困難でない	少し困難	中程度困難	かなり困難	ひどく困難
Q21	スポーツや踊り（ジョギング，水泳，ゲートボール，ダンスなど）は，どの程度困難ですか.	困難でない	少し困難	中程度困難	かなり困難	ひどく困難
Q22	親しい人や友人とのおつき合いを控えていますか.	控えていない	少し控えている	中程度控えている	かなり控えている	全く控えている
Q23	地域での活動やイベント，行事への参加を控えていますか.	控えていない	少し控えている	中程度控えている	かなり控えている	全く控えている
Q24	家の中で転ぶのではないかと不安ですか.	不安はない	少し不安	中程度不安	かなり不安	ひどく不安
Q25	先行き歩けなくなるのではないかと不安ですか.	不安はない	少し不安	中程度不安	かなり不安	ひどく不安
	解答数を記入してください　→	0点=	1点=	2点=	3点=	4点=
	回答結果を加算してください　→			合計　　　　点		

❼ ロコモ度テストの評価

	ロコモ度 1	ロコモ度 2
立ち上がりテスト	どちらか一方の片脚で 40 cm の高さから立ち上がれない	両脚で 20 cm の高さから立ち上がれない
2 ステップテスト	2 ステップ値が 1.3 未満	2 ステップ値が 1.1 未満
ロコモ 25	7 点以上	16 点以上

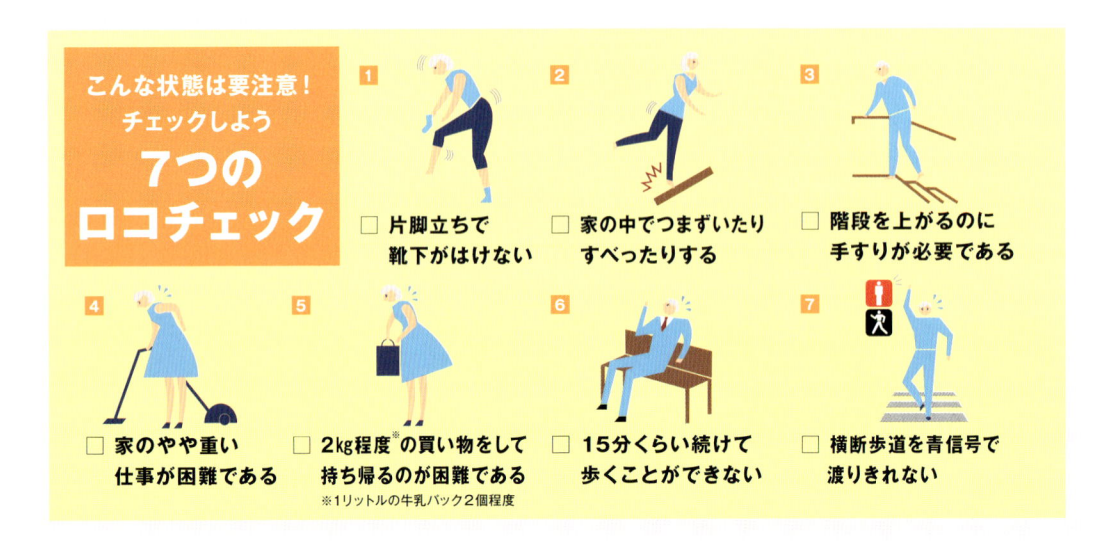

❽ ロコモーションチェック（ロコチェック）
（ロコモチャレンジ推進協議会．公式 HP「ロコモオンライン」より https://locomo-joa.jp/）

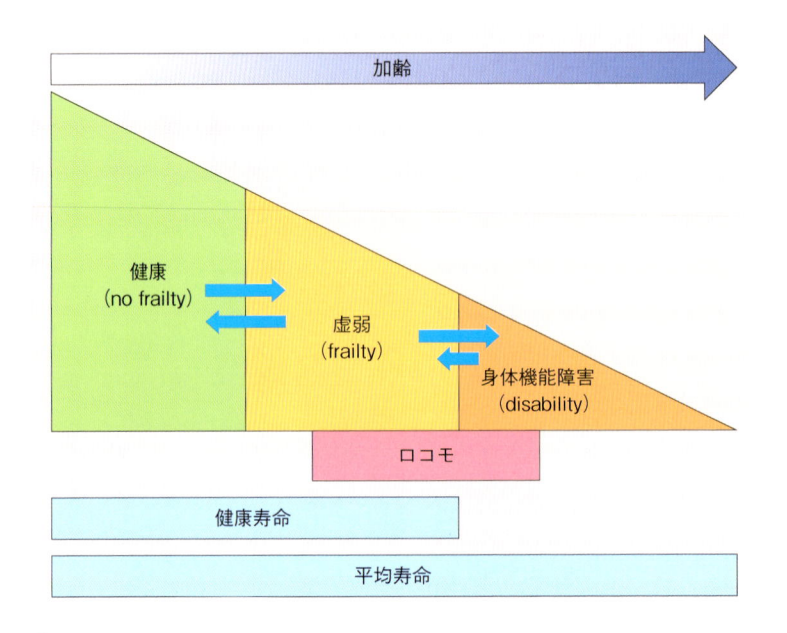

❾ フレイルの概念

❿ Fried によるフレイルの診断基準

(1) 体重減少（過去 1 年間に 4.5 kg 以上）
(2) 易疲労感
(3) 筋力低下
(4) 歩行速度の低下
(5) 身体活動性の低下

上記 5 項目中，3 項目以上：フレイル，1〜2 項目：プレフレイル．
（Fried LP, et al. 2001[7] をもとに作成）

⓫ 日本版 CHS 評価表（J-CHS）

項目	評価基準
体重減少	「6 か月間で 2 kg 以上の体重減少がありましたか？」
筋力低下	握力低下（男性：26 kg 未満，女性：17 kg 未満）
疲労	「（ここ 2 週間）わけもなく疲れたような感じがする」に「はい」と回答
歩行速度の低下	通常歩行速度以下（性別・身長問わず 1.0 m/秒未満）
身体活動の低下	「軽い運動・体操をしていますか？」「定期的な運動・スポーツをしていますか？」の問いにいずれも「していない」と回答

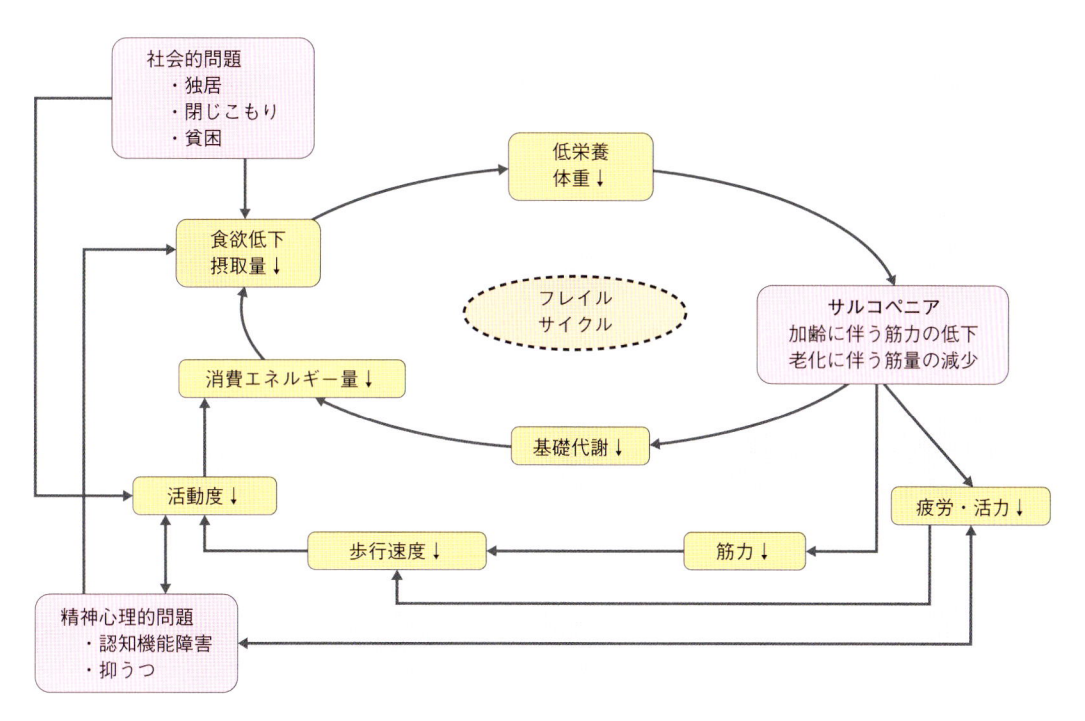

⓬ フレイルサイクル

状態であり，各種の指導やガイドなどにより意識的な運動習慣の獲得や食習慣の改善が行われる．

ロコモ度 2：移動機能低下が進行している状態であり，運動指導を含むより積極的な介入が必要とされる．また，関連疾患の影響が疑われる場合には整形外科の受診とともに医学的な治療介入が実施される．

ロコモーションチェック（ロコチェック）（❽）[6]

社会に広くロコモを啓発することを目的とした調査シートで，日常生活上の 7 つの動作でチェックし，1 項目でも当てはまればロコモティブシンドロームの危険性があることを認識させる．

ロコモティブシンドロームに影響する病態

フレイル

フレイル（frailty）は「虚弱」を意味し，1990年ごろから欧米で提唱され，2014年には日本老年医学会がフレイルに対する声明（ステートメント）を出している．それによると，フレイルは「健康（No frailty）」と「身体機能障害（Disability）」の中間に位置する概念とされ，健康との間に可逆性を有することが特徴とされる（**❾**）．この点で，構成疾患が存在するロコモティブシンドロームはフレイルと身体機能障害にまたがる位置づけとなり，構成疾患の発症予防や進行抑制がある程度可能でも，フレイルのような健康への可逆性は大きく期待できない．

フレイルは，身体的要素，精神・心理的要素，社会的要素の3つの概念から構成されており，フレイルの診断にはこの3要素が加味されることが必要となる．フレイルの診断には，Fried[7]が提唱し Cardiovascular Health Study（CHS）で用いられた CHS 基準が広く用いられているが，身体的要因に特化しており心理的要因と社会的要因の評価項目は含まれていない（**❿**）．日本では厚生労働省の研究班によりわが国の現状に即した基準（日本版 CHS 基準：J-CHS）（**⓫**）

⓭ サルコペニアの分類

分類		原因
一次性（原発性）サルコペニア		加齢変化
二次性 サルコペニア	身体活動性 サルコペニア	長期臥床，不活動，無重力状態など
	疾患性 サルコペニア	内臓疾患，悪性腫瘍，内分泌疾患，変性疾患など
	栄養性 サルコペニア	栄養摂取低下，吸収不良，薬物使用など

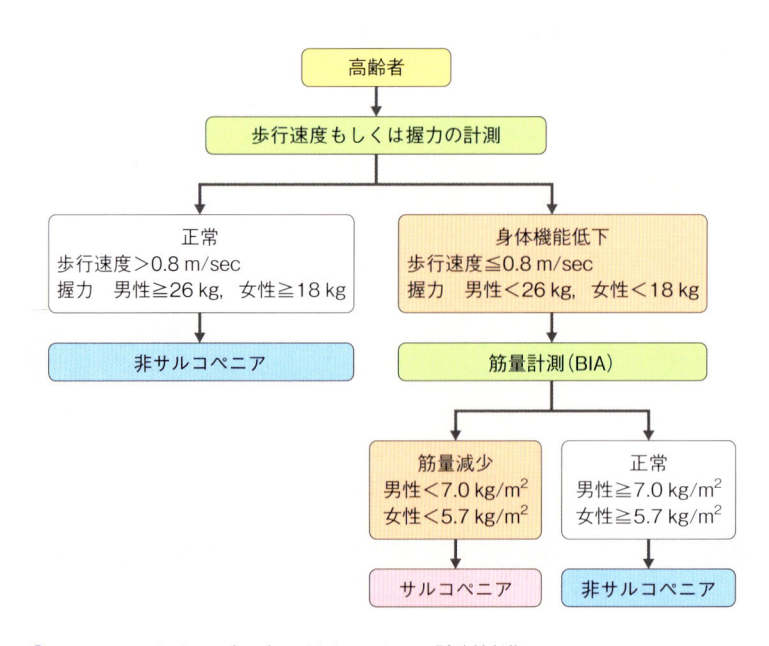

⓮ AWGS によるアジア人のサルコペニア診断基準
高齢者：65 歳以上
BIA：bioelectrical impedance analysis（生体電気インピーダンス法）
（Chen LK, et al. 2014[9]をもとに作成）

が作成され，有効性が検証されている[8]．

フレイルでは，前出した3要素が互いに影響し合い「フレイルサイクル」とよばれる悪循環を生む（⑫）．近年，フレイルサイクルの重要な要素であり予防介入のキーポイントとして身体的フレイルの原因とされるサルコペニアへの対応が注目されている．

サルコペニア

サルコペニア（sarcopenia）は「加齢に伴う筋肉量の減少および筋機能の低下」ととらえられ，加齢そのものにから生ずる一次性（原発性）サルコペニアと原因疾患や他の病態が存在する二次性サルコペニアに分類される（⑬）．

サルコペニアの診断は筋量，筋力，身体能力を評価してなされ，European Working Group on Sarcopenia in Older People（EWGSOP）による基準が一般的であるが，人種や体格によって同一基準では当てはまらない点が指摘され，アジア地域では Asian Working Group for Sarcopenia（AWGS）が，2013年にアジア人のアルゴリズムを提唱している（⑭）[9]．またEWGSOP は，筋量のみが低下した状態をプレサルコペニアと位置づけている．

サルコペニアの臨床的問題は，フレイルサイクルだけでなく，筋力低下により生ずる移動能力低下や姿勢保持機能低下により ADL や QOL の低下を招く点である．さらに転倒リスクの増大や関節疾患の増悪も報告されており，まさに

ロコモティブシンドロームに大きな影響を与える病態といえる．

（大森　豪）

●文献
1) Nakamura K. The concept and treatment of locomotive syndrome：its acceptance and spread in Japan. J Orthop Sci 2011：16：489-91.
2) Iki M, et al. Cohort profile：The Japanese Population-based Osteoporosis（JPOS）Cohort Study. Int J Epidemiol 2015：44：405-14.
3) 骨粗鬆症の予防と治療ガイドライン作成委員会編．骨粗鬆症の予防と治療ガイドライン2015年版．東京：ライフサイエンス出版：2015.
4) Omori G, et al. Association of mechanical factor with medial knee osteoarthritis：a cross-sectional study from Matsudai Knee Osteoarthritis Survey. J Orthop Sci 2016：21：463-8.
5) Yoshimura N, et al. Prevalence of knee osteoarthritis, lumber spondylosis, and osteoporosis in Japanese men and women：the research on osteoarthritis/osteoporosis against disability（ROAD）study. J Bone Miner Metab 2009：27：620-8.
6) 日本整形外科学会．ロコモパンフレット2015年度版．https://www.joa.or.jp/public/locomo/locomo_pamphlet_2015.pdf
7) Fried LP, et al. Cardiovascular Health Study Collaborative Research Group：frailty in older adults：evidence for a phenotype. A Biol Sci Med Sci 2001：56：146-56.
8) Satake S, et al. Prevalence of frailty among community-dwellers and outpatients in Japan as defined by the Japanese version of the Cardiovascular Health Study criteria. Geriatr Gerontol Int 2017：17：2629-34.
9) Chen LK, et al. Sarcopenia in Asia：consensus report of the Asian working group for sarcopenia. J Am Med Dir Assoc 2014：15：95-101.

骨盤臓器脱

はじめに

日本女性の平均寿命は 2017 年に 87.1 歳となり，人口の 27％が 65 歳以上という超高齢社会となった．骨盤底の弛緩による骨盤臓器脱(pelvic organ prolapse：POP) は骨盤臓器の機能を障害し，高齢女性の QOL を低下させる疾病である．骨盤底には泌尿器（膀胱，尿道），生殖器（子宮，腟，外陰），下部消化器（直腸，肛門）が泌尿生殖裂孔に支持固定され，女性ヘルスケアに直結する排尿機能，生殖機能，排便機能を担っている．したがって，POP の診断・治療の目的は骨盤底臓器機能の回復である．骨盤底臓器の解剖学，生理学，病理学を前提とした正確な診断に基づく保存的治療，外科的治療が必要となる．

本項では POP の診療の歴史的変遷，現在の高齢社会に対応した適切な治療選択，POP の手術の基本的な考え方を解説する．

POP 診療の歴史的変遷

近代以前の POP 診療（古代〜20 世紀前半）

古代のパピルスの時代にすでに子宮の脱出が記載され，ヒポクラテスの時代に「succussion（振盪）」治療が施行されている．患者ははしご段に両足を結んで牽引され，逆さ吊り状態で振盪を繰り返したとされる[1]．そのころすでに重力によって子宮が下垂する認識があったことがわかる．

世界で最初の婦人科教科書（紀元前 5〜4 世紀）とされる『Diseases of Women』では，収斂薬の塗布法や腟内に挿入するスポンジ，ざくろなどの腟内ペッサリー治療が紹介されている．中世（16 世紀）に入ると脱出物を丈夫な縫糸で強く縛って壊死させ，断端にはワイン，ハチミツ，アロエを塗布したとある．スポンジを糸で縛り，オイルにつけて腟に挿入するペッサリーも考案されている（❶）[2]．18 世紀には，付随する合併症などから子宮内反症と子宮脱の鑑別診断ができるようになった．

19 世紀になると解剖学的な観察が進み，専門用語（terminology）が整理され，麻酔法の発達，縫合糸，手術器具の発展があり，非常に多くの手術法が報告された．保存的治療としては腟のマッサージなども行われた．当時の子宮摘出術は非常に危険な手術であったが，米国の Choppin が子宮脱単独の適応で子宮摘出術を施行している．解剖学的な筋膜（fascia）の概念も提唱され，腟閉鎖手術である Le Fort 手術は 1877 年に報告されている[3]．現在でも有効な子宮脱手術であるマンチェスター手術は，英国の Donald が子宮頸部の切断に前後腟壁形成を加えた術式として報告し，次いで Fothergill がその 20 年後に現在のマンチェスター手術を確立した[4]．

ウロギネコロジーの導入と経腟メッシュ手術

20 世紀後半は「ウロギネコロジー」のサブス

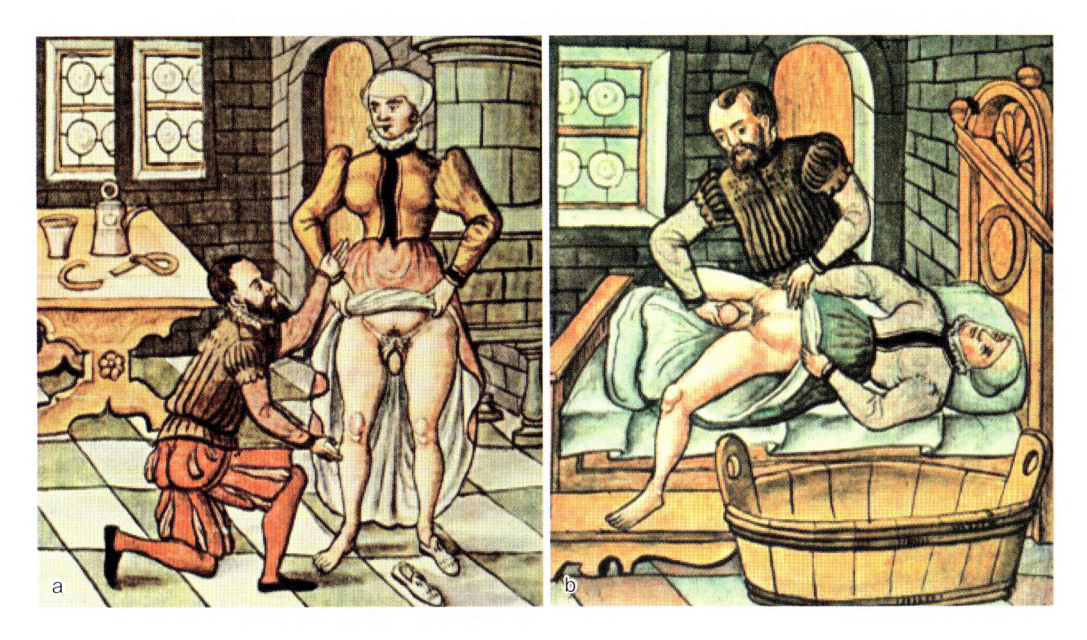

❶ 中世での子宮脱の保存的治療（ペッサリーの挿入）
a：中世の婦人科診察. b：オイルを塗ったざくろをペッサリーとして挿入.
（Stromayr C. 1925[2]）

ペシャリティが発展する. 子宮脱に対する外科的治療として腟式骨盤底再建手術の改良が試みられた. POP手術のコンセプトは骨盤底支持組織の破綻部位の部位特異的修復であり, 組織の強度が十分に補強できない場合も多く, 再発率は15〜50％にも及ぶ.

POPは骨盤底のヘルニアであり, 腹壁ヘルニア, 鼠径ヘルニアではすでに合成ナイロンメッシュによる修復が主流となっており, ポリプロピレンメッシュの改良によって2004年にten-sion-free vaginal mesh（TVM）手術がPOPの外科的治療として導入され, 急速に全国に泌尿器科医を含めてPOP診療が普及した. しかし, TVM手術後のメッシュの脱出や疼痛などの術後合併症の増加に伴い, 米国FDAから2008年, 2011年に強いアラートが出され, 世界的な医療集団訴訟の増加によって, 欧米では急激にTVM手術が制限されている[5].

日本では当初から企業提供のメッシュキット商品が導入されず, 独自の進化を遂げたため, 大きな訴訟もなく, 日本産科婦人科学会, 日本泌尿器科学会の自主規制, 講習会, 合併症登録を強化して, 経腟メッシュ手術は症例の選択に注意して施行されている. メッシュ手術の詳細は外科的治療の項で詳しく述べる.

骨盤底臓器の解剖学と生理学

骨盤底臓器支持機構

POP診断のためには骨盤底臓器の解剖学的支持機構の理解が重要である. 尾骨と恥骨を結んだラインが骨盤底筋（肛門挙筋）であり, 膀胱, 子宮, 直腸はすべて骨盤底筋の上に順に存在し, それぞれの出口である尿道, 腟, 肛門が骨盤底を貫くように固定される. 肛門挙筋がこれらをスリング状に恥骨結合に牽引するため直腸肛門角は90°となり, 腟軸も下1/3と上2/3

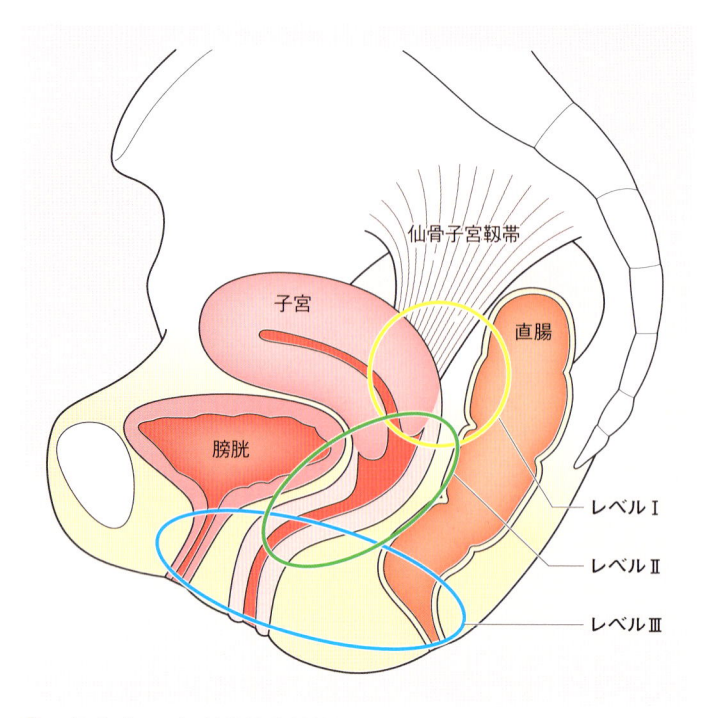

❷ 骨盤底臓器の解剖学的支持機構
レベルⅠ：子宮頸部と後腟円蓋を仙骨方向に牽引する.
レベルⅡ：腟の上2/3を恥骨頸部筋膜と直腸腟筋膜が腟管を前後に挟んで骨
　　　　　盤側壁に付着させる.
レベルⅢ：尿道, 腟管下1/3, 会陰体, 肛門を泌尿生殖隔膜に癒合する.

は傾きが120°程度となる. 尿道と腟管下部1/3は立位で垂直に近い軸であるが, 腟管上部2/3と直腸は立位で水平となる(❷). この折れ曲がり構造は羽蓋弁となり, 腹圧を腟管上部2/3, 直腸, 骨盤底筋で受け止めている.

腟の支持機構は次の3つのレベルに分類される[6](❸).

レベルⅠ：仙骨子宮靱帯・基靱帯系によって子宮頸部, 後腟円蓋が仙骨の方向に強く牽引支持される.

レベルⅡ：腟管上部2/3の支持で, レベルⅠから連続し, 強度のある線維性の恥骨頸部筋膜と直腸腟筋膜が腟を前後から挟んで内骨盤筋膜腱弓に付着する.

レベルⅢ：生殖三角, 肛門三角に垂直な軸で肛門挙筋群筋膜, 尿道, 会陰体に癒合して強度を保つ.

分娩, 加齢, 低エストロゲン状態は挙筋裂孔を開大させ, 骨盤底の下降に伴い腟の軸は縦方向に近づき, 腹圧を受けて骨盤内臓器の脱出をきたすと考えられる.

下部尿路（膀胱, 尿道）は腟を支持する恥骨頸部筋膜によるハンモック構造によって支えられる. 尿道膀胱接合部に位置している尿道括約筋は三角輪と排尿筋に由来する2つのU型の平滑筋の係蹄により形成されており, 不随意な弱い平滑筋である. 自律神経の支配を受け, 安静時の尿禁制に重要な役割を果たす. 尿道周囲の脈絡叢はエストロゲン受容体を豊富に発現し尿道圧にも寄与しており, 更年期以降は菲薄化して尿道圧が減少し尿失禁の原因となる.

骨盤底臓器の機能

骨盤内では泌尿器系臓器（膀胱, 尿道）, 生殖

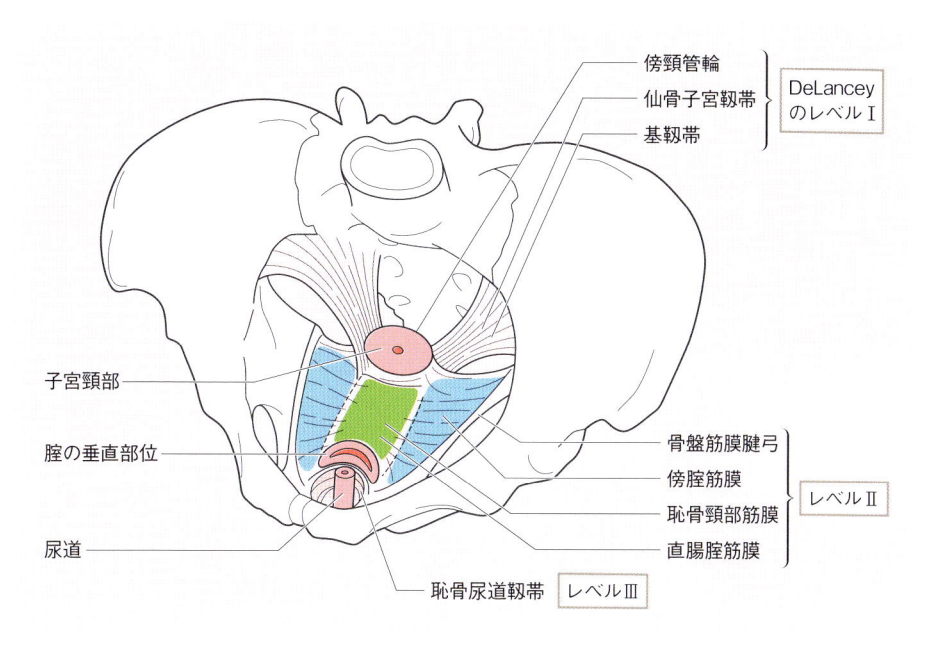

傍頸管輪 ┐
仙骨子宮靱帯 ├ DeLancey のレベル I
基靱帯 ┘

子宮頸部

腟の垂直部位

尿道

骨盤筋膜腱弓 ┐
傍腟筋膜 │
恥骨頸部筋膜 ├ レベル II
直腸腟筋膜 ┘

恥骨尿道靱帯 │ レベル III

❸ 筋膜, 靱帯からみた DeLancey のレベル

器系臓器（子宮, 腟, 会陰）, 消化器系臓器（直腸, 肛門）は解剖学的に密に接触し, 各臓器は協調した支持機構を維持しながら, それぞれの臓器の機能を担う.

骨盤底臓器は共通して液体もしくは固体を一定期間貯留し, 後にそれらを排出する機能をもつ. 膀胱には尿が貯留し, 随意に尿道を通じて尿を体外に排尿する. 直腸には便が貯留し, 肛門を通じて便を体外に随時に排便する. 子宮に関しても随時機能とは異なるが, 胎児を10か月間腟内に維持して生育させ, 成熟した胎児を子宮頸部, 腟を通じて体外に排出（分娩）する機能をもつ.

これらの機能不全により尿失禁, 尿閉（排尿困難）, 性交障害, 便失禁, 便秘（排便障害）をきたす. POP患者の約半数には尿失禁, 排尿困難などの泌尿器系臓器障害が合併する[7]. 分娩時の会陰裂傷や神経損傷は便失禁の最大の原因であり, 産婦人科医が避けて通ることはできない機能障害でもある.

POP の診断

理学的所見のとり方

POP患者を診察するにあたって, Sim型腟鏡とアナライザー（胎盤鉗子, スポンジ鉗子などで代用できる）を用いて観察する. 患者に腹圧をかけさせ（Valsalva法）, 咳をさせてどの部位が最初に脱出してくるかを観察する. 最初に脱出する部位の支持が最も障害されている. 腟鏡を後腟壁に当て前腟壁, 子宮腟部（腟断端）を観察し, 腟鏡を前腟壁に当ててDouglas窩, 後腟壁を観察する. 尿道, 膀胱, 子宮円蓋部, Douglas窩, 直腸, 会陰体をすべて評価する（❹）.

支持機構レベルIの損傷は上部腟管, 子宮, Douglas窩の下垂をきたし, 子宮脱, 小腸瘤となる. 小腸瘤はDouglas窩に小腸が貫入したヘルニアである. 小腸瘤ではDouglas窩に小腸を触知するか蠕動運動を視認することもある. 恥

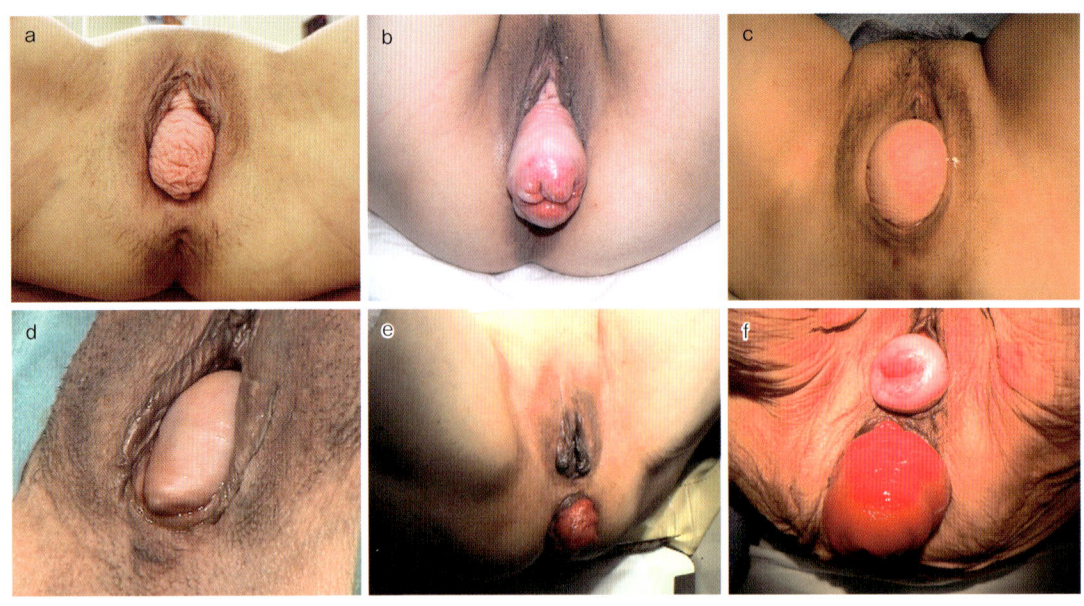

❹ さまざまな骨盤臓器脱
a：膀胱瘤. b：子宮脱. c：小腸瘤. d：直腸瘤. e：直腸脱. f：子宮脱と直腸脱の合併.

骨頸部筋膜の支持障害は尿道側では尿道過可動，膀胱瘤となる．直腸腟筋膜の支持欠損は直腸瘤を生じる．会陰部には会陰体といわれる筋肉と結合組織の複合体が直腸腟筋膜に連続し，この障害は低位直腸瘤を生じる．まず会陰裂傷の有無を確認し，腟または直腸に示指を挿入し，会陰体が1cm以上動くときは過可動性があり，直腸腟筋膜への付着が破綻している．高齢者にみられる肛門からの直腸粘膜の脱出は直腸脱である．

腟の支持の3区画とPOP-Qによる進行度評価

POPの進行期分類は子宮を中心とした単純な分類法が1960年代まで使用されてきた．子宮腟部の下垂部位が外腟口までをⅠ度，外腟口を超える下垂をⅡ度，完全脱出をⅢ度としたが，骨盤底臓器の尿道，膀胱，Douglas窩，直腸，会陰の下垂が考慮されていなかった．そこで，子宮，腟のみならず脱出部位の多様性を把握するための適切な分類法が考えられるようになる．

1972年Badenが，vaginal profileとして骨盤底全体の下垂をわかりやすく評価するhalf-way分類を報告した．現在では，1996年にInternational Continence Society（ICS）が提唱したpelvic organ prolapse quantification system（POP-Q）分類が世界共通の分類法として用いられる（❺）[8]．

前後腟壁の各3部位の位置に生殖裂孔長，会陰体長，腟長を合わせた9つのパラメータを用いる．前腟壁をAa，Ba，C点で，後腟壁をAp，Bp，D点で表記する．尿道過可動は尿道の回転をQ-tip法で表記する．腟の最下垂の部位でstageを決定する．最下点が処女膜癥痕部から−1cmをstageⅠ，−1から+1cmをstageⅡ，+1から腟長−2cmをstageⅢ，それ以上をstageⅣとする．

下部尿路症状

腟壁の弛緩は同時に下部尿路の支持を失うため下部尿路症状を高頻度に合併する．頻尿，尿

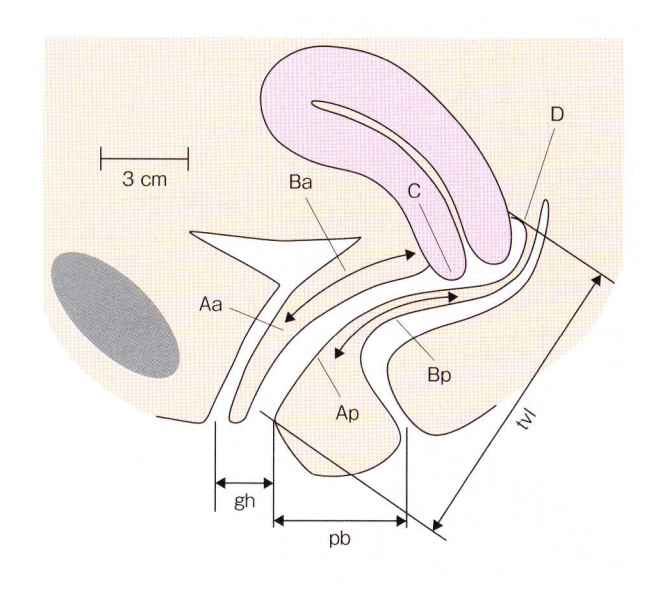

前腟壁：Aa　　前腟壁：Ba　　前腟壁：C
生殖裂孔長　　　会陰体長　　　全腟長
gh　　　　　　pb　　　　　　tvl
後腟壁：Ap　　後腟壁：Bp　　後腟壁：D

Aa：前腟壁の正中で外尿道口から3cmの部位
Ba：AaからCの間の前腟壁で最下点
C：子宮頸部　前唇の最下点
gh：外尿道口から後腟壁の処女膜瘢痕部
pb：ghの下端から肛門中央部までの長さ
tvl：正常の位置に還納したときの腟の奥行き
Ap：後腟壁処女膜瘢痕から3cmの部位
Bp：ApからDの間の後腟壁で最下点
D：後腟円蓋（子宮摘出後は（－））

Stage Ⅰ	腟壁の最も下降している部位が処女膜輪より1cm以上上方にある
Stage Ⅱ	腟壁の最も下降している部位が処女膜輪より1cm上方と1cm下方の間
Stage Ⅲ	腟壁の最も下降している部位が処女膜輪より1cm以上下方にある
Stage Ⅳ	後腟円蓋部が完全に脱出し，腟壁の最も下降している部位が（腟長－2）cm以上

❺ POP-Qシステム（POP-Q staging system）による進行度評価

意切迫，切迫性尿失禁を主症状とする過活動膀胱（overactive bladder：OAB）や，咳，くしゃみ，歩行などの腹圧上昇に伴って尿が漏れる腹圧性尿失禁（stress urinary incontinence：SUI），尿道・膀胱の高度下垂による排尿困難，残尿などである．残尿が多いと膀胱炎を繰り返す状態となる．排尿日誌を記録させて鑑別する．

理学的所見として膀胱・尿道を支える腟壁の状態を把握し，膀胱瘤，尿道過可動を診断する．複雑な排尿機能の把握には尿流動態検査（ウロダイナミック試験）が必要となる．OABとSUIの混在は混合性尿失禁で，POP患者の下部尿路症状の30〜40%を占める．過活動膀胱症状スコア（overactive bladder symptoms score：OABSS）を使用して重症度を把握する[9]．膀胱瘤のために排尿困難が尿失禁をマスクしている場合には，POP修復により下部尿路症状が顕在化することもある．

POP の治療

POP の保存的治療

stageⅡ以上のPOPに対する医学的介入として保存的治療と外科的治療が施行される．保存的治療では骨盤底筋体操（Kegel体操，バイオフィードバック，電気刺激）とペッサリーなどの腟を挙上させる器具を挿入する方法がある．

骨盤底筋体操

骨盤底筋体操はPOPの予防に有用である．挙児希望のある生殖期女性では挙児完了まで保存的治療で症状の軽減を図るようにする．高齢者で重篤な内科的な合併症があり，手術や麻酔のリスクの高い場合にも保存的治療法を行う．骨盤底筋体操[10]は肛門挙筋と会陰筋を強化する

体操で，妊娠中に開始して産褥期以後少なくとも6か月続けると骨盤支持の改善と保持に効果が期待できる．

腟圧をモニターしながら行うバイオフィードバック法，腟内に挿入するおもりを用いる方法（フェミナコーン®）法も有効である．外陰部からの軽度の脱出を押さえる特殊なパッド（フェミクッション®）も使用できる．

POPの助長因子である肥満，慢性咳嗽，慢性便秘は生活指導や予防的な投薬が必要となる．腹圧を必要とする労作も軽減を図る．エストロゲンは腟壁や尿道の萎縮の軽減には有効であるが，尿失禁に関しては長期投与で悪化するエビデンスがある[11]．

■ ペッサリー挿入

ペッサリー治療は有効で，70％以上のPOP患者に適合させることが可能で，自己着脱によるセルフコントロールを指導する．

日本では古くからエボナイト製のマイヤーリングを用いていたが，硬性で出し入れが困難であり，放置すると腟粘膜下に埋没する合併症もあり，現在ではほとんど使用しない．ウォーレスリングや北里コーポレーションのソフトリング（O型・M型リング）が保険診療で使用される（**6**）．さまざまな形の腟内矯正デバイスが考案されており，日本では保険診療では用いられないが，個人的に業者から購入できる．

付随する下部尿路症状や外陰部萎縮，疼痛に対しては薬物療法としてホルモン補充療法，抗コリン薬，β_3作動薬，漢方薬などが使用される．

| POPの外科的治療

■ native tissue repair（NTR）

POPに対する外科的治療は，脱出する臓器（子宮）を摘出して，腟壁の破綻部位を縫合することで修復するNTRを基本としてきた．これらの手術は骨盤底支持の欠損部位を特異的に矯正することを原則としており，理にかなった手術である．

腟壁の支持を3つの区画（コンパートメント）に分けて考える．前方区画は恥骨頸部筋膜によって膀胱，尿道の支持，後方区画は直腸腟筋膜によって直腸，肛門，会陰が支持される．前方区画の弛緩は膀胱瘤，尿道過可動をきたし，下部尿路症状（尿失禁，尿意切迫，頻尿，排尿困難）の原因となる．後方区画の障害は直腸瘤，小腸瘤となり，便秘，排便困難をきたす．最も重要な腟の支持である腟尖端区画はDeLanceyのレベルIの支持であり，子宮脱，Douglas窩瘤，小腸瘤，高位膀胱瘤となる．

前腟区画のNTRとして，腟壁と筋膜を縫縮する伝統的な前腟壁縫縮術が汎用される．前方区画の障害に対する前腟壁縫縮術は恥骨頸部筋膜の正中部での支持異常（拡張型膀胱瘤）には効果が高いが，側方支持異常（偏位型膀胱脱）では腟の狭小化をきたし，尿道膀胱移行部をさらに偏位させるので，側方の支持補強術式が必要となる[12]．内骨盤筋膜腱弓と恥骨頸部筋膜の破綻部を縫合する傍腟形成術を施行する．傍腟形成術は腹式もしくは腹腔鏡下手術が確実である．尿道膀胱移行部を挙上する術式にはKelly法，Kenedy法が有効である．中部尿道に支持を与える術式としては恥骨尿道靱帯尿道下縫合術（Nichols法）がよい．

後腟壁縫縮術は直腸腟筋膜を正中で縫合し，離開している会陰体と連結する．会陰体の筋膜を直腸腟筋膜に再付着させることが大切である．肛門挙筋縫合は直腸腟筋膜縫合で不十分な，生殖裂孔の開大した患者に考慮するが，肛門狭窄や術後の疼痛に注意が必要である．

前後の腟壁縫縮術は腟尖端区画の視点がないため術後の再発が増加する．前方区画のみの子宮全摘と前腟壁縫縮では25～40％の高い再発率であるが，腟尖端区画の修復を併施すると再発率は15％以下に低下する．

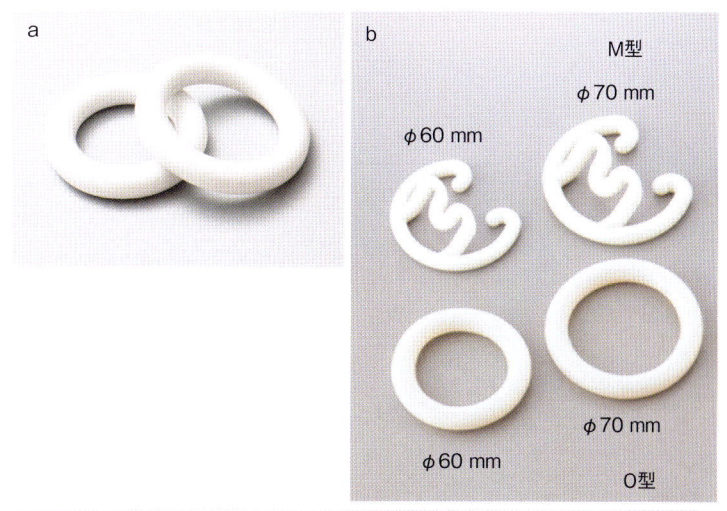

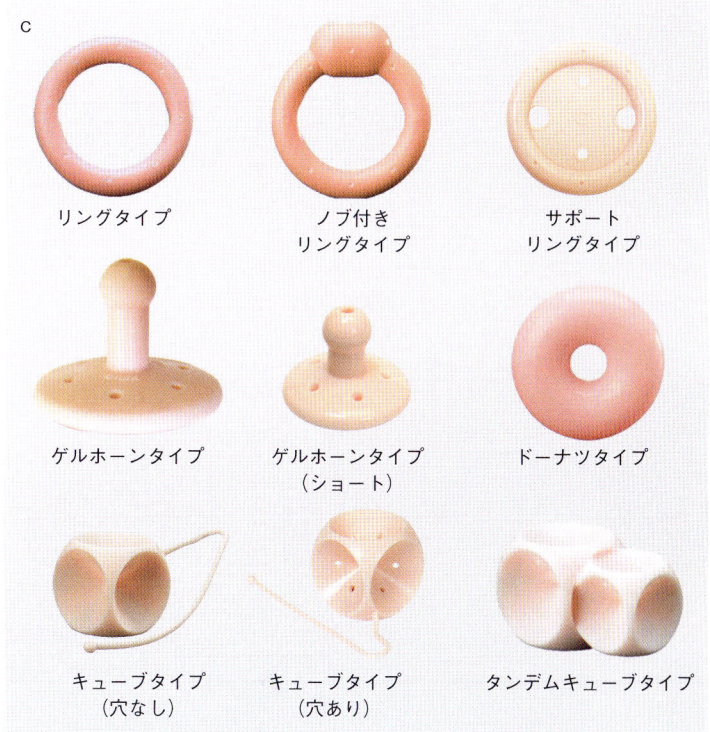

❻ 骨盤臓器脱を矯正する腟ペッサリー
a：Wallace リングペッサリー（オリジオ・ジャパン）．b：M型，O型のリングペッサリー（北里コーポレーション）．c：Milex リングペッサリー（フジメディカル）．

恥骨後式に Retzius 腔を展開する傍腟壁形成術，Burch 法，Marshall-Marchetti-Kranz 法も有効な術式である．泌尿器科では針式尿道吊り上げ手術（Stamey 法，Pereyra 法）が尿道過可動による腹圧性尿失禁に施行されてきた

が，長期成績が悪いので，現在では耐久性も術後合併症も少ない tension-free vaginal tape（TVT）手術がゴールドスタンダードとなっている[13]．

上部腟管の支持を修復する NTR 手術には，

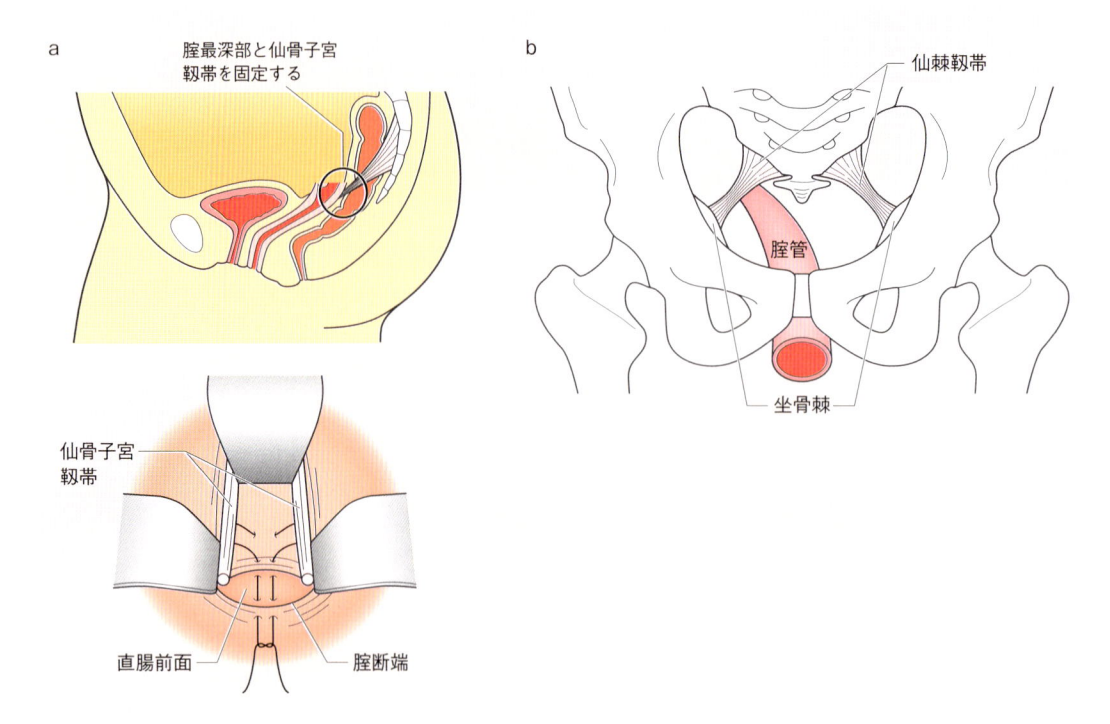

❼ 上部腟管を挙上固定する NTR 手術
a：仙骨子宮靱帯による上部腟管固定術．仙骨子宮靱帯の強度がある坐骨棘近傍を上部腟管に固定する（McCall 改良法）．
b：右側の仙棘靱帯（尾骨筋）の坐骨棘から 2 cm 内側と上部腟管を縫合固定する（仙棘靱帯固定術）．

McCall 改良法（両側仙骨子宮靱帯と腟尖端部の固定），仙棘靱帯固定術（通常片側固定），腸骨尾骨筋膜固定術がある（❼）[14]．腹式にも仙骨子宮靱帯腟管固定術は有効である．Douglas 窩を閉鎖・補強する術式として Moschcowitz 法や Halban 法がある．難治性の再発腟脱では，腟壁の筋膜組織が脆弱であり，NTR 手術である腟式上部腟管固定術を反復しても再発する可能性が高く，レベル I の欠損が重篤な場合は仙骨腟固定術（sacrocolpopexy）の効果が高い．

マンチェスター手術は 100 年以上の歴史をもち，有効性の高い NTR 手術である．とくに子宮頸部延長を伴い，子宮温存を希望する患者に施行する[15]．子宮頸部を輪状に切開し膀胱，直腸を剥離し，子宮頸部を切断する．仙骨子宮靱帯を子宮頸部背側正中で縫合し，Douglas 窩を補強する．両側基靱帯を子宮頸部前唇部で縫合

し子宮を前屈とする．頸部断端は余剰腟壁を用いて Sturmdorf 縫合して子宮頸部を形成する．前後腟壁は必要に応じて恥骨頸部筋膜，直腸腟筋膜を縫縮する．本手術は，短時間手術で，出血量も少なく，再発率は 10〜15％程度である．

▌ 腟閉鎖術

POP 患者には手術のリスクが高い高齢者が多く，性機能を考慮しなくてよい場合には腟閉鎖手術は短時間で有効性が高い術式で重要である．腟前後壁を短冊状に剥離し，剥離面を前後に縫い合わせて閉鎖する Le Fort 腟中央閉鎖術，腟壁粘膜を完全に剥離して閉鎖する完全閉鎖術（腟摘出術）がある（❽）[16]．

Le Fort 手術は子宮を温存したままで施行可能であるが，子宮腟部の観察が不能となるので子宮頸癌の発生に注意する．Le Fort 腟中央閉

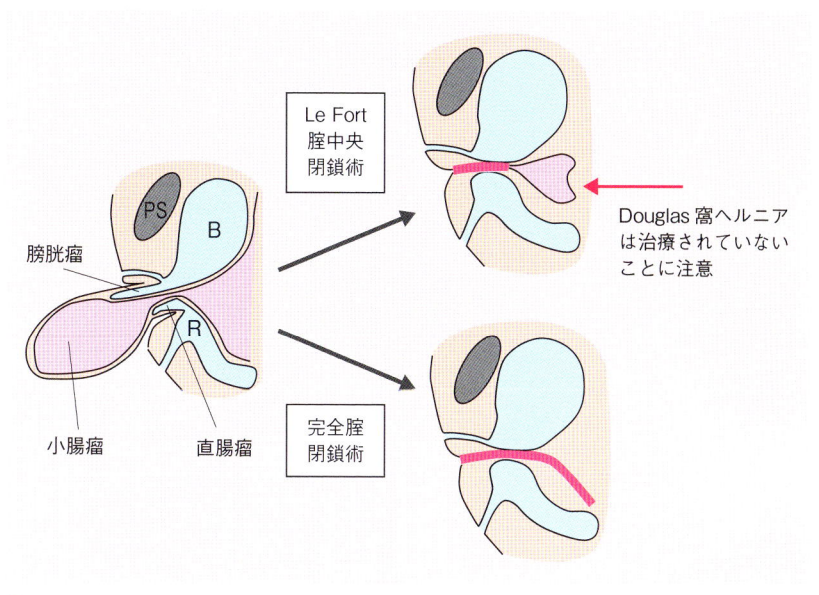

❽ 腟閉鎖術（NTR）
Le Fort 腟中央閉鎖術は子宮の有無にかかわらず閉鎖が可能であるが，Douglas 窩の弛緩は補正できないので注意が必要である．子宮摘出後の vault prolapse は完全腟閉鎖術（腟摘出術）が再発率は低い．
PS：恥骨結合，B：膀胱，R：直腸．

鎖術では，Douglas 窩瘤（小腸瘤）が大きい症例では再発も多いので術式選択に注意を要する．排尿困難や過活動膀胱は本術式で軽快することが多いが，腹圧性尿失禁は本術式では改善しないので尿道の手術も必要となる．高齢であっても性機能を考慮する必要がある場合は本術式は選択されない．

tension-free vaginal mesh（TVM）手術

　NTR 手術は骨盤底支持の欠損部位の診断に基づいて，部位特異的に矯正することを原則とする理にかなった手術であるが，理学的所見で同定する欠損部位は複雑であり，手術不成功や術後再発をきたすことも多い．再発率は 50％以上であるという報告もある[17]．再発部位の 60％は手術部位の再発であるが，残りは手術部位とは異なる部位の再発（潜在性の骨盤底支持異常の顕在化）である．

　POP は腟壁の脱出による内臓器のヘルニア

である．外科における鼠径ヘルニア，腹壁ヘルニアの手術は人工素材であるメッシュの開発とともに進化を遂げ，とくに鼠径ヘルニアではメッシュプラグ法やクーゲルパッチ法が一般的な手術法となっている．近年，骨盤底再建手術に必要な強度，耐久性，有効性，汎用性をもち，かつソフトで強度のあるメッシュが開発され，経腟メッシュ手術が 2004 年に日本にも導入された（❾）[18]．人工物であるため，感染に弱く，長期の使用による硬化，脱出，感染，拒絶反応などの欠点もある．

　米国では 2005 年 1 月から 2010 年 12 月までに 3,979 件のメッシュ関連の合併症が報告され（1,503 件は POP，1,371 件は尿失禁手術），FDA からは使用に関するアラートが出された．その後の 3 年間の有害事象の増加のため，FDA はより厳しいアラートを出した[5]．それによると，POP のためメッシュ手術を受ける患者には，メッシュを用いない手術を受ける場合とは異な

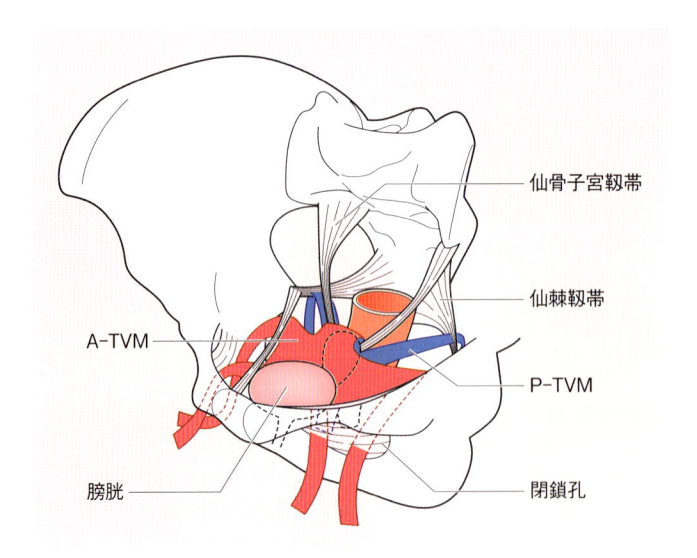

❾ tension-free vaginal mesh 手術
前腟壁メッシュ（A-TVM）は閉鎖孔に両側 2 本のアームで膀胱と恥骨頸部
筋膜の間に挿入し, 後腟壁メッシュ（P-TVM）は両側の仙棘靱帯に通した
アームを殿部から出してテンションフリーで固定する. 子宮がない場合は
前後のメッシュを連結する.

る合併症が起こることを告げなくてはならない とされている.

前腟壁の解剖学的帰結はメッシュ手術が良好 であるが, 患者の QOL による判断では差がな かった. また上部腟管や後腟壁にはメッシュ手 術が NTR を上回る有効性が示されたというエ ビデンスはないことに留意してほしい. 集団訴 訟などのために多くのメーカーが経腟メッシュ から撤退し, 現在はボストンサイエンティ フィック社のポリフォームと日本製のオリヒメ の 2 種が使用できる.

前腟壁への経腟メッシュ手術は閉鎖孔の 4 本 のアームを用いる従来型の A-TVM 手術と閉 鎖孔と仙棘靱帯で固定する方法（uphold 式）が 使用されている[19]. 経腟メッシュ手術は異物を 挿入する方法であり, 施行に際しては十分なイ ンフォームドコンセントが必要である. メッ シュ手術の適応理由, 従来法との比較, メッ シュ特有の合併症（再手術を含めて）を十分説 明する.

POP に対する経腟メッシュ手術が今後も適 正かつ安全に施行されるために, 日本泌尿器科 学会, 日本産科婦人科学会, 日本女性骨盤底医 学会, 日本 POP 手術学会は「POP に対する経 腟メッシュ手術施行に関する指針」として,

① 日本泌尿器科学会専門医, または日本産科 婦人科学会産婦人科専門医の資格を有する こと
② 日本女性骨盤底医学会が開催する経腟メッ シュ手術に関する講習会を受講すること
③ 施行症例は登録制とし, 合併症が発生した 場合は, 日本女性骨盤底医学会に設置する 「経腟メッシュ手術安全管理等に関する委員 会」にすみやかに報告すること
を義務づけている.

■ 仙骨腟固定術（腹式, 腹腔鏡下）

再発腟脱において腟長の短縮をきたさずに性 機能を十分に温存して耐久性の高い方法を選択 する場合や, 経腟的な手術が困難な POP には

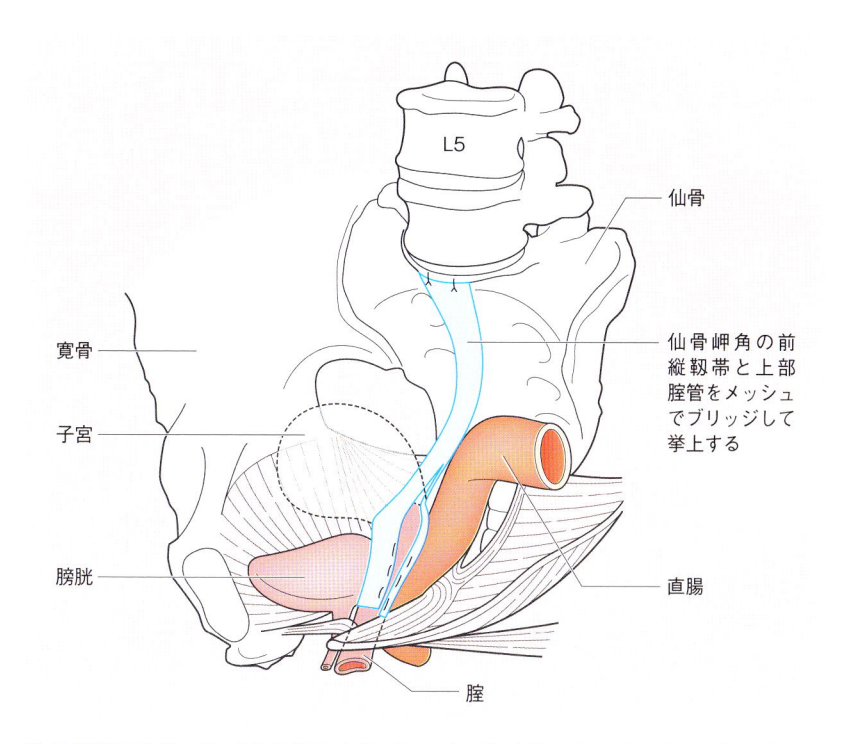

❿ 仙骨腟固定術―腹式仙骨腟固定術（ASC），腹腔鏡下仙骨腟固定術（LSC）
腟前壁・後壁に縫合固定したプロリンメッシュを仙骨岬角に固定する．メッシュは直腸の右側腹膜外に埋没する．

腹式に腟尖端部と仙骨（仙骨岬や仙椎）とをプロリンメッシュを用いて架橋する術式が施行される（❿）．

腹式仙骨腟固定術（abdominal sacrocolpopexy：ASC）は1957年に仙骨椎体の前面に縫合する術式として報告されたが，椎体縫合時の大量出血の合併症によって仙骨岬に近い部位に縫合固定する術式へと変化していく．2000年代には腹腔鏡下に腟上部を仙骨と架橋して固定する術式（腹腔鏡下仙骨腟固定術〈laparoscopic sacrocolpopexy：LSC〉）が報告されている．FDAからの経腟メッシュのアラート後，経腟メッシュは世界的に激減し，代替手術として施行症例が増加している．

まず，直腸右側腹膜（Douglas窩）を切開し，腟断端から仙骨まで剥離を進める．第1もしくは第2仙椎前面を剥離して骨膜を露出する．メッシュ（プロリンメッシュ，マーレックス

メッシュ，ガイネメッシュなど）を固定するのには3cm四方の剥離面で十分である．腟断端との距離を測定し，メッシュをトリミングする．2重折りにして強度を保つ．仙骨前面に針付2-0号ナイロン糸を3針設置し，プロリンメッシュ断端と縫合する．一方の断端を腟断端に少しメッシュが弛む程度に3針程度で固定し架橋する．剥離した直腸右側の腹膜でメッシュを覆うように埋め込む[20]．

まとめ

骨盤底は泌尿器，生殖器，消化器の器官が互いに付着・固定されながら，独立して複雑な機能を担っている．まるでオーケストラのように，中枢神経は指揮者，靱帯は弦，管（尿道，腟，肛門管）は管楽器，リザーバー（膀胱，子宮，直腸）はティンパニ，骨盤底筋はコーラス

シンガーにたとえられる．各器官は単独で演奏するが，基本的には微調整のためには指揮者が必要となる．チェロの弦が切れても，オーケストラ全体が壊れるわけではないが，正しい演奏にはならない．

このたとえのように，骨盤底臓器の相互作用を理解し，いかなる部位の支持異常が症状を示すのか，その症状が異なる骨盤底の支持異常に起因するのかを考えなければならない．骨盤底の包括的理解の進歩は骨盤底再建の選択肢と可能性を劇的に変化させてきた．超高齢社会において骨盤臓器脱に適切な治療を提供し，良好な転帰を期待したい．

（古山将康）

● 文献

1) Emge LA, et al. Pelvic organ prolapse : four thousand years of treatment. Clin Obstet Gynecol 1966 ; 9 : 997-1032.

2) Stromayr C. Die Handschrift des Schnitt-und Augenarztes Caspar Stromayr in Lindau im Bondensee. Berlin : Brunn ; 1925.

3) Goldman J, et al. The Neugebauer-Le Fort operation : a review of 118 partial colpocleises. Eur J Obstet Gynecol Reprod Biol 1981 ; 12 : 31-5.

4) Fothergill WE. The supports of the pelvic viscera : a review of some recent contributions to pelvic anatomy, with a clinical introduction. Proc R Soc Med 1908 ; 1 : 43-60.

5) FDA. FDA Public Health Notification : Serious Complications Associated with Transvaginal Placement of Surgical Mesh in Repair of Pelvic Organ Prolapse and Stress Urinary Incontinence. FDA Medical Device Public Health Notifications 2008 ; Urogynecologic Surgical Mesh : Update on the Safety and Effectiveness of Transvaginal Placement for Pelvic Organ Prolapse 2011.

6) DeLancey JO. Functional anatomy of the female lower urinary tract and pelvic floor. Ciba Found Symp 1990 ; 151 : 57-69.

7) Olsen AL, et al. Epidemiology of surgically managed pelvic organ prolapse and urinary incontinence. Obstet Gynecol 1997 ; 89 : 501-6.

8) Bump RC, et al. The standardization of terminology of female pelvic organ prolapse and pelvic floor dysfunction. Am J Obstet Gynecol 1996 ; 175 : 10-7.

9) Homma Y, et al. Symptom assessment tool for overactive bladder syndrome : overactive bladder symptom score. Urology 2006 ; 68 : 318-23.

10) Kegel AH. The nonsurgical treatment of genital relaxation : use of the perineometer as an aid in restoring anatomic and functional structure. Ann West Med Surg 1948 ; 2 : 213-6.

11) Cody JD, et al. Oestrogen therapy for urinary incontinence in post-menopausal women. Cochrane Database Syst Rev 2009 ; CD001405.

12) Richardson AC, et al. A new look at pelvic relaxation. Am J Obstet Gynecol 1976 ; 126 : 568-73.

13) Fong ED, et al. Review Article : mid-urethral synthetic slings for female stress urinary incontinence. BJU Int 2010 ; 106 : 596-608.

14) Koyama M, et al. Surgical reinforcement of support for the vagina in pelvic organ prolapse : concurrent iliococcygeus fascia colpopexy (Inmon technique). Int Urogynecol J Pelvic Floor Dysfunct 2005 ; 16 : 197-202.

15) Conger GT, et al. The Manchester-Fothergill operation, its place in gynecology : a review of 960 cases at University Hospitals, Iowa City, Iowa. Am J Obstet Gynecol 1958 ; 76 : 634-40.

16) Glavind K, et al. Colpectomy or Le Fort colpocleisis : a good option in selected elderly patients. Int Urogynecol J Pelvic Floor Dysfunct 2005 ; 16 : 48-51 ; discussion 51.

17) Holley RL, et al. Recurrent pelvic support defects after sacrospinous ligament fixation for vaginal vault prolapse. J Am Coll Surg 1995 ; 180 : 444-8.

18) Debodinance P, et al. Changing attitudes on the surgical treatment of urogenital prolapse : birth of the tension-free vaginal mesh. J Gynecol Obstet Biol Reprod (Paris) 2004 ; 33 : 577-88.

19) Rahkola-Soisalo P, et al. Pelvic organ prolapse repair using the uphold vaginal support system : 5-year follow-up. Female Pelvic Med Reconstr Surg 2017 Dec 11.

20) Brown DN, et al. Surgical techniques for advanced stage pelvic organ prolapse. Minerva Ginecol 2016 ; 68 : 55-66.

骨粗鬆症

はじめに

　骨粗鬆症は閉経後骨粗鬆症が多数を占め，女性の罹患者数が男性に比し圧倒的に多い疾患である．また若年期における最大骨量獲得の重要性，無月経などの性腺機能不全や GnRH アナログなど性ホルモン低下治療薬の使用による続発性骨粗鬆症あるいは妊娠関連骨粗鬆症や閉経後骨粗鬆症などの原発性骨粗鬆症に至るまで，女性のさまざまなライフステージにおいて産婦人科医が関与する疾患でもある．

定義

　骨粗鬆症は「骨強度の低下を特徴とし，骨折のリスクが増大しやすくなる骨格疾患」と定義されている．これは，2000 年に米国国立衛生研究所（NIH）で行われたコンセンサス会議で提唱されたもので，最新の定義として日本のガイドライン『骨粗鬆症の予防と治療ガイドライン 2015 年版』にも記載されている[1]．

　歴史的に振り返ると，1980 年代にはまだ骨粗鬆症の定義がはっきりしていなかったが，1991年にコペンハーゲンで行われたコンセンサス会議にて「骨粗鬆症は低骨量と骨組織の微細構造の異常を特徴とし，骨の脆弱性が増大し，骨折の危険性が増加する疾患である」と定義された．このときは，骨密度の低下が骨折の原因の中心として重視されていたが，1990 年代に骨粗鬆症の臨床研究が進んだことで，骨密度の低下以外

にも「骨の微細構造，骨代謝回転，微小骨折の有無，骨組織の石灰化度」といった因子が骨折の原因になることがわかってきた．

　NIH の定義では，これらの骨密度以外の危険因子をまとめて「骨質」という用語で表し，骨密度と骨質を合わせた「骨強度」の低下を骨粗鬆症の特徴とした．骨密度は骨強度のほぼ70％を，骨質は骨強度の残り 30％を説明するとしている．

分類

　骨粗鬆症の臨床病型は，原発性骨粗鬆症と，その他の原因がある続発性骨粗鬆症に分けられる．

原発性骨粗鬆症

　原発性骨粗鬆症のほとんどは女性に起こる閉経後骨粗鬆症である．ただし，男性でも加齢に伴い発症する場合がある．

　特発性骨粗鬆症である妊娠後骨粗鬆症は原発性に分類されるが，産褥のみならず妊娠中にも発生し，椎体・大腿骨骨折を含む重症骨粗鬆症として妊娠関連骨粗鬆症が知られている．きわめてまれであり病因も明確ではないが，LDL 受容体関連タンパク 5 の変異，低エストロゲン状態，カルシウム摂取不足，ビタミン D 欠乏，糖質コルチコイド投与，妊娠中のヘパリンや抗けいれん薬投与などとの関連が報告されている[2]．

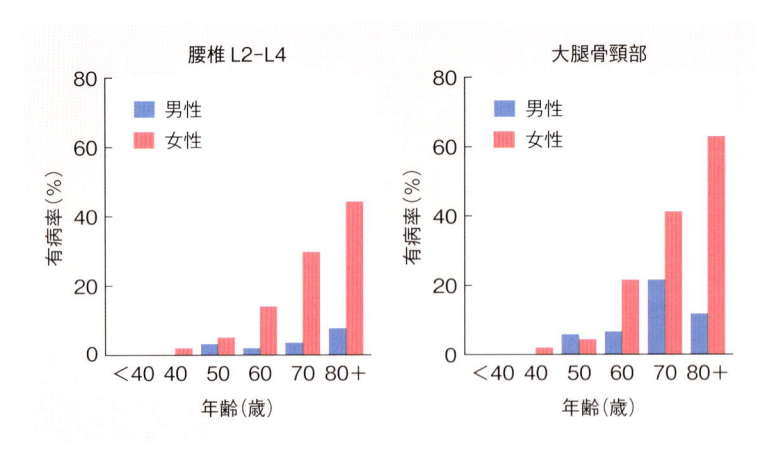

❶ 骨粗鬆症の年代別有病率（40 歳以上）
（Yoshimura N, et al. 2009[4] より作成）

続発性骨粗鬆症

続発性骨粗鬆症の原因には，内分泌性の疾患や関節リウマチ，糖尿病，慢性腎臓病（CKD）などのさまざまな疾患，薬剤，栄養障害などがあげられる．

続発性骨粗鬆症における骨折リスク上昇に関与する因子は，骨密度と骨質である．とくに，糖尿病，CKD，ステロイド薬，関節リウマチ，飲酒，喫煙は，骨密度とは独立した因子として骨折リスクを上昇させるものと考えられている．

疫学

骨粗鬆症の有病率は，日本骨粗鬆症学会の診断基準を用いて推定した近年のコホート報告（40 歳以上）では，腰椎 L2–L4 で男性 3.4%，女性 19.2%，大腿骨頸部の場合，男性 12.4%，女性 26.5%であった[3]．❶の年代別有病率を調査実施時（2005 年）の年齢別人口構成に当てはめて推定すると，腰椎で患者数は約 640 万人（男性 80 万人，女性 560 万人），大腿骨頸部は 1,070 万人（男性 260 万人，女性 810 万人）であった[4]．腰椎か大腿骨頸部のいずれかで骨粗鬆症と判断されたものを骨粗鬆症ありとする

と，その患者数は 1,280 万人（男性 300 万人，女性 980 万人）となり，冒頭で述べたように女性の罹患者が多い疾患である．

病態—骨リモデリング

骨では，古くなった骨が吸収された後に新しい骨が形成される「骨リモデリング」を繰り返す骨代謝回転が常に行われる[5]．骨リモデリングは，❷で示すように休止相，活性化相，吸収相，逆転相，形成相の 5 段階に分けられる．

休止相では，骨表面は，表面細胞（ライニング細胞）とよばれる平らな休止期骨芽細胞に覆われている．この段階では，骨吸収や骨形成は行われていない．

活性化相に入ると，副甲状腺ホルモン（PTH），インターロイキン 1（IL-1）などの骨吸収促進因子の働きで表面細胞がはがれる．その後，骨表面には破骨細胞前駆細胞が誘導され，分化が促進し，破骨細胞に変化する．

吸収相では，成熟した破骨細胞によってカテプシン K が分泌され，さかんに骨吸収が行われるようになる．破骨細胞のアポトーシスにより骨吸収が終了すると，逆転相に移行する．骨吸収窩という骨吸収によって開いた穴に，骨芽細

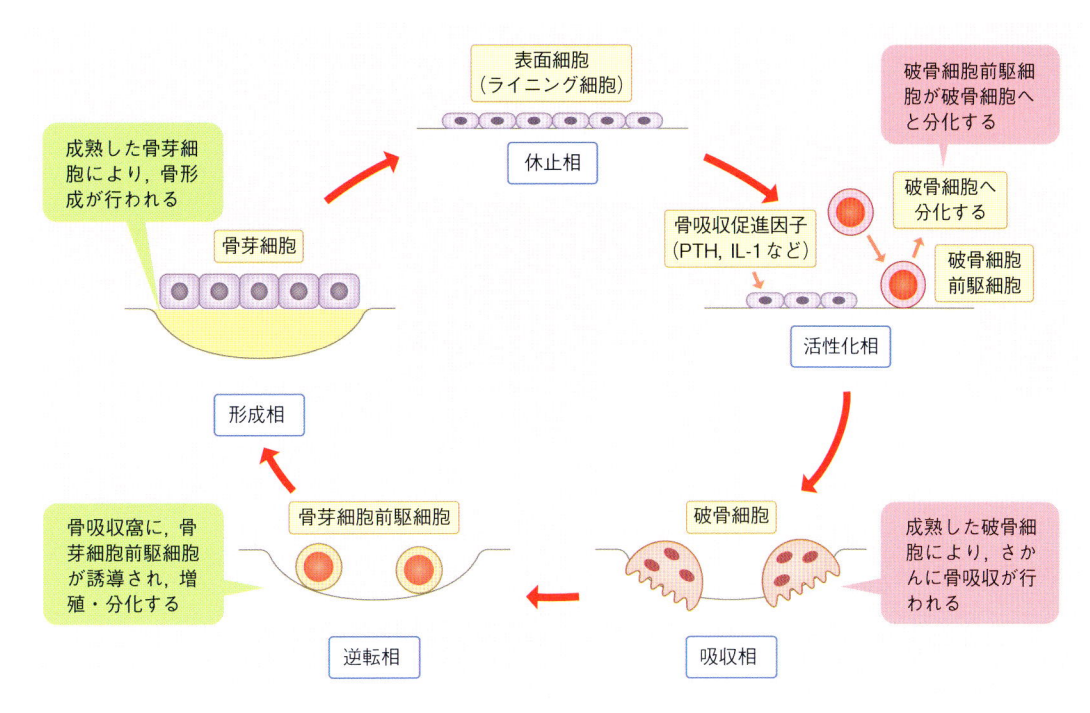

❷ 骨リモデリングのプロセス
(Marquis ME, et al. Front Biosci 2009：14：1023 を参考に作成)

胞前駆細胞が誘導され, 増殖・分化が促進される.

形成相に入ると, 成熟した骨芽細胞により骨形成が行われる. 骨芽細胞が骨吸収窩にⅠ型コラーゲンを主体とした類骨組織をつくる. この類骨組織と骨組織の接点から, 血液中のカルシウムやリンが細胞間に沈着する石灰化が始まり, 骨形成が行われる. 骨形成が完了すると, 再び休止相に入り, 骨リモデリングの連鎖反応を繰り返す. 骨リモデリングは, 少なくとも約3か月かけて行われる. 骨リモデリングにより, 1年間に骨全体の8％が新しい骨に入れ替わる.

骨吸収と骨形成はそれぞれが独立した過程ではなく, 破骨細胞の形成には骨芽細胞が支持的機能を果たし, 逆に破骨細胞による骨吸収が, 骨芽細胞をリクルートする, というように互いに緊密な連携関係にあり, この均衡のとれた状態をカップリングという. 閉経によるエストロゲンの低下などにより, 破骨細胞による骨吸収

が骨芽細胞による骨形成を上回ると, カップリングのバランスが崩れて高骨代謝回転となり, 骨量低下や骨構造の破綻をもたらし, 骨粗鬆症を引き起こす. また骨粗鬆症は多因子疾患であり, 遺伝要因と生活習慣も発症に大きく影響する.

診断

『骨粗鬆症の予防と治療ガイドライン2015年版』では, 原発性骨粗鬆症の診断は, 腰背痛などの有症者, 検診での要精検者などを対象に, ❸に示される診断手順に従って行うこととされている. まず, 医療面接（病歴の聴取）, 身体診察, 画像診断, 血液・尿検査（骨代謝マーカーの測定を含む）を行い, 骨評価（骨密度測定および脊椎X線撮影）後, 鑑別診断, 原発性骨粗鬆症の診断基準を適用して確定する.

原発性骨粗鬆症の診断は, 脆弱性骨折の有無

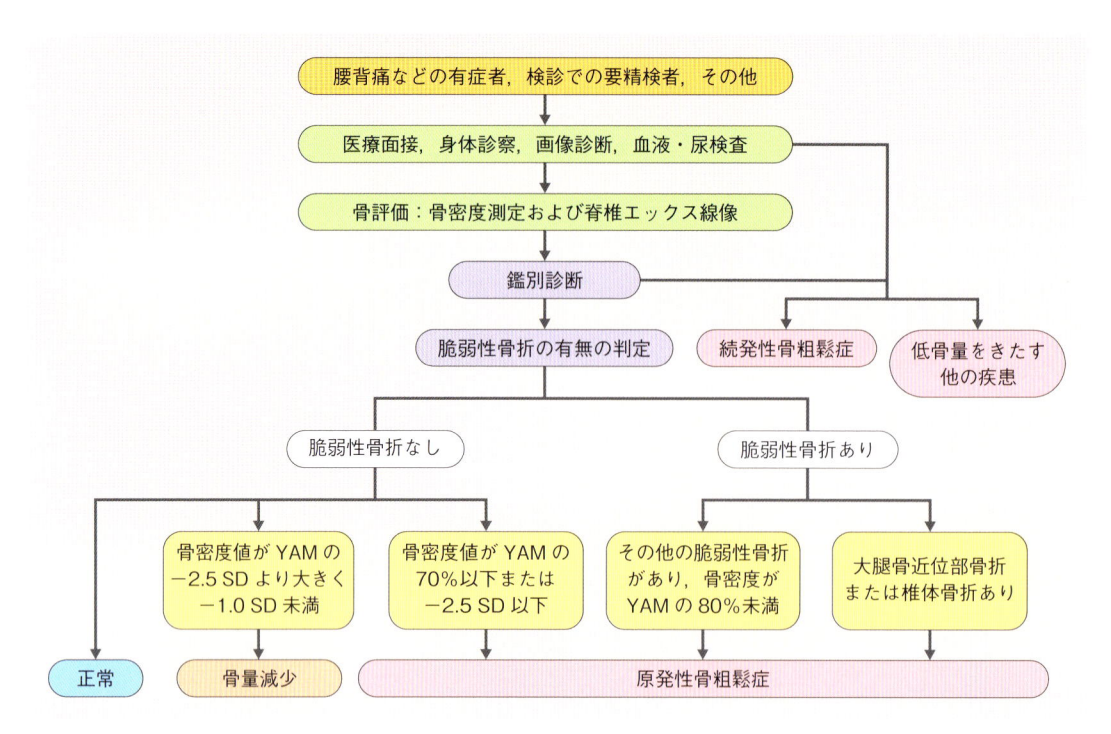

❸ 原発性骨粗鬆症の診断手順
(骨粗鬆症の予防と治療ガイドライン作成委員会編. 骨粗鬆症の予防と治療ガイドライン 2015 年版. 東京：ライフサイエンス社：2015[1])

と骨密度の組み合わせによって診断される. 脆弱性骨折とは軽微な外力によって発生した非外傷性骨折と定義され, 軽微な外力とは立った姿勢からの転倒かそれ以下の外力をさす.

椎体, 大腿骨近位部の脆弱性骨折の既往があれば, それだけで骨粗鬆症と診断される. それ以外の脆弱性骨折 (肋骨, 骨盤, 上腕骨近位部, 橈骨遠位端, 下腿骨) 既往がある場合は, 骨密度が YAM (young adult mean：若年成人平均値) の 80％未満で骨粗鬆症と診断される. 脆弱性骨折がない場合は YAM の 70％以下または−2.5 SD 以下で骨粗鬆症と診断される.

骨評価

骨粗鬆症の診断には骨の強度を非侵襲的に評価することが必要であり, とくに骨折を生じる前の段階で骨粗鬆症を診断し治療を開始するためには, 骨強度の評価が必須である.

二重X線吸収法 (dual energy X-ray absorptiometry：DXA) は, 骨量測定の精度が高く, 骨折リスクの判定や, 治療効果を判定するために最適な測定方法と考えられている. 2 種の異なるエネルギー量の X 線を照射すると, 人体では軟部組織と骨組織で, それぞれ特徴のあるエネルギーの透過性がみられる. DXA は, この原理を応用し, 軟部組織と骨, それぞれの吸収特性とエネルギーごとの透過率の比で補正することで, 骨のみの X 線透過率から, 骨の面積あたりのミネラル量 (g/cm^2) を測定する.

DXA は全身どの部位の骨密度でも測定可能であるが, とくに骨折リスクをよく反映する椎体と大腿骨の測定が主に行われている. 腰椎の測定では, 被検者は股関節と膝関節を曲げた仰臥位になり, 腰椎の前彎がなくなるようにする.

診断において, 従来わが国では腰椎は L2-L4 を採用してきたが, 国際的には L1-L4 が採用さ

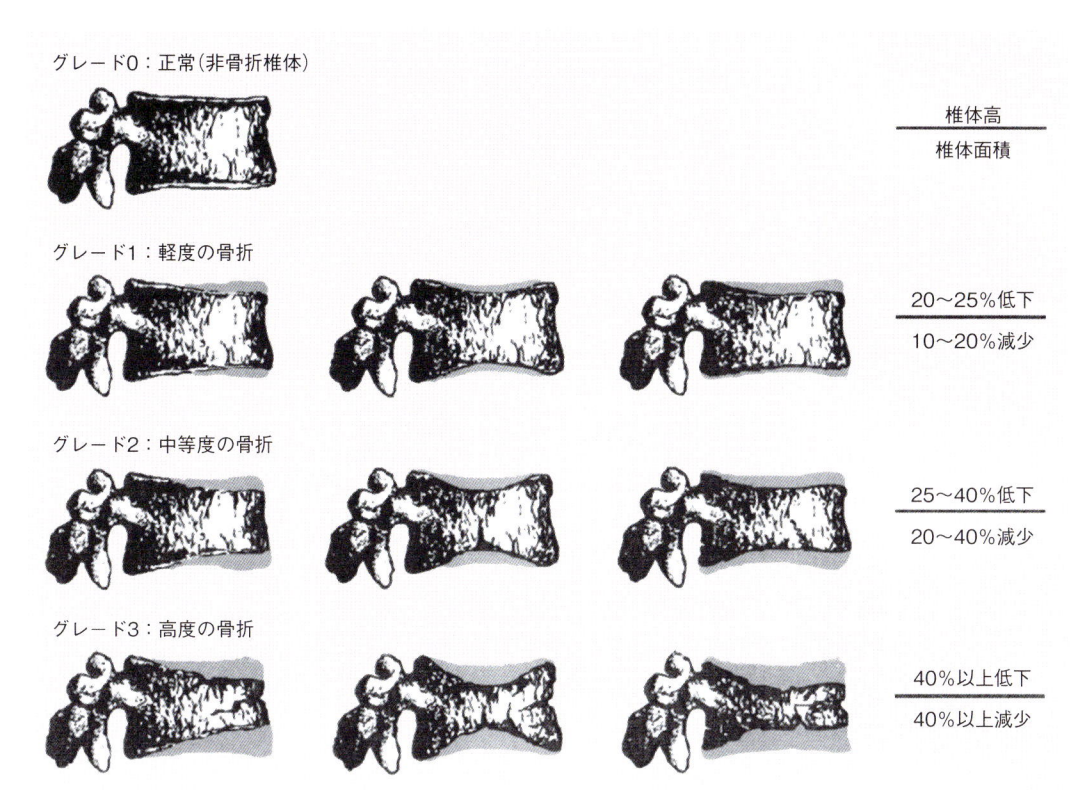

グレード0：正常（非骨折椎体）

椎体高
───
椎体面積

グレード1：軽度の骨折

20〜25%低下
───
10〜20%減少

グレード2：中等度の骨折

25〜40%低下
───
20〜40%減少

グレード3：高度の骨折

40%以上低下
───
40%以上減少

❹ 椎体骨折判定基準—SQ 法による評価

（日本骨形態計測学会・日本骨代謝学会・日本骨粗鬆症学会・日本医学放射線学会・日本整形外科学会・日本脊椎脊髄病学会・日本骨折治療学会椎体骨折評価委員会．椎体骨折評価基準（2012 年度改訂版）．Osteoporosis Jpn 2013：21：29）

れているため，2012 年度改訂の原発性骨粗鬆症の診断基準では，これらを併記する形に改訂された[6]．

複数部位で測定した場合には，より低い%値または SD 値を採用する．高齢者において脊椎変形などのために腰椎骨密度の測定が不正確な場合は，大腿骨近位部骨密度を採用し，左右いずれかの頸部または total hip（total proximal femur）を用いる．

画像診断

椎体 X 線像は，椎体の骨折・変形，退行性変化の判定，骨粗鬆症に類似した疾患（腰背部痛，円背や低骨量を呈する疾患）との鑑別に用いられる．

2012 年度に改訂された椎体骨折評価基準で

は，椎体骨折の判定は定量的評価法（quantitative measurement：QM 法）または半定量的評価法（semiquantitative method：SQ 法）のいずれかの方法で行うこととした．❹で示した SQ 法では，椎体 X 線像を，グレード 0〜3 に分類してグレード 1 以上にあてはまる場合を椎体骨折と判定する[7]．QM 法は，椎体の前縁高，中央高，後縁高を計測してそれぞれの長さの比を判定基準と比較して評価する．また，骨折治療を行う場合では，これらのような椎体変形が認められなくても，X 線写真上，明らかに骨皮質の連続性が断たれている場合，または MR 矢状面像の T1 強調画像で，椎体に限局して一部が帯状あるいはほぼ全部が低信号の場合は，椎体骨折と判定できる．

骨代謝マーカー

骨代謝マーカーには骨芽細胞に関与する骨形成マーカー，破骨細胞に関与する骨吸収マーカー，骨量に関与する骨マトリックス（基質）関連マーカーがある．骨質の評価において有用であり，骨代謝マーカーの亢進は骨密度とは独立した骨折予測因子と考えられている．また骨代謝マーカーは，骨代謝動態による治療薬の選択や治療後より早期に変化が認められ，改善した場合にはその後の骨量増加の予測因子となることから，治療効果の早期判定に有用とされている．

骨形成マーカーには，類骨形成および石灰化作用において重要な酵素である骨型アルカリホスファターゼ（BAP）活性，I 型コラーゲンが骨芽細胞由来のプロコラーゲンから生成される過程でプロペプチド部分がペプチダーゼの作用により切断・放出される代謝産物であるI 型プロコラーゲン N 末端プロペプチド（P I NP）がある．

骨吸収マーカーには，尿中・血中のI 型コラーゲン架橋 N-テロペプチド，破骨細胞内酵素のアイソザイムである酒石酸抵抗性酸ホスファターゼ（TRACP-5b），成熟コラーゲンの分解の際放出されるデオキシピリジノリンがある．

骨マトリックス（基質）関連マーカーには，ビタミン K 不足の場合グルタミン酸が γ-カルボキシグルタミン酸に変換されないオステオカルシンである低カルボキシル化オステオカルシン，終末糖化産物の一つであるペントシジン，葉酸およびビタミン B_{12}・B_6 の代謝に関与するホモシスチンがある．

実地臨床では BAP，P I NP，TRACP-5b などの食事や日内変動の影響が小さいマーカーが有用であり，腎機能の影響も受けにくいことから，腎機能低下を有する場合や高齢者でも用い

やすい．

治療

食事療法

若年期からの適切な栄養，とくに骨のミネラル成分の重要な構成栄養素であるカルシウムの十分な摂取が推奨されている．カルシウム摂取と骨密度増加との関係については，メタアナリシスにより多くの研究で有意な関連を認め，その関連は若年女性ではより強く，閉経後女性ではより弱い傾向がある[9]．高齢者においては腎機能に注意し摂取により高カルシウム血症をきたさないようにする．

また骨粗鬆症の食事ではカルシウムだけでなくエネルギーおよび栄養素をバランスよく摂取することも重要で，腸管からのカルシウム吸収に影響を与えるビタミン D や，その不足が骨折のリスクと考えられるビタミン K は不可欠である．葉酸とビタミン B_{12}・B_6 摂取量が少ないと血中ホモシスチン濃度の上昇がみられ，高ホモシスチン血症は骨密度とは独立した骨折の危険因子と考えられている．

一方，腸管でのカルシウム吸収抑制と尿中への排泄促進作用がある生活習慣として，喫煙と過度のアルコール摂取がある．喫煙には抗エストロゲン作用もあり，過度のアルコール摂取とは1日3単位以上の摂取を示す．いずれも骨粗鬆症性骨折のリスクを高める．

運動療法

骨粗鬆症における運動療法の役割は，骨に適度な刺激を与えることにより骨密度を維持・増加させることと，身体運動機能を維持することにより骨折の誘因となる転倒・骨折を予防することである．

骨密度に対する効果

若年期の骨密度に対する身体活動の介入効果には数多くの報告があり，とくに成長期における運動歴の有無が閉経前後の骨密度にまで反映されることが，多くの疫学調査により示されている．最大骨量に到達するまでの時期，すなわち思春期にバレーボールやバスケットボールなどの垂直荷重系の運動を継続的に行うことが，高い骨密度獲得に効果的である[10]．

閉経後女性を対象としたメタアナリシスでは，筋力訓練のみのプログラムと，筋力訓練に骨への刺激が加わりやすい荷重運動などを複合したプログラムを比較した結果，複合プログラムでは腰椎骨密度，大腿骨頸部骨密度を有意に増加させたが，筋力訓練のみのプログラムでは有意な効果は認められなかった[11]．ウォーキングは周閉経期と閉経後女性を対象としたメタアナリシスで，腰椎骨密度には効果がなかったが，大腿骨頸部骨密度に対しては6か月以上継続した場合に有意な効果が認められた[12]．

転倒に対する効果

転倒予防にはバランス訓練と下肢の筋力訓練を含む運動が必要である．Gillespie らによる高齢者を対象としたメタアナリシスでは，これらの運動を含む複合運動をグループで行った場合には転倒率が29%抑制され，在宅で行った場合は32%抑制されていた[13]．一方，療養施設に入所中や病院に入院中の高齢者に限定したメタアナリシスでは，運動療法による転倒予防効果は示されず，身体機能が著しく衰えた高齢者の場合の転倒予防には，住環境の整備や介助の充実などが必要と考えられる[14]．

日本整形外科学会が勧めるロコモーショントレーニングは，バランス訓練である「片脚立ち」と下肢筋力訓練である「スクワット」から成る運動プログラムである．高齢者はこのプログラムでは転倒リスクがあるので，片脚立ちの際は何かにつかまって行うようにし，スクワットの代わりに椅子と机を用いる「立ち上がり訓練」が勧められる．

薬物療法

治療開始基準

骨粗鬆症の薬物治療の最大の目的は骨粗鬆症性骨折を予防し，QOL の維持向上をめざすことである．そのためには骨折リスクを正確に評価する必要があるが，骨密度のみでは骨折リスクを評価できないことが明らかになり，重要な危険因子として脆弱性骨折の有無が診断基準に入っている．また同じ骨密度を有していても年齢が高いほど骨折リスクが高まることなどから，骨密度以外の臨床的骨折危険因子が存在し，それを加味する必要性から❺で示す薬物治療開始基準が提唱されている．

また WHO の骨折リスク評価ツール（Fracture Risk Assessment Tool：FRAX®）は，危険因子によって個人の骨折絶対リスクを評価し，薬物治療開始のカットオフ値として作成されたツールである[15]．利用方法は，年齢，性別，体重，身長を入力し，骨折の既往歴，両親の大腿骨近位部骨折歴，現在の喫煙，アルコール摂取量など，骨折の危険因子の有無を選択する．大腿骨頸部骨密度の入力欄もあるが，わからない場合は空欄のままでも計算可能である．

以上を入力し，「計算する」をクリックすると，その患者の10年間の骨折確率（骨折リスク）が2つ表示される．「Major osteoporotic」は「主要骨粗鬆症性骨折（脊椎，前腕，股関節部あるいは肩部の臨床骨折）を起こす割合」，「Hip fracture」は「大腿骨近位部の骨折を起こす割合」を表している．薬物治療開始基準では骨量減少者に対し，FRAX® で算出した主要骨粗鬆症性骨折の確率が15%以上または大腿部近位部骨折の家族歴を有する場合は薬物療法を推奨している．ただし，75歳以上の女性の90%

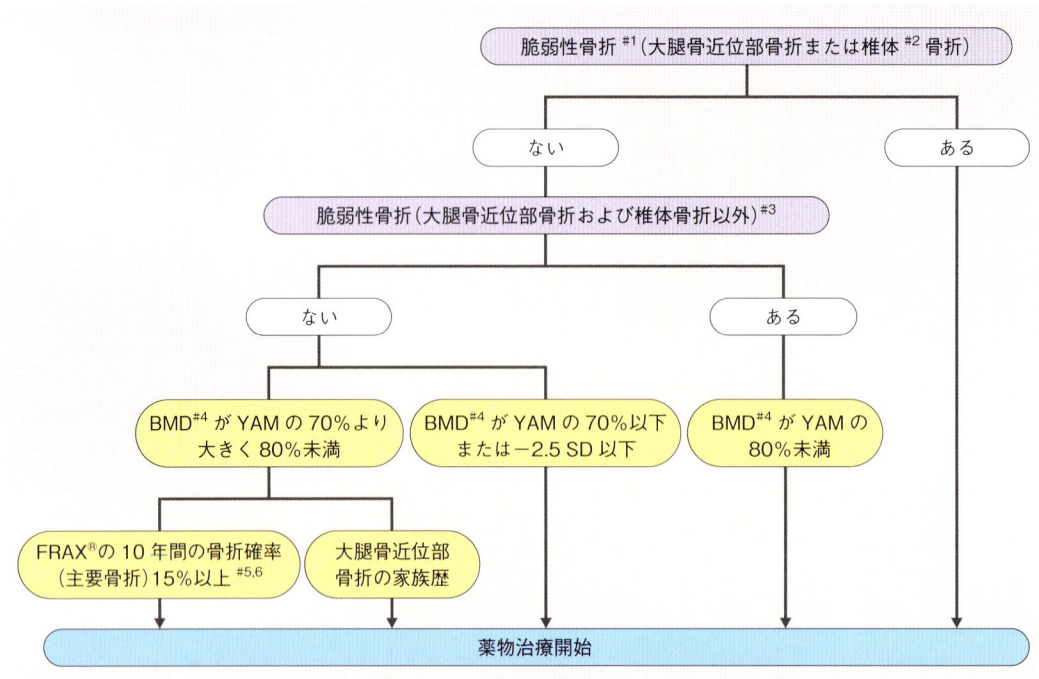

#1：軽微な外力によって発生した非外傷性骨折．軽微な外力とは，立った姿勢からの転倒か，それ以下の外力をさす．

#2：形態椎体骨折のうち，3分の2は無症候性であることに留意するとともに，鑑別診断の観点からも脊椎エックス線像を確認することが望ましい．

#3：その他の脆弱性骨折：軽微な外力によって発生した非外傷性骨折で，骨折部位は肋骨，骨盤(恥骨，坐骨，仙骨を含む)，上腕骨近位部，橈骨遠位端，下腿骨．

#4：骨密度は原則として腰椎または大腿骨近位部骨密度とする．また，複数部位で測定した場合にはより低い%値または SD 値を採用することとする．腰椎においては L1 〜 L4 または L2 〜 L4 を基準値とする．ただし，高齢者において，脊椎変形などのために腰椎骨密度の測定が困難な場合には大腿骨近位部骨密度とする．大腿骨近位部骨密度には頸部または total hip(total proximal femur)を用いる．これらの測定が困難な場合は橈骨，第二中手骨の骨密度とするが，この場合は%のみ使用する．

#5：75 歳未満で適用する．また，50 歳代を中心とする世代においては，より低いカットオフ値を用いた場合でも，現行の診断基準に基づいて薬物治療が推奨される集団を部分的にしかカバーしないなどの限界も明らかになっている．

#6：この薬物治療開始基準は原発性骨粗鬆症に関するものであるため，FRAX® の項目のうち糖質コルチコイド，関節リウマチ，続発性骨粗鬆症にあてはまる者には適用されない．すなわち，これらの項目がすべて「なし」である症例に限って適用される．

❺ 薬物治療開始基準─原発性骨粗鬆症の薬物治療開始基準
(骨粗鬆症の予防と治療ガイドライン作成委員会編．骨粗鬆症の予防と治療ガイドライン 2015 年版．東京：ライフサイエンス社：2015[1])

以上は主要骨粗鬆症性骨折確率が 15％となるため，75 歳未満に適用される．

■ 骨吸収抑制薬

女性ホルモン（エストロゲン）

2002 年の WHI(Women's Health Initiative)報告では，結合型エストロゲンと酢酸メドロキシプロゲステロンの投与は心血管疾患，脳卒中，血栓症，乳癌のリスクを増加させたとの結果であった[16]．しかしその後の検討で，有害事象は投与開始時期，投与量，投与経路，子宮を有する女性では，併用するプロゲスチン製剤などを考慮することにより軽減できることが明らかになった．

リスクとベネフィットを考慮すれば，エストロゲンは早発閉経者の骨粗鬆症予防や，閉経後

早期で更年期障害を有する女性の骨粗鬆症予防や治療において有用性の高い薬剤と考えられる.

ビスホスホネート

破骨細胞と骨の境界に入り込み，破骨細胞の活性を抑制し，アポトーシスを誘導し，骨吸収を長期間にわたって強力に抑制する薬剤である. ビスホスホネートが体内に取り込まれると，すみやかに骨の表面のハイドロキシアパタイトに吸着し，活性化した破骨細胞と骨の境界にビスホスホネート分子を含んだ液層をつくる.

食作用によってビスホスホネートが破骨細胞に取り込まれると，破骨細胞内の酵素が阻害されて活性を失い，アポトーシス（細胞死）が誘導される. また，残ったビスホスホネートは，骨表面に残存し，長期投与によって蓄積され，服用中止後にも一定の治療効果を発現する. そして長期間にわたって骨吸収のみならず骨形成も含めた骨代謝回転を抑制する. 骨吸収と骨形成の時相の差により骨密度が増加する.

臨床試験において，アレンドロネート[17]，リセドロネート[18]は椎体・大腿骨頸部骨折を有意に抑制することが報告されている. 副作用として，頻度は低いが注意を要するものとして，デノスマブと同頻度の顎骨壊死（osteonecrosis of the jaw：ONJ）があり，発生の予防には口腔内衛生が重要で，歯科医師との緊密な連携が必要とされる.

抗 RANKL モノクローナル抗体

RANKL（receptor activator of nuclear factor κB ligand）は膜結合型あるいは可溶型として存在し，破骨細胞とその前駆細胞の表面に発現する受容体である RANK を介して破骨細胞の形成・機能・生存を調節する. RANKL の発現が増加すると，破骨細胞の形成・機能・生存が亢進し，骨吸収が促進される.

抗 RANKL モノクローナル抗体であるデノスマブは，RANKL を標的とするヒト型 IgG2 モノクローナル抗体で，RANKL に特異的かつ高い親和性で結合し，RANKL の RANK への結合を阻害して破骨細胞機能を抑制し，骨吸収が抑制される. 大規模臨床試験（FREEDOM 試験）では，新規椎体骨折，大腿骨頸部骨折が有意に抑制され，さらに延長試験では 10 年間にわたって継続的に骨密度上昇が観察され，骨折抑制効果も維持された[19].

デノスマブ投与中止後には骨密度低下が大きいため，ビスホスホネートのような骨吸収抑制薬を継続投与することが勧められる. 副作用としては低カルシウム血症と ONJ に注意が必要である.

選択的エストロゲン受容体モジュレーター（SERM）

選択的エストロゲン受容体モジュレーター（selective estrogen receptor modulator：SERM）は，エストロゲン受容体にエストロゲンと競合的に結合し，骨格系や脂質代謝に対してはエストロゲン作動活性（アゴニスト活性）を，子宮内膜や乳腺組織に対してはエストロゲン拮抗活性（アンタゴニスト活性）を示す. 骨吸収抑制作用はビスホスホネートやデノスマブと比較して弱く，骨密度上昇は小さいが，骨密度の上昇に比べ骨折抑止効果は大きいと考えられている.

わが国で使用されている SERM にはラロキシフェン塩酸塩とバゼドキシフェン酢酸塩がある. 閉経後早期での骨吸収亢進に対しては，更年期症状がなく長期間の投与となることが考慮される場合は，第 1 選択として推奨される.

骨形成促進薬

「骨折危険性の高い骨粗鬆症」には PTH のテリパラチドが用いられる. テリパラチドは 84 個のアミノ酸から成るヒト PTH 分子のうち，生物活性を有する N 末端から 34 番目までのアミノ酸に相当するポリペプチドを用いて製剤化されたものである.

PTH は破骨細胞に受容体が存在せず，直接作用をするのではなく，前骨芽細胞や骨芽細胞に存在するPTH1受容体を介して間葉系細胞から骨芽細胞の分化を促進することによりオステオプロテゲリンを増加させ，前破骨細胞やRANKL を誘導して間接的に破骨細胞への分化を誘導する．したがって，PTH が作用すると骨形成・骨吸収ともに促進され，骨代謝回転は亢進する．

持続的に投与すると破骨細胞の分化・活性化が起こり骨吸収優位な変化をするが（カタボリック作用），間欠的に投与すると Wnt の活性化により間葉系幹細胞から骨芽細胞への分化が促進され，骨形成優位な変化をする（アナボリック作用）．テリパラチド間欠投与により，連日製剤では腰椎や大腿骨頸部の有意な骨密度増加と新規椎体・非椎体骨折リスクの有意な減少が認められている[20]．

■ ビタミン D

ビタミン D はくる病，骨軟化症を治癒させる活性を有する食事由来の因子として同定された．その後，大部分は紫外線エネルギーにより皮膚で合成可能なこと，肝臓で 25 位の水酸化を受けた後，腎臓で活性化すなわち 1α 水酸化を受けることが明らかになった．ビタミン D 不足・欠乏は骨粗鬆症のリスクを増加させ，骨粗鬆症治療薬の効果を減弱させる．

活性型ビタミン D_3

動物由来のビタミン D_3 については，高齢者に欠乏が認められること，小腸からのカルシウム吸収能の低下にビタミン D_3 不足が関与していることが知られている．活性型ビタミン D_3 製剤は，小腸，副甲状腺などのビタミン D 受容体に作用し，小腸ではカルシウム・リンの吸収を促し，副甲状腺では PTH の合成・分泌を抑制する．腎臓ではカルシウムの再吸収を促進する．これらの作用により血中カルシウム濃度を維持

する．

近年，高齢者でビタミン D と筋力の増強，平衡機能，精神活動性との関連性が報告されており，転倒防止効果があることが報告されている．男性と比較して筋組織が量的に少ない女性では転倒防止効果は重要で，60 歳以上を対象とした天然型ビタミン D または活性型ビタミン D_3 製剤を投与した 5 つの臨床試験のメタ解析で，転倒が 22％抑制され，その効果が有意であることが示されている[21]．

エルデカルシトール

エルデカルシトールは活性型ビタミン D_3 の誘導体であり，活性型ビタミン D_3 が有するカルシウム代謝調節を保持しつつ強い骨吸収作用を有する．活性型ビタミン D_3 よりも骨密度増加，椎体骨折抑制効果に優れた薬剤である．

治療効果の判定

治療効果の評価は骨密度と骨代謝マーカーを用いて行う．骨密度測定での治療効果判定は同一機種，同一測定部位で比較を行うことが重要である．治療による骨量変化の検出感度は腰椎正面が高く，大腿骨では total hip の感度が高いとされる．

骨量の経時的変化は，実際の変化量と骨量測定の再現性（変動係数：CV）を用いて評価される．CV に一定の値を掛けた値（最少有意変化）が経過観察における骨量変化の検出限界と考えられる．信頼水準が 95％の場合は CV の 2.8 倍以上の変化をもって有意と判定する．

骨代謝マーカーでの治療効果判定は，閉経後骨粗鬆症の場合には骨代謝は高回転型で骨吸収が骨形成を上回り骨量減少となるため，骨吸収抑制薬が治療の中心となるが，治療前と治療開始後 3～6 か月に骨吸収マーカー，治療前と 6 か月～1 年程度の間隔で骨形成マーカー測定が有用である．とくに骨吸収抑制薬を選択した場合は，骨吸収マーカーに最少有意変化を超える変

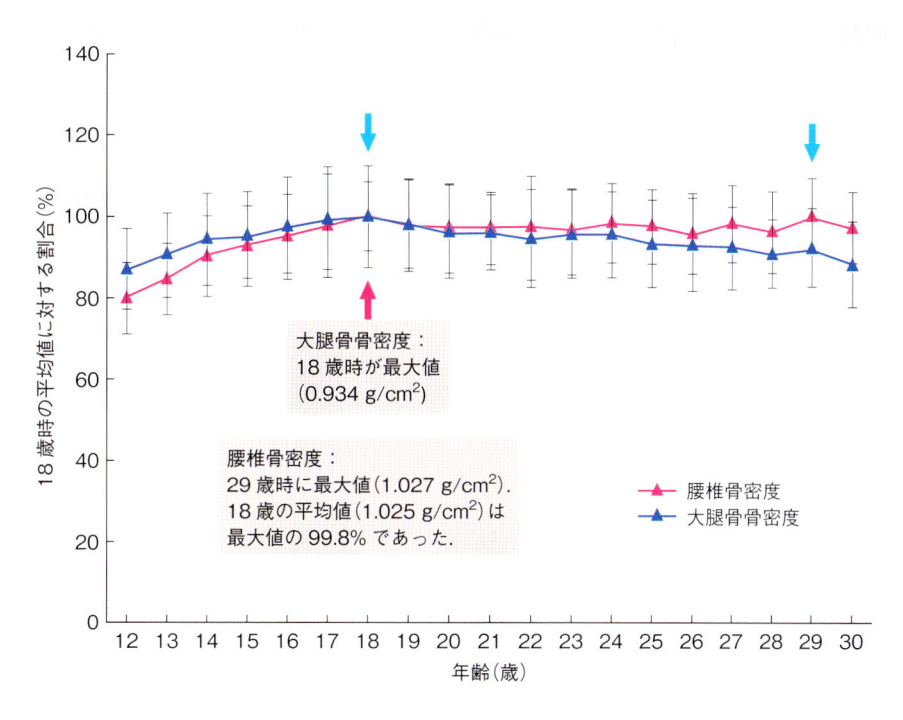

大腿骨骨密度：
18歳時が最大値
(0.934 g/cm²)

腰椎骨密度：
29歳時に最大値(1.027 g/cm²).
18歳の平均値(1.025 g/cm²)は
最大値の99.8%であった.

🔺 腰椎骨密度
🔺 大腿骨骨密度

縦軸: 18歳時の平均値に対する割合(%)
横軸: 年齢(歳)

❻ 腰椎・大腿骨の骨密度の年齢分布

化があれば治療効果ありと判断する. 骨吸収・骨形成ともに低下している低回転型ではPTHによる治療が考慮される場合があるが, その際は骨形成マーカーであるPINPが骨代謝評価に有用である.

予防

骨強度のほぼ70%を説明する骨密度の獲得と維持は, 骨粗鬆症の予防においてたいへん重要である. 骨密度は, ❻に示すように思春期にスパート的に増加して, 腰椎は29歳ごろ, 大腿骨は18歳ごろにほぼ最大値に達する[8]. またエストロゲンが低下する閉経前後から急速に減少する. したがって骨粗鬆症の発症予防では, 若年期に高い最大骨量を獲得し, 閉経後もその骨量をできるだけ維持することが重要である.

予防のための食事や運動だけでなく, 産婦人科医としてはさまざまな婦人科疾患に伴う内分泌性の続発性骨粗鬆症に対する予防と早期診断・治療も重要である. 原発性無月経(Turner症候群など), 神経性食欲不振症や体重減少性無月経, 早発閉経, 閉経前の両側卵巣摘出, 長期間反復するGnRHアナログ治療などの患者が対象となるが, これらの患者では場合によっては長期間のエストロゲン欠乏状態により続発性骨粗鬆症となる危険性があるため, エストロゲン剤の投与が骨粗鬆症発症予防に有用と考えられる.

おわりに

わが国の女性は世界有数の長寿であり, 人生100年時代を迎えようとしている. 健康寿命の延伸も認められているが, 不健康期間は男性より3.5年長く, 介護する人の70%が女性である一方, 介護される人の70%以上が女性であるという現実がある.

　ロコモティブシンドロームは運動器の脆弱化を包括的に表す概念で，「運動器の障害により移動機能が低下した状態」と定義され，進行すると要介護リスクが高まる．その構成要素は骨粗鬆症，筋肉減少症（サルコペニア），変形性関節症などで女性の罹患率が高い疾患である．骨粗鬆症の予防には，これまで述べてきたように早期発見と適切な治療が重要であり，産婦人科医の関与が必要な疾患と考えられる．

（橋本和法）

●**文献**

1）骨粗鬆症の予防と治療ガイドライン作成委員会編．骨粗鬆症の予防と治療ガイドライン2015年版．東京：ライフサイエンス出版；2015.

2）Hadji P, et al. Pregnancy-associated osteoporosis：a case control study. Osteopoporos Int 2017；28：1393-9.

3）Yoshimura N, et al. Cohort profile：research on osteoarthritis/osteoporosis against disability study. Int J Epidemiol 2010；39：988-95.

4）Yoshimura N, et al. Prevalence of knee osteoarthritis, lumbar spondylosis, and osteoporosis in Japanese men and women：the research on osteoarthritis/osteoporosis against disability study. J Bone Miner Metab 2009；27：620-8.

5）Frost HM. Dynamics of bone remodeling. Bone Biodyn 1964；315-33.

6）日本骨代謝学会，日本骨粗鬆症学会合同原発性骨粗鬆症診断基準改訂検討委員会．原発性骨粗鬆症の診断基準（2012年度改訂版）．Osteoporosis Jpn 2013；21：9-21.

7）Genant HK, et al. Vertebral fracture assessment using a semiquantitative technique. J Bone Miner Res 1993；8：1137-48.

8）Orito S, et al. Age-related distribution of bone and skeletal parameters in 1,322 Japanese young women. J Bone Miner Metab 2009；27：698-704.

9）Welten DC, et al. A meta-analysis of the effect of calcium intake on bone mass in young and middle aged females and males. J Nutr 1995；125：2802-13.

10）Miyabara Y, et al. Effect of physical activity and nutrition on bone mineral density in young Japanese women. J Bone Miner Metab 2007；25：414-8.

11）Zhao R, et al. The effect of differing resistance training modes on the preservation of bone mineral density in postmenopausal women：a meta-analysis. Osteoporos Int 2015；26：1605-18.

12）Ma D, et al. Effects of walking on the preservation of bone mineral density in perimenopausal and postmenopausal women：a systematic review and meta-analysis. Menopause 2013；20：1216-26.

13）Gillespie LD, et al. Interventions for preventing falls in older people living in the community. Cochran Database Syst Rev 2012；9：CD007146.

14）Cameron ID, et al. Interventions for preventing falls in older people living in care facilities and hospitals. Cochrane Database Syst Rev 2012；12：CD005465.

15）Kanis JA, on behalf of World Health Organization Scientific Group. Assessment of osteoporosis at the primary health care level. WHO Collaborating Center for Metabolic Bone Diseases. University of Sheffield；2007.

16）Rossouw JE, et al. Writing Group for the Women's Health Initiative Investigators. Risks and benefits of estrogen plus progestin in healthy postmenopausal women：principal results from the Women's Health Initiative randomized controlled trial. JAMA 2002；288：321-2.

17）Wells GA, et al. Alendronate for the primary and secondary prevention of osteoporotic fracture in postmenopausal women. Cochran Database Syst Rev 2008；1：CD001155.

18）Cranney, et al. Meta-analysis of therapies for postmenopausal osteoporosis. III. Meta-analysis of risedronate for the treatment of postmenopausal osteoporosis. Endocr Rev 2002；23：517-23.

19）Cummings SR, et al. Denosumab for prevention of fracture in postmenopausal women with osteoporosis. N Engl J Med 2009；361：756-65.

20）Neer RM, et al. Effect of parathyroid hormone（1-34）on fracture and bone mineral density in postmenopausal women with osteoporosis. N Engl J Med 2001；344：1434-41.

21）Bischoff-Ferrari HA, et al. Effect of vitamin D on falls：a meta-analysis of randomized controlled study. JAMA 2004；291：1999-2006.

4章

女性ヘルスケアに関連する課題と対応

女性のライフサイクルに伴う脂質・糖代謝の変化

はじめに

　心筋梗塞や脳卒中などの心血管疾患の危険因子には，高血圧，糖尿病，慢性腎疾患，脂質異常症などがある．

　女性の場合，閉経により大きく変動するのは脂質代謝であり，脂質異常症の頻度は閉経年齢である50歳ごろから急上昇する．脂質異常症のなかでもとくに，低比重リポタンパク（low-density lipoprotein：LDL）コレステロールの上昇が特徴である．これは閉経に伴うエストロゲン欠乏が大きな要因であり，エストロゲン補充がLDLコレステロールを低下させることからも証明されている．

　また，糖尿病の存在は男性に比較して女性で心筋梗塞リスクの高いことがわかっている．糖代謝もエストロゲン濃度と密接に関連しており，閉経後のエストロゲン濃度の低下に伴い，糖代謝異常の頻度は上昇する．

　したがって，閉経後は脂質・糖代謝に変化が生じ，心血管疾患の発症リスクとなる．実際に，心血管疾患の発症は，閉経後に増加することが知られている．

　本項では脂質と糖代謝の経年的変化や脂質・糖代謝異常を呈する女性の病態や管理方法などについて解説する．

冠動脈疾患の疫学研究

　久山町研究によれば，50歳代までの女性の冠動脈疾患の発症は少ないが，50歳以後にその頻度は上昇し，70歳代になると男女ほぼ同率となる[1]．沖縄研究や広島・長崎研究においても同様で，50歳代までの女性の心筋梗塞発症率は低いが，その後に上昇する[2,3]（❶）．また，急性心筋梗塞の罹患率は男性の場合，40～50歳ごろから上昇するのに対し，女性では50～60歳ごろと約10年遅れて上昇することが報告されている（❷）[4]．

　脳卒中と心筋梗塞による死亡率をみたNIPPON DATA 80によると，脳卒中，心筋梗塞ともに男性が女性よりも高率で推移するが，女性の場合，70歳以後に急上昇し，明らかな男女差はなくなる[5]．海外の報告でも同様で，Framingham Studyによれば，心血管疾患の発症頻度は，50歳以前では男性は女性の3～4倍高率であるのに対し，それ以後，女性の頻度が急激に増加し，70歳代でほとんど男女差がなくなることが示されている[6]．

　一方，急性心筋梗塞で冠動脈ステント留置術を施行したJapanese Acute Coronary Syndrome Study（JACSS）によれば，総死亡率は男性より女性が高率で，心臓死率も同様に女性が高率である（❸）[7]．JACSS以外にも女性の死亡率が高いとの成績は多く報告されている[8-11]．さらに，心筋梗塞発症後28日以内の致死率をみた沖縄の疫学研究では，ほぼ全年齢で女性の致死率が男性に比較して高率であることも示されている[12]．

　したがって，女性の場合は50歳代までの冠動脈疾患の発症は少ないが，その後に上昇して

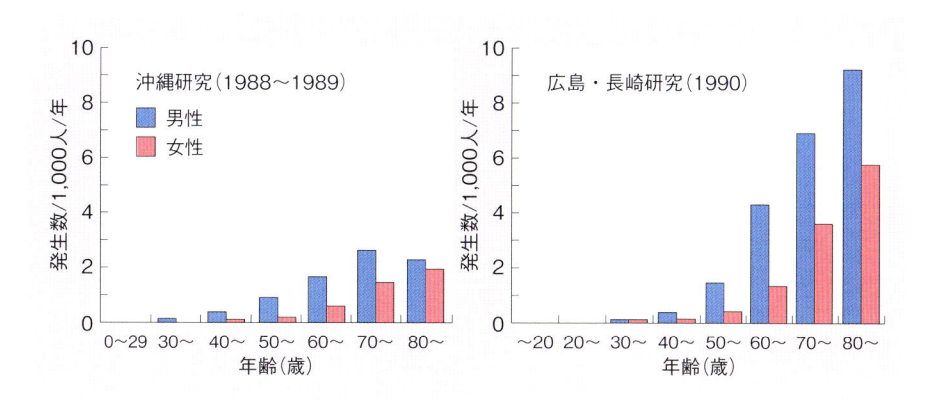

❶ 沖縄研究,広島・長崎研究における心筋梗塞の発生率
(Kinjo K, et al. 1992[2] ; Kodama K, et al. 1990[3])

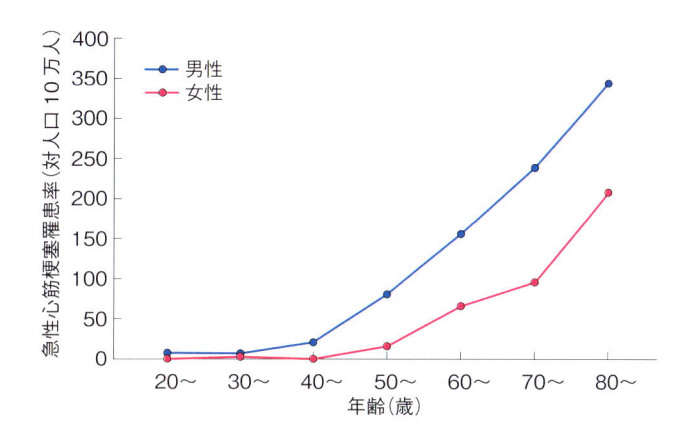

❷ 心筋梗塞の男女別,年齢別罹患率
(Yoshida M, et al. 2005[4])

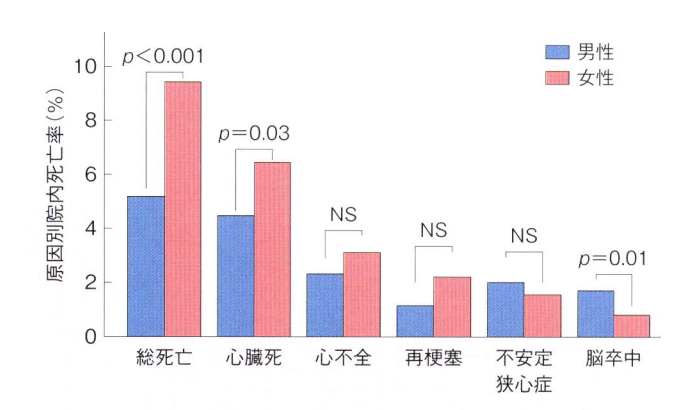

❸ 虚血性心疾患患者におけるステント留意後の原因別院内死亡率
(Kosuge M, et al. 2006[7])

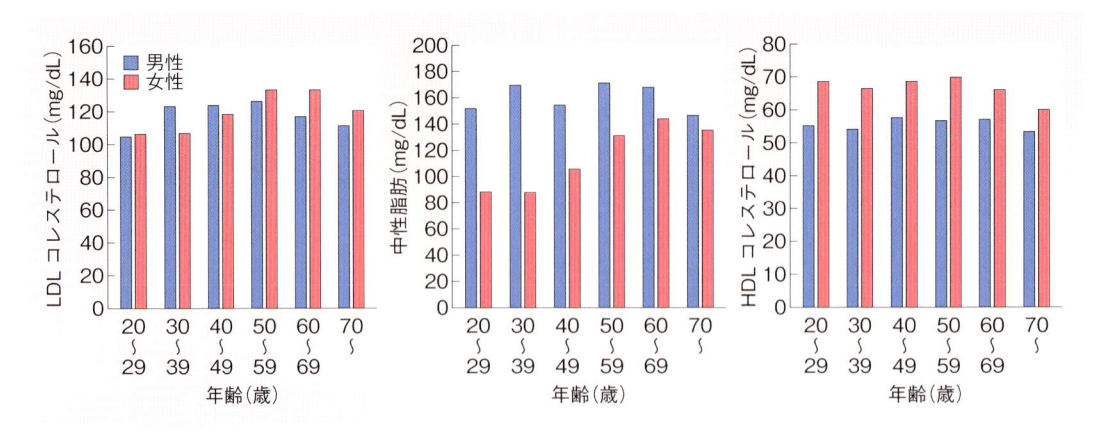

④ 男女別の脂質濃度の経年的推移
（平成27年国民健康・栄養調査報告）

男性に近い頻度となる．一方，女性の冠動脈疾患は，いったん発症すると重篤化しやすく，男性に比べ予後が不良であることが特徴である．

脂質代謝

男女の経年的脂質変化

　平成27年国民健康・栄養調査報告によると，LDLコレステロールは男性では特徴的な変化はないが，女性の場合，平均閉経年齢である50歳ごろから上昇して男性より高値となる．トリアシルグリセロール（triacylglycerol：TG）は基本的に男性が高値で推移するが，女性では50歳ごろから急激に上昇する推移を示す．高比重リポタンパク（hight-density lipoprotein：HDL）コレステロールは女性が高値で推移するが，男女ともに大きな経年的変化はない（❹）．このように女性の場合，閉経を過ぎると脂質代謝異常の頻度が上昇する．

脂質異常症の診断基準

　『動脈硬化性疾患予防ガイドライン2017年版』[13]による脂質異常症の診断基準としては，絶食後（10時間以上の絶食）に採血をし，総コレステロール（TC），TG，HDLコレステロール濃度を測定し，Friedewaldの式

　　TC－TG/5－HDLコレステロール

からLDLコレステロールを推測するか，直接法で測定する．TGが400 mg/dL以上や食後の場合にはnon HDLコレステロール（TC－HDLコレステロール）か，LDLコレステロール直接法を使用する．

　LDLコレステロールが140 mg/dL以上を高LDLコレステロール血症，120〜139 mg/dLを境界域高LDLコレステロール血症，HDLコレステロールが40 mg/dL未満を低HDLコレステロール血症，TGが150 mg/dL以上を高TG血症としている．TGが400 mg/dL以上や食後の場合にはnon HDLコレステロール（TC－HDLコレステロール）を使用し，170 mg/dLが高non HDLコレステロール血症，150〜169 mg/dLを境界域高non HDLコレステロール血症としている．

脂質代謝異常から粥状硬化への進展

　肝から血中に分泌された超低比重リポタンパク（very low-density lipoprotein：VLDL）は，リポタンパクリパーゼにより中間比重リポタンパク（intermediate density lipoprotein：IDL）

に変換される．IDL はさらに肝性リパーゼにより LDL まで代謝される．LDL が血中に過剰蓄積すると，血管内皮下に侵入し，活性酸素と接触することで酸化変性される．マクロファージは酸化 LDL を貪食するが，ネガティブフィードバック機構がないため一方的に食食しつづけ，最終的には泡沫細胞を形成し，粥状硬化へと進展する．したがって，血中に LDL が過剰蓄積すると，粥状硬化へと進展する．

また，VLDL は肝内での中性脂肪（TG）の合成に伴い，産生増加するため，VLDL や IDL のような TG が豊富なリポタンパクが増加すると，血中 TG が高値となる．高 TG は低 HDL 血症，インスリン抵抗性，肥満，高血圧，血栓形成，内皮機能低下などさまざまな動脈硬化に促進的な病態と関連して動脈硬化に促進的に作用するが，とくに LDL 粒子サイズを減少し，大型 LDL よりも動脈硬化に促進的な small dense LDL を産生することが注目されている．

一方，HDL は肝や腸管，さらには VLDL から IDL への代謝過程でも産生される．HDL は LDL とは異なり，血管内皮下に侵入し，蓄積した泡沫細胞内のコレステロールを血中に処理する脱泡沫化作用を有する．また，HDL はそれ自身抗酸化作用をも有し，抗動脈硬化的に作用する．したがって，HDL 粒子が減少すると，血管壁内に蓄積した泡沫細胞からの脱泡沫化が制限されるため，粥状硬化進展に促進的となる．

脂質異常症と冠動脈疾患

久山町研究では，年齢と性別で調整した場合でも，LDL コレステロールの上昇に伴い冠動脈疾患のリスクが増加するが[14]，Ibaraki Prefectural Health Study によると，男性では LDL コレステロール値が冠動脈疾患死に関連するが女性の場合はないと結論している[15]．また，NIPPON DATA 80 によると，男性では総コレステロール上昇と虚血性心疾患死の増加に明らかな相関が認められるのに対し，女性では総コレステロールが 260 mg/dL に上昇するまでその関係は認められていない[16]．

一方，Circulatory Risk in Communities Study（CIRCS）によると[17]，総虚血性心疾患と非致死性心筋梗塞の発症のハザード比は，LDL コレステロールが 80 mg/dL 未満を 1.0 とした場合，男女ともに LDL コレステロールの上昇に伴い増加する．

このように日本の研究によると，男性では LDL コレステロールと虚血性心疾患の発症および死亡との間に関連性がある．一方，女性では報告により差はあるが，虚血性心疾患の死亡率は LDL コレステロールとの関連性は低いが，発症率との関連性は明確である．

閉経後の脂質代謝特性

LDL コレステロール，LDL アポリポタンパク B 濃度と LDL 粒子数

有経女性と自然閉経女性さらには有経女性と年齢をマッチさせた両側卵巣を摘除した外科的閉経女性の 3 群間で脂質濃度を比較検討すると，LDL コレステロール，LDL アポリポタンパク B 濃度は，いずれも有経女性に比較し，閉経女性および両側卵巣摘除後女性で高値である[18]．LDL アポリポタンパク B は LDL 1 粒子あたり 1 分子存在するため，その濃度は LDL 粒子数を意味するといわれているので，エストロゲン濃度の低下が LDL 粒子数の増加につながると考えられる．

LDL 粒子数の増加には 2 つの機序が考えられる．まずエストロゲン濃度が低下すると，肝の LDL 受容体数が減少するため，LDL の肝への取り込みが低下し，血中に LDL 粒子が停滞することが報告されている[19]．また，LDL の律速酵素の一つであるリポタンパクリパーゼ活性がエストロゲン濃度の低下により亢進することも報告されている[20]．したがって，低エストロゲ

239

ン環境の女性においては，LPL 活性の亢進による LDL 合成系の亢進と，LDL 受容体減少による異化系の低下が原因で血中に LDL 粒子が蓄積すると考えられる．

高 TG 血症と LDL の小粒子化

HDL コレステロールや HDL アポリポタンパク A Ⅰ，A Ⅱは 3 群間で差がないことから，エストロゲン濃度低下に伴う血中 HDL 粒子数の変動はないが，TG は自然および外科的閉経の低エストロゲン環境女性で高値を示す[18]．

高 TG 血症は，動脈硬化に促進的な小型の LDL 粒子を産生することが最近注目されている．小型 LDL が動脈硬化の進行に際し，超悪玉である理由として，肝の LDL 受容体との親和性に乏しいため血中に LDL が停滞しやすいことや[21]，容易に活性酸素に酸化変性され，マクロファージに取り込まれやすいことなどがある[22]．さらに酸化 LDL は，動脈硬化の発症と密接に関連する血管内皮機能に傷害的に作用することも最近報告されている．

われわれの検討によれば，閉経後の高 TG 血症が LDL を小粒子化することが明らかになっている[18]．また，閉経後女性を LDL 粒子径が 25.5 nm 以上の pattern A と，25.5 nm 未満の pattern B（冠動脈疾患の発症と密接に関係）に分類して検討してみると，LDL コレステロールは有経女性に比較し，pattern A，B いずれの群も高値を示したが，pattern B の閉経後女性では，TG が高値で，LDL の被酸化性の指標である lag time は短縮し，過酸化代謝物の指標である thiobarbituric acid reactive substances は高値を示す．したがって，閉経後の TG の増加により小型化された LDL は活性酸素に容易に酸化されやすく動脈硬化に促進的な LDL 粒子であることが示された．

また，エストロゲン欠乏で低下した血管内皮機能は，pattern B の閉経後女性の場合，さらに低下することも示され，閉経後の小粒子 LDL は血管内皮機能にも抑制的に作用することが明らかになっている[23]．

脂質異常症の治療

閉経前女性

原則的には禁煙，食事内容，運動，減塩などによる生活習慣改善が中心となる．家族歴の調査や，アキレス腱肥厚や皮膚黄色腫の存在の有無を診察し，家族性高コレステロール血症（familial hypercholesterolemia：FH）と診断された場合には，生活習慣の是正とともに適切な薬物療法により LDL コレステロールを低下させるべきである．

家族性複合性高脂血症（familial combined hyperlipidemia：FCHL）は FH に比べ，LDL コレステロール増加の程度は弱く，生活習慣の改善による脂質の改善効果は大きいが，LDL コレステロールが低下しない場合には薬物療法を考慮すべきである．なお，FH の家族歴があり，小児期から診断されている場合には専門医にコンサルトすることが望ましい．

妊娠中は生理学的に LDL コレステロールや TG は上昇するので注意が必要である．妊婦へのスタチンなどの薬物療法は，胎児奇形の発症リスクが懸念されるため禁忌である．National Institute for Health and Clinical Excellence のガイドラインによれば，妊娠成立前から薬物療法を施行中に妊娠が判明した場合には投薬を中止するべきであり，また薬物療法中に挙児希望があった場合，薬物投与を 3 か月間中止してから妊娠を試みるべきとされている．

閉経後女性

心血管疾患の家族歴や喫煙の有無などを問診し，糖・脂質濃度，血圧，腎機能の検査を施行する．併せて更年期症状の有無についてもスクリーニングすることが重要である．

生活習慣の改善

女性に関して長期予後をみた Chicago Heart Association Detection Project in Industry では，総コレステロールや血圧は低く，非喫煙の集団は，中年女性であっても危険因子のある集団に比較し，虚血性心疾患の発症リスクや総死亡は有意に低いことが示されている．

日本動脈硬化学会の『動脈硬化性疾患予防ガイドライン 2017 年版』では生活習慣の改善として，禁煙，食事管理，体重管理，身体活動・運動，飲酒の 5 項目について記載されている[13]．

ホルモン補充療法（HRT）

以前にホルモン補充療法（hormone replacement：HRT）と心血管疾患リスクに関する多くの観察試験が行われ，HRT は心血管疾患リスクを低下させると考えられていた．このため，米国において複数の学会を中心に心血管疾患発症予防の目的で閉経後の HRT が推奨されていたので，米国では閉経後女性の HRT 使用率は 30～40％と高値を示していた．

一方，当時の日本では閉経後女性の数％程度であったので，米国の方針を参考として HRT を推奨する方向性にあった．しかし，健康な閉経後女性を対象とし，ランダム化比較試験（RCT）で行われた Women's Health Initiative（WHI）試験が 2002 年に報告され，結合型エストロゲン（CEE）とメドロキシプロゲステロン酢酸エステル（MPA）の連続併用投与で心筋梗塞を 29％，脳卒中を 41％上昇させるこれまでとは逆の結果となり，多くの閉経後女性が HRT の中止を余儀なくされることになった（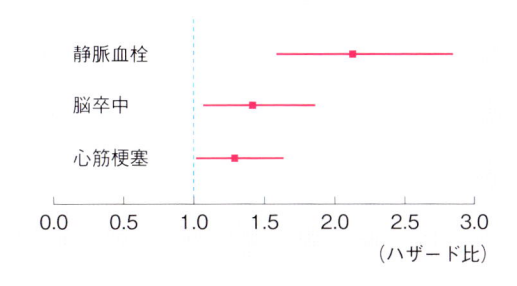）[24]．しかし，その後の多くの研究で，HRT の開始時期，エストロゲンの種類や量，黄体ホルモンの種類の差異で心血管疾患リスクには大きな違いがあることがわかってきた．

1）投与時期・期間

心血管疾患リスクは HRT を開始する年齢や閉経後年数とともに上昇することが報告されて

❺ Women's Health Initiative の試験解析結果
（Writing Group for the Women's Health Initiative Investigators. 2002[24]）

おり，逆に HRT を閉経後早期に開始するとリスクはむしろ低下する傾向にある[25]．WHI の結果は HRT 開始年齢が 60 歳を超えていたことに問題があった可能性が指摘されている．

また，HRT 使用期間に関しては，WHI 以後に FDA から「エストロゲン単独やエストロゲン＋黄体ホルモン療法は個々の女性のリスクを勘案しながら，最少量で最短期間投与するべきである．」と勧告されていた．これはおそらく，5 年間以上で乳癌リスクが有意に上昇するため最短期間は 5 年以内と考えられるが，冠動脈疾患リスクをみると，5 年まではそのリスクは軽度上昇するが，それ以後に低下することがわかっている．

2）エストロゲン投与ルート

CEE は LDL コレステロールを低下させ，HDL コレステロールを上昇させる脂質代謝改善作用を有するが，TG も増加させる．この TG 増加は LDL を小型の LDL 粒子に変化させる[26]とともに，small dense LDL の血中分布も上昇させる[27]．

一方，経皮エストラジオール（E_2）は CEE の場合とは異なり，LDL コレステロールや HDL コレステロールには影響しないが，初回の肝通過効果がないため逆に TG は低下し，LDL 粒子は大型化し，small dense LDL の血中分布には影響しない[26,27]．このため，経皮 E_2の場合，エ

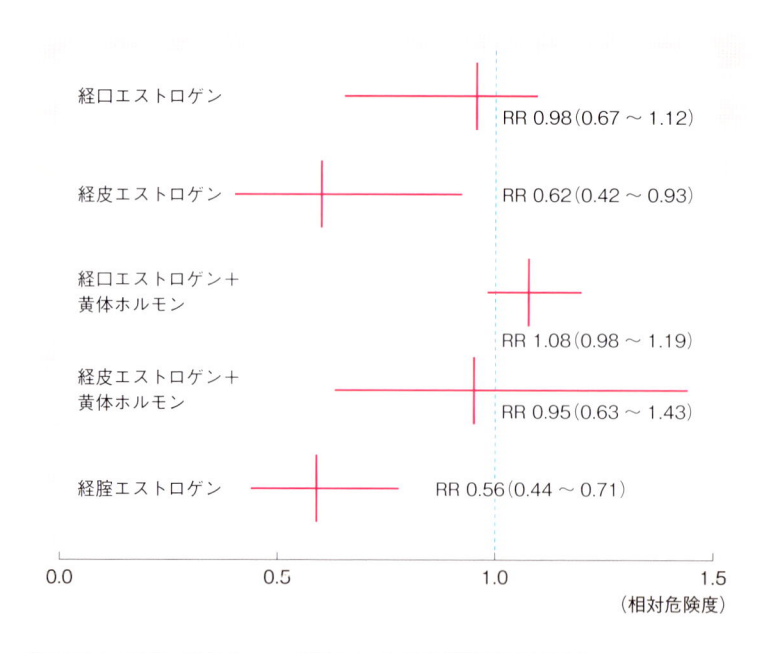

❻ エストロゲン投与ルートの違いによる心筋梗塞のリスク
(Løkkegaard E, et al. 2008[29])

ストロゲン自身の抗酸化作用が発揮され，血管壁内では活性酸素に酸化されにくく，粥状硬化への進展に抑制的に作用する．

　動脈硬化の発症・進展には血管炎症が密接に関与する．急性冠症候群の発症機序としてはまず，血管プラーク内の炎症が活発になり，さらにタンパク分解酵素の matrix metalloproteinase（MMP）が活性化され，プラークの線維性被膜が脆弱化し，最終的に破綻する．破綻後は血管内に血栓が急速に充満するため，急性症状を呈する．

　CEE は高感度 CRP や血清アミロイドタンパク A，インターロイキン 6（interleukin 6：IL-6）などの急性血管炎症マーカーを上昇させ，MMP を上昇，MMP に抑制的に作用する tissue inhibitor of MMP（TIMP）を低下させることが報告されている．一方，経皮 E_2 では血管炎症マーカーや MMP の上昇はなく，TIMP はむしろ低下することから，炎症に抑制的に作用し，プラークを安定化させる可能性が考えられる[28]．

　実際に欧州で行われた臨床試験では，経皮エストロゲンで心筋梗塞リスクが有意に 40% 減少したとの報告もある（❻）[29]．

3）黄体ホルモン

　子宮を有する女性には，子宮内膜過形成や子宮内膜癌を予防するためにエストロゲンに黄体ホルモンを併用する必要がある．WHI で使用された MPA を併用すると，エストロゲンで上昇した HDL コレステロールや血管内皮機能は MPA の併用量と用量依存的に低下する[30]．この HDL コレステロールに対する MPA の悪影響は合成型黄体ホルモンのテストステロン作用によるもので，男性ホルモン作用のない天然型黄体ホルモンにはこれらの悪影響は少なく，エストロゲンの好影響が温存されることもわかっている．

4）スタチン

Management of Elevated Cholesterol in the Primary Prevention Group of Adult Japanese（MEGA）Study の結果より[31]，脂質異常症を合併した日本の女性へのスタチン介入の効果は証明されているが，『動脈硬化性疾患予防ガイ

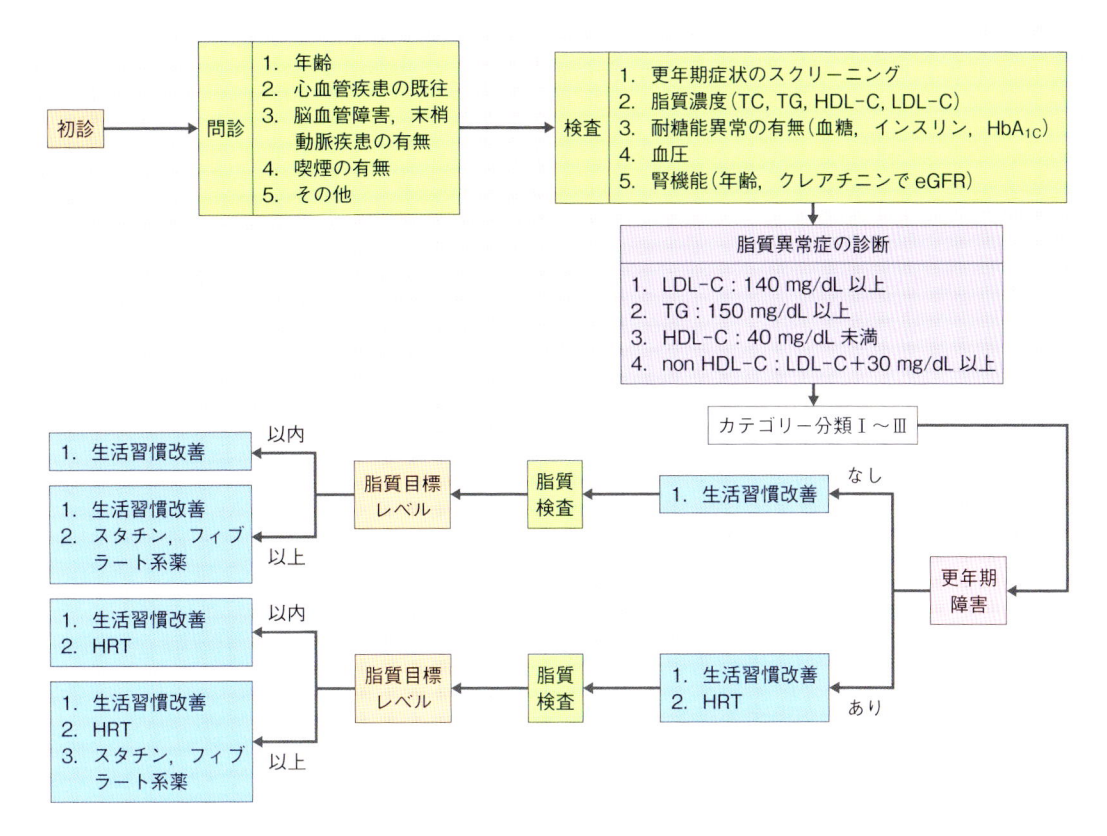

❼ 閉経後脂質異常症（一次予防）の管理方法
（女性の動脈硬化性疾患発症予防のための管理指針 2018 年度版．2018[32]）

ドライン 2017 年版』[13]で推奨されているように，生活習慣の改善を優先させ，リスク区分や脂質管理目標値を参考に薬物療法の開始を決定すべきである．50 歳前後の閉経後女性の場合，血管運動神経症状などの更年期症状を訴えることが多い．

日本女性医学学会が 2018 年に改訂した『女性の動脈硬化性疾患発症予防のための管理指針 2018 年度版』によれば，脂質異常症があり更年期症状がない症例の場合，生活習慣の改善を行い，再度脂質検査を施行し，ガイドラインの管理目標値に到達していれば生活習慣の改善を維持させるが，到達していなければスタチンを投与する．更年期症状がある場合には HRT が適応となるので，HRT の禁忌でない症例には生活習慣の改善に加え，HRT の脂質代謝改善効果に期待して HRT を施行してもよい．その後，再度脂質検査を行い，管理目標値に到達していれば生活習慣の改善と HRT 投与を継続するが，到達していなければ HRT にスタチンを追加する（❼）[32]．

FH 患者の場合には，閉経後の LDL コレステロール上昇度は健常女性よりも大きいことが知られており，生活習慣の改善はもちろん，スタチンなどにより LDL コレステロールを積極的に低下させる必要がある．

糖代謝

糖代謝異常の経年的変化

厚生労働省の平成 28 年国民健康・栄養調査

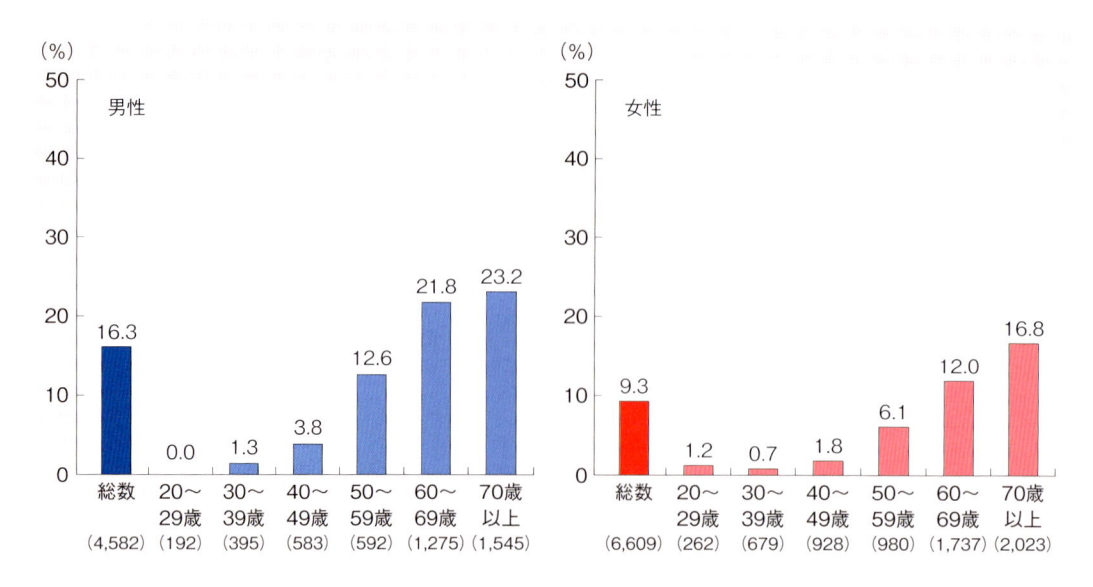

❽ 糖尿病が強く疑われる者の割合
（厚生労働省の平成 28 年国民健康・栄養調査報告）

報告によると，男女ともに経年的上昇を示し，50 歳以後の女性の頻度は上昇し，70 歳以後では 16.8%にまで上昇する（❽）．

また，われわれが閉経後女性を対象に独自に行った糖負荷試験によると，62%が正常，27%が境界型，11%が糖尿病で，糖代謝異常が 38%という結果であった．エストロゲンはインスリン感受性に作用することから，閉経後に糖代謝異常の頻度が上昇する機序の一つとして，エストロゲンの低下が考えられる．

糖尿病の診断基準

早朝空腹時血糖値が 126 mL/dL 以上，75 g OGTT で 2 時間値が 200 mL/dL 以上，随時血糖値が 200 mL/dL 以上，HbA_{1C} が 6.5%以上のいずれかが確認された場合，糖尿病型と判定する．早朝空腹時血糖値が 110 mL/dL 未満，75 g OGTT で 2 時間値が 140 mL/dL 未満の場合には正常型とし，糖尿病型および正常型いずれにも属さない場合に境界型と判定する（『糖尿病治療ガイド 2018-2019』）．

糖尿病と心血管疾患

糖尿病は心筋梗塞の重大な危険因子であり，厳重な脂質管理の必要性が示されている．

急性心筋梗塞患者を対象とし，急性心筋梗塞に対する危険因子関与の度合いの性差をみたケースコントロール試験である JACSS によれば，高血圧，家族歴，脂質異常症，肥満には男女差がないが，喫煙のオッズ比は男性の 4.00 に対し女性は 8.22 と高く，糖尿病も男性の 2.90 に対し女性は 6.12 と高い値を示すことが報告されている[33]．

10 年間での冠動脈疾患の死亡率を検討した NIPPON DATA 80 の冠動脈疾患のリスク評価チャートでは，男性の場合，血圧，喫煙，TC，年齢，血糖すべての危険因子が死亡率の上昇に関わるが，女性においてはとくに年齢と血糖が密接に関与することが示されている[34]．

HRT と糖代謝

WHI 試験のなかで HRT の糖代謝への影響を 3 年間検討した報告によれば，プラセボ群では

血糖，インスリンおよびインスリン抵抗性の指標であるHOMA-IR（homeostasis model assessment of insulin resistant）は上昇する一方，CEE群では血糖，HOMA-IRに変化なく，インスリンはむしろ低下する傾向にある[35]．またHRTとインスリン抵抗性および糖尿病新規発症との関連をみたメタ解析によると，HRTはインスリン抵抗性を低下させ，糖尿病新規発症を有意に減少させることが示されている[36]．

一方，HRTが冠動脈血管径に与える影響を検討した報告によると，糖代謝異常のない患者へのHRTは冠動脈血管径にほとんど影響を与えないが，糖代謝異常を有する患者の場合，冠動脈血管径を狭窄させる傾向が示されており[37]，糖代謝異常患者へのHRTは慎重であるべきと考えられる．

おわりに

女性の心血管疾患リスクにはエストロゲンが密接に関連しており，閉経後のリスク上昇が特徴である．自然閉経や外科的閉経によるエストロゲン濃度の低下は脂質や糖代謝異常をきたし，心血管疾患リスクへとつながることは明らかである．また，エストロゲン濃度の低下は脂質異常症を発症させるとともに，更年期症状の発現にも大きく関与する．HRTは更年期症状の改善以外にも脂質代謝改善効果もある．したがって，男性と女性では病態が異なることがわかっているが，その管理は同様に扱われていた．

以前，日本女性医学学会は日本動脈硬化学会のガイドラインに準拠して『女性の動脈硬化性疾患発症予防のための管理指針2013年度版』を作成した．その後，日本動脈硬化学会は5年ぶりにガイドラインを改訂し，『動脈硬化性疾患予防ガイドライン2017年版』を作成したため，日本女性医学学会では管理指針を改訂して，『女性の動脈硬化性疾患発症予防のための管理指針2018年度版』を作成した．本管理指針は，女性に特化させたもので，脂質異常症を呈する女性に対して，生活習慣の改善に加え，HRTの選択も可能とした．閉経後脂質異常症の病態は男性とは異なるため，婦人科医師が管理するべきである．今後，女性医学のなかで本領域が確立して総合的な女性のQOLが向上することに期待したい．

（若槻明彦）

● 文献
1) 上田一雄．循環器疾患の危険因子—本邦における特徴とその変遷．日循協誌 1994；29：57-67.
2) Kinjo K, et al, COSMO Group. An epidemiological analysis of cardiovascular diseases in Okinawa, Japan. Hypertens Res 1992；15：111-9.
3) Kodama K, et al. Trend of coronary heart disease and its relationship to risk factors in a Japanese-population：a 26-year follow-up, Hiroshima/Nagasaki study. Jpn Circ J 1990；54：414-21.
4) Yoshida M, et al. Incidence of acute myocardial infarction in Takashima, Shiga, Japan. Circ J 2005；69：404-8.
5) NIPPON DATA 80 Research Group. Risk assessment chart for death from cardiovascular disease based on a 19-year follow-up study of a Japanese representative population. Circ J 2006；70：1249-55.
6) Kannel WB, et al. Menopause and risk of cardiovascular disease. The Framingham study. Ann Intern Med 1976；85：447-52.
7) Kosuge M, et al. Japanese Acute Coronary Syndrome Study（JACSS）Investigators. Sex differences in early mortality of patients undergoing primary stenting for acute myocardial infarction. Circ J 2006；70：217-21.
8) Vakili BA, et al. Sex-based differences in early mortality of patients undergoing primary angioplasty for first acute myocardial infarction. Circulation 2001；104：3034-8.
9) Kudenchuk PJ, et al. Comparison of presentation, treatment, and outcome of acute myocardial infarction in men versus women（the Myocardial Infarction Triage and Intervention Registry）. Am J Caridol 1996；78：9-14.
10) Chandra NC, et al. Observations of the treatment of women in the United States with myocardial infarction：a report from the National Registry of Myocardial Infarction-I. Arch Intern Med 1998；158：981-8.

11）Marso SP, et al. Improving in-hospital mortality in the setting of an increasing risk profile among patients undergoing catheter-based reperfusion for an acute myocardial infarction without cardiogenic shock. J Invasive Cardiol 2003；15：711-6.

12）Kimura Y, et al. Demographic study of first-ever stroke and acute myocardial infarction in Okinawa, Japan. Intern Med 1998；37：736-45.

13）日本動脈硬化学会編. 動脈硬化性疾患予防ガイドライン 2017 年版. 東京：日本動脈硬化学会；2017.

14）Imamura T, et al. LDL cholesterol and the development of stroke subtypes and coronary heart disease in a general Japanese population：the Hisayama study. Stroke 2009；40：382-8.

15）Noda H, et al. Gender difference of association between LDL cholesterol concentrations and mortality from coronary heart disease amongst Japanese：the Ibaraki Prefectural Health Study. J Intern Med 2010；267：576-87.

16）Okamura T. Dyslipidemia and cardiovascular disease：a series of epidemiologic studies in Japanese populations. J Epidemiol 2010；20：259-65.

17）Imano H, et al. Low-density lipoprotein cholesterol and risk of coronary heart disease among Japanese men and women：The Circulatory Risk in Communities Study（CIRCS）. Prev Med 2011；52：381-6.

18）Ikenoue N, et al. Small low-density lipoprotein particles in women with natural or surgically induced menopause. Obstet Gynecol 1999；93：566-70.

19）Arca M, et al. Hypercholesterolemia in postmenopausal women：metabolic defects and response to low-dose lovastatin. JAMA 1994；271：453-9.

20）Wakatsuki A, et al. Lipoprotein metabolism in postmenopausal and oophorectomized women. Obstet Gynecol 1995；85：523-8.

21）Nigon F, et al. Discrete subspecies of human low density lipoproteins are heterogeneous in their interaction with the cellular LDL receptor. J Lipid Res 1991；32：1741-53.

22）Tribble DL, et al. Variations in oxidative susceptibility among six low density lipoprotein subfractions of differing density and particle size. Atherosclerosis 1992；93：189-99.

23）Wakatsuki A, et al. Small low-density lipoprotein particles and endothelium-dependent vasodilation in postmenopausal women. Atherosclerosis 2004；177：329-36.

24）Writing Group for the Women's Health Initiative Investigators. Risks and benefits of estrogen plus progestin in healthy postmenopausal women：principal results From the Women's Health Initiative randomized controlled trial. JAMA 2002；288：321-33.

25）Hsia J, et al, Women's Health Initiative Investigators. Conjugated equine estrogens and coronary heart disease：the Women's Health Initiative. Arch Intern Med 2006；166：357-65.

26）Wakatsuki A, et al. Different effects of oral conjugated equine estrogen and transdermal estrogen replacement therapy on size and oxidative susceptibility of low-density lipoprotein particles in postmenopausal women. Circulation 2002；106：1771-6.

27）Nii S, et al. Hepatic effects of estrogen on plasma distribution of small dense low-density lipoprotein and free radical production in postmenopausal women. J Atheroscler Thromb 2016；23：810-8.

28）Wakatsuki A, et al. Different effects of oral and transdermal estrogen replacement therapy on matrix metalloproteinase and their inhibitor in postmenopausal women. Arterioscler Thromb Vasc Biol 2003；23：1948-9.

29）Løkkegaard E, et al. Hormone therapy and risk of myocardial infarction：a national register study. Eur Heart J 2008；29：2660-8.

30）Wakatsuki A, et al. Effect of medroxyprogesterone acetate on endothelium-dependent vasodilation in postmenopausal women receiving estrogen. Circulation 2001；104：1773-8.

31）Nakamura H, et al. Primary prevention of cardiovascular disease with pravastatin in Japan（MEGA Study）：a prospective randomized controlled trial. Lancet 2006；368：1155-63.

32）日本女性医学学会編. 女性の動脈硬化性疾患発症予防のための管理指針 2018 年度版. 東京：日本女性医学学会；2018.

33）Kawano H, et al, Japanese Acute Coronary Syndrome Study（JACSS）Investigators. Sex differences of risk factors for acute myocardial infarction in Japanese patients. Circ J 2006；70：513-7.

34）NIPPON DATA 80 Research Group. Risk assessment chart for death from cardiovascular disease based on a 19-year follow-up study of a Japanese representative population. Circ J 2006；70：1249-55.

35）Bonds DE, et al. The effect of conjugated equine oestrogen on diabetes incidence：the Women's Health Initiative randomised trial. Diabetologia 2006；49：459-68.

36）Salpeter SR, et al. Meta-analysis：effect of hormone-replacement therapy on components of the metabolic syndrome in postmenopausal women. Diabetes Obes Metab 2006；8：538-54.

37）Howard BV, et al. Postmenopausal hormone therapy is associated with atherosclerosis progression in women with abnormal glucose tolerance. Circulation 2004；110：201-6.

女性ホルモンや女性ホルモン製剤が皮膚に与える影響と皮膚病変

はじめに

閉経や卵巣摘除によって卵巣機能が廃絶した女性にエストロゲンとプロゲステロンを補充するホルモン補充療法を行うと，皮膚に種々の作用をきたすことから，女性ホルモンの皮膚への影響が考えられるようになった．また，女性ホルモン製剤によりいくつかの皮膚病変が惹起されることも明らかにされている．本項では，主な皮膚病変を中心に紹介する．

ホルモン機能が皮膚に与える影響—更年期に対するホルモン補充療法によりわかってきたこと

ホルモン補充療法で改善した更年期にみられる皮膚の所見・症状として，皮膚の乾燥・粗糙，菲薄，細かいシワ，掻痒があげられる[1]．皮膚の厚みが薄くなることについては，真皮のⅠ型・Ⅲ型コラーゲンの産生が低下するためで，また弾性線維が減少することにより皮膚の弾力低下につながり，これらはホルモン補充療法により改善する[1]．また，表皮へのホルモン補充療法の作用として，角層水分量を増加させて皮膚の乾燥が改善する[2]．これら皮膚の生理的老化，閉経後の変化とホルモン補充療法による効果について，辻がまとめたものを❶に示す[1]．

エストロゲン受容体は，皮膚では表皮，毛嚢，脂腺，汗管などに発現が確認されている[1,2]．

女性ホルモンにより惹起される疾患

ピルおよび女性ホルモン製剤による皮膚病変

医学中央雑誌に収録のある，1983〜2005年に日本で報告されたピルによる皮膚病変について，南光がまとめたものを❷に示す[3]．ピルによる皮膚病変は，薬理作用で生じるものとアレルギー・免疫学的反応で生じるものの2つに大別される．

■ 薬理作用で生じるもの

エストロゲンの薬理作用で生じるものでは，血栓形成による末梢循環障害がある．具体的には手掌紅斑，手指足趾先端の紅斑・紫斑，指尖の壊疽・潰瘍である．エストロゲン製剤が肝由来の凝固因子を増加させ血栓傾向が促進されるためと考えられている．

晩発性皮膚ポルフィリン症はアルコール多飲の中年男性での報告が多いが，ピルが誘因となる場合が知られている．肝臓でのエストロゲン代謝に際し，ヘム合成系の代謝亢進と関連してポルフィリン代謝が亢進するためと考えられている[3]．

末梢血管拡張はとくに肝硬変患者で多くみられたとされ，発症機序にエストロゲン過剰により末梢血管が拡張するためと考えられている．

❶ 皮膚の生理的老化と閉経後の変化およびホルモン補充療法（外用を含む）の効果

	皮膚の生理的老化	閉経後の変化	ホルモン補充療法による効果
皮膚の乾燥	＋	＋	改善
萎縮	＋	＋	改善
シワ（細かい）	＋	＋	改善
シワ（深い）	＋	＋	改善なし
皮膚の伸展性	増加	増加	改善
創傷治癒	遅延	遅延	改善
皮膚（表皮または真皮）の厚さ	減少	さらに減少	改善（閉経前の状態まで）
真皮のコラーゲン量	減少	さらに減少	改善（閉経前の状態まで）
Ⅰ型コラーゲン量	減少	さらに減少	改善
Ⅲ型コラーゲン量	減少	さらに減少	改善（閉経前の状態まで）
Ⅲ／Ⅰコラーゲン	減少	減少	改善なし
コラーゲン産生能	低下	さらに低下	改善（閉経前の状態まで）
コラーゲンの分解能（turn over rate）	亢進	亢進	改善
コラーゲンの架橋	増加	増加	改善
弾性線維の数，太さ	減少	減少	改善
電顕レベルの変化	増加	増加	改善
エラスチンの産生能	減少	減少	改善？

（辻卓夫．2001[1]）

❷ ピルによる皮膚病変（日本での報告例：1983～2005年）

薬理作用で生じるもの
・血栓形成による指尖部などの末梢循環障害
・晩発性皮膚ポルフィリン症
・末梢血管拡張症（と浮腫）

アレルギー・免疫学的反応で生じるもの
・多形紅斑型薬疹
・Stevens-Johnson 症候群
・アナフィラキシー反応
・SLE

SLE：全身性エリテマトーデス．
（南光弘子．2006[3]）

アレルギー・免疫学的反応で生じるもの

アレルギー・免疫学的反応で生じるものとして，多形紅斑型薬疹，Stevens-Johnson症候群，アナフィラキシー反応，全身性エリテマトーデス（SLE）が報告されている．多形紅斑型薬疹とアナフィラキシーはプロゲステロンが主原因と推察されている[3]．

autoimmune progesterone dermatitis（APD）

月経ごとに出没する皮膚症状で，プロゲステロンの皮内試験で症状が再燃し，プロゲステロンに対する自己抗体が関与して生じると考えられている．とくに生理不順，無月経などの理由で合成プロゲステロンやピルの投与を受けた女性に発症する場合が多い[3]．皮膚症状は蕁麻疹，多形紅斑，湿疹・皮膚炎が多く，他に乾癬様，手足の汗疱様皮疹・膿疱，Duhring 疱疹状皮膚炎様などの報告がある[3]．

診断を確定するにはプロゲステロンの皮内試験が用いられる．治療は，抗ヒスタミン薬内服とステロイド薬外用は無効なことが多く，ほとんどの場合エストロゲン製剤投与が有効とのことである．これは，エストロゲンがプロゲステロンを抑制するためと推測されている．

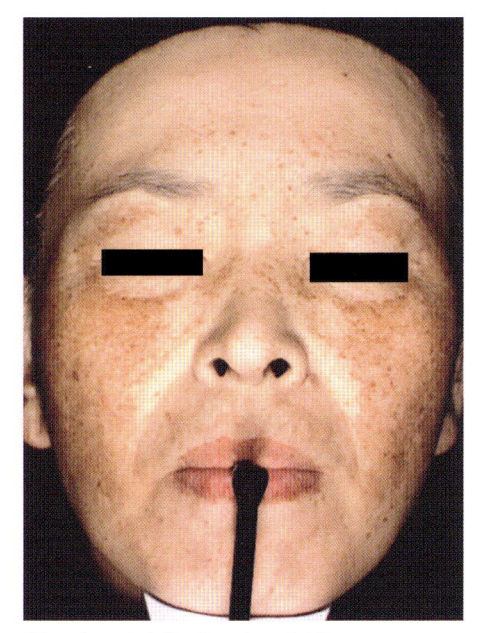

❸ 肝斑の臨床像（50歳，女性）
左右対称性に頬，前額，口唇上部に境界明瞭な褐色の色素斑を認める．眼囲が抜ける．
（船坂陽子．2001[4]）

estrogen dermatitis（ED）

APDと同様の皮膚症状を示すものの，プロゲステロンの皮内試験が陰性で，エストロゲンの皮内試験に陽性を示す．自己抗体が関与する

場合と，エストロゲンによる免疫学的変調をきたすことで症状が発現する場合とがある[3]．

エストロゲン製剤に誘発されて生じた場合には，薬剤を中止して経過をみる．薬剤誘発性でない場合は，抗エストロゲン薬であるタモキシフェン投与が有効とされる[3]．

肝斑

皮膚症状

肝斑は，眼瞼を避けて両頬を中心としてできる境界の不明瞭な色素斑である．色素斑の分布は特徴的で，眼囲を避けて生じる．線状，弓状，多環状および融合して不整形の斑を形成する．臨床型は，①centrofacial（顔面中央型：頬，前額，口唇上部，鼻，顎）（❸）[4]，②malar（頬骨型：頬，鼻に限局）（❹）[5]，③mandibular（下顎型：下顎部）の3つに分類される．大半が20歳台後半〜40歳台に発症し，発症年齢の平均は30歳と報告されている．男女比は，日本では1：14である[5]．

病態

紫外線曝露，女性ホルモンがその発症誘因な

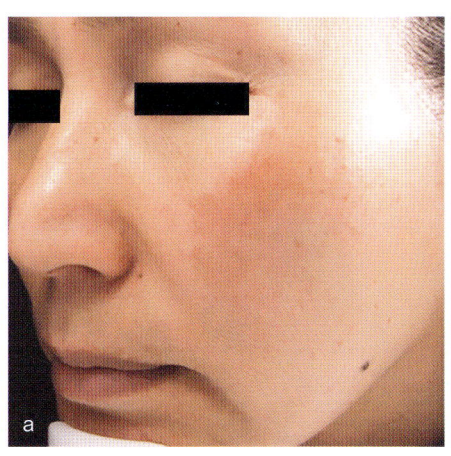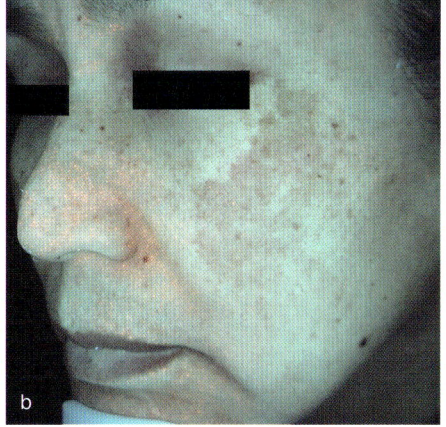

❹ 肝斑の臨床像（46歳，女性）
a：頬に境界明瞭な褐色の色素斑を認める．
b：UVA光下での臨床像．メラニン含量の増加のために周囲健常部よりも濃い色調として検出される．
（船坂陽子．2009[5]）

らびに増悪因子として働く.

紫外線の関与

肝斑病変部生検組織の検討にて，真皮浅層の光線性弾性線維変性が周囲健常皮膚よりも強く認められることから，同部への慢性的な紫外線曝露が肝斑発症の誘因となることが示されている[6].紫外線は悪化因子としても作用し，Sanchez らは，76 例全例において既存の肝斑が紫外線曝露によって色調が濃くなったと報告している[7].4〜7 月に初診する患者が多くを占めることも，紫外線が肝斑の発生や増強に関与することを強く示唆する.

日光黒子と異なり，ケラチノサイトの増殖を伴わず，メラノサイトにおけるメラニン生成が亢進し，かつメラノサイトの数が増加していることが示されている[6].

従来肝斑は，表皮型，真皮型，表皮と真皮に病変のある混合型に分けられていた.しかし，免疫組織染色により真皮のみにメラニン含有細胞が散見される症例は真皮のメラノサイトの増殖が主体であり，両側性太田母斑様色素斑と診断できることから，従来肝斑の真皮型といわれていたものは両側性太田母斑様色素斑であり，肝斑としては表皮型（すなわち表皮のメラニン沈着の増強がみられる型）と混合型（すなわち表皮のメラニン沈着と真皮の多数のメラノファージによるメラニン沈着がみられる型）の2 型しか存在しないと結論づけられている[6].

女性ホルモンの関与

妊娠や経口避妊薬をきっかけに肝斑が発症する場合があることから，エストロゲン，プロゲステロンが肝斑の誘発因子の一つと考えられている.約 3 割の症例で妊娠が増悪因子となり，経口避妊薬による増悪も報告されている.

肝斑病変部ケラチノサイトにおいて，αMSH（melanocyte stimulating hormone）や VEGF（vascular endothelial growth factor）の発現増強，真皮線維芽細胞での SCF（stem cell factor）の発現増強，ERβ（estrogen receptor β：エストロゲン受容体β）と PR（progesterone receptor：プロゲステロン受容体）の表皮での発現亢進および ERβ の真皮線維芽細胞での発現亢進がみられており，ケラチノサイトや線維芽細胞，メラノサイトに異常が生じていること，そして女性ホルモンが関与していることが組織学的な解析においても明らかにされている[8-10].

角層バリアの機能不全

肝斑病変部では角層バリアの機能不全があることが示されている.テープストリッピングを5 回施行して，角層を一部除くと，その直後では健常部に比べて TEWL（transepidermal water loss：経表皮水分喪失量）が亢進していることが示されている[11].肝斑の生検組織において角層の厚さも薄いことが示され，おそらく慢性の紫外線曝露により真皮の変化に加え，角層のバリア機能不全が生じているのではないかと考えられている.

■ 対処法

中年女性では，肝斑に加え日光黒子などの合併例も多いので，おのおのの色素斑の診断を適正に行ったうえで治療していく必要がある.肝斑そのものは寛解・増悪を繰り返し，治療に難渋することが多い.慢性の紫外線損傷が組織学的に証明されており，遮光に留意することが肝要である.そのうえでメラニンの生成抑制と排出促進を目的とした美白剤などによる治療を行う.

4〜5%ハイドロキノン含有製品

1 日 1〜2 回塗布し，遮光が必須である.改善効果の出現は他の美白剤に比べ早い.急性反応として皮膚刺激症状，接触皮膚炎が高率にみられるので，あらかじめその旨を患者に説明しておく.無防備な日光曝露や長期使用した場合，丘疹状や斑状の色素沈着（ochronosis）および爪甲色素沈着をきたすことがあるので，3〜4 か

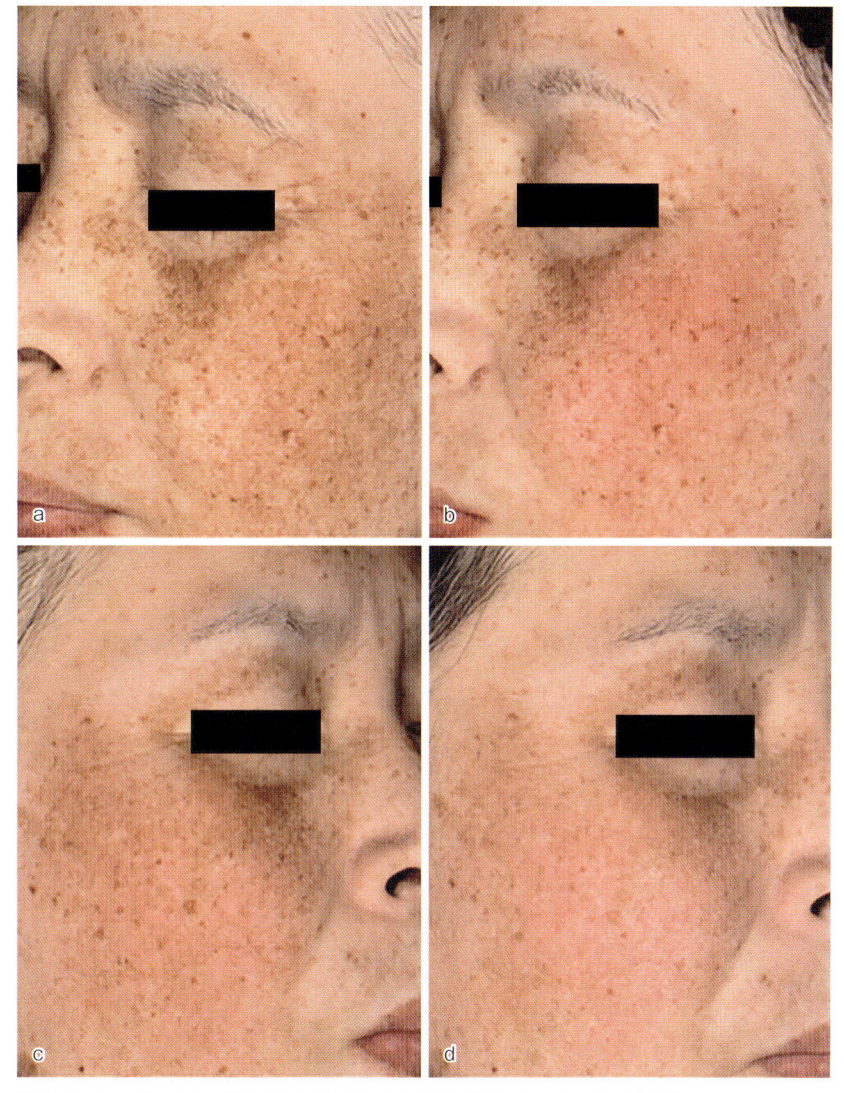

❺ ケミカルピーリングとハイドロキノンによる治療（50 歳，女性）

a：左顔面．治療前．

b：左顔面．グリコール酸ピーリングを 4 回施行後．眼囲の健常部との境界の色素斑は改善しな
　　いが，頬全体の色調は薄くなる．

c：右顔面．治療前．

d：右顔面．5％ハイドロキノン軟膏の外用を併用し，グリコール酸ピーリングを 4 回施行後．
　　左顔面よりも色素斑の改善が顕著である．

（船坂陽子．2001[4]）

月の外用で軽快したら，4％以上の高濃度のハ
イドロキノンは漫然と使用せず，いったん中止
するのが望ましい．

　欧米では，5％ハイドロキノン，0.1％トレチ
ノイン，0.1％デキサメタゾン含有の O/W 型ク
リームが，ハイドロキノン単独あるいはトレチ
ノイン単独の場合よりも肝斑への有効率がより
高いと報告されている．反応性皮膚炎によりト
レチノインの使用に耐えられない場合，4％ハ
イドロキノン・10％グリコール酸含有クリー

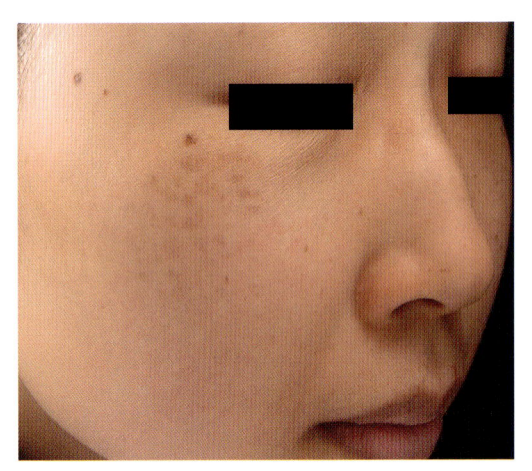

❻ 両側性太田母斑様色素斑の臨床像（34 歳，女性）
（船坂陽子．2009[5]）

ム，またハイドロキノンが使用できない場合に，4％コウジ酸・5％グリコール酸含有クリームが使用され，有効であったと報告されている[12]．

他の美白剤

アルブチン（3％），コウジ酸（1％），油溶性甘草エキス（0.1～0.2％），ビタミンC誘導体（10％濃度ビタミンCリン酸マグネシウム塩），トラネキサム酸（1％），ルシノール（0.3％），リノール酸（0.1％リポソーム化リノール酸），

カミツレエキス（0.5％），ニコチン酸アミド（5％）の有効性が示されている．これらの外用剤は安全性が高く，長期使用が可能である．

ケミカルピーリング

グリコール酸を用いた剥離深達レベル1，2（最浅層～浅層）のケミカルピーリングが，とくにハイドロキノンとの併用で有効である（❺）[4]．日本人の皮膚ではレチノイドの外用により強い炎症反応をきたすことがあるので，各人の皮膚に合うように調節できるピーリングのほうがダウンタイムの少ない治療法であるという利点を有する．

イオントフォレーシス

5％リン酸L-アスコルビン酸ナトリウム水溶液を用いたイオン導入により，改善が得られる．

内服療法

① トランサミン®（カプセル250 mg）3～6カプセル　分3
② シナール® 3.0 g　分3
③ ユベラN®（ソフトカプセル200 mg）3カプセル　分3
④ ハイチオール®（錠80 mg）3錠　分3
　①～④を組み合わせて用いる．とくに，②，

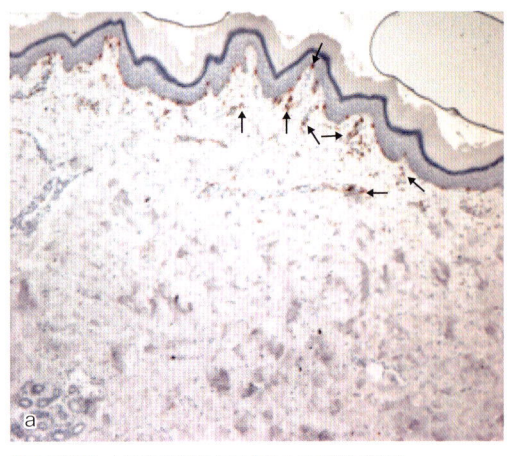
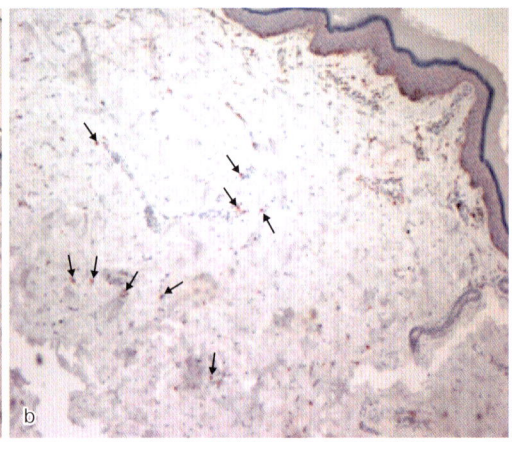

❼ 両側性太田母斑様色素斑の病理組織像
a：抗TRP1（メラニン生成に関わる酵素）抗体を用いた染色像．メラニン産生能を有する成熟メラノサイト（→）が表皮基底層と真皮浅層に散在してみられる．
b：抗c-KIT抗体を用いた染色像．成熟メラノサイトに加え，真皮全層にメラニン産生能を有さない未熟メラノブラスト（→）が散在してみられる．

③，④は単独よりも併用療法がより効果的である．

なお，トラネキサム酸は製剤投与に際して，血中コレステロールが高くないか，動脈硬化，血栓や梗塞病変，血栓性静脈炎がないか確認する．

両側性太田母斑様色素斑

両頬，前額など肝斑と似た部位に灰色がかった褐色斑が集簇し，通常左右対称性にみられる（**❻**）[5]．肝斑と間違えられることが多い．男女比は1：13で肝斑と同様に女性に多い．両側性太田母斑様色素斑と肝斑が合併した症例もある．

真皮内の不活性化メラノサイトが，紫外線照射，女性ホルモン，炎症などが刺激となり活性化され，メラニンを産生して顕症化する．元来メラニン産生能をもたない未熟なメラノブラストが真皮に存在する素因をもち，紫外線などの刺激により，メラニン産生能を有する成熟したメラノサイトに活性化され，色素斑を形成するようになる病態であると考えられている[13]．組織学的に真皮上層ないし中層の結合組織間に紡錘状，紐状の褐色のメラニン顆粒をもつメラノサイトが認められる（**❼**）．表皮基底層にも軽度のメラニン増加を認めることがある．

治療は，QスイッチルビーレーザーもしくはQスイッチアレキサンドライトレーザー照射により真皮のメラノサイトを破壊することによる．ただし，肝斑の病態を合併している場合は炎症後色素沈着をきたすので，このことを患者に十分説明してから照射する必要がある．

おわりに

女性ホルモンや女性ホルモン製剤により肝斑，両側性太田母斑様色素斑といった色素異常症が誘導されたり，一種の薬疹のような皮膚症状の報告があるので，女性ホルモン製剤曝露の有無に関する問診が必要である．一方，女性ホルモン製剤には老化した皮膚を若返らせる効果があることから，アンチエイジング療法として安心して用いられるように，現在種々工夫された療法が開発されている．今後，これら療法がより発展し，老化改善療法としてうまく組み込まれることが期待される．

（船坂陽子）

●文献
1）辻卓夫．皮膚の老化と女性ホルモン．皮膚病診療 2001；6：552-6．
2）溝口昌子ほか．中高年女性の皮膚とホルモン補充療法．香粧会誌 2001；25：211-6．
3）南光弘子．月経後，ピルによる皮膚病変．MB Derma 2006；119：8-15．
4）船坂陽子．ケミカルピーリングの疾患別治療プログラム しみ．松永佳世子ほか編．皮膚科診療プラクティスシリーズ11巻 ケミカルピーリングとコラーゲン注射の実際—美容皮膚科最前線．東京：文光堂；2001．p.112-21．
5）船坂陽子．肝斑．鈴木啓之，神崎保編．皮膚科診療カラーアトラス体系 3色調異常/水疱性疾患/膿疱症．東京：講談社；2009．p.50-3．
6）Kang WH, et al. Melasma：histopathological characteristics in 56 Korean patients. Br J Dermatol 2002；146：228-37．
7）Sanchez NP, et al. Melasma：a clinical, light microscopic, ultrastructural, and immunofluorescence study. J Am Acad Dermaol 1981；4：698-710．
8）Kang HY, et al. The dermal stem cell factor and c-kit are overexpressed in melasma. Br J Dermatol 2006；154：1094-9．
9）Kim EH, et al. The vascular characteristics of melasma. J Dermatol Sci 2007；46：111-6．
10）Jang YH, et al. Oestrogen and progesterone receptor expression in melasma：an immunohistochemical analysis. J Eur Acad Dermatol Venereol 2010；24：1312-6．
11）Lee DJ, et al. Defective barrier function in melasma skin. J Eur Acad Dermatol Venereol 2012；26：1533-7．
12）船坂陽子．肝斑の治療法—海外でのEBMからの検証．Aesthetic Dermatol 2010；20：321-8．
13）Mizoguchi M, et al. Clinical, pathological, and etiologic aspects of acquired dermal melanocytosis. Pigment Cell Res 1997；10：176-83．

女性のライフサイクルに伴う心疾患

はじめに

　女性のヘルスケアの一環として心疾患の予防や適切な診断・治療は，長寿社会の出現や高齢出産，成人先天性心疾患患者の増加などにより，社会的にもますます重要な問題となってきている．また，妊娠，出産，閉経などのライフイベントは女性の健康に大きな影響を及ぼす．このような男性にはない女性における体内環境の変化によって，女性の心血管疾患は男性とは異なる特徴がみられる．

　本項では，女性の各ライフステージにみられる代表的な心血管疾患とその対応，心血管疾患をもつ女性の妊娠について概説する．

女性のライフステージにおいてみられる心血管疾患

若年女性の心血管疾患

　一般的に，若い女性において心血管疾患を発症することは少ないが，日常の産婦人科診療，とくに女性外来を謳っている専門外来では，胸痛や胸苦しさなどの胸部不定愁訴を訴える若年女性の受診もみられる．一般的にはいわゆる"若年性胸痛症候群"といわれる一過性の症候群であることが多く，予後は良い．しかし，見逃してはならない自己免疫疾患は若い女性に多く，そのなかでも心血管系を主座とする高安病や原発性肺高血圧症は，早期に診断し治療を開始することにより予後が改善するので，見逃さ

ないよう留意する．

若年性胸痛症候群[1]

　若年性胸痛症候群（precordial catch syndrome）は小児期から青年期に多い胸痛症候群で，痛みは鋭く数分〜数十分である．労作には関係せず安静時に多い．深呼吸などの胸郭の動きに伴って痛みが変化することが多いので，機能的な筋骨格系，末梢神経系の障害と考えられているが，脊椎-胸郭形成異常（脊柱側彎症，漏斗胸，straight back syndrome），帯状疱疹，肋間神経痛，胸膜炎などの胸痛の原因となる疾患を除外して初めて診断される．

　治療はとくになく，成長とともに軽快していくことが多い．

高安動脈炎[2]

　高安動脈炎（Takayasu arteritis）は，大動脈とその主要分枝，冠動脈，肺動脈に炎症性肥厚をきたし，慢性炎症の結果，狭窄，閉塞，拡張，石灰化をきたす結合組織病である．典型的な上肢虚血症状（橈骨動脈の脈拍の左右差など）や頸動脈病変による脳虚血症状に加えて，冠動脈や大動脈弁にも病変が進展すると心筋虚血による胸痛や大動脈弁狭窄・閉鎖不全の進行による心不全などの症状も呈する．女性の発症率が8倍高く，発症年齢は20歳前後が最多である．

　症状を契機に心臓核磁気共鳴像(MRI)，CT，PET（positron emission tomography）などの検査を行うことにより早期発見・治療が可能となり，近年，著明に予後が改善している．

❶ 肺動脈性肺高血圧症の診断基準

右心カテーテル検査
肺動脈圧の上昇
安静時肺動脈平均圧≧25 mmHg
肺血管抵抗＞240 dyne/sec/cm^{-5}
肺動脈楔入圧は正常

肺血流シンチグラム
区域性血流欠損なし，もしくは斑状の血流欠損像

若い女性に好発するため，妊娠，出産が問題となることもある．炎症が沈静化しており，大動脈弁狭窄・閉鎖不全症による重篤な心機能低下がなければ，基本的には出産は可能である．しかし，一部の患者で出産後，血管炎が再燃することがある．

肺動脈性肺高血圧症

肺動脈性肺高血圧症（pulmonary arterial hypertension）は，肺高血圧の原因となる基礎疾患（心血管疾患，呼吸器疾患）がなく，高度の肺高血圧（肺動脈平均血圧＞25 mmHg）を主徴とする疾患で，自覚症状としては労作時呼吸困難，息切れ，易疲労感，動悸，胸痛などである．男女比は1：1.7と女性に多く，発症年齢は小児期から妊娠可能な若い女性に好発する．発症頻度は100万人に1〜2人とまれな疾患（日本の患者数：約2,500人）で，無治療では，診断からの平均生存期間が2.8年と非常に予後不良であった[3]．

原因はいまだ明らかではないが，1990年以降，開発された治療薬（プロスタサイクリンとその誘導体，エンドセリン受容体拮抗薬，一酸化窒素経路に属するホスホジエステラーゼ5阻害薬などの特異的肺高血圧治療薬）により生命予後は改善してきたが，妊娠は禁忌である．

❶に診断基準を示す．

❷ 周産期心筋症の診断基準

- 分娩前1か月から分娩後5か月以内に新たな心不全症状の出現（妊娠中もしくは妊娠6か月から分娩後5か月）
- 心疾患の既往なし
- 他に心不全の原因となるものが明らかでない
- 心エコーにて左心機能の低下が確認できる（左室駆出率＜45〜55％，左室短縮率＜30％）

周産期に発症する心疾患

周産期に発症する心血管疾患としては周産期心筋症と妊娠高血圧症候群が代表的な疾患であるが，ここでは周産期心筋症について概説する．

周産期心筋症

周産期心筋症とは，心疾患の既往がない女性が周産期に，心収縮能が低下し，心不全を発症する心筋症である．❷に診断基準を示す．

発症頻度，危険因子

周産期心筋症の発症頻度は，国や人種，時代によって大きく異なる．ハイチでは300出産に1例，米国では，1,000〜4,000出産に1例，日本では約20,000出産に1例であった．米国国内にあっても，黒人（1/1,421出産），アジア人（1/2,675出産），白人（1/4,075出産），ヒスパニック（1/9,861出産）の順に頻度が高く，社会経済的な環境要因だけでなく人種差も存在する可能性がある[4]．

その他に周産期心筋症の危険因子として，多産，高齢，多胎，妊娠高血圧症候群，妊娠前からの高血圧，切迫早産の治療や，喫煙，肥満などがあげられる．

米国においては，周産期心筋症の認知度が上がったため診断率の向上，妊婦の高齢化，多胎妊娠や妊娠高血圧症候群の増加などにより発症率が増加傾向にある．日本において発症頻度が低いことの説明としては，肥満や生活習慣病の合併が少ないこと，また多くの妊婦が妊婦健診

を受け妊娠高血圧症候群などの早期治療ができていることなどが考えられる．特異的なバイオマーカーは得られていないが，マイクロ RNA の一つである miR-146a の有用性が検討されている[5]．

病因

周産期心筋症の病因についてはさまざまな説があり，いまだ単一原因は確定できていない．可能性のある原因の一つとして，ウイルス感染による心筋炎や胎児由来のマイクロキメリズム，内分泌説などが提唱されている．

マイクロキメリズムは，遺伝的に由来の異なる少数の細胞が同一個体に定着し存続している現象であり，自己免疫疾患に関係があるといわれているが，不明な点が多い．妊娠に際して，胎児由来の細胞が母親の心筋に生着し，妊娠中は免疫低下により炎症が起こらないが，出産後，母体の免疫力の回復とともに胎児由来の細胞を認識し，母親の心筋炎を発症するという説明である．

内分泌説は，妊娠後期に母体からの分泌が増えるプロラクチンが，心筋 STAT3 タンパク（サイトカインシグナル伝達分子 gp130 により活性化される転写因子）ノックアウトマウスモデルでは異型プロラクチンに切断され，この異型プロラクチンが心筋障害を引き起こすというもので，内分泌的異常による発症機序も提唱されている[6]．

治療

周産期心筋症の治療としては，現時点では発症メカニズムが明らかにされていないので原因治療はできず，心不全の対症療法が行われる．ただし，妊娠継続や授乳による新生児に対する影響を考え使用薬剤は限定される．

心不全治療薬として確立されている血管拡張薬（アンジオテンシン変換酵素阻害薬〈ACE 阻害薬〉），アンジオテンシンII受容体拮抗薬〈ARB 拮抗薬〉）や交感神経遮断薬（β 遮断薬），

利尿薬（フロセミド）が多く用いられる．妊娠中は ACE 阻害薬，ARB 拮抗薬は胎児催奇形性のために使用できないので，硝酸薬やヒドララジンが血管拡張薬として用いられる．β 遮断薬投与に際しては，子宮収縮を促進しないために β_1 選択性のものを用いる．一部の症例では抗プロラクチン療法（ブロモクリプチン内服）の有効性が報告されているが大規模無作為化試験はなく，今後の検討が期待される[7]．

重症化すれば，非薬物療法として大動脈内バルーンポンプ（intraaortic balloon pump：IABP）や経皮的心肺補助装置（percutaneous cardiopulmonary support：PCPS），さらに左心補助人工心臓（left ventricular assist device：LVAD）や心臓移植の適応となる症例もある．

妊娠の継続，再妊娠の判断

妊娠の継続については，胎児と母体リスクを十分に検討し産科医と循環器医をまじえたチーム医療のもとに決定されるべきである．また，再妊娠したときの予後は，初回妊娠時の心機能低下が持続している症例ほど心不全発症率や出産後のさらなる心機能低下，死亡などのリスクは高くなる．この結果をふまえると，周産期心筋症の既往がある妊婦において，心機能低下が持続している場合は再び妊娠することは避けるべきと考えられる．一方，心機能が回復している場合の妊娠を避けるべきかどうかについては，個別に考慮する．

更年期に多い心疾患[8]

■ 微小血管狭心症

微小血管狭心症は，狭心症様の症状があるにもかかわらず冠動脈造影で観察できる太さの冠動脈には器質的病変がなく，小動脈・細動脈以下の微小血管の機能異常のために起こる心筋虚血と定義されている．その 70％が女性で，閉経後に多くみられる．

症状

症状は労作に関係なく出現し，胸痛以外に，顎の痛み，呼吸困難感，全身倦怠感，動悸，嘔気，胸やけなど非典型的な訴えもあり，硝酸薬の舌下に反応しない場合も多い．

診断

一般的に，狭心症は発作時の心電図 ST 部分の変化や虚血時の重症不整脈の出現など，心電図変化により診断が可能であるが，微小血管狭心症では心電図変化が乏しいことが多く，診断に苦慮する．女性で狭心症が疑われる場合，運動負荷試験や Holter 心電図により器質的病変と無症候性心筋虚血が除外されても，このような微小血管狭心症の可能性を考える必要がある．

微小血管狭心症の確定診断には，古くから心臓カテーテル検査による冠血流予備能の測定やペーシング負荷時の冠静脈洞の乳酸代謝測定を行う方法がある．近年，[13]N-アンモニアを用いた PET による非侵襲的な冠血流予備能測定や，MRI とドブタミン薬物負荷を組み合わせた方法など，微小冠動脈の機能異常を検出できることが報告されているが，これらを行っている施設は限られている[9,10]．

治療

現在，微小血管狭心症に対する確立した治療法はないが，硝酸薬よりもカルシウム拮抗薬が有効なことが多い．一般的な抗狭心症薬治療で十分な効果が得られず脂質異常症や高血圧を合併している場合は，スタチンや ACE 阻害薬などの追加が有効な症例がある．

予後

予後は比較的良いといわれていたが，米国の WISE（Women's Ischemia Syndrome Evaluation）study では，核磁気共鳴分光法（magnetic resonance spectroscopy：MRS）による虚血の有無を検討した結果，有意狭窄はなく MRS で虚血を認めた群は冠動脈に有意狭窄を認めた群と同等の 3 年間のイベント回避率（57 vs. 52％）

であったことを報告している[11]．

高齢女性に多い心疾患

虚血性心疾患

女性においては閉経前は女性ホルモンの作用により動脈硬化による虚血性心疾患は男性よりはるかに少ないが，閉経後から速いスピードで進行する．

死亡率

虚血性心疾患による年齢調整後の高齢女性の死亡率をみると，70 歳代では男性の約 50％であるが，80 歳以降になると 70％以上に上昇する．心筋梗塞後早期の死亡率は，日本，欧米とも高齢女性では高いことが報告されている．この原因として，女性の急性心筋梗塞患者は，心理社会的な因子の関与もあり，男性に比べて発症から治療開始までの時間が遅れ，冠動脈造影検査や冠動脈インターベンションなどの治療を受ける頻度も少ないという社会的要因も考えられている[12]．

危険因子

虚血性心疾患の危険因子の種類に性差はみられないが，統計学的に糖尿病と喫煙は，心筋梗塞の危険因子として男性に比べて女性により強いリスクをもたらすという結果が報告されている．すなわち，日本人の心筋梗塞の危険因子は，男性では高血圧，喫煙，糖尿病の順であるのに対して，女性では喫煙，糖尿病，高血圧の順となっている．また，血清総コレステロールは，閉経前までは女性で低いので男性より危険因子としての関与は小さい[13]．

たこつぼ型心筋症

たこつぼ型心筋症は 1990 年に Sato らが初めて報告し，takotsubo-type cardiomyopathy, stress-related cardiomyopathy, transient left ventricular apical ballooning, neurogenic stunned myocardium などの病名がある[14]．

❸ たこつぼ型心筋症の診断基準

定義	• 原因不明で急性に発症する左室心尖部の広汎な無収縮と心基部の過収縮をきたし，左室がたこつぼ様の形態となる • 多くの症例が収縮力低下は一過性で1か月前後で正常化する • 右室で同様なことが起こることもある • 機能的左室流出路障害を認めることもある
除外基準	• 冠動脈疾患（急性期には冠動脈造影検査にて確認する） • 脳血管障害によるたこつぼ様心筋障害 • 褐色細胞腫によるたこつぼ様心筋障害 • ウイルス性または特発性心筋症

発症機序

高齢女性に，心身のストレスを契機に発症することが多い．冠動脈病変がないにもかかわらず，発症直後から数か月，全周性に左室心尖部が無収縮ないし瘤状を呈し，左室収縮期に心エコーや左室造影検査でたこつぼ様の形態を示す．その発症機序は明らかではないが，高度な心身のストレスにより，心臓交感神経終末から大量のノルアドレナリンが放出され心筋が障害されるためと考えられている[15]．

診断

❸に診断基準を示す．災害時にも多くみられ，急性冠症候群と似た胸痛や呼吸困難感を伴うこともある．心電図では，急性期にはST上昇を認め，発症後，数日から治癒期にかけて巨大陰性T波とQT延長を呈するが，これらの心電図変化は，数か月以内にほぼ正常に復する．血液検査では心筋逸脱酵素（CPK，troponin Tなど）は軽度上昇にとどまることが多い．

治療，予後

特異的な治療法はなく，一般的な心不全治療とともに心電図でQT延長を認める場合には心室性不整脈の発生に注意する．全周性に心基部は過収縮となるため，左室流出路狭窄を伴う場合には，過剰な心筋収縮を抑制するためβ遮断薬の投与が検討される．低心拍出状態を改善す

るための陽性変力作用薬（カテコールアミン系薬剤）は，過収縮領域のみに薬効が現れると左室流出路狭窄を強めるだけで病状を増悪させることがあるので慎重に使用すべきである．したがって，低心拍出状態が遷延する場合にはIABPやPCPSを用いることもある．

一般的には予後は良好であり，支持療法で心不全は回復し，数か月でほぼ発症前と同様の心筋収縮力に復することが多い．心原性ショックや致死性不整脈，心破裂などによる死亡率は1〜3%程度で，再発も5〜10%程度にみられる[16]．

■ 心不全

心不全の罹患数，死亡数は増加している．粗数に性差はほとんどないが，女性は高齢発症が多いため，年齢調整罹患率，年齢調整死亡率ではいずれも男性に比べて低い．

心不全の基礎心疾患では，男性は虚血性心疾患が多く，女性は高血圧が多い．したがって，心不全の病態としては，男性は左室収縮能の低下，女性は左室拡張能の低下が主体であることが特徴である．

予後

拡張能不全による女性の心不全は男性に比し予後が良いことが多いが，心不全の原因が虚血性心疾患による収縮不全の場合，男性との差はなくなるか，むしろ悪くなる[17]．虚血性心疾患以外の女性の心不全の予後が男性より良い理由はまだ十分解明されていないが，拡張能の低下による心不全の場合には容量負荷を利尿薬で軽減することにより，短期的には症状を改善できることも寄与している可能性がある．

❹ 先天性心疾患の重症度分類

重症度	未修復	修復後
軽症（単純）	• 大動脈弁膜疾患（孤発性） • 僧帽弁膜疾患（孤発性）（パラシュート弁，裂隙を除く） • 卵円孔開存または心房中隔欠損症（小欠損，孤発性） • 心室中隔欠損症（小欠損，孤発性），関連病変なし • 肺動脈狭窄（軽度） • 動脈管開存（軽度）	• 動脈管開存 • 心房中隔欠損症（二次孔欠損，静脈洞型で遺残症なし） • 心室中隔欠損症（遺残症なし）
中等症	• 大動脈左室瘻 • 総肺静脈還流異常，部分肺静脈還流異常 • 完全型房室中隔欠損，不完全型房室中隔欠損 • 大動脈縮窄 • Ebstein 病 • 右室流出路狭窄 • 心房中隔欠損症（一次孔欠損） • 動脈管開存（非閉鎖） • 肺動脈弁閉鎖不全（中等度以上） • 肺動脈弁狭窄（中等度以上） • Valsalva 洞瘻，動脈瘤 • 心房中隔欠損症（静脈洞型）	• 大動脈狭窄（弁下型，弁上型）（閉塞性肥大型心筋症を除く） • TOF • 下記を合併する心室中隔欠損症 　弁欠損 　大動脈弁閉鎖不全 　大動脈縮窄 　僧帽弁膜疾患 　右室流出路閉鎖 　一側房室弁両室挿入 　大動脈弁下狭窄
重症（複雑）	• 人工導管術後（弁付き，弁なし） • すべてのチアノーゼ性心疾患 • 両大血管右室起始，両大血管左室起始 • Eisenmenger 症候群 • Fontan 術後 • 僧帽弁閉鎖 • 単心室	• 肺動脈閉鎖 • 肺血管閉塞性疾患 • 大血管転位 • 三尖弁閉鎖 • 総動脈幹・一側肺動脈上行大動脈起始 • 房室不一致，心室大血管不一致（房室交差心，内臓心房錯位症候群など）

TOF：tetralogy of Fallot（Fallot 四徴症）.

心疾患患者の妊娠

先天性心疾患患者の妊娠[18]

　医療・技術の進歩により，わが国では約50万人の先天性心疾患患者が成人に達しているといわれている．このなかの 1/3 が中等症以上の患者であり，妊娠期の管理も必要となる．成人先天性心疾患患者は今後も増えていくことが確実であり，このような患者が妊娠・出産するときに対応できる産科医，循環器医，麻酔科医を中心とした多職種専門家チームが必要となってくる．しかし，小児科から成人循環器内科に移行した時点で経過観察から脱落し，妊娠後に産科で心疾患の既往がわかり，成人循環器医が対応していることが多い．この点を今後，改善していく必要がある．

■ 妊娠前のリスク評価や妊娠前カウンセリング

　まず，妊娠を希望する先天性心疾患女性に対しては妊娠経過に耐えうるか判断するため，血液生化学的検査として脳性ナトリウム利尿ペプチド（brain natriuretic protein：BNP）や，心エコー検査，MRI や必要に応じて心臓カテーテル検査による妊娠前心精査が必要である．そこで❹に示すような中等症以上の成人先天性心疾患者では，成人となっても継続的に経過観察を受け，計画的な妊娠と管理ができる環境にあると，安全に妊娠・出産することも可能となる．

❺ 一般的な心機能分類―NYHA 心機能分類

Ⅰ度	心疾患はあるが身体活動に制限はない. 日常的な身体活動では著しい疲労，動悸，呼吸困難あるいは狭心痛を生じない.
Ⅱ度	軽度の身体活動の制限がある．安静時には無症状. 日常的な身体活動で疲労，動悸，呼吸困難あるいは狭心痛を生じる.
Ⅲ度	高度な身体活動の制限がある．安静時には無症状. 日常的な身体活動以下の労作で疲労，動悸，呼吸困難あるいは狭心痛を生じる.
Ⅳ度	心疾患のためいかなる身体活動も制限される. 心不全症状や狭心痛が安静時にも存在する. わずかな労作でこれらの症状は増悪する.

❼ 妊娠前のリスク評価―CARPREG Ⅱ スコア

リスク因子	ポイント
妊娠中の心臓合併症の既往（心不全，脳血栓，不整脈）	3
妊娠前の NYHA 心機能分類Ⅲ〜Ⅳあるいはチアノーゼ	3
機械弁	3
体心室収縮期心機能低下（駆出率<55%）*	2
高リスク左心系の弁膜症/左室流出路狭窄	2
肺高血圧	2
冠動脈疾患	2
高リスク大動脈壁脆弱性	2
未修復術	1
妊娠後期の母体のアセスメント開始	1

スコア 1 点：5%リスク，2 点：10%リスク，3 点：15%リスク，4 点：22%リスク，4 点以上：41%リスク.
*わが国では駆出率<40%．文献 21）参照.
（Silversides CK, et al. 2018[19]）より作成）

❻ 妊娠前のリスク評価―WHO 分類

WHO1：正常人と変わらないリスク
合併症のない軽度の 　肺動脈狭窄，心室中隔欠損症，動脈幹開存，わずかな僧帽弁逆流を伴う僧帽弁閉鎖不全 修復された心房中隔欠損症，心室中隔欠損症，動脈管開存，全肺静脈還流異常

WHO2：小さなリスクの上昇
未修復の心房中隔欠損症，Fallot 四徴症術後

WHO2 もしくは 3
有意なリスクの上昇が合併症などの有無や心疾患の組み合わせで個々に異なる

WHO3：有意なリスクの上昇
機械弁，右室体心室，Fontan 術後，チアノーゼ性心臓病，複雑心奇形

WHO4：妊娠は禁忌
肺高血圧（Eisenmenger 症候群） 流出路狭窄（大動脈弁高度狭窄>40〜50 mmHg） 心不全（NYHAⅢ度以上，LVEF<35〜40%） 　Marfan 症候群（大動脈拡張期径>40 mm） 人工弁 　未修復のチアノーゼ性疾患（酸素飽和度<85%）

（WHO）分類（❻），Cardiac Disease in Pregnancy Ⅱ（CARPREG Ⅱ）スコア（❼），ZAHARA リスクスコア（❽）などが使われている[19-21]．妊娠・分娩に伴う循環血液量の増大，血管の脆弱性や血液凝固系の亢進などによる心事故が問題となる.

WHO 分類は直截でありわかりやすい．CARPREG Ⅱ スコアや ZAHARA スコアはおのおのの項目を点数化し，合計点と心事故（肺水腫，持続性頻脈性不整脈，治療を要する徐脈，脳梗塞，心停止，心原性死亡など）の発症率を検討し，母体リスクを評価するものである．点数が大きいほど，指数関数的に心事故の発生は増大する．Eisenmenger 症候群の妊娠・出産の予後は不良であり，母体死亡は 30〜70%と報告されている．チアノーゼ性心疾患の予後も不良で，母体の心不全の発症が 50%前後にみられ，さらには胎児の発育にも低酸素が影響し，流早

❺に，一般的なニューヨーク心臓協会（New York Heart Association：NYHA）心機能分類を示す．近年は遺伝カウンセリングも含めた妊娠前カウンセリングがなされており，妊娠前にさまざまな情報を得ることができる.

妊娠前のリスク評価

妊娠前のリスク評価としては，世界保健機関

❽ ZAHARA リスクスコア（わが国独自の内容を追加）
リスクスコアと母体心血管イベント発生率

母体心血管イベントの危険因子	スコア（重量化）	リスクスコア値	母体の心血管イベント発生率
不整脈の既往	1.5	0〜0.50	2.9%
妊娠前の心臓薬物治療	1.5	0.51〜1.5	7.5%
NYHA 心機能分類 III または IV	0.75	1.51〜2.5	17.5%
左室流出路狭窄*	2.5	2.51〜3.5	43.1%
体循環房室弁逆流（中等度以上）	0.75	＞3.51	70.0%
肺循環房室弁逆流（中等度以上）	0.75		
機械弁	4.25		
チアノーゼ性心疾患（修復術前後を問わず）	1.0		

*平均大動脈弁圧較差＞50 mmHg あるいは大動脈弁口面積＜1.0 cm².
（Drenthen W, et al. 2010[20] を参考に作成）

産と胎児死亡を引き起こしやすい．チアノーゼ性心疾患において動脈血酸素飽和度が85%以下のチアノーゼ性先天性心疾患の妊娠は禁忌である．また，Marfan 症候群で大動脈径が40 mm 以上の大動脈拡張がある場合は，妊婦死亡率は25〜50%と高い．

胎児の予後は母体の心機能低下，チアノーゼや肺高血圧の有無に依存している．NYHA 心機能分類IV度では胎児死亡率が高く（30%），チアノーゼ性心疾患の妊娠では，動脈血酸素飽和度が86〜90%では児の生存率は50%以下，85%以下では12%と非常に低い．チアノーゼ性心疾患では自然流産・死産，早産や子宮内胎児発育不全（intrauterin growth restriction：IUGR）も多い．早産，子宮内胎児発育不全，新生児死亡を合わせた新生児合併症は，NYHA 心機能分類II度以上，チアノーゼ性心疾患と左室閉塞性病変の出産で有意に多くなる．

妊娠前カウンセリング

❻の WHO 分類3，4に相当する先天性心疾患女性の妊娠は母児にとって危険であり，妊娠中絶，妊娠中の厳重な管理，あるいは妊娠前に修復術の施行を考慮することを含め，適切な避妊の指導やカウンセリングが必要である．

NYHA 心機能分類 I 〜 II 度の母体死亡率はほぼ0%だが，児の心合併症は正常出産に比べて高いといわれており，患者への十分な説明が必要である．

周産期の管理

心不全の評価

通常の妊婦健診に加えて計画的な心機能や循環動態の検査を行い，可能であれば妊娠前の検査データと比較できると変化を確認できる．

心エコー検査は母児に対して最も安全で有用であり，BNP は心不全の早期発見に有用である．検査時期は循環血漿量が増加し始める妊娠初期，心負荷が最大となる妊娠26〜30週，分娩前である妊娠36週前後に行われることが多く，高リスク患者や，症状が出現した場合においては，さらに頻回に検査が必要となる．肺循環系負荷が主体となるFallot四徴症などは心エコーによる評価が難しいことが多いので，MRI検査が必要に応じて行われる．ただし，厚生労働省は MRI 検査の胎児への危険性は明らかでないとしているので，器官形成期を避けることが望ましい．

一方，胸部 X 線撮影の被曝線量は 0.01 mGy

以下であり，胎児に対する障害は問題ないと考えられている．胎児への影響が出現する被曝閾値は 100 mGy 以上といわれている．診断治療上，必須であるときには，心臓カテーテル検査も器官形成期での検査を避け，胎児の放射線被曝は 100 mGy 以下とするように配慮しながら施行される．

不整脈の評価

動悸などの胸部症状や脈不整がみられるときには，心電図検査も定期的に行い経過を観察する．正常妊娠では子宮増大に伴った横隔膜挙上により心臓は横位心となり左軸側に偏位し，時に期外収縮などが散発する程度であるが，先天性心疾患合併妊娠では妊娠週数が進み心負荷の増大に伴い，期外収縮の頻発や発作性心房細動などの頻脈性不整脈が出現することがある．頻脈性不整脈が長期に持続する場合には，24 時間心電図や携帯型心電図記録を用いて不整脈の診断評価を行い加療も必要となる．

分娩管理

中等症以上の先天性心疾患では，分娩時に急激な循環動態の変化により心不全や不整脈などの心血管イベントが発生することがあり，経腟分娩を緊急帝王切開に切り替えざるをえない症例が出現する．

分娩時には循環器医を含めた多職種専門家チームによる急変時の対応を準備しておく必要がある．分娩様式として帝王切開が経腟分娩より安全であるというエビデンスはなく，帝王切開の適応としては，心機能低下や循環動態の破綻が予測される例（Marfan 症候群，有意な大動脈縮窄，Fontan 術後，肺高血圧症），コントロールが困難な不整脈の出現，機械弁，チアノーゼを呈する場合である．

また，経腟分娩においては，硬膜外麻酔が有用であり，硬膜外麻酔による末梢血管拡張や疼痛緩和による交感神経亢進の改善により心負荷が緩和される．ただし，硬膜外麻酔は，抗凝固

療法中の患者，厳しい流出路狭窄病態（重症の大動脈縮窄・大動脈弁狭窄症・閉塞性肥大型心筋症，未修復 Fallot 四徴症），肺高血圧症，Eisenmenger 症候群などでは相対的禁忌である．

産褥期の管理

合併症なく分娩を終了した場合も，産褥期に心機能が悪化することがある．妊娠末期に約 1.5 倍に増加していた循環血液量が元に戻るのに，1～2 週間要するからである．さらに，サードスペースに貯留していた水分も体循環に還流するため，容量負荷が続き不整脈の増加，心機能低下などをきたすことがある．また，分娩後は血液凝固系が亢進しているため血栓症のリスクが増加する．心機能低下や痛みのために早期離床できない場合は抗凝固療法を含む血栓症対策が必要である．

川崎病の女性の妊娠[22]

川崎病は 1967 年に報告され，小児急性熱性皮膚粘膜リンパ節症候群ともいわれ，4 歳未満の乳幼児に好発する原因不明の疾患で冠動脈瘤を合併することが多く，心筋梗塞やそれによる心機能低下をきたす症例がある．冠動脈瘤残存例は生涯，抗血栓（抗凝固）・抗虚血療法が必要となる．2010 年までに 27 万人が罹患しているといわれており，半数が成人に到達している．10％が冠動脈後遺症を合併していることから，経過観察を要する患者は 1 万人以上と考えられ，妊娠・分娩時にはその管理が必要となってくる．

■ 妊娠・出産前の評価・治療

患者が妊娠を希望した際には，冠動脈病変，心筋虚血や心機能低下について評価し，治療が可能であれば出産のリスクをできるだけ少なくできるよう治療しておく．抗血小板薬（少量のアスピリンなど）だけでなく，抗凝固療法（ワ

ルファリン）中の患者では，十分な説明と計画的出産が必要である．妊娠12週以降は，心臓・冠動脈MRI検査による冠動脈病変や心筋収縮力の評価が可能である．

分娩に際して

出産においては，NYHA I 度，心筋虚血がなければ，産科的適応による通常の出産が可能である．心機能低下（左室駆出率＜50％）がある場合は，循環動態の急変に備え慎重な対処が必要である．心筋虚血がある場合は，分娩前にステントや冠動脈バイパス術などで虚血を治療しておくことが原則であるが，分娩中の心負荷による虚血を軽減できる分娩様式を選ぶ必要がある．

経腟分娩では，心負荷を避けるため，鉗子分娩や吸引分娩，硬膜外麻酔が併用されることも多い．心筋虚血や循環動態の急変が予測される場合は，帝王切開を考慮する．

薬物治療の影響

薬物治療においては，胎児への催奇形性と分娩時の出血，乳汁への移行が問題となる．

抗血小板薬としての低用量のアスピリン（60〜81 mg/日）は，母体の血小板凝集を抑制し冠動脈病変での血栓形成を予防する．胎盤を通過するという報告があるが，新生児での易出血性に関する報告はみられない．アスピリンは妊娠34〜36週に中止し，ヘパリンの持続点滴に変更し分娩4〜6時間前に中止する．

抗凝固薬であるワルファリンには胎児の催奇形性があり，その副作用は用量に依存する．胎児の器官形成期である妊娠12週までと分娩前の34〜36週以降は中止，もしくはヘパリンの皮下注を行う．

心不全治療薬としてのACE阻害薬やARB拮抗薬は催奇形性があるため中止する．

カテーテルインターベンション治療

心筋虚血に対する橈骨動脈アプローチによるカテーテルインターベンション治療は器官形成期を過ぎた妊娠20週以降であれば可能である．

おわりに

女性の健康は，妊娠，出産，閉経という劇的な体の変化により強い影響を受ける．このことをふまえて，若年から高齢に至る間にみられる特徴的な心疾患について概説し，先天性心疾患などの心疾患をもつ女性の妊娠や出産について注意する点を述べた．長寿社会において今後，女性のヘルスケアはますます重要な課題となる．女性の心疾患における性差の観点からの基礎的・臨床的検討は，これからの研究に期待される．

（樗木晶子）

● 文献
1) Gumbiner CH. Precordial catch syndrome. South Med J 2003；96：38-41.
2) Tanaka H, et al. Analysis of pregnancies in women with Takayasu arteritis：complication of Takayasu arteritis involving obstetric or cardiovascular events. J Obstet Gynaecol Res 2014；40：2031-6.
3) Thomas E, et al. Pulmonary hypertension and pregnancy outcomes：insights from the national inpatient sample. J Am Heart Assoc 2017；6：e006144.
4) Arany Z, Elkayam U. Peripartum cardiomyopathy. Circulation 2016；133：1397-409.
5) Halkein J, et al. MicroRNA-146a is a therapeutic target and biomarker for peripartum cardiomyopathy. J Clin Invest 2013；123：2143-54.
6) Bajou K, et al. PAI-1 mediates the antiangiogenic and profibrinolytic effects of 16K prolactin. Nat Med 2014；20：741-7.
7) Hilfiker-Kleiner D, et al. Recovery from postpartum cardiomyopathy in 2 patients by blocking prolactin release with bromocriptine. J Am Coll Cardiol 2007；50：2354-6.
8) 循環器病の診断と治療に関するガイドライン（2008-2009年度合同研究班報告）．循環器領域における性差医療に関するガイドライン．Cir J 2010；74 Suppl II：1085-160.

9) Graf S, et al. Typical chest pain and normal coronary angiogram : cardiac risk factor analysis versus PET for detection of microvascular disease. J Nucl Med 2007 ; 48 : 175-81.

10) Lanza GA, et al. Relation between stress-induced myocardial perfusion defects on cardiovascular magnetic resonance and coronary microvascular dysfunction in patients with cardiac syndrome X. J Am Coll Cardiol 2008 ; 51 : 466-72.

11) Johnson BD, et al. Prognosis in women with myocardial ischemia in the absence of obstructive coronary disease : results from the National Institutes of Health-National Heart, Lung, and Blood Institute-Sponsored Women's Ischemia Syndrome Evaluation (WISE). Circulation 2004 ; 109 : 2993-9.

12) Takii T, et al. Trends in acute myocardial infarction incidence and mortality over 30 years in Japan : report from the MIYAGI-AMI Registry Study. Circ J 2010 ; 74 : 93-100.

13) Stampfer MJ, et al. Primary prevention of coronary heart disease in women through diet and lifestyle. N Engl J Med 2000 ; 343 : 16-22.

14) Sato M. Takotsubo-type cardiomyopathy due to multivessel spasm. In : Kodama K, et al, editors. Clinical Aspect of Myocardial Injury : From Ischemia to Heart Failure. Kagakuhyouronsha ; 1990. p.56-64.

15) Lyon AR, et al. Stress (Takotsubo) cardiomyopathy : a novel pathophysiological hypothesis to explain catecholamine-induced acute myocardial stunning. Nat Clin Pract Cardiovasc Med 2008 ;

5 : 22-9.

16) 日本循環器学会/日本高血圧学会/日本心臓病学会合同ガイドライン（2012-2013年度合同研究班報告）. 2014年版 災害時循環器疾患の予防・管理に関するガイドライン. http://www.jpnsh.jp/Disaster/guidelineall.pdf

17) O'Meara E, et al. Sex differences in clinical characteristics and prognosis in a broad spectrum of patients with heart failure : results of the Candesartan in Heart failure : Assessment of Reduction in Mortality and morbidity (CHARM) program. Circulation 2007 ; 115 : 3111-20.

18) 合同研究班参加学会. 2015-2016年度活動 成人先天性心疾患診療ガイドライン（2017年改訂版）. http://www.j-circ.or.jp/guideline/pdf/JCS2017_ichida_h.pdf

19) Silversides CK, et al. Pregnancy outcomes in women with heart disease, the CARPREG II Study. J Am Coll Cardiol 2018 ; 71 : 2419-30.

20) Drenthen W, et al. Predictors of pregnancy complications in women with congenital heart disease. Eur Heart J 2010 ; 31 : 2124-32.

21) 日本循環器学会, 日本産科婦人科学会. 心疾患患者の妊娠・出産の適応, 管理に関するガイドライン（2018年改訂版）.

22) 循環器病の診断と治療に関するガイドライン（2012年度合同研究班報告）. 川崎病心臓血管後遺症の診断と治療に関するガイドライン（2013年改訂版）. http://www.j-circ.or.jp/guideline/pdf/JCS2013_ogawas_d.pdf

子宮頸がん検診と HPV ワクチン

はじめに

子宮頸がん検診は古くから子宮頸部擦過細胞診で行われているが,「検診による死亡率減少効果があるとする十分な根拠がある」と 2001 年にがん検診の適正化に関する調査研究事業「新たながん検診手法の有効性評価」報告書(久道班報告書第 3 班)で公表されている.

近年,子宮頸がん検診の方法としてハイリスク human papillomavirus(HPV)DNA 検査(以下,HPV 検査)の有効性が報告がされており,海外での検診は子宮頸部擦過細胞診から HPV 検査にシフトしてきている.子宮頸がん検診は子宮頸癌前駆病変である高度扁平上皮病変(high grade squamous intraepithelial lesion:HSIL)もしくは子宮頸部上皮内腫瘍グレード 2/3(cervical intraepithelial neoplasia 2/3:CIN2/3)を検出するための二次予防に該当するが,発症を予防する一次予防として HPV ワクチンがある.

本項では,まず子宮頸がん検診について,次に HPV ワクチンについて述べる.

子宮頸がん検診

子宮頸がん検診の歴史

子宮頸がん検診は子宮頸部擦過細胞診で行われているが,子宮頸部細胞診は Papanicolaou が腟スメアで子宮頸癌を診断したことに始ま

り,1941 年にその診断的価値が報告された[1].

日本での組織的な子宮がん検診は 1962 年に宮城県で初めて行われ,1967 年より全国で開始された.悪性新生物による死亡率の増加により 1982 年には老人保健法が制定され,30 歳以上の女性を対象に毎年行われるようになった.2004 年に厚生労働省は「がん予防重点教育およびがん検診実施のための指針」を一部改正し,検診の対象年齢を 30 歳から 20 歳に引き下げ,検診間隔を毎年から隔年とした.

子宮頸部細胞診の判定方法とトリアージ

日本における子宮頸部細胞診の判定法は 1973 年に日本母性保護産婦人科医会で考案された日母分類(class I-V)が用いられてきた.

class I,II:陰性で異常なし.

class III:疑陽性で異形成疑い.

class IV,V:陽性で class IV が上皮内癌疑い,class V が(微小)浸潤癌疑い.

2008 年 6 月に日本産婦人科医会でベセスダシステム 2001 準拠子宮頸部細胞診報告様式(❶)[2]が承認され,変更となった.これは,1987 年 12 月に米国の『The Wall Street Journal』で子宮頸部細胞診の偽陰性の多さが報道され社会問題となったことを受け,1998 年メリーランド州のベセスダで米国国立がん研究所(NCI)の主導のもとに作成されたベセスダシステムに準拠して作成されたものである.このシステムの特徴は,まず得られた標本の採取細胞数や観察可能であるかの適性を評価すること,そして扁平上皮系と腺系に分けて記述式の評価を行うことに

❶ ベセスダシステム 2001 細胞診結果とその取扱い

	結果	略語	推定される病理診断	運用
扁平上皮系	陰性	NILM	非炎症性所見，炎症	異常なし
	意義不明な異型扁平上皮細胞	ASC-US	軽度扁平上皮内病変疑い	要精密検査 1．HPV 検査による判定が望ましい 　陰性：1 年後に細胞診，HPV 併用 　　　　検査 　陽性：コルポ，生検 2．HPV 検査非施行 　6 か月以内に細胞診再検
	HSIL を除外できない異型扁平上皮細胞	ASC-H	高度扁平上皮内病変疑い	要精密検査：コルポ，生検
	軽度扁平上皮内病変	LSIL	HPV 感染 軽度異形成	
	高度扁平上皮内病変	HSIL	中等度異形成 高度異形成 上皮内癌	
	扁平上皮癌	SCC	扁平上皮癌	
腺系	異型腺細胞	AGC	腺異型または腺癌疑い	要精密検査：コルポ，生検，頸管および内膜細胞診または組織診
	上皮内腺癌	AIS	上皮内腺癌	
	腺癌	Adenocarcinoma	腺癌	
	その他の悪性腫瘍	Other	その他の悪性腫瘍	要精密検査：病変検索

（日本産婦人科医会．2008[2] より一部抜粋）

ある．

　細胞診異常のトリアージは，意義不明な異型扁平上皮細胞（atypical squamous cells of undetermined significance：ASC-US）は HPV 検査が推奨されており，HPV 検査陽性はコルポスコピー・生検となるが，陰性の場合は 1 年後の細胞診検査となっている．しかし，6 か月目と 12 か月目に細胞診を再検し，どちらか一方でも ASC-US 以上のときにコルポスコピー・生検，もしくはただちにコルポスコピー・生検も容認される．軽度異型扁平上皮内病変（low grade squamous intraepithelial lesion：LSIL），HSIL，HSIL を除外できない異型扁平上皮細胞（atypical squamous cells cannot exclude HSIL：ASC-H），および扁平上皮癌（squamous cell carcinoma：SCC）のトリアージは，ただちにコルポスコピー・生検と

なっている．

　腺系の異常である異型腺細胞（atypical glandular cells：AGC），上皮内腺癌（adenocarcinoma in situ：AIS），腺癌（adenocarcinoma）のトリアージは，ただちにコルポスコピー・生検，頸管および内膜細胞診または組織診となっている．

塗抹法と液状化検体法

　子宮頸部の細胞採取方法には，従来のスライドガラスに直接塗布する塗抹法に加え，採取した細胞を固定保存液に回収後，専用の医療機器を用いて細胞診検査用標本を作製する液状化検体細胞診（liquid based cytology：LBC）が開発され普及してきている．

　LBC 法のメリットは，①細胞回収量が多くなりまた乾燥がなくなるため不適正標本が減少

すること，②鏡検範囲が狭くなることにより鏡検時間が短縮すること，③同一検体から HPV 検査や免疫染色が可能になることなどがあげられる．デメリットは標本作製の時間とコストがかかる点である．

感度，特異度

子宮頸部擦過細胞診（従来法）による子宮頸がん検診の死亡率減少効果についての無作為比較化試験はないが，コホート研究や時系列研究で日本を含め多くの国で報告されている[3-6]．2018 年度版の『有効性評価に基づく子宮頸がん検診ガイドライン』では「報告によって差が大きいが従来法の感度は 50〜80％，特異度は 70〜90％程度と考えられている．」と報告されている．

LBC 法と従来法で CIN2 以上の病変の検出の感度，特異度には差がないとのメタアナリシスの結果の報告もあるが[7]，LBC 法が優れているとの報告もあり[8]，『産婦人科診療ガイドライン婦人科外来編 2017』では今後のデータの蓄積が待たれると結論している．しかし，その後の報告でも LBC 法が優れているという報告[9,10]と両者との間に差がないとの報告[11]があり，一定の見解が得られていない．

ハイリスク HPV DNA 検査による検診

HPV 検査は，HPV 由来の L1 もしくは E6/E7 遺伝子を標的として HPV 子宮頸癌および前駆病変の原因となる 14 種類のハイリスク型 HPV（16，18，31，33，35，39，45，51，52，56，58，59，66，68 型）を検出する検査である．

近年，HPV 検査を用いた子宮頸がん検診が導入されているが，その理由は HPV 検査の高い感度にある．実際に CCCaST study では CIN2 以上の病変を検出する HPV 検査の感度は 94.6％で細胞診の感度 55.4％と比べ高いことを

報告している[12]．一方，特異度は HPV 検査 94.1％，細胞診 96.8％と細胞診のほうが高かった．また，一般集団検診における CIN2 以上の病変検出に対する HPV 検査と細胞診の感度と特異度を比較した Cochrane review でも，HPV 検査，細胞診（従来法），細胞診（LBC）の感度はそれぞれ 89.9％，62.5％，72.9％で，特異度はそれぞれ 89.9％，96.6％，90.3％と同様の結果であった[13]．

日本では，HPV 併用検診のコホート研究（FCCS study）で細胞診単独による CIN2 以上の病変の検出の感度，特異度はそれぞれ 70.9％，97.8％であったが，HPV 検査を併用することによりそれぞれ 100％，94.1％であったと同様の結果を報告している[14]．

HPV 検査を用いた検診には単独検診と細胞診との併用試験があり，その有用性を検証するために，CIN2 もしくは CIN3 以上の病変の検出率を細胞診と比較した臨床試験が行われているので以下に述べる．

HPV 併用検診

子宮頸部細胞診に HPV DNA 検査の併用の有無によるランダム化比較試験が欧米を中心に行われており，主なものについて述べる．

スウェーデンで行われた Swedescreen では，32〜38 歳の女性を対象に細胞診（従来法）と HPV 検査＋細胞診に割り付けて，登録後の CIN2 以上の病変の検出数を主要評価項目として臨床試験が行われた．その結果，併用検査群での CIN2 以上の病変の検出率は初回検診で 1.51 倍と高かったが，次の（3 年後）検診では 0.58 倍と低くなっていた[15]．

イタリアで行われた NTCC Study は，Phase 1 で HPV 検査＋細胞診（LBC）と細胞診（従来法），Phase 2 で HPV 検査と細胞診（従来法）のランダム化比較試験が行われた．35〜60 歳における併用検診群での CIN2 以上の病変の検出

率は，第1ラウンドで1.94倍と有意に高かったが，第2ラウンド（3.5年後）では有意差を認めないものの減少傾向にあった．25〜34歳においても同様な結果であった[16]．

オランダで行われたPOBSCAM Studyでは，29〜56歳の女性を対象に細胞診（従来法）とHPV検査＋細胞診（LBC）に割り付けて第2ラウンド（3年後）にHPV検査＋細胞診（LBC）を行い，第2ラウンドにおけるCIN3以上の病変の検出率を主要評価項目とした試験が行われた．その結果，第2ラウンドでのCIN3以上の病変の検出率は，併用検診群が細胞診単独群の0.73倍と低かった．第1ラウンドではCIN2以上の病変の検出率が併用検診群で1.25倍と高かった[17]．

英国で行われたARTISTIC Studyでは，20〜64歳の女性を対象にHPV検査＋細胞診（LBC）を施行し，HPV検査通知群と非通知群に割り当てた．そして，第2ラウンド（3年後）におけるCIN3以上の病変の検出率を主要評価項目とした．CIN3以上の病変の検出率はHPV検査通知群で0.53倍（95%CI：0.30〜0.96）と少なかった（$p = 0.042$）[18]．

これらのほとんどの研究では，プロトコールは異なっても第2ラウンドにおけるCIN2以上もしくはCIN3以上の病変の検出が減少することから，HPV併用検診では細胞診単独よりも早期にハイグレードCINを検出し，早期に治療されていると考えられる．浸潤癌の発生に関する解析はこれら4つの研究をまとめて報告されており，併用検診と細胞診における浸潤癌の相対検出率は最初の2.5年間では有意差は認めなかったが，それ以降では併用検診群で0.45倍と有意に低くなった．また，初回検診陰性者での浸潤癌の相対検出率は併用検診群で0.30倍と有意に低かった．これらの結果から，併用検診は浸潤癌予防に有効であると結論している[19]．

■ HPV単独検診

フィンランドのFINNISH Studyは，25〜65歳の女性を登録し細胞診（従来法）とHPV検査での初回検診後平均3.6年間におけるCIN検出率を比較した．その結果，HPV検査のCIN検出率は細胞診の1.53倍高かった[20]．

オーストラリアで行われたCompass trialは25〜64歳の女性を登録し，細胞診（LBC），HPV検査＋細胞診トリアージ，HPV検査＋p16とKi67の二重染色トリアージの3群におけるCIN2以上の病変の検出率を比較したところ，それぞれ0.1%，1.0%，1.2%と後二者で有意に高かった（$p = 0.003$）[21]．

カナダで行われたFOCAL Studyは25〜65歳の女性を登録し，HPV検査と細胞診（LBC）に割り付けた．HPV検査陰性の場合は4年後に細胞診＋HPV検査を行った．細胞診陰性は2年後に細胞診を行い，再度陰性の場合はその2年後に細胞診＋HPV検査を行った．その結果，4年後の検査におけるCIN3以上の病変の検出率はHPV検査群で0.42倍と有意に低かった．とくに初回検査陰性者においては0.25倍とさらに顕著であった[22]．

以上の結果から，HPV検査は早期にCIN2以上の病変を検出でき，初回に陰性であればその後のCIN2以上の発生リスクは低くなることがわかる．ここで細胞診の上乗せ効果が問題となるが，SchiffmanらはCIN3/上皮内腺癌以上の病変に対する上乗せ効果はほとんどないと報告している[23]．

検診受診率

2011年の日本の子宮頸がん検診受診率は37.7%で，OECD加盟国の平均59.6%を大きく下回っている．2016年の国民生活基礎調査での検診受診率は42.3%と増加傾向を示しているが，米国は85.0%，ヨーロッパの多くの国が70%を超えていることと比較すると，受診率向

上は依然として重要な課題である．実際に英国では，子宮頸がん検診の受診率が低いことが問題となり，1980 年代に国家的なコール・リコールシステムを導入した．その結果，検診率の上昇と次いで浸潤癌の減少を認め，コール・リコールの重要性が明らかにされた[24]．

また近年，検診未受診者に対する HPV 検査の検体自己採取キットの有用性が報告されている．受診勧奨よりも検体自己採取キットの送付での検診受診率が高いこと[25]，また自己採取キットでの HPV 検査は医師による採取による検査と遜色がないことも報告されている[26]．さらに，尿を用いての HPV 検査も報告されており[27]，今後の検体採取法が変わってくる可能性がある．

HPV ワクチン

ワクチンの種類・組成

子宮頸癌の一次予防は HPV ワクチンによる感染の予防である．HPV ワクチンは HPV の L1 タンパクから成るウイルス様粒子（virus like particle：VLP）から成り，2006 年に世界で初めて米国で承認された．現在は 130 か国以上で承認され，80 か国以上で定期接種に組み込まれている．

日本で接種可能なワクチンには，HPV 16 型と 18 型に対する 2 価ワクチン（サーバリックス®）と，これに 6 型と 11 型を加えた 4 価ワクチン（ガーダシル®）がある．その後さらに，31，35，45，52，58 型を加えた 9 価ワクチン（ガーダシル®9）が開発され普及してきているが，日本での承認はまだである．

ワクチン接種のスケジュール

ワクチン接種のスケジュールは，臨床試験においてサーバリックス® が 0，1，6 か月での 3

回接種，ガーダシル® は 0，2，6 か月での 3 回接種で，いずれも HPV 16，18 型による CIN2 以上の病変発生予防率は 98％ときわめて高かったため[28,29]，それに従い 3 回接種が行われてきた．

しかし，9〜13 歳の女児に対して 6 か月の間隔を空けた 2 回接種でも十分に抗体価が得られ 3 回接種との非劣勢が証明され[30]，また他のランダム化比較試験を含んだメタアナリシスでも同様な結果が得られ[31]，米国臨床腫瘍学会（American Society of Clinical Oncology：ASCO）のガイドライン[32]や WHO の Position Paper[33]において 9〜14 歳の女児に対しては 0，6 か月の 2 回接種が推奨されている．

感染防御のメカニズム

HPV ワクチンによる感染防御のメカニズムは中和抗体を産生することにある．しかし，自然感染による抗体獲得は約半数であり，また抗体を獲得しても抗体量が十分でないため，その後の HPV 感染率は抗体未獲得者と変わらない[34]．つまり，感染防御のためにはワクチン接種による高い抗体価の誘導が必要である．4 価ワクチンの 18 型に対する抗体価の低下が懸念されていたが，より感度の高い抗体検査方法により 2 価，4 価ワクチンとも 9 年間の抗体価維持が確認されている[35,36]．なお，中和抗体はワクチン接種後に侵入してきたウイルスを排除できるが，すでに存在しているウイルスは排除できない[29,37]．

2 価・4 価ワクチンの効果

臨床試験の結果

主たるワクチンの効果を検証するためのランダム比較化試験の内容を以下に示す．

FUTURE I 試験では，16〜24 歳の女性を対象に 4 価ワクチンもしくはプラセボに割り付け，いずれも 3 回の接種を行った．平均 3 年の

追跡期間中に HPV 6, 11, 16, 18 型に未感染（DNA および抗体検査がいずれも陰性）でワクチン 3 回接種者（per-protocol 解析）におけるワクチンタイプの HPV による肛門性器疣贅，外陰部・腟上皮内腫瘍，CIN の発生は認めず，ワクチン効果は 100％ であった[38]．また，FUTURE I とほぼ同様のデザインで CIN2 以上の病変の予防効果を検証するための FUTURE II 試験が行われた．15～26 歳の女性を対象とし，per-protocol 解析でワクチンタイプの HPV による CIN2 以上の病変の予防効果は 98％ であった[28]．

2 価ワクチンに関しては，15～25 歳の女性を対象とし，ワクチンもしくはプラセボの A 型肝炎ワクチンを 3 回接種する PATRICIA 試験が行われた．HPV 16, 18 型未感染でプロトコールを遵守した集団における HPV 16, 18 型関連 CIN2 以上の病変の予防効果は 98.1％ であった[29]．コスタリカで同様の地域ベースでのランダム化比較試験（Costa Rica Vaccine Trial：CVT）が行われ，HPV DNA 検査陰性でプロトコール遵守できた集団における HPV 16, 18 型関連 CIN2 以上の病変の予防効果は 89.8％ と高かった[39]．

また，24～45 歳の女性を対象に 4 価ワクチンの有効性を検証するランダム化比較試験が行われ，HPV 未感染女性に対する HPV 6, 11, 16, 18 型の持続感染，CIN，外陰病変に対する予防効果が 88.7％ であった[40]．感染の既往がある集団（HPV 抗体陽性，HPV DNA 検査陰性）においても 66.9％ の予防効果を認めたため，HPV の感染の既往にかかわらず 24～45 歳の女性においても 4 価ワクチンは有用であると結論されている．

2 価ワクチンに対しては 15～55 歳の女性に対する免疫ブリッジ試験が行われている[41]．これは，26～45 歳と 46～55 歳の集団における抗体価を，ワクチンの有効性が確認されている 15～

25 歳の抗体価と比較することにより，その有効性を探るという狙いである．すべての年代で 100％ の抗体陽転化を認めた．また，年代が上がるにつれて抗体価が下がるものの高い抗体価が確認された．これらの結果から，2 価ワクチンは 26 歳以上の女性にも有効であろうと結論している．

■ クロスプロテクション

2 価・4 価 HPV ワクチンでは，対象とする型以外の HPV 型の感染を予防する効果であるクロスプロテクションが報告されている．クロスプロテクションをエンドポイントとした臨床試験はないが，2 価ワクチンの PATRICIA 試験で 31, 33, 45, 52 型に対して[42]，CVT 試験では 31, 45 型に対するクロスプロテクションを認めた[43]．4 価ワクチンは 2 価ワクチンよりもクロスプロテクションの効果は低く 31 型のみであった[44]．また，2 価ワクチンの 6.4 年の追跡期間における感染予防効果は，16, 18 型で 95.3％ に対し，31 型は 59.8％，45 型 77.7％ で，若干の漸減はあるもののクロスプロテクション効果を認めた[45]．

Cochrane review の報告では，HPV の型に関わらない CIN2 以上の病変の相対リスクは 2 価ワクチンが 0.33（95％CI：0.25～0.43），4 価ワクチンが 0.57（95％CI：0.44～0.76）と 2 価ワクチンのほうが優っていた[46]．

9 価ワクチンの効果

4 価ワクチンと 9 価ワクチンにおける HPV 31, 33, 45, 52, 58 型に関連した高度外陰・腟・子宮頸部上皮内腫瘍および AIS 以上の病変の頻度を比較した臨床試験が行われ，per-protocol 解析において 9 価ワクチンで 0.1/1,000 人/年，4 価ワクチンで 1.6/1,000 人/年と 9 価ワクチンで少なく，9 価ワクチンによるリスク減少率は 97.4％ と有意に少なかった．また，6,

11, 16, 18 型に関連した上記病変のリスク減少率に関する9価ワクチンの非劣勢も証明され，9価ワクチンの有効性が証明された[47]．

■ 一般社会レベルでの有効性

オーストラリアは2007年から世界で最初に国レベルでのワクチン接種プログラムを導入した．このプログラムは12～13歳の女児とさらにキャッチアップとして14～26歳までの女性を対象とした．最初の3年でワクチン接種該当年齢における尖圭コンジローマの減少を認め，さらにホモセクシュアルを除いた男性においてもその減少を認めたことから，集団免疫効果の表れと考えられた[48,49]．さらに18歳未満のワクチン接種者は非接種者に比べCIN2以上の病変のリスク比が0.72（95%CI：0.58～0.91）と有意に低下しており[50]，2003～2009年の間で18歳未満の女性におけるHSIL以上の病変が62%減少した[51]．

米国でも，18～26歳においてワクチンタイプのHPV感染率の減少を認めたが，26歳以上では認められなかった[52]．

デンマークでも，2010～2013年における18～20歳のCIN3以上の病変の推定年間変化率は−14.8%と減少傾向を示した（$p < 0.01$）[51]．2010～2012年の18～24歳の女性におけるワクチンタイプのHPV感染率は，2005～2007年と比べ，ワクチン接種者で0.07（95%CI：0.04～0.14，$p < 0.001$），ワクチン非接種者でも0.65（95%CI：0.43～0.96，$p = 0.03$）と減少していた．この結果から，集団免疫獲得が証明された[53]．

その後，フィンランドの疫学研究で，ワクチンタイプHPVによる浸潤癌の発生がワクチン接種群65,656例中発生はなく，ワクチン非接種群124,245例中8例（子宮頸癌8例，外陰癌1例，中咽頭癌1例）とHPV関連癌の減少が初めて報告された[54]．

日本においては，2009年2価ワクチンが承認され，2010年に13～16歳の女性を対象に公費助成が開始した．2011年には4価ワクチンが承認され，ワクチン接種率は70%になり，2013年4月には12～16歳の女性を対象に定期接種となった．しかし，その2か月後にはワクチン接種後に生じたとされるさまざまな症状の報道が過熱し，厚生労働省は積極的勧奨を一時中止とした．その後のワクチン接種率は1%未満となったが，この一時中止は現在にも至っておりワクチン接種率の回復の兆しはない[55]．

しかし，その短い間の接種にもかかわらず，宮城県と秋田県において20～24歳における子宮頸がん検診の結果がASC-US以上の判定がワクチン接種群で有意に少なかったと報告された[56,57]．また，全国16か所の対がん協会における20～29歳の子宮頸がん検診の結果では，HSIL以上の細胞診異常の割合はワクチン接種群で0.20%，非接種群で0.66%とワクチン接種群で有意に少なかった（$p = 0.01$）[58]．40歳未満の子宮頸癌および前駆病変と診断された症例におけるHPV 16, 18型陽性率を検討したMINT studyの中間報告では，2012～2015年の間で20～24歳のCIN1におけるHPV 16, 18型陽性率は50.0%から14.3%と有意に減少した（$p = 0.03$）．CIN2/3およびAISにおけるHPV 16, 18型陽性率は83.3%から47.4%への減少傾向を認めた（$p = 0.07$）[59]．

NIIGATA studyでは，HPVワクチン接種世代を中心とした20歳台女性のうち自治体の子宮頸がん検診受診者を対象とし，HPV 2価ワクチン接種歴群と非接種群におけるHPV感染率，細胞診異常率，CIN2以上の病変の発生率を比較した．その結果，HPV 16, 18型の感染率は2価ワクチン接種群で0.1%，非接種群で2.2%，ワクチン有効率95.5%と高い有効性を示した．HPV 31, 45, 52型陽性率もワクチン接種群で1.3%，非接種群で4.6%，ワクチン有効率71.9%

と高い有効性を示した[60].

HPV ワクチンの安全性

HPV ワクチンの安全性に関してはきわめて高いと報告されており，4価ワクチンの市販後調査で Guillain-Barré 症候群，虫垂炎，けいれん，アナフィラキシー，静脈血栓塞栓症などの症状の有意な増加は認められなかったと報告している[61]．また，WHO のワクチンの安全性に関する諮問委員会（Global Advisory Committee on Vaccine Safety：GACVS）は繰り返しHPV ワクチンの安全性を主張しており，現時点で最新である 2017 年 7 月に発表されたポジションペーパーでは，HPV ワクチン接種者と非接種者の間に Guillain-Barré 症候群，自己免疫疾患，複合性局所疼痛症候群（CRPS），体位性頻脈症候群（POTS）などを含めて有意差のある重篤な症状は認めなかったと報告している[33].

国内ではすべてのワクチンを対象とした厚生労働省副反応検討部会が 2013 年 5 月に開始され，2018 年 12 月の時点で 38 回開催されている．この検討部会では，ワクチン接種後に生じた広汎な疼痛や運動障害が 10 万回あたり 1.5 件であること，ワクチンと因果関係を示す根拠がないこと，心理社会的要因が考えられること，多様な症状が未回復は 10 万人あたり 5 人であったことを報告してきている[62].

また，同部会において厚生労働省班研究（祖父江班）で行われた青少年における「疼痛又は運動障害を中心とする多様な症状」の受診状況に関する全国疫学調査では，HPV ワクチン接種と接種後に生じた症状の因果関係は言及できないものの，HPV ワクチン接種歴のない者においても HPV ワクチン接種後に報告されている症状と同様の「多様な症状」を呈するものが一定数存在したと報告された．名古屋スタディではHPV ワクチン接種の有無と接種後に現れ

るとされる症状との関連についての疫学調査を行い，ワクチン接種により発生のリスクが高くなったものは 1 つもなかったと報告している[63].

これらの結果および 2015 年の GACVS の声明で日本は名指しで指摘されているが，HPVワクチンの積極的勧奨が中止された状態が続いており，いまだ再開の目途がない．

国内と海外の子宮頸がん検診の現状の比較

日本の対策型検診は 20 歳以上の女性を対象とし，隔年の子宮頸部細胞診（従来法，液状検体法とも推奨グレード B）が行われている．一部の地域では HPV 検査併用検診が試験的に行われているが，そのトリアージについては日本産婦人科医会が作成したフローチャートに準じて行われている（**❷**）[64]．海外と日本での検診内容について**❸**に示す．

ヨーロッパ，オーストラリアでは HPV 単独検診が導入されているが，米国では 30 歳未満は細胞診，30 歳以上で細胞診と HPV 検査の併用検診が行われている．また，HPV 検査での検診においては，検診開始年齢が遅くなったことと検診間隔が長くなったことに特徴がある．これは，HPV ワクチンの導入により集団獲得免疫効果が得られて若年者での CIN2 以上の病変の罹患が減少してきていることと，HPV 検査の CIN2 以上の病変の検出感度が高いことにある．医療経済学的な観点からワクチン接種した集団において 21 歳からの検診と 5 年より短い間隔での検診は cost-effective でなく，おおむね 25〜30 歳で 5〜10 年の間隔が妥当ではないかとの報告がある[65]．この点も考慮されて，各国でガイドラインが作成されている．

まとめ

子宮頸がん検診と HPV ワクチンの日本と海

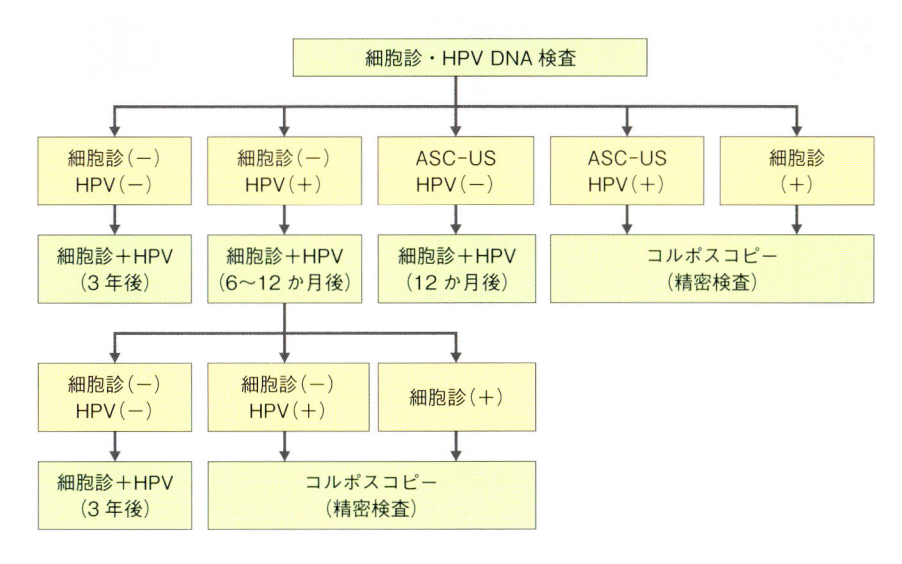

❷ 細胞診と HPV DNA 検査併用検診の結果と運用
（日本産婦人科医会がん対策委員会．2011[64] より抜粋）

❸ 各国の子宮頸がん検診の方法

国名	日本	米国	オーストラリア	英国	オランダ	フィンランド
検査方法	細胞診	① 細胞診 ② HPV 単独・併用	HPV 検査	HPV 検査	HPV 検査	HPV 検査
対象年齢	20 歳以上	① 21～65 歳 ② 30～65 歳	25～74 歳	① 25～49 歳 ② 50～65 歳	① 30～40 歳 ② 40～60 歳	30～60 歳
検診間隔	2 年	① 3 年 ② 5 年	5 年	① 3 年 ② 5 年	① 5 年 ② 10 年	5 年

外の現状について概説した．海外では HPV 検査の有効性が証明され HPV ワクチンの接種も進んでいることから検診方法が変わってきたが，日本の検診方法はまだ変わっていない．

　日本では HPV 併用検診の臨床試験が行われている段階で，HPV ワクチンはほとんど接種されておらず，さらに検診受診率も低いという状況である．今後は，国内の HPV 検査併用検診の結果，またワクチン接種がほとんど行われていないことをふまえて，独自の検診方法を確立していくべきである．

　また，とくに若年者および新規受診者の獲得を目的とした啓発活動が求められる．さらに，

WHO からも問題視されているワクチンの積極的勧奨の再開の早期実現と 9 価ワクチンの早期承認が望まれるが，ワクチンの効果と安全性の啓発を行っていくことも重要である．

（河野光一郎，牛嶋公生）

● 文献
1) Papanicolaou GN, et al. The diagnostic value of smears in carcinoma of the uterus. Am J Obstet Gynecol 1941；42：193-206.
2) 日本産婦人科医会．ベセスダシステム 2001 準拠子宮頸部細胞診報告様式の理解のために．2008.
3) Aklimunnessa K, et al. Effectiveness of cervical cancer screening over cervical cancer mortality among Japanese women. Jpn J Clin Oncol 2006；

36：511-8.

4) Ronco G, et al. Impact of the introduction of organized screening for cervical cancer in Turin, Italy：cancer incidence by screening history 1992-98. Br J Cancer 2005；93：376-8.

5) Lääră E, et al. Trends in mortality from cervical cancer in the Nordic countries：association with organised screening programmes. Lancet 1987；1：1247-9.

6) Sigurdsson K, et al. Effectiveness of cervical cancer screening in Iceland, 1964-2002：a study on trends in incidence and mortality and the effect of risk factors. Acta Obstet Gynecol Scand 2006；85：343-9.

7) Arbyn M, et al. Liquid compared with conventional cervical cytology：a systematic review and meta-analysis. Obstet Gynecol 2008；111：167-77.

8) Strander B, et al. Liquid-based cytology versus conventional Papanicolaou smear in an organized screening program：a prospective randomized study. Cancer 2007；111：285-91.

9) Rozemeijer K, et al. Comparing SurePath, Thin-Prep, and conventional cytology as primary test method：SurePath is associated with increased CINⅡ＋detection rates. Cancer Causes Control 2016；27：15-25.

10) Klug SJ, et al. A randomized trial comparing conventional cytology to liquid-based cytology and computer assistance. Int J Cancer 2013；132：2849-57.

11) Siebers AG, et al. Comparison of liquid-based cytology with conventional cytology for detection of cervical cancer precursors：a randomized controlled trial. JAMA 2009；302：1757-64.

12) Mayrand MH, et al. Human papillomavirus DNA versus Papanicolaou screening tests for cervical cancer. N Engl J Med 2007；357：1579-88.

13) Koilopoulos G, et al. Cytology versus HPV testing for cervical cancer screening in the general population. Cochrane Database Syst Rev 2017；8：CD008587.

14) Kurokawa T, et al. The ideal strategy for cervical cancer in Japan：result from the Fukui Cervical Cancer Screening Study. Cytopathology 2018；29：361-7.

15) Naucler P, et al. Human papillomavirus and Papanicolaou tests to screen for cervical cancer. N Engl J Med 2007；357：1589-97.

16) Ronco G, et al, New Technologies for Cervical Cancer screening (NTCC) Working Group. Efficacy of human papillomavirus testing for the detection of invasive cervical cancers and cervical intraepithelial neoplasia：a randomised controlled trial. Lancet Oncol 2010；11：249-57.

17) Rijkaart DC, et al. Human papillomavirus testing for the detection of high-grade cervical intraepithelial neoplasia and cancer：final results of the POBSCAM randomised controlled trial. Lancet Oncol 2012；13：78-88.

18) Kitchener HC, et al. HPV testing in combination with liquid-based cytology in primary cervical screening (ARTISTIC)：a randomised controlled trial. Lancet Oncol 2009；10：672-82.

19) Ronco G, et al. Efficacy of HPV-based screening for prevention of invasive cervical cancer：follow-up of four European randomised controlled trials. Lancet 2014；383：524-32.

20) Leinonen MK, et al. Detection rates of precancerous and cancerous cervical lesions within one screening round of primary human papillomavirus DNA testing：prospective randomised trial in Finland. BMJ 2012；345：e7789.

21) Canfell K, et al. Cervical screening with primary HPV testing or cytology in a population of women in which those aged 33 years or younger had previously been offered HPV vaccination：results of the Compass pilot randomised trial. PLoS Med 2017；14：e1002388.

22) Ogilvie GS, et al. Effect of screening with primary cervical HPV testing vs cytology testing on high-grade cervical intraepithelial neoplasia at 48 months. The HPV FOCAL randomized clinical trial. JAMA 2018；320：43-52.

23) Schiffman M, et al. Relative performance of HPV and cytology components of contesting in cervical cancer screening. J Natl Cancer Inst 2018；110：501-8.

24) Quinn M, et al. Effect of screening on incidence of and mortality from cancer of cervix in England：evaluation based on routinely collected statistics. BMJ 1999；318：904-8.

25) Verdoodt F, et al. Reaching women who do not participate in the regular cervical cancer screening programme by offering self-sampling kits：a systematic review and meta-analysis of randomised trials. Eur J Cancer 2015；51：2375-85.

26) Arbyn M, et al. Accuracy of human papillomavirus testing on self-collected versus clinician-collected samples：a meta-analysis. Lancet Oncol 2014；15：172-83.

27) Pathak N, et al. Accuracy of urinary human papillomavirus testing for presence of cervical HPV：systematic review and meta-analysis. BMJ 2014；349：g5264.

28) The FUTUREⅡ study group. Quadrivalent vaccine against human papillomavirus to prevent high-grade cervical lesions. N Engl J Med 2007；356：1915-27.

29) Paavonen J, et al, HPV PATRICIA study group. Efficacy of human papillomavirus (HPV)-16/18 AS04-adjuvanted vaccine against cervical infection and precancer caused by oncogenic HPV types (PATRICIA) : final analysis of a double-blind, randomized study in young women. Lancet 2009 ; 374 : 301-14.

30) Dobson SR, et al. Immunogenicity of 2 doses of HPV vaccine in younger adolescents vs 3 doses in young women : a randomized clinical trial. JAMA 2013 ; 309 : 1793-802.

31) D'Addario M, et al. Two-dose schedules for human papillomavirus vaccine : systematic review and meta-analysis. Vaccine 2017 ; 35 : 2892-901.

32) Arrossi S, et al. Primary Prevention of Cervical Cancer : American Society of Clinical Oncology Resource-Stratified Guideline. J Glob Oncol 2017 ; 3 : 611-34.

33) Human papillomavirus vaccines : WHO position paper, May 2017. Wkly Epidemiol Rec 2017 ; 92 : 241-68.

34) Viscidi RP, et al. Seroreactivity to human papillomavirus (HPV) types 16, 18, or 31 and risk of subsequent HPV infection : results from a population-based study in Costa Rica. Cancer Epidemiol Biomarkers Prev 2004 ; 13 : 324-7.

35) Naud PS, et al. Sustained efficacy, immunogenicity, and safety of the HPV-16/18 AS04-adjuvanted vaccine : final analysis of a long-term follow-up study up to 9.4 years post-vaccination. Hum Vaccin Immunother 2014 ; 10 : 2147-62.

36) Nygård M, et al. Evaluation of the long-term anti-human papillomavirus 6 (HPV6), 11, 16, and 18 immune responses generated by the quadrivalent HPV vaccine. Clin Vaccine Immunol 2015 ; 22 : 943-8.

37) Olsson SE, et al. Evaluation of quadrivalent HPV 6/11/16/18 vaccine efficacy against cervical and anogenital disease in subjects with serological evidence of prior vaccine type HPV infection. Hum Vaccin 2009 ; 5 : 696-704.

38) Garland SM, et al, Females United to Unilaterally Reduce Endo/Ectocervical Disease (FUTURE) I Investigators. Quadrivalent vaccine against human papillomavirus to prevent anogenital diseases. N Engl J Med 2007 ; 356 : 1928-43.

39) Hildesheim A, et al, CVT Group. Efficacy of the HPV-16/18 vaccine : final according to protocol results from the blinded phase of the randomized Costa Rica HPV-16/18 vaccine trial. Vaccine 2014 ; 32 : 5087-97.

40) Castellsagué X, et al. End-of-study safety, immunogenicity, and efficacy of quadrivalent HPV (types 6,11, 16, 18) recombinant vaccine in adult women 24-45 years of age. Br J Cancer 2011 ; 105 : 28-37.

41) Schwarz TF, et al, HPV Study Group for Adult Women. Immunogenicity and tolerability of an HPV-16/18 AS04-adjuvanted prophylactic cervical cancer vaccine in women aged 15-55 years. Vaccine 2009 ; 27 : 581-7.

42) Wheeler CM, et al, HPV PATRICIA Study Group. Cross-protective efficacy of HPV-16/18 AS04-adjuvanted vaccine against cervical infection and precancer caused by non-vaccine oncogenic HPV types : 4-year end-of-study analysis of the randomised, double-blind PATRICIA trial. Lancet Oncol 2012 ; 13 : 100-10.

43) Herrero R, et al, Costa Rica Vaccine Trial Group. Prevention of persistent human papillomavirus infection by an HPV16/18 vaccine : a community-based randomized clinical trial in Guanacaste, Costa Rica. Cancer Discov 2011 ; 1 : 408-19.

44) Brown DR, et al. The impact of quadrivalent human papillomavirus (HPV ; types 6, 11, 16, and 18) L1virus-like particle vaccine on infection and disease due to oncogenic nonvaccine HPV types in generally HPV-naive women aged 16-26 years. J Infect Dis 2009 ; 199 : 926-35.

45) GlaxoSmithKline Vaccine HPV-007 Study Group, Romanowski B, et al. Sustained efficacy and immunogenicity of the human papillomavirus (HPV)-16/18 AS04-adjuvanted vaccine : analysis of a randomised placebo-controlled trial up to 6.4 years. Lancet 2009 ; 374 : 1975-85.

46) Arbyn M, et al. Prophylactic vaccination against human papillomaviruses to prevent cervical cancer and its precursors. Cochrane Database Syst Rev 2018 ; 5 : CD009069.

47) Huh WK, et al. Final efficacy, immunogenicity, and safety analyses of a nine-valent human papillomavirus vaccine in women aged 16-26 years : a randomised, double-blind trial. Lancet 2017 ; 390 : 2143-59.

48) Ali H, et al. Decline in in-patient treatments of genital warts among young Australians following the national HPV vaccination program. BMC Infect Dis 2013 ; 13 : 140.

49) Read TR, et al. The near disappearance of genital warts in young women 4 years after commencing a national human papillomavirus (HPV) vaccination programme. Sex Transm Infect 2011 ; 87 : 544-7.

50) Brotherton JM, et al. Early effect of the HPV vaccination programme on cervical abnormalities in Victoria, Australia : an ecological study. Lancet 2011 ; 377 : 2085-92

51) Gertig DM, et al. Impact of a population-based HPV vaccination program on cervical abnormalities : a data linkage study. BMC Med 2013 ; 11 :

227.

52) Berenson AB, et al. Change in human papillomavirus prevalence among U.S. women aged 18-59 years, 2009-2014. Obstet Gynecol 2017 ; 130 : 693-701.

53) Baldur-Felskov B, et al. Incidence of cervical lesions in Danish women before and after implementation of a national HPV vaccination program. Cancer Causes Control 2014 ; 25 : 915-22.

54) Luostarinen T, et al. Vaccination protects against invasive HPV-associated cancers. Int J Cancer 2018 ; 142 : 2186-7.

55) Hanley SJ, et al. HPV vaccination crisis in Japan. Lancet 2015 ; 385 : 2571.

56) Ozawa N, et al. Beneficial effects of human papillomavirus vaccine for prevention of cervical abnormalities in Miyagi, Japan. Tohoku J Exp Med 2016 ; 240 : 147-51.

57) Konno R, et al. Effectiveness of HPV vaccination against high grade cervical lesions in Japan. Vaccine 2018 ; 36 : 7913-5.

58) Tanaka H, et al. Preventive effect of human papillomavirus vaccination on the development of uterine cervical lesions in young Japanese women. J Obstet Gynaecol Res 2017 ; 43 : 1597-601.

59) Matsumoto K, et al. Early impact of the Japanese immunization program implemented before the HPV vaccination crisis. Int J Cancer 2017 ; 141 : 1704-6.

60) Kudo R, et al. Bivalent human papillomavirus vaccine effectiveness in a Japanese population : high vaccine-type-specific effectiveness and evidence of cross-protection. J Infect Dis 2019 ; 219 : 382-90.

61) Arana JE, et al. Post-licensure safety monitoring of quadrivalent human papillomavirus vaccine in the Vaccine Adverse Event Reporting System (VAERS), 2009-2015. Vaccine 2018 ; 36 : 1781-8.

62) 厚生労働省. 厚生科学審議会（予防接種・ワクチン分科会 副反応検討部会）. https://www.mhlw.go.jp/stf/shingi/shingi-kousei_284075.html

63) Suzuki S, et al. No association between HPV vaccine and reported post-vaccination symptoms in Japanese young women : results of the Nagoya study. Papillomavirus Res 2018 ; 5 : 96-103.

64) 日本産婦人科医会がん対策委員会. 子宮頸がん検診リコメンデーション―HPV-DNA 併用検診にむけて. 2011.

65) Kim JJ, et al. Optimal cervical cancer screening in women vaccinated against human papillomavirus. J Natl Cancer Inst 2016 ; 109 : djw216.

性暴力・性虐待への対応

はじめに

国際連合は「身体の統合性と性的自己決定を侵害するもの」を性暴力と定義している．主に女性の性的自己決定を侵害し，損害や苦痛を与え，人間としての尊厳を侵害する力の行使をさし，暴行・脅迫による同意のない性交等に限らず，関係性を利用した同意のない性交等（ドメスティックバイオレンス（domestic violence：DV）の性的暴力，監護者による性虐待，職場や学校関係者によるセクシュアルハラスメントなど）や，ポルノ出演や売春強要などの性的搾取，盗撮や痴漢行為のように同意なく性的自由を侵害するものも含む．

一方，性犯罪は国内の刑法（強制性交等罪など）の構成要件を満たすもの，かつ被害者が司法による制裁を求めたものに限られるため，性暴力と同義ではない．

産婦人科臨床上は，性暴力による妊娠や性感染症への対応を目的として受診した女性の診察，または警察や児童相談所，性暴力被害者ワンストップ支援センター（以下，ワンストップセンター）からの診察依頼に応じる場合が想定される．性暴力被害にあったことを開示せずに緊急避妊や人工妊娠中絶，性感染症検査を希望して来院する女性も多いため，予期せぬ妊娠を診る立場にある産婦人科医であれば，同意のある性交だったのかどうか，性暴力がないかどうかを常に念頭におき，いつでも裁判等を見据えた初期対応ができるよう，基本的な知識をもつ

ことが望まれる．

性暴力被害の現状

内閣府の無作為抽出調査によると，女性の7.8％は過去に1回以上，同意のない性交の経験をもつ（❶）[1]．そのうち，まったく知らない人からの被害は11.3％にすぎず，ほとんどが家庭内や学校・職場などの顔見知りからの被害である．夫・元夫，交際相手・元交際相手からの性暴力（DV，デートDV）が最も多く，次いで職場や学校等でのセクシュアルハラスメント，親・兄弟や指導者からの性虐待が多い（❷）[1]．

被害直後は解離やストレス反応により混乱しており，また加害者が顔見知りである場合は被害の開示による社会的損失を恐れ，警察への被害届提出を望まないことが多い．内閣府の調査では，性暴力被害を受けた女性のうち，誰にも相談したことがない女性が58.9％に上る[1]．

性犯罪（刑法強制性交等罪等）およびその構成要件

同意のない性的行為はすべて性暴力であるが，司法においては，警察に被害届を提出し，刑法の構成要件を満たさなければ，性犯罪として扱われない（❸）．

旧刑法強姦罪（明治40年制定）では女性への腟性交のみを処罰の対象としていたが，平成29年6月23日の法改正（平成29年7月13日施行）により，強姦罪は強制性交等罪となり，腟性交に加え肛門性交または口腔性交（強制性交

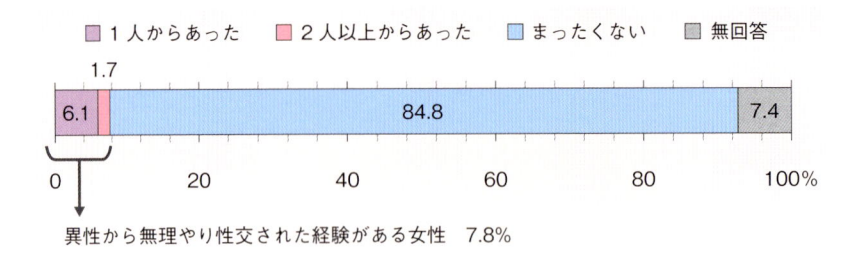

❶ 異性から無理やり性交された経験（女性のみ）
平成29年12月無作為抽出調査．有効回収数3,376（うち女性1,807人），回収率67.5%．
（内閣府．男女間における暴力に関する調査〈平成29年12月実施〉より作成）

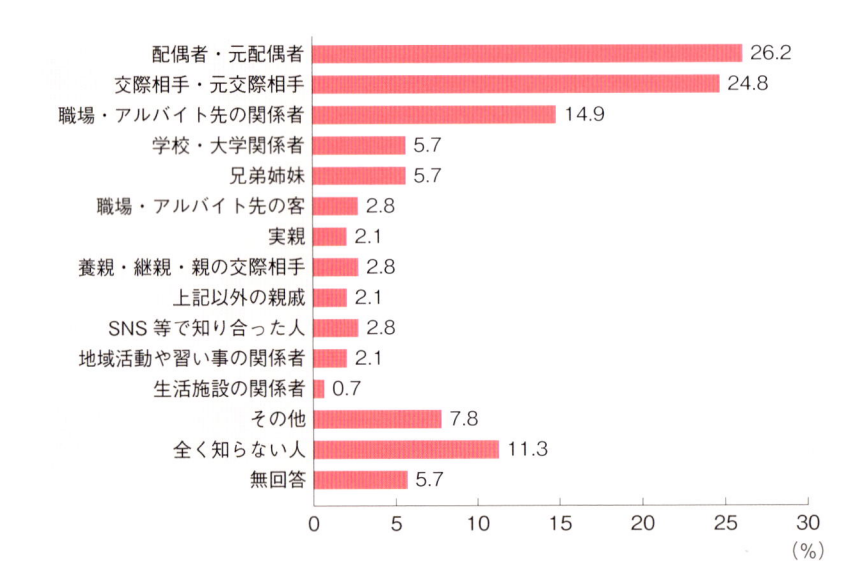

❷ 加害者との関係
（内閣府．男女間における暴力に関する調査〈平成29年12月実施〉より作成）

等）が構成要件になった．これにより男性への性暴力も旧刑法強姦罪と同等の罪となり，法定刑も引き上げられた．また，監護者性交等罪・監護者わいせつ罪が新設され，加害者が実親・義親である場合は，暴行・脅迫などによる強要がなくても刑事罰が科されることとなった．

性犯罪に関わる刑法を❹に示す．現行の刑法では「性交に同意できる能力がある」と判断される年齢（性交同意年齢）は13歳とされており，13歳未満の女性に性交を行ったことが明らかであれば，暴行・脅迫がなくても強制性交等

罪での処罰対象となる（❸）．

一方，加害者が親などの監護者である場合を除き，13歳以上の女性の場合は「暴行・脅迫または抗拒不能な状況下」で「同意のない性交等が行われた」ことが客観的な裏づけで証明されなければ，強制性交等罪は成立しない（❸）．

したがって，同意のない性交等があり産婦人科を受診した女性を診る場合は，外傷の治療や緊急避妊，性感染症への対応のみならず，暴行・脅迫を裏づける外傷の記録，抗拒不能であったことを裏づける薬物使用の診断，性交を

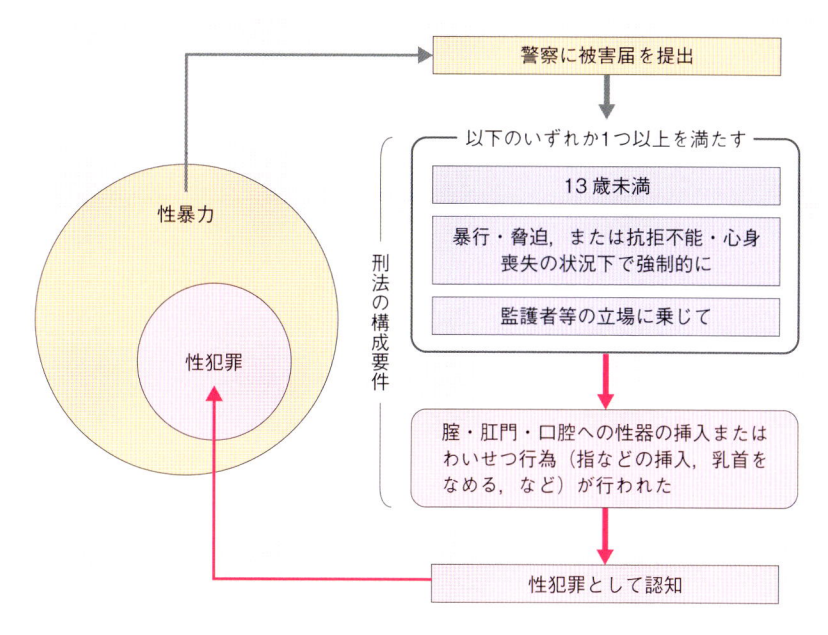

❸ 性暴力と性犯罪

❹ 刑法（性犯罪に関するもの）

（強制わいせつ）
第百七十六条　十三歳以上の者に対し，暴行又は脅迫を用いてわいせつな行為をした者は，六月以上十年以下の懲役に処する．十三歳未満の者に対し，わいせつな行為をした者も，同様とする．
（強制性交等）
第百七十七条　十三歳以上の者に対し，暴行又は脅迫を用いて性交，肛門性交又は口腔性交（以下「性交等」という．）をした者は，強制性交等の罪とし，五年以上の有期懲役に処する．十三歳未満の者に対し，性交等をした者も，同様とする．
（準強制わいせつ及び準強制性交等）
第百七十八条　人の心神喪失若しくは抗拒不能に乗じ，又は心神を喪失させ，若しくは抗拒不能にさせて，わいせつな行為をした者は，第百七十六条の例による．
2　人の心神喪失若しくは抗拒不能に乗じ，又は心神を喪失させ，若しくは抗拒不能にさせて，性交等をした者は，前条の例による．
（監護者わいせつ及び監護者性交等）
第百七十九条　十八歳未満の者に対し，その者を現に監護する者であることによる影響力があることに乗じてわいせつな行為をした者は，第百七十六条の例による．
2　十八歳未満の者に対し，その者を現に監護する者であることによる影響力があることに乗じて性交等をした者は，第百七十七条の例による．
（未遂罪）
第百八十条　第百七十六条から前条までの罪の未遂は，罰する．
（強制わいせつ等致死傷）
第百八十一条　第百七十六条，第百七十八条第一項若しくは第百七十九条第一項の罪又はこれらの罪の未遂罪を犯し，よって人を死傷させた者は，無期又は三年以上の懲役に処する．
2　第百七十七条，第百七十八条第二項若しくは第百七十九条第二項の罪又はこれらの罪の未遂罪を犯し，よって人を死傷させた者は，無期又は六年以上の懲役に処する．

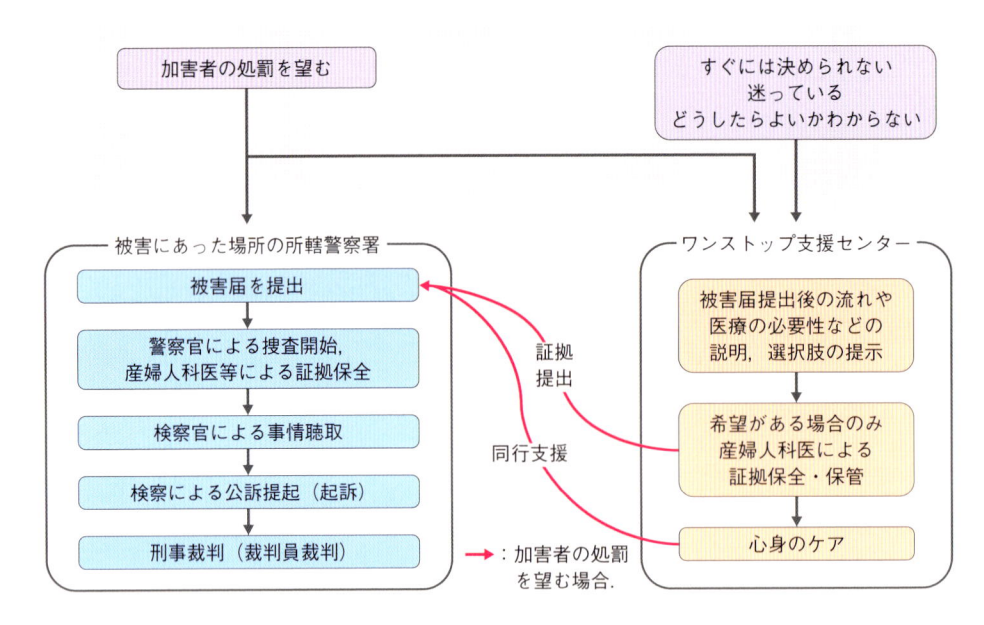

❺ 性暴力被害への対応機関とその流れ

裏づける加害者DNA同定のための検体採取など，刑事裁判を見据えた対応が求められる．

性暴力被害女性への急性期対応

警察に被害届を提出するかどうかは，あくまでも被害者の自己決定が尊重されるべきである．また被害直後は混乱している場合でも，精神的支援により被害届提出を決意することもある．

一方，強制性交等の客観的証明および加害者同定の裏づけになるDNAは，被害から時間が経過すると失われてしまう．加害者を処罰したいと被害者が願う場合，可能であれば早々に被害届を提出し警察と一緒に証拠保全を行うのが有利である．ただし，警察に被害届を提出してから裁判が終わるまでには長い時間と労力がかかる（❺）．どのような流れで裁判まで至るのか，どのような労力がかかり，不利益はないのかなど，司法対応の流れを理解しなければ，被害届の提出意思を固めることができない場合も多い．

2018年に全都道府県に設置されたワンストップセンターでは，被害届提出の有無にかかわらず先に証拠を保全し，後日被害届提出を決意してから警察に資料提出できる機能がある（❺）．また，司法対応の流れに関する説明やカウンセリング等による心のケアを行うことで被害届提出の意思決定を支援し，警察等への同行支援にも対応している．顔見知りであるなどの理由で被害届を躊躇したり，混乱し決めかねている場合は，ワンストップセンターへの紹介が推奨される．ワンストップセンターは，内閣府ホームページでその一覧が公開されている[2]．

被害事実の聞き取り

一般的な既往歴や月経歴，妊娠分娩歴等の聞き取りを行った後，証拠保全や緊急避妊等の要否の判断や妊娠の診断のために，

- 被害状況（日時，場所，暴行・脅迫や飲酒等の有無など）
- 暴力を受けた部位，痛みを感じる部分，外傷の有無
- 心神喪失の状況（記憶の有無）

・着衣の状況

等の聞き取りを行う[3].

　ある時点から記憶が完全になくなっている場合や，通常は酔わないような飲酒量で記憶がなくなっている場合には，薬物の使用を疑い，最後に口にした飲食物や記憶に残る最後の場所と時間を聞き取る.

　聞き取りを行う場合，真摯な態度で言葉を選び，オープンクエスチョンを用いて事実のみを淡々と聞き取る.「なぜ一人で外出したのですか？」「そのときどう思いましたか？」など被害者の行動を問う質問や，「かわいそうに」「すぐよくなりますよ」など理解の浅い言葉かけは，二次被害を与える[3].　言葉かけをする場合は，「あなたは悪くありません」など，被害者が生き延びるために最善を尽くしたことを労い，受容的な態度で接する.

　聞き取った内容は，被害者本人が述べた言葉をそのまま記載し「カッコ」で括るなど，客観的事実とは区別して診療録に記載する.

外傷の診断と記録

　小さくても，被害者の身体に外傷がある場合は，刑法の構成要件である「暴行・脅迫」を客観的に証明できる可能性がある.本人に外傷の確認やDNA採取などの必要性を十分説明し，インフォームドコンセントを得て，裁判に耐えうる医学的診断と記録を行う.

　頭頂〜足先に至るまで，衣服で隠れている部分についても注意深く観察し，体表の外傷（切創，裂傷，刺創，皮下出血，表皮剝脱，圧迫痕など）について，❻に示す特徴を観察し，診療録に記載する[3].❼に示すように，上腕部内側や大腿部内側などを手で押さえつけられた場合には，指による特徴的な圧迫痕（fingertip bruising）が残っていることがある.殴打や凶器を手で防御した際にできる切創や裂傷などは，前腕や手に認められやすい.また表面が粗

❻ 外傷の特徴を記載する場合の観察項目

特徴	所見
部位	解剖学的な位置
大きさ	創傷の長さ，幅
形状	線状，弧状，不整形など
周囲の状態	周囲組織の特徴（腫脹，皮下出血などを伴うか）
色調	とくに皮下出血の場合，治癒過程を表す色調
表面の状態	表皮剝脱の有無，外力が働いた方向に関する情報
内容	創傷の内部の異物（ガラス，泥など）の有無
時間経過	創傷治癒の状況から推定される受傷時期
境界	創傷の辺縁の形状，とくに凶器が使われた場合
深さ	創傷の深さ，とくに凶器が使われた場合
分類	表皮剝脱，皮下出血，裂傷，切創，など

雑な床などでできる擦過傷（表皮剝脱，時に皮下出血を伴う）を殿部や背部に認めることもある[3].顔面を殴打されている場合は口腔粘膜や歯牙の損傷を伴うことがあるため，口腔内も観察する.

　性器についても同様に，処女膜や腟前庭，会陰，肛門およびその周囲を中心に，皮下出血，表皮剝脱，裂傷などを，❻に示す特徴とともに正確に記載しておく.

　写真で記録を取る場合には，本人の同意を得たうえで，被害者本人の外傷であることを証明するための顔を入れた全身の写真と，受傷部位をクローズアップした写真（スケールの入ったものと入っていないもの）を，条件を変えて数枚ずつ撮影する.刑事裁判に至る場合は，写真を法医学の専門家にレビューしてもらうことで，医学的評価の信頼性を高めることができる.

　被害者から聞き取った状況と外傷の特徴から，外傷の成因と状況（凶器の使用，殴打，絞

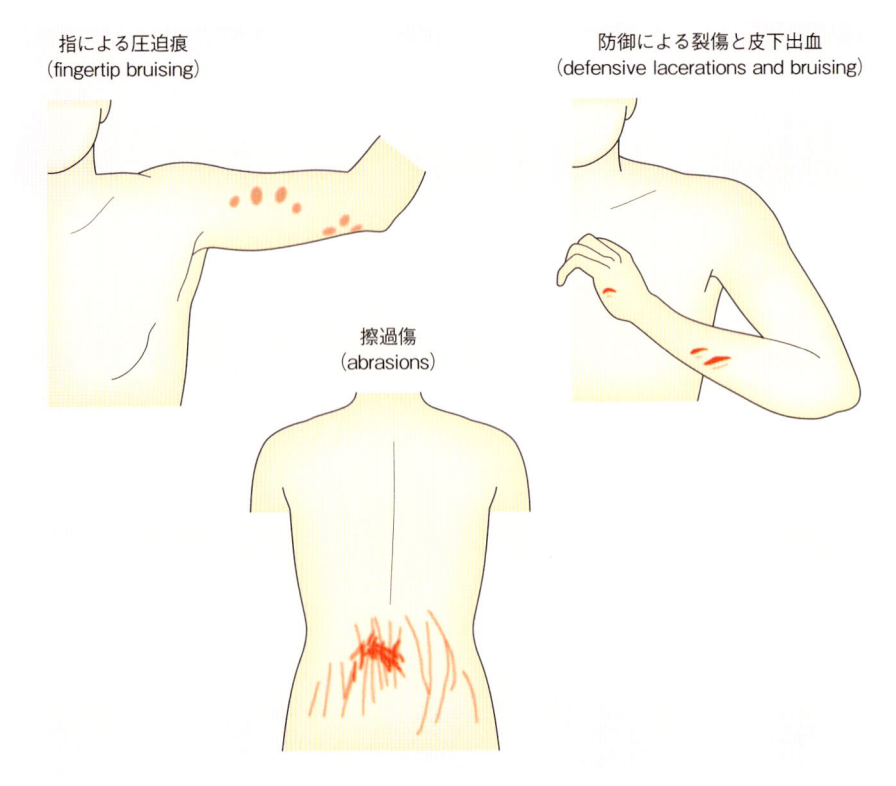

指による圧迫痕
(fingertip bruising)

防御による裂傷と皮下出血
(defensive lacerations and bruising)

擦過傷
(abrasions)

❼ 体表の外傷
(WHO Guidelines for medico-legal care of victims of sexual violence. 2003)

頸・扼頸，吸引，噛みつく，引きずる，など）が推定される場合は，客観的な外傷の記録とは分けて，診察医のアセスメントとして診療録に記載しておく．

薬物使用の証明

記憶が途絶している場合は，ベンゾジアゼピン等の薬物やアルコールを使い心神喪失・抗拒不能な状態に陥れられた可能性がある．薬物分析に備えて採血し，すみやかに検体を警察に提出することができない場合は，全血のまま凍結保存する（検体のすり替えや紛失が起きないよう，専用の冷凍庫で保管する必要がある）．

証拠保全

腟性交が行われたことを確定的に証明しうるものは，腟内の精子と妊娠である．腟分泌物中

の加害者の遺留物や胎盤（絨毛）の DNA から，加害者の特定にもつながる．

確定的ではないが，性器の損傷，性感染症（淋菌感染症，クラミジア感染症，HIV，梅毒，腟トリコモナス），腟内にあるコンドーム付着成分も間接的な証拠となりうる．腟性交の証明にはならないが，わいせつ行為を行った相手を特定できるものとして加害者の陰毛や下着など着衣に付着した精子・精液も証拠となる場合がある．

警察またはワンストップセンターから証拠保全を依頼された場合は，下着などの着衣，体表に付着する DNA，腟分泌物や付着した陰毛の採取を行う．この場合，警察やワンストップ支援センターが準備した DNA 採取用キットやスワブなど，必要な物品をそろえておき，手際よく採取する（診察医の DNA のコンタミネー

ションを防ぐため，帽子・マスク着用）と同時に，性感染症検査のための検体も採取する．

腟への強制的な挿入があった場合，大陰唇，小陰唇，舟状窩，処女膜などに損傷が起こる場合がある．発赤，腫脹，表皮剥脱，裂傷，皮下出血などの所見を確認し，診療録に記載する．同意を得てコルポスコープで記録を残すことも有用である．損傷がある場合は強制わいせつ等致死傷罪が適用される可能性があり，診察を行った医師に法廷での供述が求められることがある．

性感染症検査

ウインドウピリオドに受診した場合には，被害前に感染がなかったことを診断するために一度検査を行い，適切なインターバルで再度検査を行うことが望ましい．淋菌感染症，クラミジア感染症，腟トリコモナス症，HIV，HBV，梅毒は，わいせつ行為があったことを裏づける性感染症である．

被害者が希望すれば予防的投薬を行うことも可能であるが，感染の事実を証明することができなくなる可能性もある．加害者を罰してほしいと希望している場合には，十分な説明のうえ判断する．

妊娠の予防（緊急避妊）

被害後早期に来院し本人が希望する場合，緊急避妊を検討する．

被害後72時間以内であれば，緊急避妊ピル（ノルレボ®錠1.5 mg単回投与）で約80%妊娠を予防できる．120時間以内であれば緊急避妊リング（銅付加IUD〈intrauterine device；ノバT380®〉）の挿入で100%妊娠を予防できる．いずれの場合も被害前に行われた性交により妊娠している場合があることや，緊急避妊ピルの効果が100%ではないことから，約2週間後に妊娠検査を実施する必要がある．

なお，緊急避妊を行ったにもかかわらず妊娠した場合，胎児と妊娠予後に影響はないことを本人に伝えておく．

妊娠の診断，人工妊娠中絶

性暴力の被害直後は相談せず，妊娠してから初めて来院するケースも多い．聞き取りや胎児計測等より，妊娠成立時期を推定する．

妊娠の継続を望まない場合，母体保護法第14条1項第2号「暴行若しくは脅迫によってまたは抵抗若しくは拒絶することができない間に姦淫されて妊娠したもの」の適応により人工妊娠中絶が可能である．人工妊娠中絶実施報告書にも第14条1項第2号の適応であることを記載して報告する．なお，この適応で中絶を行い報告書を記載する場合，警察への被害届提出の有無は問わない．

母体保護法上，人工妊娠中絶には配偶者の同意・署名が必要である．未婚の場合は本人の同意のみで足るが，既婚の場合は胎児の父ではなく配偶者の同意を要する．

被害届提出またはその可能性がある場合，加害者DNAの証明のために胎盤（絨毛）を証拠として提出することが可能である．この場合，生理食塩水で可能な限り母体血を除去し，そのままスピッツやシャーレ等に入れ（ホルマリン固定はしない）提出するが，所轄警察署によって保管方法が異なるため，事前に確認しておくことが望ましい．

心のケア

被害直後に受診した場合でも，取り乱すことなく，解離により平静を保っていることが多い．しかしほとんどの場合はなんらかのトラウマ（心的外傷）を受けている．二次被害を与えない声かけを行うことが，心の回復のために重要である．生き延びるための選択として殺されないように抵抗しなかった被害者が多いが，

「なぜ逃げなかったのか」「なぜそのような場所に出かけたのか」などの一言でトラウマは大きくなる．被害者に落ち度はなく，あくまで加害者が悪いのであることを告げ，感情的・感傷的にならず，淡々と診察をすることが望ましい．

被害から2〜3週は，急性ストレス障害を呈する．すなわち，強いストレスによる闘争–逃走反応により日常の機能が停止したり，逆に通常どおりの日常生活を送ろうと固執することもある．凍結反応により身体的・感情的苦痛をなくそうとし，他人事のような感覚をもったり，被害に関する詳細を思い出せないこともある．その後，認知の歪みが起こり，考え方が否定的になったり，罪悪感，恥，悲しみ，非難，活動する気力の低下により，仕事などの社会生活に支障をきたすことがある．

強烈なストレス体験からの回復が妨げられると，被害から約1か月ほど経過したころより心的外傷後ストレス障害（posttraumatic stress disorder：PTSD）を発症する．主症状は解離によるものである（同一性の断片化，離人感，現実感消失，容易であるはずの精神機能の低下など）．不眠，過敏，パニック発作などが常態化し，被害を想起させる場所，におい，状況，明るさ，季節などのトリガーによりフラッシュバックを起こすことがある．

被害後早期から認知行動療法等のケアを行ったほうが，回復が早く重症化を予防できるとされており[4]，ワンストップセンターを通じてカウンセリングや認知行動療法，トラウマ治療などを行っている機関への紹介を考慮するのが望ましい．

DV

DVは親密な関係にあるパートナーからの暴力である．身体的暴力，心理的暴力，性的暴力により怖がらせ，支配することがその本質であ

る．夫婦間のものをDV，未婚カップルの間のものをデートDVという．

身体的暴力であれば被害者も暴力であることに気づきやすいが，心理的暴力はジェンダーの認識にバイアスがあると「妻の役割」と思い込むため気づきにくい．また支配によりマインドコントロールされているため，「自分が悪いから暴力を受けるのであり，自分だけがまんすればよい」と考え，逃げる選択ができないことが多い．また，ほぼ全数に性的暴力があるが，夫婦やカップルであるため暴力とは認識していない．しかし，❷に示したとおり，性暴力の加害者で最も多いのは配偶者・元配偶者または交際相手・元交際相手である．

DVの現状

DVの専門相談機関である配偶者暴力相談支援センター（全都道府県に設置）への相談件数は106,110件（平成29年度），警察が対応した身体的暴力の相談件数は72,455件と相談数は増加傾向にあり，うち刑法犯等による検挙は8,342件（殺人91件，傷害致死3件，暴行4,510件，傷害2,934件，他），である[5]．しかし内閣府の無作為抽出調査では，女性の31.3%がDVまたはデートDVの被害経験をもっており[1]，相談に至らない暗数が多いと推察される．

DVの性的暴力への対応

DVの性的暴力の相談のために産婦人科を受診することは考えにくいが，不定愁訴や，望まない妊娠または緊急避妊の目的で受診し，DVが判明することがある．

望まない性交が繰り返し行われており本人が出産を希望していない場合は，ピルやIUD，IUS（intrauterine system）などの確実な避妊法を提案し，その使用を強く勧める．妊娠した場合，中絶を選択する際に配偶者の同意を要するため，中絶の選択が困難になったり，望まな

い出産をせざるをえなくなることもあるからである.

近年, 児童虐待防止の目的で, 妊婦健診中に虐待ハイリスクの把握のために問診などでスクリーニングを行う流れがあり, そのなかでDVが判明することもある. DVの目撃 (面前DV) は子どもへの心理的虐待であり, 子どもの脳発達に大きな影響を与えることが判明している. 妊娠中にDVが判明した場合は, 支援に関する情報を提供するなど積極的なアプローチを行うことが望ましい. また, 妊娠中にDVがエスカレートすることがあるため, 妊婦の腹部打撲などの外傷を診た場合にはDVを疑い, 必ず同伴者のいない場所で本人を一人にして話を聞く[6].

DVの相談機関

暴力から逃げて自立を選ぶのは本人であり, 重篤な外傷や生命の危機がある場合を除き, 被害について相談するかどうかはあくまで本人の自己決定を促すのが望ましい (women-centered care). 児童虐待とは異なり, 医療機関に通告義務はないが, 本人の承諾なく通告しても守秘義務違反には問われない.

DV被害の相談窓口は配偶者暴力相談支援センター (都道府県に1か所以上設置されている), 民間シェルター, 警察署, 市町村に設置された対応窓口である.

性虐待

13歳未満の女児への性交およびわいせつ行為は強制性交等罪またはわいせつ罪, また13歳以上であっても監護者が立場に乗じて性交等を行ったことが明らかな場合は監護者性交等罪またはわいせつ罪の処罰対象である. ❸に示したように, 腟・肛門・口腔への性器の挿入またはわいせつ行為(指などの挿入, 乳首をなめる, など)が行われたことを客観的に証明する必要

がある.

子どもの供述は誘導されやすいため, 信頼性の高い司法面接 (検察官を含むチームで録画を撮りながら, バイアスがかからないように聞き取りを行う方法) により被害児本人から供述を得ることに加え, 語られた被害を客観的に証明できる医学的所見の有無の評価が求められる. 警察や児童相談所から産婦人科医に診察を依頼された場合, 年少児であっても, 診察が必要であること, 痛みを伴う検査ではないこと, 嫌であれば拒否してよいことを本人に説明してから, 診察を行う.

性虐待を示唆する医学的所見の評価方法

性虐待は指や性器の挿入などが繰り返し行われ, 時間が経過してから被害が開示されることが多い. このため加害者DNAの証明は困難なことが多いが, 腟や肛門に, その入口径を超える異物の挿入があった場合, 処女膜・腟壁の急激な伸展による外傷や微小な損傷が発生する. 外傷・損傷は数日で治癒するが, その程度によっては治癒後であることを示す所見が残される[7]. このうち, 性虐待の事実を裏づける所見を❽にあげる.

性虐待を確定的に裏づける所見

妊娠と, 体に付着する精子・精液は, 性虐待を確定する所見である. また性感染症のうち淋菌感染症, 性器クラミジア感染症, 腟トリコモナス, 梅毒, HIV感染症は, 母子感染が否定されたものについては性的接触による感染であることが裏づけられるものとされている[7].

このうち, とくに淋菌感染症については, 米国CDCと司法省は性虐待を確定する所見と位置づけており, 性的接触以外の経路での感染成立はないとしている. 国内では小児の淋菌感染症が浴場やタオルでの感染であるとする報告が複数認められるが, その感染源 (浴場, タオル

❽ 性虐待を裏づける所見

外傷の可能性が高い所見	• 3〜9 時方向の処女膜辺縁の深い陥凹（notch），切れ込み（cleft）
外傷により生じたことを示唆する所見	急性期の外傷 • 陰唇・会陰の急性期の裂傷および皮下出血 • 処女膜の急性期の裂傷および皮下出血，点状出血，表皮剥脱 • 腟の裂傷 外傷の治癒後に認められる所見 • 3〜9 時方向の処女膜の欠損・基部に達する深い切れ込み（transection）
性虐待も疑われるが他の感染経路も否定できない感染症	• 尖圭コンジローマ • HSV 1 型・2 型 • 性器・肛門周辺の伝染性軟属腫
性虐待を示唆する感染症（母子感染を除外できる場合）	• 梅毒 • 性器および咽頭の淋菌感染症 • 性器クラミジア感染症 • 腟トリコモナス • HIV 感染症（針刺し等血液による感染を除く）
性虐待が確実な所見	• 妊娠 • 精子・精液（児の体から直接採取された検体から法医学的に証明されたもの）

等からの淋菌検出）が特定され，司法面接により性的接触以外の感染経路が開示された報告はなく，エビデンスはない．したがって，小児の淋菌感染症を診た場合には性虐待を疑い，児童相談所に通告する義務がある．

■ 挿入による外傷を裏づける所見

❽に示す所見のうち，処女膜後部の欠損，断裂，陥凹の有無は，挿入を裏づける所見であり，より慎重に観察する必要がある．診察時の体位が適切でなければ見逃されやすく，体位によって有所見率が異なる．❾に示す supine frog-leg position または砕石位，および腹臥位胸膝位の両方で処女膜（とくに処女膜後部）が確認できるよう陰唇に緊張を加えて評価した場合に最も感度が高くなるとされている[8]．可能であればコルポスコープを使用して写真を残しておく．所見がある場合もはっきりしない場合も，後日，法医学的に写真をレビューしてもらい，診断を確定することが可能になる．

思春期発来前の女児の処女膜正常所見は，開口部が環状または三日月状である（❿a）．処女膜の急激な伸展を伴う挿入があった場合，処女膜に損傷が起こりやすいが，損傷は数日で治癒するため，急性期外傷として認められることはまれである．しかし損傷の治癒後に断裂（❿c），陥凹（❿b）が生じたり，挿入が繰り返された場合には処女膜後部が完全に欠損していることもある（❿d）．処女膜の前部の陥凹は正常のバリエーションでも認められるが，処女膜後部（とくに 4〜8 時方向）の陥凹，断裂，欠損が先天的に存在するものはない[8]．したがって処女膜後部の所見は，指や性器等なんらかの異物が挿入されたことを裏づけるものであり，医学的評価を求められた場合には「処女膜の断裂」「処女膜の欠損」等の所見を診断書に記載し，その部位，大きさ等の特徴を詳述する．ただし，処女膜等に所見がないことが，「挿入がなかったこと」を裏づけるものではない．

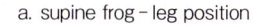

a. supine frog‐leg position

labial separation

labial traction

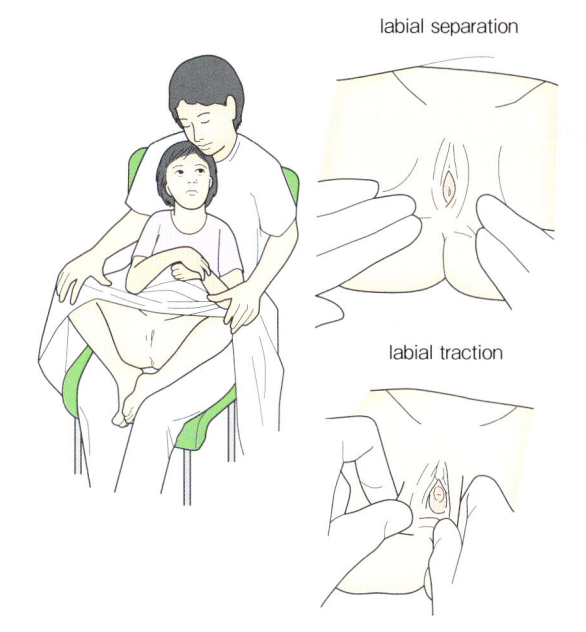

b. 腹臥位胸膝位

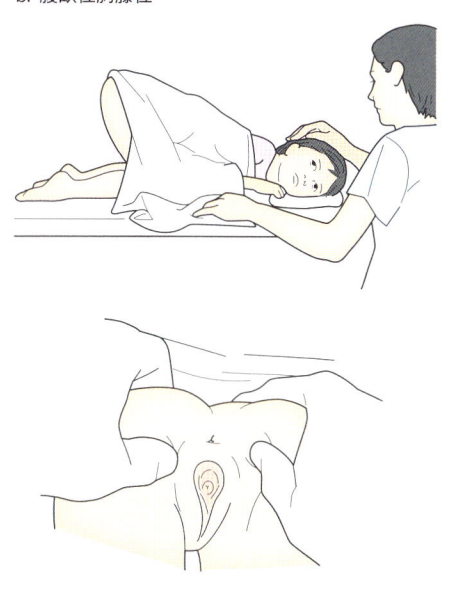

❾ 性虐待による損傷の医学的評価に適した体位

■ 診察時の状態の観察・記録

　診察時の様子や本人から語られた言葉も参考になる場合がある．性虐待経験がない場合は診察時に嫌がったり避けようとしたりすることがあるが，腟への挿入が繰り返されている場合では，攝子等を挿入したときに痛みを伴わず伸展することができる．また年少児の場合には「いつも○○にさわられている」というように意識せず被害が開示されることがある．したがって，診察時の様子や本人が語った言葉についても，可能な限り診療録に記録しておくことが重要である．

　なお，挿入されたものが何であったかは司法面接等によって聞き取られるものであるため，医学的所見の客観的な評価を行うのみで損傷の原因について言及する必要はない．

　これらの所見以外に，腟内に挿入された異物によって被害事実が裏づけられた国内の判例がある．少なくとも腟の存在を知らない小児が腟内に異物を挿入することは考えにくく，腟内の異物挿入が認められた場合は，性虐待を疑い対応する必要がある．

■ 性虐待被害児のケア

　幼少期に被害を受け，性虐待の意味がわからない状況であったとしても，成長し事実認識をすると，大きなトラウマをもつようになる．自分は汚れてしまったという感覚から自己肯定感が低下し，加害者が家族であった場合には非加害親との関係性や社会生活にも多大な影響を与えることがある．健康は損なわれていないことを強調し，必要に応じてワンストップ支援センターなどを紹介し，トラウマ治療やカウンセリングなどにつなぐ．

性暴力の根絶のために

　性暴力は，命を失うことはなくとも心身に受ける傷が大きく，日常生活を取り戻すまでに膨

287

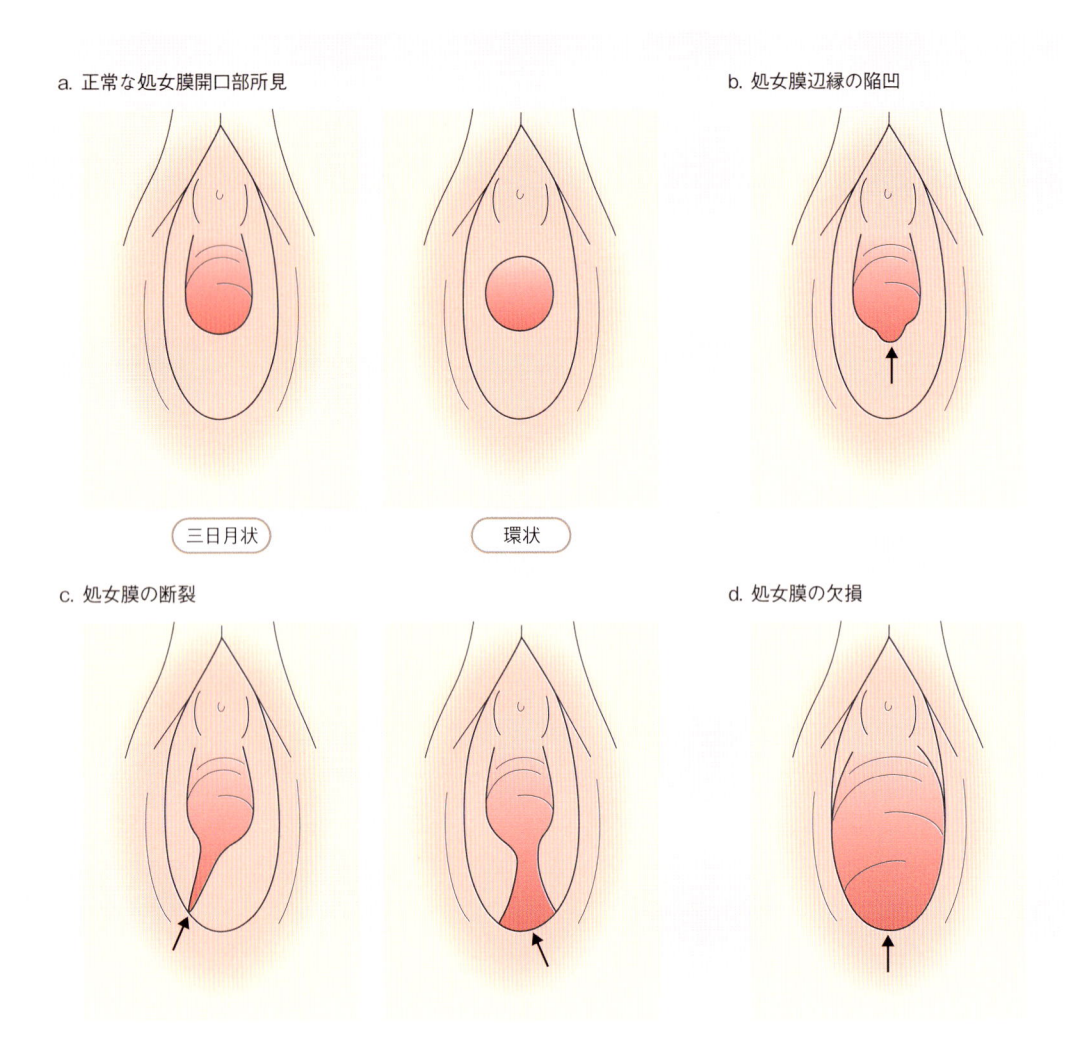

a. 正常な処女膜開口部所見 　　三日月状 　　環状

b. 処女膜辺縁の陥凹

c. 処女膜の断裂

d. 処女膜の欠損

❿ 女児の処女膜正常所見およびその損傷を示唆する所見

大な時間を要するため，「魂の殺人」とよばれる．誰にも相談しない被害者が多く，ケアが遅れることでより回復に時間がかかるようになるため，被害を受けた女児・女性が相談しやすく，急性期に安心してケアが受けられる窓口の整備が喫緊の課題であった．そのため，相談，医療，司法対応が1か所で受けられるワンストップセンターが全都道府県に整備されたことは画期的である．

性暴力加害者の再犯率は約3〜4割とされており，加害者の処罰や更生が行われることは，暴力の根絶のためにも重要である．加害者に制裁を加えたいと願った被害者の期待に応える医療を提供し，適切な司法判断への橋渡しを行うことは産婦人科医の責務であるが，まだワンストップセンター事業に協力する産婦人科医は不足している．性暴力被害女性への対応が可能な産婦人科医の育成と，警察官を含めた支援者のスキル向上および連携体制の構築が切に望まれる．

(種部恭子)

●文献

1) 内閣府男女共同参画局. 男女間における暴力に関する調査報告書. 平成30年3月.
2) 内閣府. 性犯罪・性暴力被害者のためのワンストップ支援センター（一覧）. http://www.gender.go.jp/policy/no_violence/avjk/pdf/one_stop.pdf
3) World Health Organization. Guidelines for medicolegal care of victims of sexual violence. Geneva : World Health Organization ; 2003. ISBN 92-4-154628-X
4) Kessler RC, et al. Trauma and PTSD in the WHO World Mental Health Surveys. Eur J Psychotraumatol 2017 ; 8 : 1353383.
5) 警察庁生活安全局生活安全企画課・刑事局捜査第一課. 平成29年におけるストーカー事案及び配偶者からの暴力事案等への対応状況について. 平成30年3月15日.
6) WHO guidelines approved by the guidelines review committee. Responding to Intimate Partner Violence and Sexual Violence Against Women : WHO Clinical and Policy Guidelines. WHO ; 2013.
7) Adams JA, et al. Updated guidelines for the medical assessment and care of children who may have been sexually abused. J Pediatr Adolesc Gynecol 2016 ; 29 : 81-7.
8) Berkoff MC, et al. Has this prepubertal girl been sexually abused? JAMA 2008 ; 300 : 2779-92.

性の健康教育

はじめに

　筆者は，「性教育」という言葉が混乱を招いているのではないかと常々考えている．「性教育」とはいっても，受け止める側の脳裏をかすめるものには大きな違いがあるからだ．ある人は，「第2次性徴（発毛，声変わり，乳房のふくらみ），月経，射精などの身体のしくみ」や「男女の心と身体の違い」が主題ではないかととらえ，ある人は「受精，妊娠，出産，誕生のしくみ」や「避妊，性感染症」の教育だとイメージしている．これではかみ合うはずがない．どのような内容の教育が誰に対して，どういう形で行われようとしているのかを整理しなければ議論が成立しないのは当然である．

　筆者は，「産婦人科医が行う性教育」という言葉を使うことにためらいを感じている．むしろ，「性の健康教育」というべきではないかというのが筆者の考えである．しかも，対象によってさまざまなテーマがあるわけで，誤解を招かないためには，「避妊法と人工妊娠中絶に関する性の健康教育」とか，「コンドームの使い方を学ぶ性の健康教育」などというように，「××をテーマにした性の健康教育」といういい方をするように心がけている．

　筆者は産婦人科医の立場で学校に出向くことはあっても，日ごろ教育の現場で仕事をしているわけではない．しかも，その対象は中高校生に限られている．本項についても，避妊や中絶防止など「性の健康教育」のあり方に絞って私見を述べたい．

わが国の性教育の現状と課題

　国は10年ぶりに学習指導要領を改訂したが，「学校における性に関する指導について（学習指導要領に基づいて）」[1]をみると，「性に関する指導」は保健体育に限らず，多岐にわたる教科で扱っていることがわかる．学校教育がこの学習指導要領に基づいて行われている以上，われれもこれを認識しておく必要がある．**❶**に「性に関する指導」の箇所だけを抜粋する．そこではすべての項目に，「発達の段階を踏まえること，学校全体で共通理解を図ること，保護者の理解を得ることなどに配慮することが大切である．」とのただし書きが付記されている．

　高等学校で使用する保健体育の教科書[2]によると，保健編の1単元は「現代社会と健康」24項目，2単元は「生涯を通じる健康」11項目，3単元「社会生活と健康」9項目が並んでいる．さらに体育編には16項目があげられている（**❷**）．このうち，「性に関する指導」に該当するものは，「性感染症・エイズとその予防」「思春期と健康」「性意識と性行動の選択」「結婚生活と健康」「妊娠・出産と健康」「家族計画と人工妊娠中絶」など数項目にすぎない．筆者が「もっと積極的に性教育を！」と学校に迫ると，学校側からは保健体育の1/9の時間に相当するにすぎないと返されることがしばしばで，冷静に考えればさもありなんと納得せざるをえなかった．そのためにも，科学的で具体的な性教育を

❶ 学校における性に関する指導について（学習指導要領に基づいて）（抜粋）

小学第4学年に対する指導―体の発育・発達について理解できるようにする

ア　体は，年齢に伴って変化すること．また，体の発育・発達には，個人差があること．

イ　体は，思春期になると次第に大人の体に近づき，体つきが変わったり，初経，精通などが起こったりすること．また，異性への関心が芽生えること．

（ア）思春期には，体つきに変化が起こり，人によって違いがあるものの，男子はがっしりした体つきに，女子は丸みのある体つきになるなど，男女の特徴が現れることを理解できるようにする．

（イ）思春期には，初経，精通，変声，発毛が起こり，また，異性への関心も芽生えることについて理解できるようにする．さらに，これらは，個人によって早い遅いがあるもののだれにでも起こる，大人の体に近づく現象であることを理解できるようにする．

なお，指導に当たっては，発達の段階を踏まえること，学校全体で共通理解を図ること，保護者の理解を得ることなどに配慮することが大切である．

中学1年生に対する指導―心身の機能の発達と心の健康について理解できるようにする

ア　身体には，多くの器官が発育し，それに伴い，様々な機能が発達する時期があること．また，発育・発達の時期やその程度には，個人差があること．

イ　思春期には，内分泌の働きによって生殖にかかわる機能が成熟すること．また，成熟に伴う変化に対応した適切な行動が必要となること．

思春期には，下垂体から分泌される性腺刺激ホルモンの働きにより生殖器の発育とともに生殖機能が発達し，男子では射精，女子では月経が見られ，妊娠が可能となることを理解できるようにする．また，身体的な成熟に伴う性的な発達に対応し，性衝動が生じたり，異性への関心などが高まったりすることなどから，異性の尊重，性情報への対処など性に関する適切な態度や行動の選択が必要となることを理解できるようにする．

中学3年生に対する指導―感染の予防（エイズ及び性感染症の予防）

エイズ及び性感染症の増加傾向とその低年齢化が社会問題になっていることから，その疾病概念や感染経路について理解できるようにする．また，予防方法を身に付ける必要があることを理解できるようにする．例えば，エイズの病原体はヒト免疫不全ウイルス（HIV）であり，その主な感染経路は性的接触であることから，感染を予防するには性的接触をしないこと，コンドームを使うことなどが有効であることにも触れるようにする．

なお，指導に当たっては，発達の段階を踏まえること，学校全体で共通理解を図ること，保護者の理解を得ることなどに配慮することが大切である．

高校生に対する指導―生涯を通じる健康

ア　生涯の各段階における健康

生涯にわたって健康を保持増進するためには，生涯の各段階の健康課題に応じた自己の健康管理及び環境づくりがかかわっていること．

（ア）思春期と健康

・思春期における心身の発達や健康課題について特に性的成熟に伴い，心理面，行動面が変化することについて理解できるようにする．また，これらの変化に対応して，自分の行動への責任感や異性を尊重する態度が必要であること，及び性に関する情報等への適切な対処が必要であることを理解できるようにする．

（イ）結婚生活と健康

・健康な結婚生活について，心身の発達や健康状態など保健の立場から理解できるようにする．

・その際，受精，妊娠，出産とそれに伴う健康課題について理解できるようにするとともに，家族計画の意義や人工妊娠中絶の心身への影響などについても理解できるようにする．また，結婚生活を健康に過ごすには，自他の健康への責任感，良好な人間関係や家族や周りの人からの支援，及び母子への健康診査の利用などの保健・医療サービスの活用が必要なことを理解できるようにする．

・なお，男女それぞれの生殖にかかわる機能については，必要に応じ関連付けて扱う程度とする．

いかに効率よく実施するかが課題の一つとなっている．

一例をあげれば，「家族計画と人工妊娠中絶」の項が2頁にまとめられている．さらに項目をみると，「家族計画の意義と避妊法」では（1）家族計画とは，（2）避妊法とその選択であり，

❷ 高等学校の保健体育の教科書で扱われているテーマ一覧

現代社会と健康	1 私たちの健康のすがた		生涯を通じる健康	1 思春期と健康
	2 健康のとらえ方			2 性意識と性行動の選択
	3 健康と意志決定・行動選択			3 結婚生活と健康
	4 健康に関する環境づくり			4 妊娠・出産と健康
	5 生活習慣病とその予防			5 家族計画と人工妊娠中絶
	6 食事と健康			6 加齢と健康
	7 運動と健康			7 高齢者のための社会的取り組み
	8 休養・睡眠と健康			8 保健制度とその活用
	9 喫煙と健康			9 医療制度とその活用
	10 飲酒と健康			10 医薬品と健康
	11 薬物乱用と健康			11 さまざまな保健活動や対策
	12 現代の感染症		社会生活と健康	1 大気汚染と健康
	13 感染症の予防			2 水質汚濁・土壌汚染と健康
	14 性感染症・エイズとその予防			3 健康被害の防止と環境対策
	15 欲求と適応機制			4 環境衛生活動のしくみと働き
	16 心身の相関とストレス			5 食品衛生活動のしくみと働き
	17 ストレスへの対処			6 食品と環境の保健と私たち
	18 心の健康と自己実現			7 働くことと健康
	19 交通事故の現状と要因			8 労働災害と健康
	20 交通社会における運転者の資質と責任			9 健康的な職業生活
	21 安全な交通社会づくり		体育編	3単元16項目
	22 応急手当の意義とその基本			
	23 心肺蘇生法			
	24 日常的な応急手当			

（現代高等保健体育．2017[2]）

ここには低用量ピルの記載もあり，「コンドームと低用量ピルの特徴」が表でまとめられている．「人工妊娠中絶」の項では，「妊娠した場合でも特別な理由があれば，あるかぎられた時期までは，手術によって胎児を母体外に出すことが法律（母体保護法）で認められている」とし，欄外には「特別な理由」として「身体的，経済的理由で，妊娠の継続により母体の健康が損なわれる場合と，性的暴力の結果による妊娠の場合」が，「母体保護法」については「母体保護法指定医によって母体外で生きていけない時期（妊娠満22週未満）にかぎっておこなわれる」と明記されている．さらに，コラム欄では「不

妊問題」を話題にし，不妊の定義，妊娠の適齢期，不妊治療の概要が記述されている．

保健体育の授業のなかで，これだけの情報が高校生に的確に伝えられるならば，望まない妊娠を回避することはそう難しいことではない．筆者はこの教科書の内容をさらにかみ砕いて「性意識と性行動の選択」「家族計画と人工妊娠中絶」についてそれぞれ1万字ほどで「教授用参考資料」を執筆しているが，これなど医療従事者にとっても十分なほどの情報が盛り込まれている[3]．

中学生に性交や避妊を教えること

　学習指導要領について，メディアをはじめ教育関係者の間でも誤解が渦巻いている．中学校学習指導要領（平成29年告示）解説「総則編」[4]の「学習指導要領を踏まえた創意工夫に基づく教育活動の充実」の項には，「学習指導要領は，公の性質を有する学校における教育水準を全国的に確保することを目的に，教育課程の基準を大綱的に定めるものであり，それぞれの学校は，学習指導要領を踏まえ，各学校の特色を生かして創意工夫を重ね，長年にわたり積み重ねられてきた教育実践や学術研究の蓄積を生かしながら，生徒や地域の現状や課題を捉え，家庭や地域社会と協力して，教育活動の更なる充実を図っていくことが重要である．」と書かれている．性の健康教育を実践する際には学習指導要領をきちんと理解する必要があるともいえる．

　2016年の年齢別出生数と同年度の中絶数のデータ（❸）[5]によれば，14歳以下の出生数は46件，中絶数は220件．出生数と中絶数を合算した数を妊娠総数とした場合の中絶割合は82.7％である．中学生ということで15歳までを加えると，出生数は189件，中絶数839件に跳ね上がり，中絶割合も81.6％となる．14歳以下の1人と15歳の3人の出産は第2子であったとの記録もある．

　中学校の学習指導要領には，女子では月経がみられ，妊娠が可能となることを理解させるとか，コンドームは感染を予防するために使用することが有効であるとは書かれているが，避妊の記述はない．そのため実態とは大きな齟齬が生じている．

　日本家族計画協会が2016年に実施した「第8回男女の生活と意識に関する調査」[6]では，性に関する事柄を17項目あげ，それぞれについて一般的には何歳くらいのときに知るべきと思うかを尋ねている．15歳までに知るべきとの回答

❸ 5歳階級別，出生数，中絶数，妊娠数中の中絶割合

年齢	出生数 (A)	中絶数 (B)	中絶割合 B/(A+B) ％
～14歳	46	220	82.7
15歳	143	619	81.2
16歳	570	1,452	71.8
17歳	1,437	2,517	63.7
18歳	2,897	3,747	56.4
19歳	6,002	6,111	50.4
20歳未満	11,095	14,666	56.9
20～24歳	82,169	38,561	31.9
全年齢	976,978	168,015	14.7

13歳未満中絶　12人，うち1人は暴行脅迫
14歳以下：1人は第2子出産
15歳：3人は第2子出産
16歳：12人は第2子出産
17歳：74人が第2子，4人が第3子出産
（2016年人口動態統計・2016年度衛生行政報告例）

をみると（❹），セックス（性交渉）（71.0％），避妊法（73.5％），コンドームの使い方（66.3％），人工妊娠中絶（62.7％）などとなっている．

　学校において，子どもたちに対して性教育に積極的に取り組んでほしいと願っている国民の声がありながら，時代のニーズに即応していない学習指導要領が足かせとなって，中学校現場での教育内容が批判されるなど決してあってはならない．文部科学省も国民の声を真摯に受け止める必要があるのではないだろうか．

医療従事者としての性の健康教育とその取組み（❺）[7]

　性の健康教育というと，学校の体育館などに集められた生徒たちを前に語りかける集団教育・指導をイメージすることが多いのではないだろうか．しかし，日常診療を通じても，性の健康教育の機会は多々あると筆者自身は日々考え実践している．たとえば，クリニックの現場で，また電話相談を通して，そして学外講師と

❹ 性に関する事柄について 15 歳までに知るべきと思う割合（%）

性に関する事柄	2002 年	2004 年	2006 年	2008 年	2010 年	2012 年	2014 年	2016 年
①男女の心と身体の違い	90.3	88.7	92.7	93.7	92.6	91.4	91.3	89.6
②第 2 次性徴，月経，射精などのしくみ	90.8	89.6	94.1	95.0	93.0	92.1	87.0	90.4
③受精，妊娠，出産，誕生のしくみ	86.7	84.9	90.6	91.9	89.8	87.3	70.7	87.2
④セックス（性交渉）	—	65.7	73.2	74.9	73.4	69.1	71.9	71.0
⑤避妊法	75.0	70.1	76.5	77.2	76.3	73.9	60.7	73.5
⑥人工妊娠中絶	66.8	61.4	66.9	68.0	65.1	62.5	74.0	62.7
⑦エイズとその予防	75.1	71.8	78.1	77.0	77.1	75.1	72.5	70.5
⑧エイズ以外の性感染症とその予防	72.3	68.8	73.5	74.7	74.2	72.7	65.2	69.1
⑨コンドームの使い方	62.8	61.8	68.7	68.5	67.2	65.6	56.5	66.3
⑩多様な性のあり方	50.6	50.8	55.7	57.5	59.4	57.7	64.1	62.2
⑪性的被害の対処法	61.0	60.4	66.1	67.7	66.2	65.9	77.9	66.0
⑫男女間の平等や助け合い	73.1	75.4	81.5	80.0	80.4	79.2	58.0	76.7
⑬結婚	49.9	46.6	57.5	58.6	59.5	60.5	54.2	57.6
⑭離婚	45.7	41.7	52.7	53.7	56.1	55.3	83.7	53.6
⑮人と人とのコミュニケーション	76.0	80.2	84.7	85.9	86.4	84.1	74.7	82.7
⑯性に関する倫理や道徳	70.9	72.1	76.2	78.1	76.8	73.4	91.3	72.5
⑰妊娠・出産年齢には限界がある	—	—	—	—	—	—	—	51.2

（北村邦夫．「男女の生活と意識に関する調査」2002，2004，2006，2008，2010，2012，2014，2016）

して招かれた学校での性の健康教育など，種々のことがあげられる．

診療の場で行う性の健康教育

個々の患者に性の健康教育を行う格好の場が診療の場にはある．筆者は産婦人科医だから，月経，性交，避妊，妊娠，中絶，性感染症などの話題に事欠かない．

電話相談を通じた性の健康教育

日本家族計画協会では，1979 年から「思春期・FP（家族計画）ホットライン」を開設している．筆者が 1988 年に入職してから 30 年が過ぎたが，この間の電話相談の内容はすべてデータベース化され集計解析されている．2019 年 3 月までに受けた電話相談件数は 142,650 件（男性 83,835 件，女性 58,815 件）である．

2018 年度の電話相談内容について職業別に分類した結果から小学生，中学生，高校生に分けて❻にまとめる．

立ち後れている学校性教育を補完する学外講師による授業

学校性教育の立ち後れは目に余るほどだが，この分野で活躍する産婦人科医は全国に広がっている．学校における教育が，文部科学省から示された学習指導要領に基づいて行われていることに立ち後れの原因があることは誰もが認め

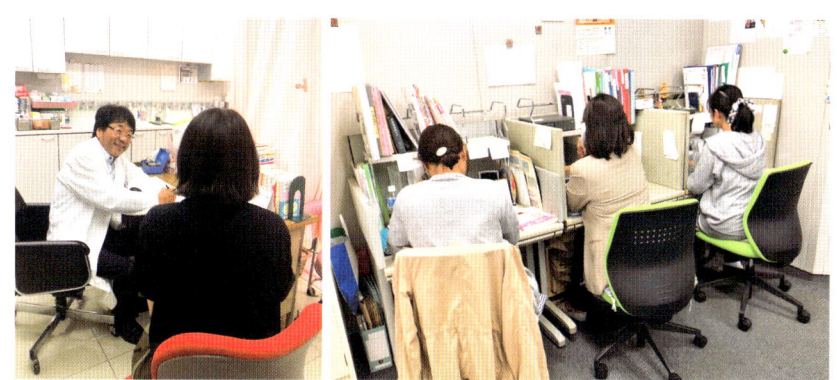

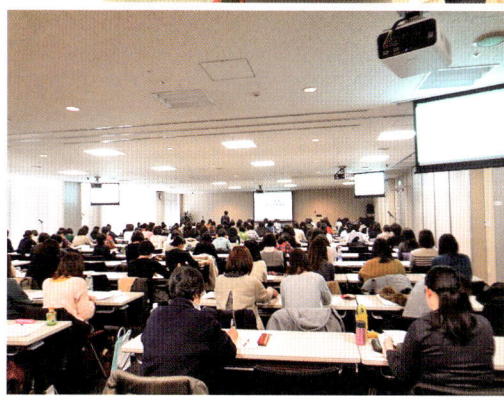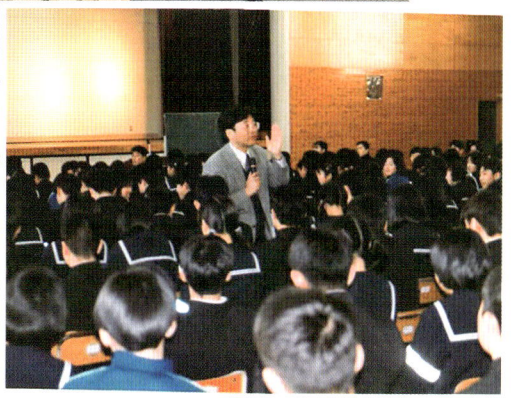

❺ 医療従事者の性の健康教育への取組みの例

「思春期外来」「電話相談」「指導者養成」「学校での集団教育」など，産婦人科医にはいろいろな場面で性の健康教育に関わるチャンスがある．

❻ 日本家族計画協会　2018 年度「思春期ホットライン」

男性					女性			
	全体	小学生	中学生	高校生		全体	小学生	中学生	高校生
合計	1,098	18	288	591	合計	451	21	34	100
自慰	23.3	11.1	28.5	24.5	緊急避妊	31.3	0.0	8.8	33.0
包茎	19.6	5.6	22.6	16.6	妊娠不安	23.5	4.8	5.9	34.0
性器	15.6	11.1	16.0	16.4	ピル	12.9	0.0	2.9	4.0
射精	8.7	5.6	10.4	9.5	月経	6.0	14.3	14.7	12.0
性欲	5.4	16.7	4.9	4.2	避妊	3.5	0.0	0.0	0.0
問題行動	3.0	22.2	3.1	2.7	妊娠	3.1	4.8	0.0	4.0
性交	2.8	0.0	0.7	3.2	精神・心	3.1	9.5	11.8	5.0
病気	2.7	11.1	1.0	3.7	男女交際	2.9	0.0	20.6	2.0
精神・心	2.6	0.0	1.4	3.6	病気	1.8	4.8	2.9	1.0
その他	16.3	5.6	5.6	3.6	その他	12.0	12.0	12.0	12.0

日本家族計画協会が開設する『思春期ホットライン』のうち，小学生，中学生，高校生からの相談のうち，上位にあるものをまとめた（％）．

るところである.

教育現場では，その内容が，今を生きる思春期の子どもたちの性の現状とは大きな隔たりがあることを承知しているのか，産婦人科医や助産師など学外講師を招いた性教育講演会などが各地の学校で開かれている．講演内容に口を挟んでくる学校がないわけではないが，外部講師を招くという利点を最大限に活かして，日ごろ学校では語れない性の最新情報を提供してもらおうという意図があることは否めない．そのため専門性を有するわれわれが，生徒や学生に対して性に関するどのような情報を，どう教えてくれるのかという期待は予想以上に大きい．

このような期待に応えるために，筆者が所属している日本産婦人科医会女性保健委員会が作成した産婦人科医が行う中学生・高校生向けの性教育スライド「思春期ってなんだろう？性ってなんだろう？　2019年度改訂版」[8]は，ダウンロードして使用することができるので参照されたい．❼にそのスライド内容を示す．

各種セミナーを通じた指導者養成

日本家族計画協会は年間を通じて100回近くの各種セミナーを開催している．なかでも，「思春期保健セミナー」や「指導者のための避妊と性感染症予防セミナー」などは，性教育に関わる医療従事者が多数集まるセミナーとなっている．

ちなみに，1981年にスタートした「JFPA思春期保健セミナー®」はコースⅠ（総論編），コースⅡ（各論編），コースⅢ（実践編）から成っており，2018年度までにコースⅠは83回，コースⅡは57回，コースⅢは65回を数え，すべてを修了して「思春期保健相談士®」に認定された人が8,972人となっている．「指導者のための避妊と性感染症予防セミナー」の第1回目が1999年に開催され，2018年度までに計154回開催され，参加者総数は24,251人を数えてい

❼ 「思春期ってなんだろう？　性ってなんだろう？（2019年改訂版）」のスライド内容

- 産婦人科医の仕事って？（性犯罪・性暴力被害者のためのワンストップ支援，女性アスリートのための健康支援，避妊の指導，妊娠・出産，人工妊娠中絶，性感染症の予防，女性特有の病気，不妊）
- 二次性徴（女の子のからだの変化，男の子のからだの変化，性に関する不安や悩み）
- 月経のしくみ（月経はどうして起こる？　月経のリズム，月経痛のじょうずな乗り切りかた）
- 男性のからだ（勃起と射精のしくみ，ペニスについての悩み，包茎）
- 多様な性（性には多様な形があるセクシュアリティマップ）
- 妊娠と出産（妊娠中の女性のからだ，性交，妊娠のしくみ，着床，胎児の発育）
- 10代の妊娠と人工妊娠中絶（妊娠したときどうする？　人工妊娠中絶って何？　母体保護法による人工妊娠中絶の規定，妊娠期間の数え方，中絶という経験が女の子に与える影響）
- 避妊（「望まない妊娠」を避ける2つの方法，避妊するのはだれ？　コンドーム，低用量経口避妊薬，緊急避妊法）
- 性感染症（性感染症って何？　性感染症にはどんなものがある？　性感染症の罹患率，性感染症にかかるとどうなる？　性感染症を防ぐ2つの方法）
- HIV/AIDSのこと（世界エイズデーのテーマは？感染経路別内訳，コンドームの有効性，コンドームの使い方）
- 性って何だろう？（思春期のこころ，性をめぐるさまざまな問題，マスターベーション，リプロダクティブヘルス・ライツ，児童の権利に関する条約）
- 予防できます！　子宮頸がん（子宮がんとは？　各種がんの発症率推移，手術方法，HPV，早期発見・早期治療のために必ず検診を，HPV感染の自然史，HPVワクチンの接種）
- デートDVについて（恋愛とデートDV）
- 付録（日本人女性の閉経，加齢による卵巣における原始卵胞数の減少，体外受精・顕微授精による妊娠・生産率）

る．これらセミナーの参加者の多くが保健医療従事者として全国各地でさまざまな性の健康教育を推進している．

各種メディアを通じての発信

思春期外来を訪れる患者から思わぬ最新情報

❽ 性に関する以下の事柄について，あなたは一般的に，何歳くらいの時に知るべきだと思いますか

性に関する事柄	3～5歳	6～9歳	10～12歳	13～15歳	16～18歳	19歳以上	個人によって異なる	知る必要はない	無回答	再掲12歳まで	再掲15歳まで
①男女の心と身体の違い	4.4	21.5	49.5	14.3	1.7	0.5	4.5	0.4	3.2	75.4	89.7
②二次性徴，月経，射精などのしくみ	0.2	9.7	61.5	19.1	1.1	0.8	4.3	0.2	3.2	71.4	90.5
③受精，妊娠，出産，誕生のしくみ	0.2	9.7	61.5	19.1	1.1	0.8	4.3	0.2	3.2	71.4	90.5
④セックス（性交渉）	0.2	1.7	23.8	45.3	13.4	4.6	7.4	0.3	3.3	25.7	71.0
⑤避妊法	0.2	1.5	21.5	50.4	16.7	1.2	5.1	0.2	3.3	23.2	73.6
⑥人工妊娠中絶	0.1	1.0	15.4	46.2	20.7	4.0	7.8	1.6	3.3	16.5	62.7
⑦エイズとその予防	0.1	1.7	18.1	50.6	20.0	1.3	4.6	0.2	3.4	19.9	70.5
⑧エイズ以外の性感染症とその予防	0.1	1.5	17.6	50.0	20.7	1.6	4.8	0.2	3.6	19.2	69.2
⑨コンドームの使い方	0.1	1.1	14.8	50.3	22.0	1.9	5.8	0.4	3.6	16.0	66.3
⑩多様な性のあり方	0.2	3.6	18.4	40.0	21.9	3.5	7.8	1.0	3.6	22.2	62.2
⑪性的被害の対処法	0.2	1.7	19.0	45.2	21.7	2.3	5.9	0.6	3.6	20.9	66.1
⑫男女間の平等や助け合い	2.8	11.8	32.5	29.7	12.2	2.7	4.4	0.4	3.6	47.1	76.8
⑬結婚	1.8	6.0	23.0	26.7	21.1	7.6	9.7	0.4	3.6	30.8	57.5
⑭離婚	1.1	5.2	20.8	26.6	19.2	7.0	13.9	2.3	3.8	27.1	53.7
⑮人と人とのコミュニケーション	10.3	23.3	30.6	18.6	7.0	1.3	5.1		3.5	64.2	82.8
⑯性に関する倫理や道徳	0.8	3.2	26.8	41.7	14.8	1.7	6.8		3.7	30.8	72.5
⑰妊娠・出産年齢には限界がある	0.3	1.3	13.6	36	25.6	8.2	10.5	1.0	3.5	15.2	51.2

（北村邦夫．「第8回男女の生活と意識に関する調査」2016）

を入手できることは医療従事者としての特権である．筆者の場合には，多数のメディアと関わる機会に恵まれていることから，いわゆるネタのほとんどすべては患者からの情報提供だといっても過言ではない．医師と患者間での相互の情報提供，その結果が文字となって，新聞，雑誌，著書，インターネット，SNSなどを通じた大規模な性の健康教育実践が試みられているといえるのではないだろうか．

国民は性に関する事柄をいつ知るべきと考えているか

日本家族計画協会が2002年から2年ごとに実施している「男女の生活と意識に関する調査」は第8回目を終えた[6]．そこでは，①男女の心と身体の違い，②二次性徴（発毛，声変わり，乳房のふくらみ），月経，射精などのしくみ，③受精，妊娠，出産，誕生のしくみ，④セックス（性交渉），⑤避妊法，⑥人工妊娠中絶，⑦エイズとその予防，⑧エイズ以外の性感染症とその予防，⑨コンドームの使い方，⑩多様な性のあり方（同性愛，性的指向，性同一性障害等），⑪性的被害（レイプや性暴力など）の対処法，⑫男女間の平等や助け合い，⑬結婚，⑭離婚，⑮人と人とのコミュニケーション（関わり方），⑯性に関する倫理や道徳，⑰妊娠・出産をす

るには年齢による限界があること，という 17 のテーマをあげて，「一般的に，何歳くらいの時に知るべきだと思いますか」と問いかけている．

筆者としては，ここにあげたすべてのテーマが，性の健康教育の範疇に入れられるべきものだと考えている．ちなみに，2016 年（第 8 回）調査（❽）でみると，50％以上の回答者が 12 歳までに知るべきと回答した項目は①，②，③，⑮，15 歳までに知るべきと 50％以上が回答した項目はすべてという結果であった．

学校性教育ではとかく教えることを避ける傾向にある「コンドームの使い方」でも，中学卒業（15 歳）までには知るべきと 66.3％が回答している．過去の調査結果からも，その割合は，第 1 回目（02 年）62.8％，第 2 回目（04 年）61.8％，第 3 回目（06 年）68.7％，第 4 回（08 年）68.5％，第 5 回（10 年）67.2％，第 6 回（12 年）65.6％，第 7 回目（14 年）56.5％と，第 7 回目を除き 6 割を超える結果となっている．

このような国民の意向は，文部科学省が示す学習指導要領に掲げられた学習目標と照らしてもはるかに子どもたちの現実をふまえているように思われる．それにもかかわらず，「コンドームの使い方」を中学 3 年生までに教えることは不適切であるとの烙印を押されかねないというのは，国民と教育界との間の乖離が大きすぎる．これでは反復中絶を減少させること，ひいては人工妊娠中絶を防止することは難しい．

世界がめざすセクシュアリティ教育

『International Technical Guidance on Sexuality Education』[9] が，性教育に関心のある人たちの間で注目を集めている．これは，国連教育科学文化機関（UNESCO）が国連合同エイズ計画（UNAIDS）を共同スポンサーとして，国連人口基金（UNFPA），世界保健機関（WHO），国連児童基金（UNICEF）など，セクシュアリ

ティ教育に尽力している世界各国の専門家が著わしたもので，世界の標準的なセクシュアリティ教育のガイダンスとして位置づけられている．日本でも，『国際セクシュアリティ教育ガイダンス』[10] として 2010 年版が日本語訳されており，インターネット上では改訂版（2018 年）[9] を閲覧することができる．

このガイダンスでは，学習目標について以下の 8 つの Key Concepts（基本構想）が示されている．

1. 人間関係
2. 価値観，権利，文化とセクシュアリティ
3. ジェンダーに対する理解
4. 暴力と安全
5. 健康と well-being（完全に良好な状態）を保つためのスキル
6. ヒトの身体と発達
7. セクシュアリティと性的行動
8. 性と生殖に関する健康

これら Key Concepts には 2〜5 つのトピックスが詳細に記載されているが，産婦人科医が行う性の健康教育に関係する 6，7，8 について，「12〜15 歳」「15 歳以上」に絞って，学習目標の概略を❾にまとめた（筆者の稚拙な日本語訳であるので，原著[9] にあたることを勧める）．

まとめ

国が示す学習指導要領に基づいて学校教育が行われている以上，「性教育」の必要性ばかりを強調するわけにはいかない．しかし，診療の場など身近なところで中高校生の妊娠や性感染症事例などを診ていると，学校での教育の不備が招いた結果であると感じることが少なくない．さらに，携帯電話やスマートフォンの普及は，便利さの陰で，非科学的な性情報の入手だけでなく，アダルトサイトへも容易にアクセスできてしまうという現実を教育関係者はどう考えて

❾ 『International Technical Guidance on Sexuality Education』における学習目標の Key Concept（産婦人科医が行う性の健康教育を抜粋）

Key Concept 6―ヒトの身体と発達

6.1　性と生殖に関する解剖と生理学

12〜15歳	・思春期から妊娠期において，ホルモンは成熟と生殖に関わる多くのプロセスに強く作用する． ・すべての文化は異なる理解の仕方でセックス，ジェンダー，生殖を位置づけ，いつごろから性的に活発になるのがふさわしいかを体系づけている．
15〜18歳 それ以上	・男性と女性の身体は，時間の経過とともに生殖や性的能力および機能が変化する．

6.2　生殖

12〜15歳	・生殖機能と性的感情のあいだには隔たりがあり，時間の経過とともに変化していく．
15〜18歳 それ以上	・誰もが妊娠するわけではないが，妊娠を希望する人には不妊治療という方法もある．

6.3　思春期

12〜15歳	・思春期は性的に成熟する時期であり，青年期とは身体的にも，情緒的にも，社会的にも，興奮とストレスに満ちたものになる．
15〜18歳 それ以上	・ホルモンは，生涯を通じて個人の情緒的，身体的変化に大きな役割を果たす．

6.4　身体のイメージ

12〜15歳	・自分の身体をどのように受け止めているかが，本人の健康，自己イメージ，行動に影響を与える．
15〜18歳 それ以上	・身体的外観に関して非現実的なレベルを追い求めることがある．

Key Concept 7―セクシュアリティと性行動

7.1　セックス，セクシュアリティ，生涯にわたる性

12〜15歳	・性的な感情，空想，願望があることは自然であり，生涯を通して湧き起こるが，人々はそのような心の動きにまかせて行いを選択するわけではない．
15〜18歳 それ以上	・セクシュアリティとは生物学的，社会的，心理的，精神的，霊的，倫理的，文化的な次元からなる複合体であり，人生を通じて関わってくる．

7.2　性行動と性反応

12〜15歳	・性反応のサイクルとは，性的刺激を受けて身体が物理的にどのような反応をたどるかである． ・それぞれの社会，文化，世代には性行動に関して独自の神話があり，その事実を知ることはとても重要である． ・大切なことは，性行動をとると決める前にあらかじめ情報を得ることである． ・健康や幸福を脅かすかもしれない性行動については，リスクを回避し，最小限に抑える方法がある． ・取引き的な性行為，つまり金品の授受を伴う性的もてなしは，本人の健康とより良い人生をそこなう可能性がある．
15〜18歳 それ以上	・性行為を通じてよろこびを覚えることは自然であり，本人の健康とより良い人生につながるはずのものである． ・性に関わる意思決定をする前に，望まない妊娠や HIV を含む STI（sexually trans-mitted disease：性感染症）を防ぎ，リスクを減らすため，基本的な人生のあり方について深く考えておく必要がある．

❾ 『International Technical Guidance on Sexuality Education』における学習目標の Key Concept（産婦人科医が行う性の健康教育を抜粋）（つづき）

Key Concept 8―性と生殖に関する健康

8.1 妊娠と妊娠の防止

12〜15歳	・避妊法によって避妊の確率，効果が異なり，長所と短所がある. ・性的に活発でふつうに避妊している若い人たちは，能力や婚姻形態，ジェンダー，性的アイデンティティ，性指向などに関係なく，あらゆる避妊法を労せずに選べるようにすべきである. ・若すぎる出産や次の出産までの期間が短すぎる場合，健康を脅かすことになる.
15〜18歳 それ以上	・避妊することにより，性的に活発な人たちは妊娠を防ぐことができ，子どもをもつかどうか，またいつ子どもをもつかを計画できるので個人や社会に益をもたらす. ・若い人が意図しない妊娠に直面したとき，健康とより良い人生のためにだれでも支援サービスや保護施設につながることができるようにしなければならない. ・子は生まれたものの親が準備不足であったり親になることができない場合，里親（に代わってもらうこと）は選択肢の一つである. ・治療行為によっては妊娠中の健康状態を好転させたり，脅かすものがある.

8.2 HIV/AIDS の兆候，治療，ケア，支援

12〜15歳	・ふさわしいケアを行い，尊厳を保ち，支援すれば，HIV に罹っている人々は差別から解放され，とても生産的な生活を送ることができる. ・HIV 感染の有無を問わずすべての人は同等の権利を有しており，性的な感情を表して他者を愛し，結婚したり，長く連れ添うことは当然のことである. ・HIV に罹っている人々への支援団体や支援プログラムは有用である.
15〜18歳 それ以上	・ふさわしいケアを行い，尊厳を保ち，支援すれば，HIV に罹っている人々は生涯にわたってとても生産的な生活を送ることができる.

8.3 HIV を含む STI のリスクを理解すること，認識すること，軽減すること

12〜15歳	・クラミジア，淋病，梅毒，HIV，HPV のような STI は，予防し，治療を行い，管理することが可能である. ・性的健康サービスの内容として，HIV 検査・治療，コンドームの用意などが考えられる．また場合によっては，PrEP（プレップ：曝露前予防投与 pre-exposure prophylaxis）や PEP（曝露後予防投与 post-exposure prophylaxis,）あるいは VMMC（HIV 予防の医療行為である自発的な男性割礼 voluntary medical male circumcision for HIV prevention）を行うという方法もある．これらのさまざまなサービスは，人々はどのくらい HIV 感染に脆弱性があるかを受け止め，必要に応じて検査したり治療に行くようになることを促す.
15〜18歳 それ以上	・コミュニケーションにより交渉や拒否をするスキルは，若い人が望まない性的圧力を回避することや，より安全なセックスを守り続けていこうとする姿勢を強めるのに役立つ．（安全なセックスとは必ずコンドームを使用し，また避妊することである.） ・性的に活発な人にとって，感染への脆弱性を減らすためにどの方法をとるかを決めるには，本人がどのような自己効力感をもっているか，脆弱性をどのように認識しているか，ジェンダーとしての役割，文化および本人をとりまく人たちの常識が影響する. ・性的健康サービスの内容として，コンドームの提供，HIV 検査・治療，などが考えられる．また場合によっては，PrEP と PEP または VMMC を行うという方法もある．これらのサービスを通じて，他の STI に関する検査・治療，避妊についての検査・治療，そしてジェンダーに由来する暴力についての検査・治療を行うことは，人々がどのくらい HIV 感染に脆弱性があるかを受け止め，必要に応じて検査したり治療に行くようになることを促す.

いるのだろうか.

　学校での性教育に限界を感じるのであれば，医療従事者として行う性教育の限界と可能性を認識しつつ，中高校生に知っていてほしい情報を的確に伝え，彼らが問題に直面したときの対処法や事件に巻き込まれないための予防策を講じられる能力の醸成に一役買う意気込みが求められているのではないだろうか.

（北村邦夫）

● 文献
1）森良一. 学校における性に関する指導について（学習指導要領に基づいて）. https://www.mhlw.go.jp/stf/shingi/2r9852000001dh87-att/2r9852000001dhhq.pdf（最終閲覧日 2019 年 6 月 21 日）
2）現代高等保健体育(50・大修館・保体 304). 東京：大修館書店；2017.
3）現代高等保健体育（改訂版）教授用参考資料（保体 304）. 東京：大修館書店；2017. p.205-51.
4）文部科学省. 中学校学習指導要領（平成 29 年告示）解説　総則編. http://www.mext.go.jp/component/a_menu/education/micro_detail/__icsFiles/afieldfile/2019/03/18/1387018_001.pdf（最終閲覧日 2019 年 6 月 21 日）
5）北村邦夫. Ⅰ 性教育はどうして必要なんだろう？ Q2 中高校生・10 代の人工妊娠中絶, 出産, 性感染症の現状は？ 浅井春夫ほか編著. 性教育はどうして必要なんだろう？ 包括的性教育をすすめるための 50 の Q ＆ A. 東京：大月書店；2018. p.23-32.
6）日本家族計画協会. 第 8 回男女の生活と意識に関する調査報告. 東京：日本家族協会；2017. p.170.
7）北村邦夫. カラーグラフ 性教育について, 医療従事者として何ができるか. 小児看護 2018；41：1358-64.
8）日本産婦人科医会. 思春期ってなんだろう？ 性ってなんだろう？ （2019 年度改訂版）. http://www.jaog.or.jp/about/project/document/shisyunnkibunnkatsu/（最終閲覧日 2019 年 6 月 21 日）
9）UNAIDS, UNFPA, UNICEF, UNWOMEN, WHO. Revises edition. International Technical Guidance on Sexuality Education：An Evidence-informed Approach. http://unesdoc.unesco.org/images/0026/002607/260770e.pdf(最終閲覧日 2019 年 6 月 21 日)
10）UNESCO 編. 浅井春夫ほか訳. 国際セクシュアリティ教育ガイダンス. 東京：明石書店；2017. p.213.

5章

乳腺疾患

良性疾患：乳腺症，線維腺腫，乳管内乳頭腫，葉状腫瘍

はじめに

良性乳腺疾患は由来や性質の異なるさまざまな病変の総称である。臨床的には自覚症状を訴えて来院し診断される場合と，無症状で検診時に指摘される場合がある。乳房の異常を自覚して受診する女性のうち乳癌と診断される割合は3％程度といわれ，大半は異常が認められないかあるいは良性乳腺疾患である[1]。産婦人科外来においても乳房の異常を訴えて受診する女性は少なくないが，良性疾患であっても将来乳癌に進展するリスクを有するものもあり，婦人科ホルモン療法に影響を受ける場合もあるので，その可否を判断する必要がある。そのために良性乳腺疾患を理解し，悪性腫瘍の可能性を鑑別するとともに癌化のリスクを考慮した管理をすることも必要である。

わが国では，欧米と乳癌の好発年齢が異なり40歳台に最初のピークを迎えるので[2]，閉経前の性成熟期女性から乳房関連症状にはよく注意を払い，視触診のみならずマンモグラフィや超音波所見にも習熟しておくことが望ましい。しかし，これらの画像診断でも典型的な所見ばかりではないので鑑別が困難なことが多く，最終的には生検による診断も必要となる。

良性乳腺疾患としては乳腺症，線維腺腫，乳管内乳頭腫，葉状腫瘍などがあり，それぞれの特徴について理解しておくことが必要である。

良性乳腺疾患の症状と頻度

良性乳腺疾患は，受診科が乳腺外科，一般外科，産婦人科など多岐にわたり，経過観察となって確定診断まで至らないことも多いので，正確な罹病率，症状の頻度などは必ずしも明らかではない。

患者の最初の受診がプライマリケア医であることを義務づけられているオランダの登録データでは，乳房に関連する自覚症状としては乳房痛，乳房のしこり，乳頭の異常の順に多く，年齢区分別では25〜44歳，45〜64歳，25歳未満の区分順に多いと報告されている。このなかでは最終的に乳癌と診断されるのは全体では3.2％であるが，乳房のしこりを訴えるもののなかでは8.1％，乳房痛，乳頭の異常を訴えるもののなかではそれぞれ0.9％，1.9％であり，しこりを訴える場合の鑑別が最も重要である[1]。

主な良性乳腺疾患 ❶

乳腺症

■ 疫学，概念の変遷

乳腺症（mastopathy, fibrocystic disease/change）は，症状を自覚して受診する良性乳腺疾患のなかで最も高頻度にみられる。症状として乳房痛，痛みを伴うしこり，乳頭異常分泌などがある。多発性あるいは両側性であることが多く，乳頭異常分泌は多孔性の分泌であること

❶ 日本の主な良性乳腺疾患の分類

Ⅰ．上皮性腫瘍

- 乳管内乳頭腫
- 乳管腺腫
- 乳頭部腺腫
- 腺腫（管状腺腫，授乳性腺腫）
- 腺筋上皮腫

Ⅱ．結合織性および上皮性混合腫瘍

- 線維腺腫
- 葉状腫瘍

Ⅲ．非上皮性腫瘍

- 軟部腫瘍

Ⅳ．その他

- いわゆる乳腺症
- 過誤腫
- 炎症性病変
- 乳腺線維症

（日本乳癌学会編．臨床・病理　乳癌取扱い規約．第18版．東京：金原出版：2018より抜粋）

が多い．主に30歳台〜閉経前後の女性に好発するが，閉経後あるいは10〜20歳台の受診者にもみられることがある．原因の一つとして，ホルモン（エストロゲン，プロゲステロン）の不均衡，とくにエストロゲンの相対的な過剰状態が考えられているが，それを裏づけるデータに乏しい．

乳腺症の概念は変遷を経てきており，いまだに明確な定義はない．症状として痛みや硬結があるものの炎症性疾患にも腫瘍性疾患にも分類されず，『乳癌取扱い規約』第18版でも「その他」の項目のなかに「いわゆる乳腺症」として扱われている（❶）．病理組織学的な変化は乳腺の上皮細胞，間質細胞の両者に及び，増殖性変化と退行性変化が共存する．このような増生，退縮は正常な乳腺の年齢による経時的な変化にも現れるため，ANDI（aberrations of normal development and involution）という概念が提唱された[3]．すなわち，乳腺症は乳腺組織の正常の発達および退縮から逸脱した状態であるという概念である．

このような概念を背景に乳腺症を表す用語として，欧米では最近 fibrocystic disease から fibrocystic change という用語が用いられることが多くなってきている．わが国では fibrocystic disease/change に相当する用語がないが，乳腺症の主な病理組織学的部分像であるアポクリン化生，閉塞性腺症，囊胞，乳管乳頭腫症，線維腺腫症，小葉増生症，硬化性腺症によって診断されるようになっている[4]．

■ 診断

臨床的に乳腺症と診断する場合，必ずしも生検による病理診断が行われているわけではないため，臨床診断と病理組織学的診断には乖離があるとされる．病理学的に乳腺症とされた場合でも，上記の所見で再検討するとそのうち半数は正常範囲であり，真の乳腺症は35％しかなかったという報告もあり[5]，確定診断の困難さがうかがえる．

現在，欧米では乳腺症の臨床的意義として重要なのは乳癌との鑑別，および乳癌に進展するリスクの評価であるとされ，乳腺症と診断することよりも個々の病変の臨床病理学的な意義が重視されている．

マンモグラフィ所見

乳腺実質は高濃度〜不均一高濃度に描出され，石灰化，腫瘤・局所的非対称性陰影（focal asymmetric density：FAD）などを認める．乳腺症に伴う石灰化の多くは，微小円形ないし淡く不明瞭な石灰化として，両側・びまん性または散在性に描出される．通常は両側の左右差はみられないが，一部限局性に集簇性の石灰化や，腫瘤・FAD がみられる場合，あるいは硬化性腺症のように構築の乱れを特徴的な所見とする場合など乳癌との鑑別が必要となることは多い．

超音波所見

乳腺症では両側，びまん性に低エコー域と高

エコー域が交錯する豹紋状陰影（mottled pattern）を呈することが特徴的所見とされる．囊胞が存在する場合や腫瘤像を呈するものなど多彩である．硬化性腺症では低エコーの非腫瘍性病変の所見を呈する．

■ 治療

乳腺症は原則的に経過観察でよく，主症状の多くは自然に軽快し，薬物治療は必要ない．乳房痛が強い場合は薬物治療の対象になりうるが，月経周期に伴って月経痛が消退することが多いため，おおむね経過観察でよい．

乳房痛に対する治療法としては，対症療法として消炎鎮痛剤，あるいは乳腺症治療薬として唯一わが国で保険適用となっているダナゾール（200 mg/日，月経周期2〜5日目より4〜6週間連続経口投与）を用いることがある．

▌線維腺腫

■ 疫学，病態

線維腺腫（fibroadenoma）は腫瘤としては臨床的に最も多くみられる．好発年齢は20〜30歳台であり，無痛性の乳房のしこりを訴える若い女性において最も多い原因疾患である．terminal ductal lobular unit に発生し，腺上皮成分と結合織成分の過剰増殖から成る充実性腫瘍である．孤立性あるいは乳腺内に多発する境界明瞭な充実性腫瘍として認識される．通常は2〜3 cm までの大きさのものが多いが，若年女性では巨大化することがある．エストロゲン，プロゲステロンの刺激を受けて増大し，閉経後にはほとんどが退縮する．閉経後ホルモン療法（hormone therapy：HT/hormone replacement therapy：HRT）により再増大する場合もある．

線維腺腫の病理組織学的所見は経時的に変化し，初期には間質は水分に富み浮腫状であるが次第に線維成分が多くなり，退縮期には線維化が目立つようになる．陳旧性になると，間質には硝子化，石灰化が伴うようになる．

上皮細胞の増殖性，異型の存在によっては癌化のリスクが上昇するといわれるが，線維腺腫のなかに癌が発生することはきわめてまれである[6]．

■ 診断

　マンモグラフィ所見

境界明瞭で平滑な楕円形〜分葉状の腫瘤あるいは周囲の乳腺構造に変化のない FAD の所見であり，陳旧化すると石灰化を伴うことがある．特徴的な粗大な石灰化はポップコーン状といわれる．

　超音波所見

境界明瞭な楕円形の腫瘤で，縦横比（D/W）が小さい．エコーレベルは間質の水分の違いにより変化し，線維化が進むほど低くなる．圧排性に発育するので前方境界線は断裂しない．石灰化部分は後方エコーの減弱が見られる．

　鑑別疾患

鑑別を要する疾患は，良性疾患では囊胞，葉状腫瘍が，悪性では圧排性に発育する充実腺管癌，粘液癌などがあげられる．

典型的な画像所見ではなく，大きな腫瘤や閉経後も増大するものなどは生検での診断が必要である．

■ 治療

20〜30歳台の女性の触知する腫瘤で，2〜3 cm 程度までの大きさであり典型的な線維腺腫の画像であれば経過観察のみでよい．

▌乳管内乳頭腫

■ 概要

乳管内乳頭腫（intraductal papilloma）は乳管内に発生する乳頭状に発育する腫瘍である．乳頭部付近の比較的太い乳管に発生することが

多いが，末梢に発生するものもある．症状としては，乳房のしこりあるいは単孔性の血性乳頭分泌物がみられることが多い．好発年齢は30歳台後半～50歳台である．

診断

マンモグラフィ所見

境界明瞭で平滑な腫瘤あるいはFADとして認められることがある．

超音波所見

拡張した乳管内あるいは嚢胞状乳管内に隆起性病変を認める．悪性腫瘍との鑑別は，乳管内乳頭腫は血管結合織の茎を有するので比較的急峻な立ち上がりで，比較的なだらかな立ち上がりのものは非浸潤性乳管癌などの悪性腫瘍の可能性が高いが，その所見は典型的でないことも多い．また分泌物が少ない場合には充実性の腫瘤像となる．

治療

非浸潤性乳管癌などとの鑑別のため，外科的に局所切除が行われることがある．

葉状腫瘍

疫学，分類

葉状腫瘍（phyllodes tumor）は全乳腺腫瘍のなかでも0.3%～0.9%とまれな疾患である．線維腺腫と同様に結合織性および上皮性混合腫瘍に分類される．増殖，悪性化の主体は間質細胞であり，間質細胞の細胞密度，細胞異型，核分裂の数などによって良性，境界悪性，悪性の3種類に分類される[7]．

好発年齢は線維腺腫よりやや高く40歳台に多い．腫瘍は線維腺腫と異なり診断時にサイズが大きい（4～5 cm）ことが多く，急速に増大する場合も多い．約半数が良性であるが，良性であっても局所的に再発を繰り返すなど悪性の性質をもつ場合もある[8]．悪性の葉状腫瘍は遠隔転移（肺など）を起こし予後不良となる．超音波やマンモグラフィでは，腫瘍が小さいうちは線維腺腫との鑑別は難しい．

診断

マンモグラフィ所見

境界明瞭な円形，楕円形の腫瘤である．通常，線維腺腫に比べてサイズが大きく，5 cmを超えることが多い．

超音波所見

類円形で境界明瞭な無または低エコーな腫瘤である．内部に葉状構造を反映した隔壁様の液体貯留像を認める．

鑑別疾患

鑑別として線維腺腫，充実型浸潤性乳管癌，粘液癌があげられる．

治療

葉状腫瘍と診断された場合の標準治療は，外科的な完全切除である．マージンの取り方によって再発率が異なる[6]．

良性乳腺疾患と乳癌リスク

現在，欧米では良性乳腺疾患を疾患名で分類するというよりは乳癌に進展するリスクにより分類されることが多くなってきており，上皮成分の増殖性と細胞異型から①non-proliferative lesions（非増殖性病変），②proliferative lesions without atypia（異型を伴わない増殖性病変），③atypical hyperplasia（異型過形成）の3つに分類されている．

非増殖性病変には，単純嚢胞，アポクリン化生，乳管拡張症，上皮関連石灰化，非硬化性腺症，乳管周囲線維症，単発性乳頭腫，脂肪腫，過誤腫などが含まれる．非増殖性病変には乳癌のリスクはないとされる[9]．異型を伴わない増殖性病変には，異型のない乳管過形成，線維腺

腫，硬化性腺症，多発性乳頭腫，放射状瘢痕が含まれ，異型を伴う増殖性病変は異型乳管過形成，異型小葉過形成が含まれる．

　これらの増殖性病変には乳癌のリスクを伴っている．生検結果からこれらの癌化リスクを比較したメタアナリシスによれば，生検から平均12.8年（3.3〜20.6年）の観察期間において，非増殖性病変における相対リスク（RR）は1.17（95%CI 0.94〜1.47）なのに対し異型を伴わない増殖性病変ではRR 1.76（95%CI 1.58〜1.95）と有意に増加し，異型を伴う増殖性病変ではRR 3.93（95%CI 3.24〜4.76）とさらに増加する．良性乳腺疾患に対しては，これらの点を考慮した管理が必要ではないかと提唱されている[10]．

良性乳腺疾患と女性ホルモン療法

　女性ホルモン療法が乳房に与える影響には多くの報告がなされている．経口避妊薬（OC），低用量エストロゲン・プロゲスチン製剤（LEP）は服用中にはごくわずかに乳癌が増加するリスクがある（オッズ比＜OR＞1.08，95%CI 1.00〜1.17）と報告されている[11]．そのリスクは服用終了後には次第に減少し，5年後にはほぼ消失する．閉経後ホルモン療法（HRT）はWHI報告では5年以上の経口HRTで1.26倍のリスクの増加が報告されている[12]．一方OC・LEPあるいはHRTの良性乳腺疾患に対する影響については今のところ一定の見解は出ていない．

　Cannyらは45歳以下の女性ではOCは線維腺腫の発生を減少（OR 0.57，95%CI 0.42〜0.79）させるが，それ以上の年齢のOC服用歴のある女性では減少しなかった（OR 1.65，95%CI 0.58〜4.68）と報告している[13]．OCの乳房に対する影響には年齢の要因が影響するかもしれない．

　別の研究では，このような効果は異型を伴わない増殖性病変で認められ，7年以上の長期使用で顕著であった（RR 0.64，95%CI 0.47〜0.87）．逆に異型を伴う増殖性病変の場合は逆の効果になる可能性も認められた（RR 1.43，95%CI 0.68〜3.01）[14]．良性乳腺疾患に対する抑制効果の報告はいくつかあるが，このような効果を認めないとする報告もある．しかし増加させるという報告はないので，少なくとも害にはならないと考えられる．OCが良性乳腺疾患を抑制するかどうかはまだ今後の課題である．

　HRTの影響に関しては，Harveyらはマンモグラフィの所見での良性疾患所見はHRTを行っている女性に有意に多いと報告している[15]．良性乳腺疾患に関しては，わずかな増加を報告したFriedenreichらの報告以外は影響がないとする報告が多い．カナダの大規模コホート試験からは，HRTが8年以上の長期になると増殖性病変のリスクが増加する（RR 1.70，95%CI 1.06〜2.72）と報告されている．HRTが長期にならない限り，HRTが良性乳腺疾患に悪影響をもたらすかは明らかでないため，個別に評価したうえでHRTを施行することは可能である．

（藤野敬史，小林範子）

● 文献

1) Eberl MM, et al. Characterizing breast symptoms in family practice. Ann Fam Med 2008；6：528-33. PMID：19001305
2) 国立がん情報センター．がん情報サービス，がん登録・統計．http://gdb.ganjoho.jp/graph_db/index（2019年6月29日アクセス）
3) Hughes LE, et al. Aberrations of normal development and involution(ANDI)：a new perspective on pathogenesis and nomenclature of benign breast disorders. Lancet 1987；2：1316-9.
4) 坂元吾偉監修．乳腺症の組織像．乳腺症の臨床―その概念と診療のためのアトラス．東京：篠原出版新社；1997. p.44-51.
5) 秋山太，坂元吾偉．乳腺症の病理診断の現状．癌の臨床 1997；43：6-10.
6) Krings G, et al. Fibroepithelial lesions；The WHO spectrum. Semin Diagn Pathol 2017；34：438-52.
7) Tan PH, et al. Fibroepithelial tumours. In：Lakhani

SR, et al, eds. WHO Classification of Tumours of the Breast. 4th ed. Lyon, France：International Agency for Research on Cancer（IARC）2012. p.141-7.

8) Spitaleri G, et al. Breast phyllodes tumor：a review of literature and a single center retrospective series analysis. Crit Rev Oncol Hematol 2013；88：427-36.

9) Fitzgibbons PL, et al. Benign breast changes and the risk for subsequent breast cancer：an update of the 1985 consensus statement. Cancer Committee of the College of American Pathologists. Arch Pathol Lab Med 1998；122：1053-5.

10) Dyrstad SW, et al. Breast cancer risk associated with benign breast disease：systematic review and meta-analysis. Breast Cancer Res Treat 2015；149：569-75.

11) Gierisch JM, et al. Oral contraceptive use and risk of breast, cervical, colorectal, and endometrial cancers：a systematic review. Cancer Epidemiol Biomarkers Prev 2013；22：1931-43.

12) Writing Group for the Women's Health Initiative Investigators. Risks and benefits of estrogen plus progestin in healthy postmenopausal women：principal results from the Women's Health Initiative randomized controlled trial. JAMA 2002；288：321-33.

13) Canny PF, et al. Fibroadenoma and the use of exogenous hormones：a case-control study. Am J Epidemiol 1988；127：454-61.

14) Rohan TE, Miller AB. A cohort study of oral contraceptive use and risk of benign breast disease. Int J Cancer 1999；82：191-6.

15) Harvey JA. Use and cost of breast imaging for postmenopausal women undergoing hormone replacement therapy. AJR Am J Roentgenol 1999；172：1615-9.

悪性疾患：乳癌

はじめに

「乳腺」の悪性腫瘍を乳癌というが，「乳房」内に発生する悪性腫瘍には，乳癌以外に固形腫瘍としては肉腫（比較的頻度の高い悪性葉状腫瘍，頻度の低い脂肪肉腫，神経鞘腫，血管肉腫など）や血液腫瘍（悪性リンパ腫），皮膚癌などがあげられる．本項では「乳腺」の悪性腫瘍，すなわち乳癌のみを取り上げることとする．

乳癌は，2016 年の厚生労働省統計によれば，女性における非浸潤癌を除いたすべての癌腫のなかでいちばん高頻度（約 9 万 5 千人）であった．第 2 位の大腸癌（結腸癌＋直腸癌）（約 6 万8 千人）を大きく上回っている．元来 40 代後半の大きなピークと 60 代の小さなピークがあっ

た日本人の乳癌は，高齢者の総数が増加したことにより，現在 60 代のピークが 40 代のピークを若干超えたところである（❶）．

ひとえに乳癌といっても，マクロでは部位・形状や病期，ミクロでは組織学的悪性度や浸潤の度合い，生物学的には増殖スピードや増殖のメカニズムが異なるため，局所療法である手術や放射線療法，全身療法である薬物療法の内容は，それらに応じて異なる．

代表的な乳癌の種類と治療法

乳癌をいくつかの角度から分類し，それぞれに応じて推奨されている治療について述べる．

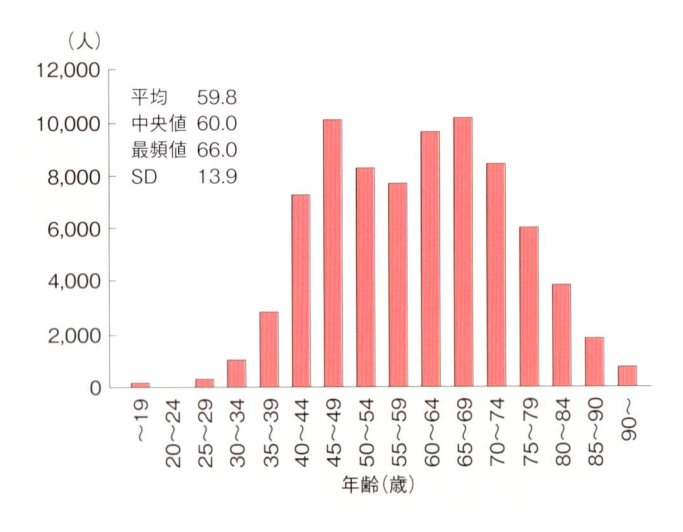

❶ 乳癌患者の年齢分布（日本）
(2014 年日本乳癌学会報告より）

❷ 乳癌の病期分類

臨床病期	乳房内のしこりの大きさ（T）	所属リンパ節転移（N）	他臓器への転移（M）
Stage 0	非浸潤癌または Paget 病	なし	なし
Stage I	≦2 cm	なし	なし
Stage ⅡA	≦2 cm	あり（レベルⅠ，Ⅱ）	なし
	2 cm<，≦5 cm	なし	
Stage ⅡB	2 cm<，≦5 cm	あり（レベルⅠ，Ⅱ）	なし
	5 cm<	なし	
Stage ⅢA	5 cm<	なし/あり（レベルⅠ，Ⅱ）	なし
	大きさ不問	リンパ節転移周囲固定/PS 転移	
Stage ⅢB	大きさ不問 胸壁固定，皮膚の浮腫・潰瘍，炎症性乳癌を含む	なし/あり（レベルⅠ，Ⅱ）/PS 転移	なし
Stage ⅢC	大きさ不問	レベルⅢ もしくは SC 転移/レベルⅠ，Ⅱと PS 転移同時	なし
Stage Ⅳ	大きさ不問	不問	あり

PS：胸骨傍リンパ節，SC：鎖骨上リンパ節.
（臨床・病理 乳癌取扱い規約．第 18 版．2018[1] より作成）

❸ 乳癌の病期別治療法

	Stage Ⅳ 転移性乳癌（骨，肺，肝）	Stage Ⅰ，Ⅱ，Ⅲ 多くの乳癌（浸潤癌）微小転移疑い	Stage 0 超早期癌（非浸潤癌）
薬物 （抗癌剤，ホルモン療法，分子標的薬）	○	○ 進行度や性質でメニュー決定	
乳房の手術 （＋/−放射線）		○	○

病期による分類（❷）と治療法（❸）

Stage 0 の乳癌

　理論上，転移を起こさない時期の乳癌をStage 0 とする．これは，多くの乳癌が発生するとされる乳管上皮，もしくは小葉に癌がとどまっており，間質に浸潤していない時期を示す．この時期の乳癌は，非浸潤癌（非浸潤性乳管癌，非浸潤性小葉癌）とよばれ，唯一局所の疾患とみなすことができ，手術や放射線などの局所療法のみで根治できると考えられる．しかし，乳管や小葉は，樹枝状に乳房内に広汎で連続したトンネルを形成しているため，場合によっては広範囲の広がりを呈することがある．トンネル（乳管）の内部での進展状況は個人差があり，乳管の壁（筋上皮）を破壊してその外側の間質に侵入していない状況は共通という認識をもつことが肝要である．

❹ 乳癌の病期別患者数（日本）

Stage	患者数	%
0	9,791	12.4
I	32,991	41.8 ←
ⅡA	19,322	24.5
ⅡB	7,139	9.1
ⅢA	2,107	2.7
ⅢB	2,709	3.4
ⅢC	1,124	1.4
Ⅳ	1,694	2.2
不明	2,020	2.6
合計	78,897	

（2014 年日本乳癌学会報告より）

したがって，術式は，その範囲を見極めて決める必要がある．すなわち，非浸潤癌であるか浸潤癌であるかは，部分切除か全摘かを決める判断基準にはならない．一方，薬物療法の要否を決める重要な基準になる．非浸潤癌であるという診断が正確であると仮定すれば，手術で完治に導けるといえる唯一の病期である．

■ StageⅠ，Ⅱ，Ⅲの乳癌

遠隔転移が明確ではないが，理論上微小転移を起こしている可能性があるのが，StageⅠ，Ⅱ，Ⅲの乳癌である．現在，国内ではこれらの病期が圧倒的多数である（❹）．基本的には，手術や放射線などの局所療法と薬物による全身療法の双方が必要な病期である．

原発巣の大きさとリンパ節転移の状況でStageⅠ，Ⅱ，Ⅲに分類され，早期であるStageⅠ（原発巣が 2 cm 以下で，リンパ節転移が認められない）が，現在の日本では最多であり，検診の普及で Stage 0 とともに増加が見込まれる．生物学的特徴次第では，薬物療法の有害事象が，実際に転移を起こしてくるリスクを上回ると考えられる場合，全身療法を省略できる病期である．局所療法は部分切除を行った場合にのみ放射線療法を推奨する．

StageⅡはさらにⅡAとⅡBに分類されてい

るが，リンパ節転移が高度な StageⅡB の一部や，Stage Ⅲなどの局所進行癌においては，乳房全摘術を施行した場合でも同側鎖骨上部のリンパ節を含む胸壁への放射線療法の適応となる．

薬物療法の内容は，生物学的特徴をふまえて決められるが，StageⅠ，Ⅱ，Ⅲの治療の特徴は，微小転移が消滅するよう，根治をめざす積極的な治療が組まれることである．

■ Stage Ⅳの乳癌

原発巣の大きさやリンパ節転移の状況にかかわらず，他臓器への転移が明確な病期である．転移先は，骨，胸膜や肺，肝臓の順に多い．

現時点で，根治を達成できる可能性は数％である．そのため，治療は Stage Ⅲに準じて積極的な治療を行う場合もあるが，多くは，生活の質（QOL）と延命効果のバランスを考えた息の長い治療を計画する．薬物療法が中心となり，局所療法は必須ではないが，局所で症状が増える（痛み，出血，感染）のを防ぐ意味で，どこかの時点で局所コントロール目的の手術や放射線療法を実施することもある．

病理像による分類

WHO による分類と日本乳癌学会による分類が異なることをまず断っておく．

2018 年，日本乳癌学会は『臨床・病理 乳癌取扱い規約』を大幅改訂し，第 18 版で，❺のような新分類になった[1]．WHO の分類と比較して日本の分類は，浸潤性乳管癌を細分類していることが特徴だが，今回の改訂では，その呼称が変わった．まず，病理学的には組織のどの部位まで浸潤しているのかという観点から，非浸潤癌と浸潤癌に分けられているが，微小浸潤癌が特別に設けられたのも特徴である．

代表的な乳癌の病理像として，非浸潤性乳管癌を❻に，浸潤性乳管癌を❼に示す．

病理像によって治療法が決定されることはな

❺ 乳癌の病理像による分類

1. 非浸潤癌には，非浸潤性乳管癌，非浸潤性小葉癌があり，前者が圧倒的に多い．

2. 微小浸潤癌

3. 浸潤癌は以下のものがある．
   - a）浸潤性乳管癌
     腺管形成型
     充実型
     硬性型；乳癌全体の40％といわれている一番多い組織型
   - b）特殊型
     - （1）浸潤性小葉癌
     - （2）管状癌
     - （3）篩状癌
     - （4）粘液癌
     - （5）髄様癌
     - （6）アポクリン癌
     - （7）化生癌（扁平上皮癌，間葉系分化を伴う癌，紡錘細胞癌，骨・軟骨化生を伴う癌，基質産生癌など）
     - （8）浸潤性微小乳頭癌
     - （9）分泌癌
     - （10）その他

4. 腺様嚢胞癌，Paget病

（臨床・病理 乳癌取扱い規約．第18版．2018[1]）

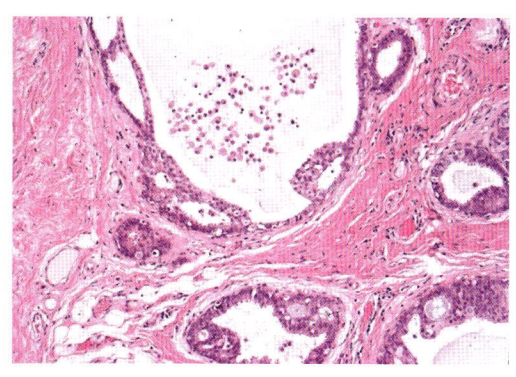

❻ 非浸潤性乳管癌の病理像
大小乳管の横断面．乳管は元来1層の乳管上皮でできているが，本症例では管腔側に橋渡しするように突出した異型上皮の集団が多数見受けられる．非浸潤性乳管癌の初期の像である．

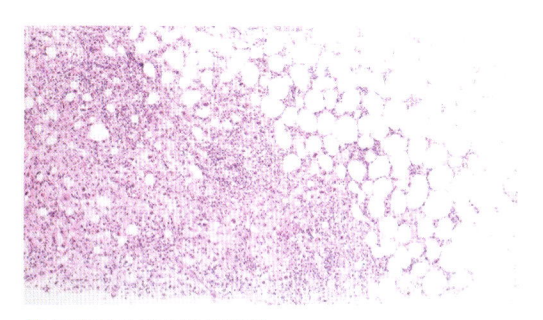

❼ 浸潤性乳管癌の病理像
乳管の内腔を埋め尽くすと，管腔を破壊して間質に浸潤してくる．本症例では，白く見える脂肪細胞のすき間にも浸み入るように増殖している異型上皮の大きな集団が認められる．

❽ 生物学的特徴によるサブタイプ分類と薬物療法

	luminal A (luminal B)	luminal/HER2	triple negative	HER2
ホルモン受容体	＋	＋	－	－
HER2	－	＋	－	＋
薬物療法	ホルモン療法	ホルモン療法 抗HER2		抗HER2
	（抗癌剤）	抗癌剤	抗癌剤	抗癌剤

いが，免疫染色によって生物学的特徴がとらえられ，これによって最適な薬物療法が選ばれる．ホルモン受容体（エストロゲン受容体〈ER〉，プロゲステロン受容体〈PgR〉）のいずれかが陽性であれば luminal type（増殖力の低い luminal A type，増殖力の高い luminal B type）で乳癌全体の60％ほど，HER2の過剰発現（免疫染色もしくはFISH〈fluorescence *in situ* hybridization〉により判定）があればHER2 type で乳癌全体の約20％，両者を兼ね備えて

いる場合は luminal/HER2 type に，いずれにも分類されないものは triple negative type となる（**8**）.

増殖力は Ki-67 や NG（nuclear grade），HG（histological grade）などを参考に判断する.

生物学的特徴によるサブタイプ分類と薬物療法

病理診断，とくに免疫染色の結果を参考に生物学的特徴からサブタイプ分類を行う．これまでの臨床試験の結果から，この分類ごとにエビデンスレベルが高く，コンセンサスが得られた治療法が，推奨される薬物療法となる.

Stage I，II，IIIに対しては，推奨される薬物は，そのメニューもかなり厳格に決まる．抗癌剤は，AC（アントラサイクリン系薬剤とシクロホスファミド）4コースの後にタキサン（ドセタキセルやパクリタキセル）4コース，あるいは TC（タキサンとシクロホスファミド）4コースである.

抗 HER2 療法は，トラスツズマブ1年間が基本であるが，とくにハイリスクの症例には，これにペルツズマブを併用する.

ホルモン療法は，卵巣機能がある症例には，タモキシフェン（TAM）20 mg 内服を5年間が基本であるが，この効果を最初に報告したNATO trial[2]によれば，ハイリスクの場合は，これにLH-RHアゴニストの注射剤を2〜5年併用，その後もタモキシフェンは継続して10年間，あるいは経過中卵巣機能が消失したことが確認されれば，アロマターゼ阻害剤（AI剤）に切り替えて延長する方法がある．卵巣機能が消失している症例には，AI剤を第1選択とし，5年間内服が基本となる．ATAC trial では，TAM に比べて AI 剤の再発抑制効果が13％高いことが示された[3]．ハイリスクに10年投与が総合的に判断してよいかどうかは議論が多い．再発を3％低下させる一方で，骨塩量低下による骨折リスクを約3％上昇させるからである．最初から骨密度が低下している症例には，閉経後であっても TAM によるホルモン療法を実施する選択肢はある.

薬物療法と局所療法の優先順位については，ステージが軽いほど，手術を先行させる．Stage III はいずれのサブタイプでも抗癌剤による薬物療法を先行させる．次に手術，そして放射線療法，ホルモン療法や抗 HER2 療法が続く場合は，放射線療法と併用して開始できる．Stage I，II であってもトリプルネガティブやHER2 タイプであれば，いずれ抗癌剤を実施する適応のある症例の場合には，薬物の効果判定や温存術の成功率を高められるメリットを生かして抗癌剤先行で治療を行う．タキサン系抗癌剤は，抗HER2療法を併用できる．AC療法は，心毒性を増すので併用はしないのが原則である.

Stage IV もしくは経過中転移再発を起こした症例に対しては，薬物療法の基本は上記の原則に従うが，それぞれの薬物療法の選択肢が増える．そして，QOL が保たれる限り，なんらかの薬物をなるべく長く継続することになる．薬剤による効果が有害事象による障害を下回ると判断したら，抗癌目的の薬物療法は終了する．さもなくば，投与することがかえって患者を苦しめることになるからである．他の癌と同様，診断したときから身体的，心理的，社会的，スピリチュアルな苦痛を緩和するケアを始める．また，治療による副作用緩和目的の支持療法も，すべての患者に実施する.

おわりに

乳癌は，この4半世紀で，国内でも女性が罹患する悪性疾患の第1位に躍り出た．乳癌は自分の手で発見できるまれな癌であるといわれた時代があったが，早期発見を徹底するならば，触診だけでは不十分である.

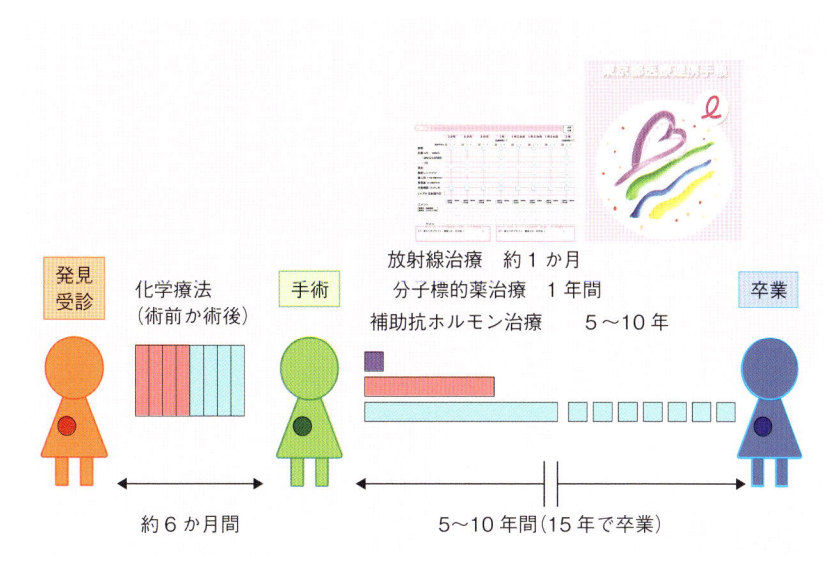

放射線治療　約1か月
分子標的薬治療　1年間
補助抗ホルモン治療　　5〜10年

発見受診　化学療法（術前か術後）　手術　卒業

約6か月間　　5〜10年間（15年で卒業）

❾ 標準的な乳癌治療の流れ

　50歳を過ぎたらマンモグラフィー検診，罹患頻度の高い40代はマンモグラフィーとエコーの併用，検診の有用性が確認されていない40歳未満は集団検診が自治体で用意されていないだけに，自費でのドックや企業検診で，エコーを受けることを勧める．とくに遺伝性乳癌卵巣癌症候群と診断されているような場合には，MRIを含む検診が有用とされている．

　疾患を理解することのみならず，これらの有用な検診を一般の人々にも知ってもらい，早期発見する意味を理解してもらうよう，医療者が協力することが，本疾病対策には必要である．また，早期発見できなかった場合にも，治療の進歩は目覚ましいものがあり，標準的な治療法について医療者が理解しておくことは，時機を逸することなく患者を適切な方向に導くために重要である（❾）．

（齊藤光江）

◉ 文献
1）日本乳癌学会編．臨床・病理 乳癌取扱い規約．第18版．東京：金原出版：2018
2）Controlled trial of tamoxifen as single adjuvant agent in management of early breast cancer. Analysis at six years by Nolvadex Adjuvant Trial Organisation. Lancet 1985；1：836-40.
3）Howell A, et al, ATAC Trialists' Group. Results of the ATAC（Arimidex, Tamoxifen, Alone or in Combination）trial after completion of 5 years' adjuvant treatment for breast cancer. Lancet 2005；365：60-2.

◉ 参考文献
・日本乳癌学会編．乳癌診療ガイドライン1治療編．東京：金原出版：2018.
・NCCNガイドライン日本語版．https://www2.tri-kobe.org/nccn/guideline/index.html
・ASCOガイドライン．https://www.asco.org/practice-guidelines

乳がん検診・診断法

はじめに

　乳癌罹患者数は急激に増加しており，2014年の浸潤性乳癌患者は7万9千人と推計されており，女性の癌では最も多い[1]．

　2016年の死亡者数は1万4千人で，大腸癌，肺癌，膵臓癌，胃癌に続き5番目であるが，高齢になるに従って罹患率，死亡率が増えてくるほかの癌と異なり，壮年期の罹患と死亡が多く（**❶**），社会的にも家庭的にも最も重要な年代である30～64歳女性では部位別死亡数第1位の癌である（2016年には，25～29歳の若年女性においても白血病を抜いて死亡原因の第1位となっている）（**❷**）[1]．

　2014年の婦人科癌（浸潤癌）罹患者数は約3万6千人であり，乳癌患者数は全婦人科癌患者の約2.2倍にのぼる[1]．好発年齢もほぼ重なっており，産婦人科医が日常診察している妊娠，不妊症，月経異常，子宮筋腫，子宮内膜症，更年期，骨盤臓器脱などの患者のなかに，多くの乳癌患者が混じっていることになる．すなわち年間50例の婦人科癌患者が見つかる医療機関では，検診すれば見つかったであろう110例の浸潤性乳癌患者が，いわば見逃されている計算になる．

　また以前から，多くの女性が産婦人科医による乳がん検診を望んでいることはよく知られており，乳房健康研究会による意識調査では，乳癌が心配なときに受診する科として，産婦人科をあげる女性が最も多い[2]．すなわち，女性が乳がん検診を受ける場として最も抵抗が少ないのは産婦人科であり，検診対象を考えれば産婦人科医自身が検診を行う意義はきわめて大きい．さらに，乳腺症や乳腺炎など多くの乳房疾患においては，常に乳癌の除外診断を念頭におく必要があり，乳がん検診の知識は必須である．

対策型検診と任意型検診

　対策型検診は，その集団（日本女性）における死亡率の減少（利益）を目的とし，その利益が不利益を上回ると判断された検診を精度管理のもとに多くの対象者に行うもので，日本では厚生労働省から出される「がん予防重点健康教育およびがん検診実施のための指針（いわゆる「がん検診指針」）に沿って行われている．

　乳がん検診の不利益として，被曝，偽陰性による見逃し，偽陽性による精神的苦痛や不必要な治療・検査などが指摘されている．また最近では，微小な癌や進行の遅い癌など生命予後に影響しない癌を検診することにより発見してしまう「過剰診断」が不利益として注目されている．さらに，実施主体である行政から公的な資金が投入されるためコストベネフィットも重要になる．

　一方，人間ドックなどで行われる検診は任意型検診であり，個人の生命・健康の維持を目的としている．コストも含めた利益と不利益も個人の判断であり，納得のうえ死亡率減少効果が確認されていない方法でも受けることができる．

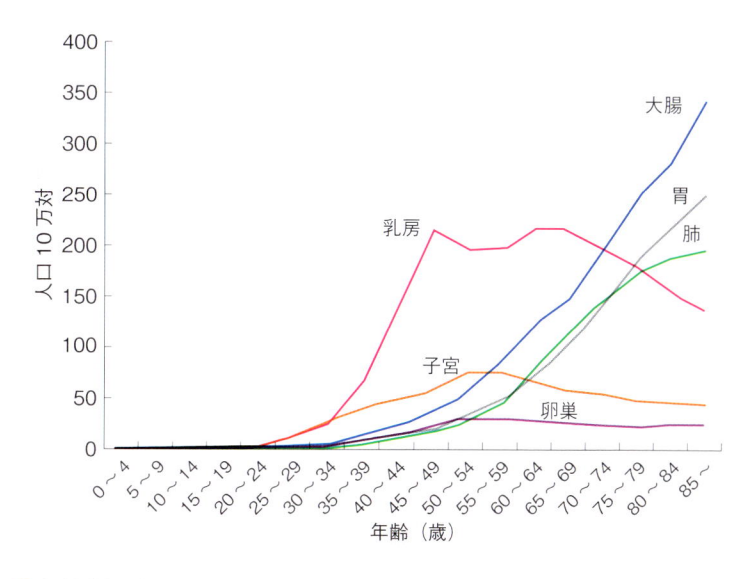

❶ 年齢階級別・部位別罹患率（2014年）
（国立がん研究センターがん情報センター）

❷ 年齢階級別・部位別死亡率順位（2016年）

順位	年齢（歳）													
	20〜24	25〜29	30〜34	35〜39	40〜44	45〜49	50〜54	55〜59	60〜64	65〜69	70〜74	75〜79	80〜84	85〜
1	白血病	乳	乳	乳	乳	乳	乳	乳	肺	肺	肺	肺	大腸
2	脳	白血病	子宮頸	子宮頸	子宮頸	大腸	大腸	大腸	大腸	大腸	大腸	大腸	大腸	肺
3	胃	胃	胃	大腸	大腸	卵巣	卵巣	肺	肺	乳	膵臓	膵臓	膵臓	胃
4	卵巣	卵巣	白血病	胃	卵巣	子宮頸	肺	膵臓	膵臓	乳	胃	胃	膵臓
5	悪性リンパ腫	脳	脳	卵巣	胃	胃	胃	膵臓	胃	胃	胃	肝臓	肝臓	胆嚢胆管

（国立がん研究センターがん情報センターのデータより作成）

乳がん検診の現状

視触診

　1987年，老人保健法に基づき視触診による乳がん検診が導入され広く行われてきたが，その有効性を示す根拠は必ずしも十分でないことが示され，2000年にマンモグラフィ・視触診併用検診が導入された．

　さらに，2014年に報告された，厚生労働省研究班（斉藤班）の『有効性評価に基づく乳がん検診ガイドライン2013年度版』[3] において，視触診はグレードI（精度管理ができない状況では実施すべきでない）となり，現在視触診単独の検診は推奨されていない．

マンモグラフィ

　マンモグラフィ検診については，多くのランダム化比較試験が行われ有意な死亡率減少効果が確認されている[4]．日本では，2000年に50歳以上の女性に隔年のマンモグラフィ・視触診併用検診が導入され，2004年に40歳以上の女性に対象が広げられた．2016年には基本的にはマ

米国におけるマンモグラフィ検診の状況

　2009年米国予防医学専門委員会（U. S. Preventive Service Task Force：USPSTF）のrecommendation が改訂され，マンモグラフィ検診が推奨（グレードB）されるのは，従来の40歳以上の女性から50〜74歳に変更された．40代女性の推奨グレードがC（ルーチン検査としては勧めず，個々に判断する）とされた理由は，死亡率減少効果が否定されたためではなく，米国では閉経前乳癌患者の頻度が低いこと，ならびに偽陽性率が高いことから，不利益が利益を上回ると判断されたことによる．また75歳以上の女性では，利益と不利益のバランスを評価するための証拠が不十分（グレードⅠ）であるとされたものである．このUSPSTFのrecommendation改訂は，死亡率減少効果という利益だけでなく不利益とのバランスを考慮して検診の有用性を決めるという新しい考え方を示したもので，その後のがん検診のあり方に大きな影響を与えている．2018年11月現在，recommendationの内容に変更はない[5]．

　米国放射線学会（American College of Radiology：ACR）と米国産婦人科学会（American College of Obstetricians and Gynecologists：ACOG）は，従来どおり40歳以上のマンモグラフィ検診を主張している．

　また米国対がん協会（American Cancer Society：ACS）は，マンモグラフィ検診の推奨年齢を45歳以上とし，40〜44歳は利益と不利益を考慮したうえで決定するとした．さらに生命予後が10年以上あると推定される場合は検診を継続すべきとし，とくに年齢の上限は設けていない[6]．

ンモグラフィ単独検診となっている．

　厚生労働省研究班（斉藤班）のガイドラインでは，40〜74歳のマンモグラフィ単独検診および40〜64歳のマンモグラフィ・視触診併用検診がそれぞれ推奨グレードBとなっている[3]．これを受けて，日本乳癌学会の診療ガイドライン（2018年）[7]では，「乳がんの好発年齢が40歳〜50歳で，欧米での分布と大きく異なるわが国においては，むしろ40歳代の検診の制度を向上させることが重要であり，40歳代のマンモグラフィ検診は推奨される．」としている．さらに，75歳以上では死亡率低減のエビデンスがなく，人口動態統計から算出される10年後の生存率からみて，加齢に伴う死亡リスクのほうが，検診を受けないで発見された乳癌による死亡リスクを上回る可能性が高いとして，「日本におけるマンモグラフィ検診の至適年齢は40歳〜75歳と考えられる．」とするステートメントを発表している．今後検診の年齢上限に関す

る議論が進んでいくものと考えられる．

　『産婦人科診療ガイドライン―婦人科外来編2017』の推奨は，「40歳以上の女性にはマンモグラフィ検診を行う．（B）」となっている[8]．

　❸に，各国および各団体の推奨するマンモグラフィ検診をまとめた．

乳房超音波検査

■ 検出率と特徴

　マンモグラフィの検出感度は乳腺濃度に依存している．Kolbらの検討では，脂肪性および乳腺散在での感度98％および83％に対し，不均一高濃度およびきわめて高濃度では64％および48％と感度が低い．一方，超音波検査ではいずれも80％前後の検出率を示し，両者の併用により乳腺散在例では100％，高濃度乳房でも94％と高い検出率を示している[9]．その他，被曝のないこと，痛みのないこと，手軽で何回でも検査を繰り返せること，マンモグラフィ撮影

❸ 各国および各団体が推奨するマンモグラフィ検診

	検診間隔（年）	40 代	50 歳以上	年齢の上限
日本（2017）	2	○	○	なし
USPSTF[*1]（2016）	2	個々に判断	○	74 歳
英国（2018）	3	50 歳〜	○	70 歳
米国産婦人科学会（ACOG）（2017）	1	○	○	なし[*2]
米国対がん協会（ACS）（2015）	1（45〜54 歳） 2（55 歳以上）[*3]	45 歳〜	○	なし[*4]
米国放射線学会（ACR）（2017）	1	○	○	なし[*5]
NCCN[*6]（2014）	1	○	○	なし

○：推奨.
[*1] US Preventive Services Task Forth.
[*2] 75 歳以上は相談.
[*3] 希望あれば 1 年ごと.
[*4] 現在健康で平均余命が 10 年以上.
[*5] 健康状態と平均余命で個々に判断.
[*6] National Comprehensive Cancer network.

装置に比べ機器が安価であることなどの利点も多い．閉経後乳癌が多い欧米と異なり，日本では閉経前乳癌の頻度が高い．そのため乳腺濃度の高い 40 歳代，30 歳代への対策が課題であり，超音波検診の有用性が注目されている.

■ J-START の成績と乳房超音波検査の動向

2015 年 4 月，厚生労働省による「乳がん検診における乳腺超音波の有効性を検証するための比較試験」（J-START）の成績が発表された[10]．それによると，高濃度乳房の多い 40 歳代におけるマンモグラフィ・超音波併用検診によるがん発見率は 0.50%，感度は 91.1% と，マンモグラフィ検診のそれぞれ 0.33%，77.0% に比し，有意に良好な結果であった．その結果を受け，厚生労働省の「がん検診のあり方に関する検討会」の中間報告では，超音波検診について，がん発見率が有意に高くなることから，将来的に対策型検診として導入される可能性を示唆した．しかし導入にあたっては，死亡率減少効果が証明されていないこと，検診の実施体制が整備されていないこと，特異度が低下するといっ

た不利益を最小化するための対策が必要であると提言している.

そのために，J-START では，引き続きセカンダリーエンドポイントとしての累積進行乳癌罹患率など死亡率低減効果の検証を行うことになっており，日本乳癌検診学会では，『超音波による乳がん検診の手引き—精度管理マニュアル』を作成して読影医を養成するなど検診体制の整備を図っている[11]．また特異度を上げるために総合判定方式が導入され，各地で講習会が開催されている[12].

しかし高濃度乳房における乳房超音波検査の利益は明らかであり，30 歳代の検診のモダリティとして，また 40 歳以上では併用検診として，対策型検診に乳房超音波検査を導入する自治体も増えてきており，2015 年時点で 32% の自治体が実施している.

一方，任意型検診においては，上記の利益・不利益のバランスは個人の判断であり，利益・不利益について説明のうえ，マンモグラフィによる死亡率減少効果のエビデンスがない 40 歳未満の女性には乳房超音波検診あるいはマンモ

米国の「Are you dense?」活動─高濃度乳房の告知について

　米国・コネチカット州在住のナンシー・カペロさんは，毎年のマンモグラフィ検査と毎月の自己触診を欠かさなかったが，マンモグラフィ検診の6週後に超音波検査で2.5 cmの乳癌（Ⅲc期）が見つかり（2004年），そのとき初めて「高濃度乳房」という言葉を聞いたと述べている．さらに彼女は，高濃度乳房の女性において，マンモグラフィ単独では感度が48％のところ超音波検査を併用することで97％に上がるという成績がすでに10年前に報告されていること，また高濃度乳房は乳癌のリスクファクターであるという研究が1970年代から行われていることを知り，この"最高の秘密"は告知されるべきと考えて「Are you dense?」活動を始めることとなった．

　高濃度乳房告知法（Breast Dense Notification Law）は，2009年コネチカット州で初めて成立し，同州では高濃度乳房の女性の超音波検査は保険でカバーされることになっている．同告知法は，2018年10月現在全米50州中36州において成立している．

グラフィとの併用検診．40歳以上の女性にはマンモグラフィ・超音波併用検診を勧めたい．

検診間隔

　日本では，40歳以上隔年検診となっている．これは，国際がん検診ネットワークに加盟するヨーロッパを中心とした諸国の多くが隔年検診であること，および費用効果分析による．現在USPSTFの推奨は2年である[5]．2年ごとの検診により，毎年の検診に比べ，偽陽性による不利益は半減するのに対し，死亡率減少効果は81％達成できるとしている．しかし検診間隔についても，国あるいは各種の団体により異なり，ACSは1〜2年ごと，ACOG，ACRは1年ごとの検診を推奨している（❸）．

高濃度乳房の告知について

　日本では，日本乳癌学会，日本乳癌検診学会，精度管理中央機構から，対策型検診において乳房の構成を一律に通知することは時期尚早であるという提言がなされた（2017年3月）．その理由として，高濃度乳房はあくまでも性状であって病気ではないこと，超音波検査など次のモダリティーに死亡率減少効果のエビデンスがないこと，高濃度乳房の罹患リスクについて日

本では明らかでないことをあげている．同時に，乳房の構成は受診者の個人情報であり通知を妨げるものではないとし，通知する場合は高濃度乳房に対する正しい理解が得られることが必要であり，国と関係団体が協力して方策を検討していくことを求めた．

　それを受けて厚生労働省は，乳房の構成などについて正しく理解したうえで適正な検診を行うことを目的に，研究班が作成した資料「高濃度乳房について」を，都道府県，医師会，関係学会へ通達した（2018年5月）．現在告知している自治体は13.5％（2016年度）と報告されているが，今後増えていくものと考えられる．

乳がん検診の方法

　基本はマンモグラフィであるが，若年者あるいは高濃度乳房の女性では超音波を併用することにより感度を上げることができる．読影の詳細はそれぞれのガイドラインを参照されたい[13,14]．

マンモグラフィの読影

カテゴリー判定

　得られた所見により，カテゴリー1（異常な

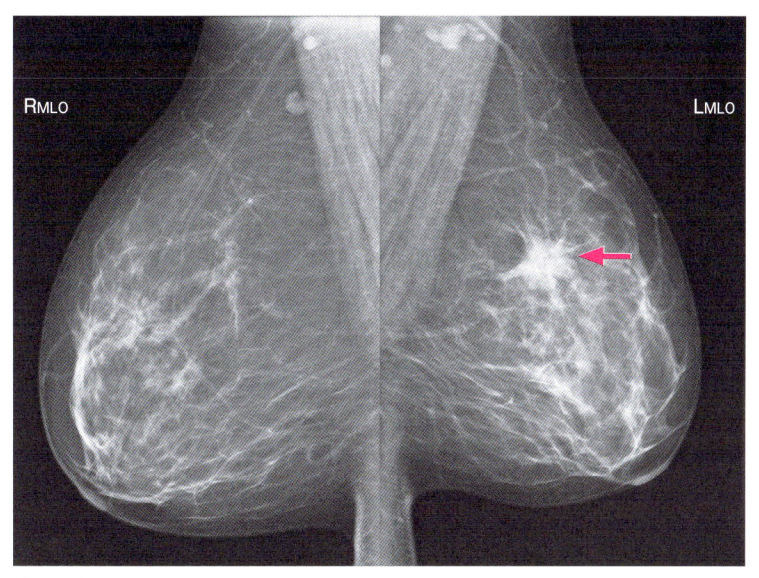

❹ スピキュラを伴う腫瘤
カテゴリー5と判定される．浸潤性乳管癌（硬性型）．➡：スピキュラ．

し），カテゴリー2（良性），カテゴリー3（良性，しかし悪性を否定できない），カテゴリー4（悪性の疑い），カテゴリー5（悪性）に分類され，カテゴリー3以上は要精査となる．

大貫らの検討では，カテゴリー3の8%，カテゴリー4の42%が乳癌であり，カテゴリー5と判断された所見はすべて乳癌症例であった．

■ マンモグラフィ所見

腫瘤，石灰化，その他の所見がある．

腫瘤

カテゴリー判断で重要なのは境界と辺縁で，スピキュラを伴う腫瘤はそれだけでカテゴリー5と判断できる（❹）．一方，境界明瞭平滑な腫瘤は線維腺腫や嚢胞などの良性疾患が多いが，圧排性の癌や嚢胞内癌を否定できないのでカテゴリー3とする．その他，周囲への浸潤を疑わせる微細分葉状，微細鋸歯状，境界不明瞭な腫瘤はカテゴリー4を判断の中心とする．

腫瘤として認識できず正常乳腺の重なりと迷う場合，局所的非対称陰影（focal asymmetric density：FAD）として，濃度，濃度勾配，内部構造，境界，付随所見を観察することにより，カテゴリー1あるいはカテゴリー3と判断する．

石灰化

明らかに良性と判定できない石灰化は形態と分布によりカテゴリー分類を行う．微小円形あるいは淡く不明瞭な石灰化は，乳腺症によるものが多いが，篩状型の非浸潤癌でもみられる．多形性ならびに微細線状，微細分枝状の石灰化は，乳管内に充満した癌組織中の壊死物質が石灰化したもので，壊死型石灰化に相当する．面疱型の乳管内乳癌など悪性と考えうる．

集簇した微細な石灰化はすべてカテゴリー3以上で拾い上げる．区域性，線状の分布は，乳管腺葉系に癌が進展していることを示唆し悪性の可能性が高い．一方，一つの乳管腺葉系を超えて分布していると考えられるびまん性・散在性あるいは領域性の場合は，乳腺症など良性の可能性が高い．

❺に，多形性区域性石灰化例を示す．

その他の所見

重要なのは構築の乱れで，乳腺の正常構造が歪んでいるものをさす．乳癌に伴うことが多い

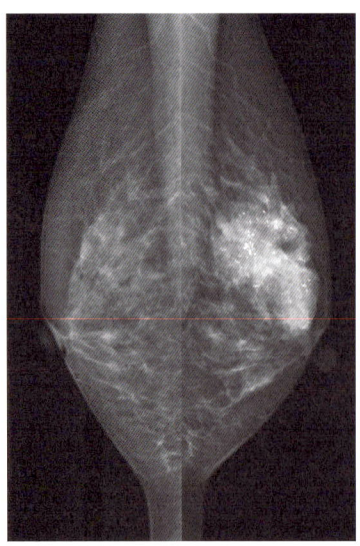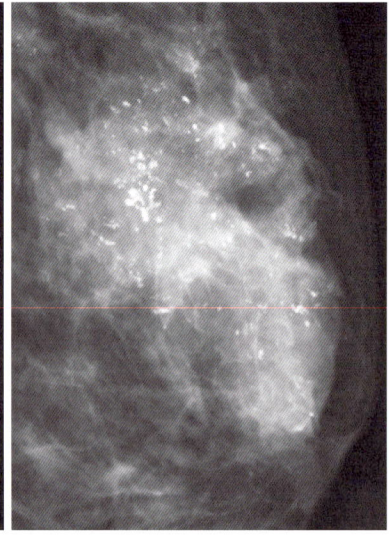

❺ 多形性区域性石灰化例のマンモグラフィ所見
左 MU 領域に多形性区域性石灰化（一部微細線状）ありカテゴリー5と判定される．
背景濃度が上昇し，いわゆる区域性非対称性陰影の所見である．非浸潤性乳管癌部分
がほとんどで，一部微小浸潤（1 mm）が認められる浸潤性乳管癌（腺管形成型）で
あった．右写真：拡大．

が，放射状瘢痕など良性の場合もあるのでカテゴリー4とする．最近注目されている複雑型硬化性病変（良性）は，きわめて著明な両側性の構築の乱れを示す．一見悪性を強く疑わせる所見であるが，カテゴリー5にはならない．

超音波の読影

カテゴリー判定

　基本的にはマンモグラフィと同様であるが，カテゴリー2は「所見はあるが，要精密検査とする所見はなし」となっており，囊胞や線維腺腫など明らかに良性と判断される所見のほか，悪性を疑わせる所見のない5 mm以下の小さな病変など，癌の可能性は否定できないが次回の検診まで待っても生命予後に影響しないと推測される所見を含む．

腫瘤

- 囊胞性パターン：明らかな囊胞はカテゴリー2とする．

- 混合性パターン：充実性部分の立ち上がりが明瞭で急峻であれば乳管内乳頭腫をまず考えてカテゴリー3とする．立ち上がりがなだらかであれば囊胞内癌の可能性があり，カテゴリー4となる（❻）．
- 充実性パターン：基本的に1 cmを超える腫瘤は要精査とするが，明らかに線維腺腫および濃縮囊胞と判断できる腫瘤はカテゴリー2とする．

　次いで浸潤所見の有無をチェックする．すなわち乳腺境界線の断裂と境界部高エコー像（ハロー）を認めればカテゴリー4，5とする（❼）．点状高エコー（石灰化）を有する場合も癌を疑う根拠となる．

　上記の所見がない場合，境界が明瞭か否か，形状，縦横比，年齢などにより乳癌の可能性を判断してカテゴリー3，4，5を判定する．5 mm以下の腫瘤は基本的にカテゴリー2であるが，境界や形状から癌の可能性を否定できない場合は要精査とすることもある．

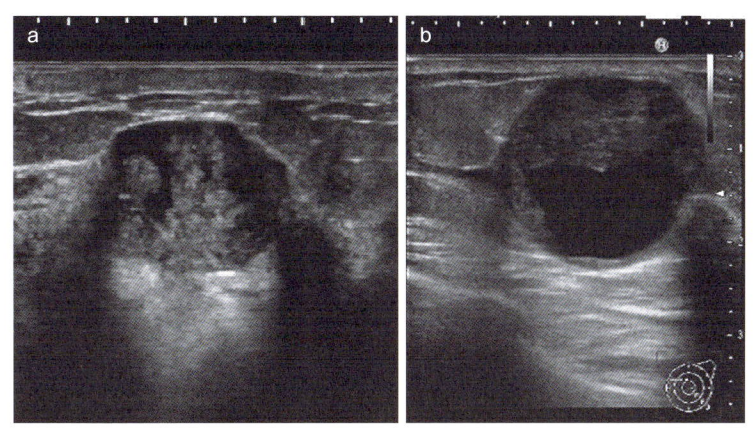

❻ 乳管内乳頭腫と囊胞内乳癌の超音波所見
a：乳管内乳頭腫．充実性部分の立ち上がりが急峻である．
b：囊胞内乳癌．充実性部分の立ち上がりがなだらかである．

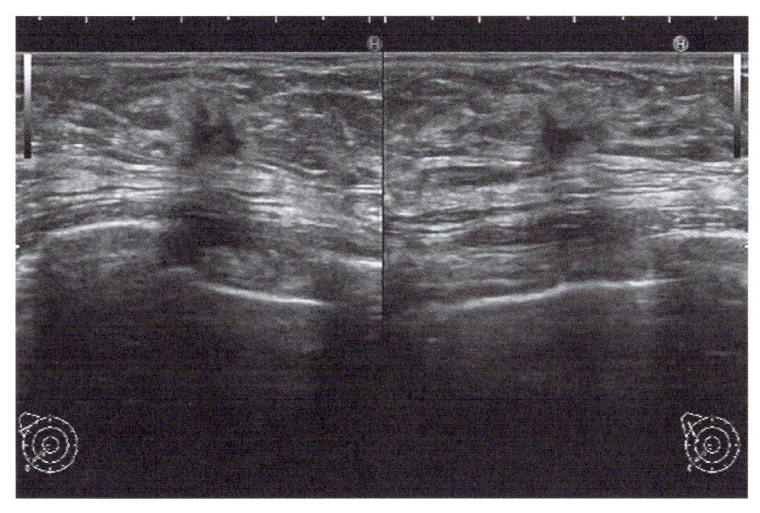

❼ 前方境界線の断裂を伴う不整形の低エコー腫瘤（境界部高エコー像）
後方エコーはやや減弱している．カテゴリー5と判定される．硬性型部分を伴う浸潤性乳管癌（充実型）であった．

非腫瘍性病変

画像上腫瘤像として認識困難な病変であり，腫瘤を触知するかどうかは問わない．

- 乳管拡張：拡張のみの所見では要精査としない．充実部，流動性エコー（血液あるいは乳汁），点状高エコー（石灰化）があればカテゴリー3，4，5とする．
- 乳腺内低エコー域：豹紋状，地図状あるいは境界不明瞭な低エコー域が局所性の場合はカテゴリー3，区域性の場合はカテゴリー4と判定される．点状高エコーを認める場合はより悪性を疑う．
- 構築の乱れ：乳腺内の限局した範囲に集中するひきつれ・ゆがみで，存在が確実な場合はカテゴリー3あるいは4，疑わしい場合はカテゴリー3とする．

総合判定

J-START では，超音波検査の併用により癌発見率が1.5倍になることが示された．一方，

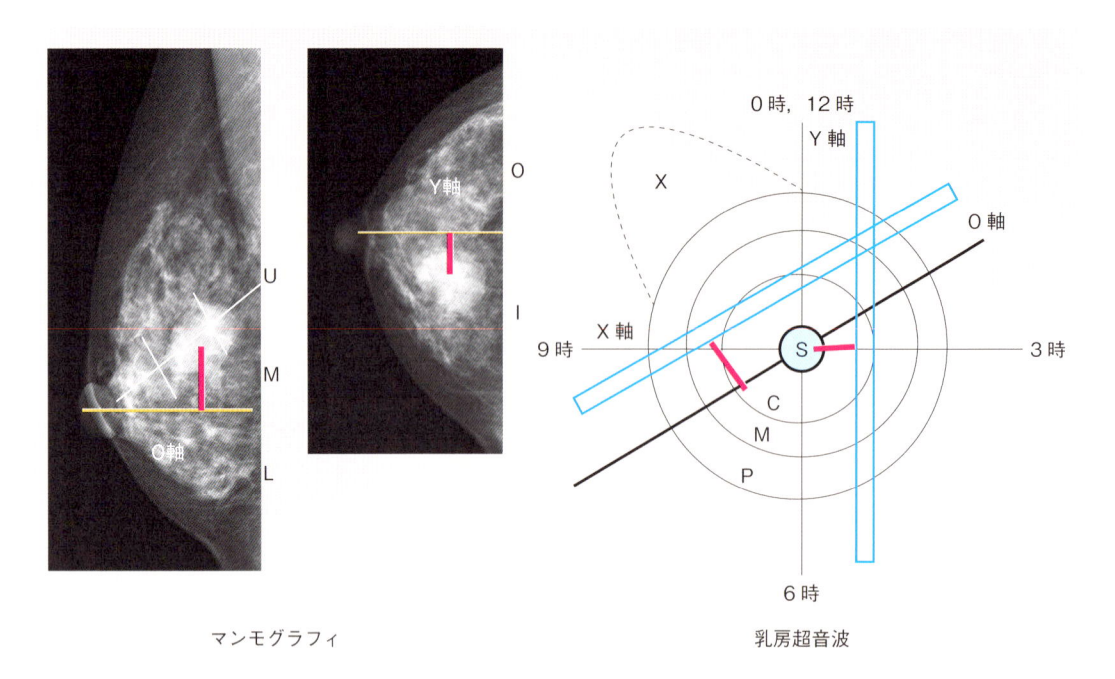

マンモグラフィ　　　　　　　　　　　　乳房超音波

❽ 総合判定の方法

マンモグラフィで R-M・I に境界明瞭平滑なカテゴリー 3 の腫瘤がある．O 軸（MLO 撮影部位推定基準線）の頭側，Y 軸（CC 撮影部位推定基準線）の内側のラインを想定しその交点（1 時，P）が推定される病変の存在部位である．この症例ではその部位に嚢胞があり，総合判定ではカテゴリー 2 となった．

特異度は 87.7% と，対照群の 91.4% に比べ明らかに低く，要精査率は 12.6%（対照群 8.8%）と厚生労働省の許容値（11%以下）を超えている．

　J-START では，試験ということもあり，マンモグラフィと超音波検査のどちらか一方でもカテゴリー 3 以上であれば要精査とする独立判定方式を用いている．併用による感度の上昇を損なうことなく特異度を上げるためには，マンモグラフィと超音波検査の所見を包括的に評価する総合判定方式が必要である[13]．

総合判定の方法

　総合判定の大前提は，マンモグラフィと超音波検査で同じ病変をみていることであり，病変の部位，大きさ，性状いずれも一致していることを確認しなければならない．すなわち，マンモグラフィ所見からの部位の推定が重要である．

　超音波検査での部位の記載は，時間軸と乳頭からの距離で表すが，乳房を同心円状に 3 等分し，中心から C（central），M（middle），P（peripheral）とする表記が用いられる．頭尾方向（craniocaudal：CC）撮影では，乳頭から胸壁への垂線が乳房の Y 軸に一致する．しかし内外斜位（mediolateral oblique：MLO）撮影では，乳頭から胸壁への垂線は乳房の X 軸には一致しないため，O（oblique）軸として部位の推定に用いる基準線とする．O 軸は，X 軸を，撮影角度（カセッテ台の水平面からの傾き）の余角分傾斜させた乳頭のラインである．

　❽ に示すように，Y 軸と O 軸を基準として割り出したラインの交点が，病変の存在が推定される部位となる．もちろん，マンモグラフィの場合，圧迫などにより病変が本来の位置からずれて撮影されることがあり，存在部位は広めに

想定すべきである.

総合判定基準

マンモグラフィを優先する場合

マンモグラフィで癌を疑わせる所見, すなわち微細分葉状など浸潤を疑わせる辺縁をもつ腫瘤, カテゴリー4以上の石灰化および構築の乱れが認められた場合は超音波検査の所見にかかわらず要精査とする. 良性を疑わせるカテゴリー3の石灰化の場合は, 超音波検査で所見がなければマンモグラフィ優先で要精査だが, 線維腺腫など良性病変による石灰化であることが明らかであればカテゴリー2となる. もちろん, マンモグラフィでカテゴリー4の腫瘤が, 超音波検査にて明らかなハローや乳腺境界線の断裂が認められればカテゴリー5になるなど, カテゴリー判定は超音波の所見により総合的に判断する必要がある.

超音波検査を優先する場合

- マンモグラフィでカテゴリー1あるいは2と判定される症例では, 超音波検査の所見によりカテゴリー診断を行う. これにより検診の感度が高まる. ただし, 脂肪濃度の部分ではマンモグラフィの信頼性が高いので, 超音波の所見を読みすぎないようにする.
- マンモグラフィで境界明瞭平滑な腫瘤はカテゴリー3として要精査となるが, 超音波で嚢胞あるいは線維腺腫と診断できればカテゴリー2とすることができる. 逆に, 嚢胞内癌の疑いや縦横比の大きい充実性腫瘤などであればカテゴリー4, 5と判定することで, より的確な精密検査が行われることになる.
- マンモグラフィでFADはカテゴリー3と判定されるが, 超音波検査で検出できない場合は原則的にはカテゴリー1となる. しかし病変が小さい, 等～高濃度腫瘤が疑われる, あるいは乳頭直下や末梢に存在するなど超音波検査の信頼性が低いと思われる場合はマンモグラフィが優先される. これにより感度を落とさずに特異度を上げることが期待できる.

乳癌の診断

画像あるいは視触診にて病変が認められた場合, 良・悪性の鑑別と組織型を確定する必要があり, 細胞診あるいは組織診が行われる. 細胞診には, 異常分泌物の細胞診, びらん部分に対する捺印細胞診, 腫瘤などの病変に対する吸引細胞診 (fine needle aspiration cytology: FNAC) がある. 組織診には, バネ式 (core needle biopsy: CNB) と吸引式 (vacuum-assisted breast biopsy: VAB) の針生検および外科的生検がある.

細胞診 (FNAC)

FNACは, 患者への侵襲が少なく安価であり, 短時間で結果が出るというメリットがある. 一方, 組織診に比べ組織型の推定が困難な症例が多いことや, とくに非触知石灰化病変では検体不適正率が高いことがデメリットである.

Wangらの報告では, CNBの感度, 特異度がそれぞれ87%, 98%であるのに対し, FNACの感度は74%, 特異度は96%と感度は落ちるが特異度は同等であるとしている[15]. このことから, 臨床的に良性が疑われる腫瘤に対しては, FNACが勧められている[7].

組織診 (CNB, VAB)

組織診は, 針生検でもFNACに比べると太い針を用いるため局所麻酔が必要となり, 血腫などの合併症も起こりうるというデメリットがある. しかし非触知石灰化病変も含めて診断困難例が少なく, 術前化学療法など治療法を考えるうえで必要なサブタイプ診断ができるというメリットがあり, 非触知石灰化病変および臨床

妊娠関連乳癌，若年性乳癌

乳癌は，妊娠に合併する悪性腫瘍として子宮頸癌に次いで多い癌である．妊娠期および出産後1年あるいは授乳中に発見された乳癌と定義され，3,000分娩に1例の頻度と報告されている．今後，乳癌罹患率の上昇と出産年齢の高齢化により患者数は増加していくと考えられる．

妊娠関連乳癌

妊娠関連乳癌は，同年齢の通常の乳癌に比べ，腫瘍径が大きい，リンパ節転移例が多い，ホルモンレセプター陰性例が多いなど，予後不良の癌であることが知られている．しかし病期をそろえれば予後に差がないとする報告が多く，診断の遅れにより進行例の多いことが予後不良の大きな因子と考えられている[17]．

日本乳癌学会の『乳癌診療ガイドライン 2 疫学・診断編 2018 年版』では，「妊娠関連乳癌の診断は極端に遅れることが多々あり，これが予後不良の一因になっている感は否めない．妊娠，授乳中の女性に対しては産婦人科医や助産師との連携を深めて，乳房の変化を観察することの重要性を教育，啓発し，出来るだけ早い段階で乳癌を診断できるよう努めることが重要である．」としている[7]．

実際，妊・産・褥婦の大半を占める 40 歳未満は対策型検診の対象でないことから，どうしてもしこりなどの症状の自覚が発見契機になることが多い．加藤ら[18]は，妊娠関連乳癌 27 例中無症状で発見されたのは，たまたま検診を受けた 2 例（7％）のみで，II 期以上の進行癌が 74％であったと報告している（同施設での一般乳癌では，無症状 34％，II 期以上の進行癌 57％）．

また，しこりに気づいてから診断に至る病悩期間が長い例が多い．木村らの報告[19]では，一般乳癌の 68％が 3 か月未満であるのに対し妊娠関連乳癌では約 60％が 3 か月を過ぎているとしている．これは妊娠中に気づいた症状を，患者本人も産婦人科医も妊娠性変化と考えて乳癌を疑わないことに起因すると思われる．とくに授乳期乳癌は，比較的早期に症状に気づき受診しているにもかかわらず，生理的変化として経過観察されていた例や乳腺炎として抗菌薬や乳房マッサージなどの治療を受けていた例が大部分であったと報告している[19]．

しこりや痛みを訴えたときは，乳癌を念頭において乳房超音波検査を行うことを勧めたい．とくにまれではあるが，乳腺炎とほぼ同様の所見を呈する炎症性乳癌を見逃してはならない．

若年性乳癌

日本乳癌学会のデータベースを解析した厚生労働省のプログラム[17]では，35 歳未満の若年性乳癌は乳癌の約 2.7％と少ないが，やはり自己発見が多く約 60％が II 期以上で発見されるとしている（35 歳以上では 20％）．さらにトリプルネガティブ症例や炎症性乳癌が多く，I 期，II 期，IIIA-1 期では 35 歳以上の乳癌に比し予後が悪いことも示されている．若年発生乳癌は遺伝性乳癌卵巣癌症候群を疑う根拠になるが，実際乳癌家族歴をもつ割合が多い．

産婦人科は，妊娠関連乳癌を早期発見しうる唯一の科であり[18]，また若年性乳癌を早期発見する機会が最も多いのも産婦人科であると考えられる．乳房の症状を見逃さないように気をつけることはもちろん，家族歴など詳細な問診が重要である．

的に悪性が疑われる症例には組織診が勧められている[7]．

VAB は，CNB よりも多量の組織が得られるというメリットがあるが，高価な機器を必要としセットアップを含めると検査にかなり時間を要する．また非触知石灰化病変において診断精度に差がないとする報告もあり[16]，基本はCNB であり，それで確定診断が得られなかった場合や多めの組織採取が必要な場合に VABが行われる．

針生検の進歩により外科的生検が行われることは少なくなったが，低異型度の非浸潤性乳管癌や異型過形成など，少量の組織では診断困難な病変が疑われる場合や，治療的意味合いが含まれる場合には適応となる．

おわりに

産婦人科外来を訪れる患者のほとんどは乳癌の好発年齢である．対策型検診や任意型検診に参加し，40歳以上の女性には検診を勧めていただきたい．家族歴，未産，高身長，肥満，早い初経，喫煙などのハイリスク例には30代でも自己触診の指導を行い，希望すれば超音波検診も推奨される．遺伝性が疑われれば20代でも管理が必要である（「NCCNのガイドライン」では，*BRCA*遺伝子異常のある場合は18歳から自己触診の指導となっている）．乳房の管理は産婦人科医の大きな役割であることを強調したい．

（鎌田正晴，濱田信一，苛原　稔）

● 文献
1) 国立がん研究センターがん対策情報センター. https://ganjoho.jp/public/index.html
2) 乳房健康研究会. Ⅰ. 一般女性意識行動調査. 乳がん検診に関する調査2013. https://breastcare.jp/pdf/2013_report1.pdf
3) 斉藤博（主任研究者）. 有効性評価に基づく乳がん検診ガイドライン2013年度版. 国立がん研究センター, がん予防・検診研究センター：2014.
4) Independent UK Panel on Breast Cancer Screening. The benefits and harms of breast cancer screening：an independent review. Lancet 2012：380：1778-86.
5) U.S. Preventive Service Task Force. Breast cancer screening. Released Date：Janualy 2016.
6) Oeffinger KC, et al. Breast cancer screening for women at average risk 2015 guideline update from the American Cancer Society. JAMA 2015：314：1599-614.
7) 日本乳癌学会編. 乳癌診療ガイドライン2疫学・診断編2018年版. 東京：金原出版：2018.
8) 日本産科婦人科学会, 日本産婦人科医会編・監. 産婦人科診療ガイドライン―婦人科外来編2017. 東京：日本産科婦人科学会：2017.
9) Kolb TM, et al. Comparison of the performance of screening mammography, physical examination, and breast US and evaluation of factors that influence them：an analysis of 27825 patient evaluations. Radiology 2002：225：165-75.
10) Ohuchi N, et al. Sensitivity and specificity of mammography and adjunctive ultrasonography to screen for breast cancer in the Japan Strategic Anti-cancer Randomized Trial（J-START）：a randomized controlled trial. Lancet 2016：387：341-8.
11) 日本乳癌検診学会超音波検診精度管理委員会編. 超音波による乳がん検診の手引き―制度管理マニュアル. 東京：南江堂：2016.
12) 日本乳癌検診学会総合判定委員会編. マンモグラフィと超音波検査の総合判定マニュアル. 東京：篠原出版新社：2015.
13) 日本医学放射線学会, 日本放射線技術学会編. マンモグラフィガイドライン. 第3版増補版. 東京：医学書院：2014.
14) 日本乳腺甲状腺超音波医学会編. 乳房超音波診断ガイドライン. 改訂第3版. 東京：南江堂：2014.
15) Wang M, et al. A sensitivity and specificity comparison of fine needle aspiration cytology and core needle biopsy in evaluation of suspicious breast lesions：a systematic review and meta-analysis. Breast 2017：31：157-66.
16) Bundred SM, et al. Randomized controlled trial of stereotactic 11-G vacuum-assisted core biopsy for the diagnosis and management of mammographic microcalcification. Br J Radiol 2016：89：20150504.
17) 厚生労働省. 若年乳がん患者のサバイバーシップ支援プログラム, 若年乳がん. http://www.jakunen.com/html/tokucho/yogo/html
18) 加藤栄一ほか. 妊娠関連乳癌27例, 非妊娠関連乳癌90例, 妊娠期乳房超音波検査426例の検討―妊娠関連乳癌の早期発見を目指して. 産婦人科の実際2019：68：423-8.
19) 木村道夫, 平川久. 妊娠授乳期乳癌. 日乳癌検診学会誌2001：10：43-9.

乳癌の治療法

はじめに

　乳癌の初期治療は，手術と放射線による局所療法と全身薬物療法による集学的治療から成り，整容性を確保しつつも根治をめざして行われる．手術は，縮小化と低侵襲化の方向に進み，癌のバイオロジーを考慮した薬物療法が定着しつつある．従来の解剖学的な臨床病期やサブタイプ分類による治療選択から，多遺伝子アッセイや血液の *BRCA* 遺伝学的検査に基づいた新しい個別化治療の成果も相次いで発表され，臨床導入が始まろうとしている．また，患者数の増加とともに，多様化する患者の価値観への配慮も治療決定の際には重視されるようになってきた．

　本項では，日本乳癌学会診療ガイドライン最新版や世界のコンセンサスに基づいた標準的治療の進め方と，乳癌初期治療における最近の話題として遺伝子診断による予後因子を加味した新しい病期分類，腋窩リンパ節非郭清治療，術前薬物療法の効果判定による術後治療の個別化，*BRCA* 遺伝学的検査の臨床的意義と将来展望，若年患者における妊孕性温存について述べる．

原発性乳癌の標準的治療

臨床病期による治療選択

　理学所見と画像検査，生検などにより乳癌と

診断したら，腫瘍(T)，リンパ節転移状況(N)，遠隔転移（M）検索による臨床病期（Stage）を判断し，全身機能評価ののち，患者の希望も考慮して手術，薬物療法，放射線治療法を行う．❶，❷に，『臨床・病理 乳癌取扱い規約．第18版』[1]による臨床病期分類に基づいた治療の流れを示す．

臨床病期ごとの外科治療

Stage 0 期（非浸潤癌）

　非浸潤癌は癌細胞が乳管・小葉の中にとどまっており，適切な局所治療を行えば転移や遠隔再発をきたすことはほとんどないため，薬物療法は不要なことが多い．

　ホルモン受容体陽性のときには，温存乳房内再発と対側乳癌の予防目的で閉経前患者にはタモキシフェン（ノルバデックス®），閉経後患者にはタモキシフェンまたはアロマターゼ阻害剤の5年間の内服を検討する．しかし，その生存期間延長効果は明らかでないため，実際には費用や有害事象による QOL 低下，患者の希望も考慮して決定する．

　手術は，腫瘍が小さいときには乳房部分切除と放射線治療による乳房温存術を行い，広範囲に及ぶときには乳房切除術を行う．センチネルリンパ節生検は，臨床医が非浸潤癌と判断して乳房温存療法を行う場合には基本的に行わない．乳房切除術のときには原発巣切除後の二期的センチネルリンパ節生検が困難となるため，同時に行うことが多い．

❶ 『臨床・病理 乳癌取扱い規約. 第 18 版』による TNM 分類

a．臨床 T 因子：原発巣[注1]

	大きさ（mm）	胸壁固定[注2]	皮膚の浮腫，潰瘍 衛星皮膚結節
TX	評価不可能		
Tis	非浸潤癌あるいは Paget 病[注3]		
T0	原発巣を認めず[注4,5]		
T1[注6]	≦20	−	−
T2	20< ≦50	−	−
T3	50<	−	−
T4 a	大きさを 問わず	+	−
T4 b		−	+
T4 c		+	+
T4 d	炎症性乳癌[注7]		

注1：T の大きさは原発巣の最大浸潤径を想定しており，視触診，画像診断を用いて総合的に判定する．乳管内成分を多く含む癌で，触診径と画像による浸潤径との間に乖離がみられる場合は画像による浸潤径を優先する．乳腺内に多発する腫瘍の場合は最も大きい T を用いて評価する．
注2：胸壁とは，肋骨，肋間筋および前鋸筋を指し，胸筋は含まない．
注3：浸潤を伴わない場合．
注4：視触診，画像診断にて原発巣を確認できない場合．
注5：異常乳頭分泌例，マンモグラフィの石灰化例などは T0 とはせず判定を保留し，最終病理診断によって Tis，T1mi などに確定分類する．
注6：mi（≦1 mm），a（1 mm< ≦5 mm），b（5 mm< ≦10 mm），c（10 mm< ≦20 mm）に亜分類する．
注7：炎症性乳癌は通常腫瘤を認めず，皮膚のびまん性発赤，浮腫，硬結を示すものを指す．腫瘤の増大，進展に伴う局所的な皮膚の発赤や浮腫を示す場合はこれに含めない．

b．臨床 N 因子：領域リンパ節[注1]

	同側腋窩リンパ節 レベルI，II 可動	同側腋窩リンパ節 レベルI，II 周囲組織への固定あるいはリンパ節癒合	内胸リンパ節	同側腋窩リンパ節 レベルIII[注2]	同側鎖骨上リンパ節
NX	評価不可能				
N0	−	−	−	−	−
N1	+	−	−	−	−
N2 a	−	+	−	−	−
N2 b	−	−	+	−	−
N3 a	+/−	+/−	+/−	+	−
N3 b	+ または +		+	−	−
N3 c	+/−	+/−	+/−	+/−	+

注1：リンパ節転移の診断は触診と画像診断などによる．
注2：UICC/TNM 分類第 8 版でいう鎖骨下リンパ節を含む．

❶ 『臨床・病理 乳癌取扱い規約．第18版』によるTNM分類（つづき）

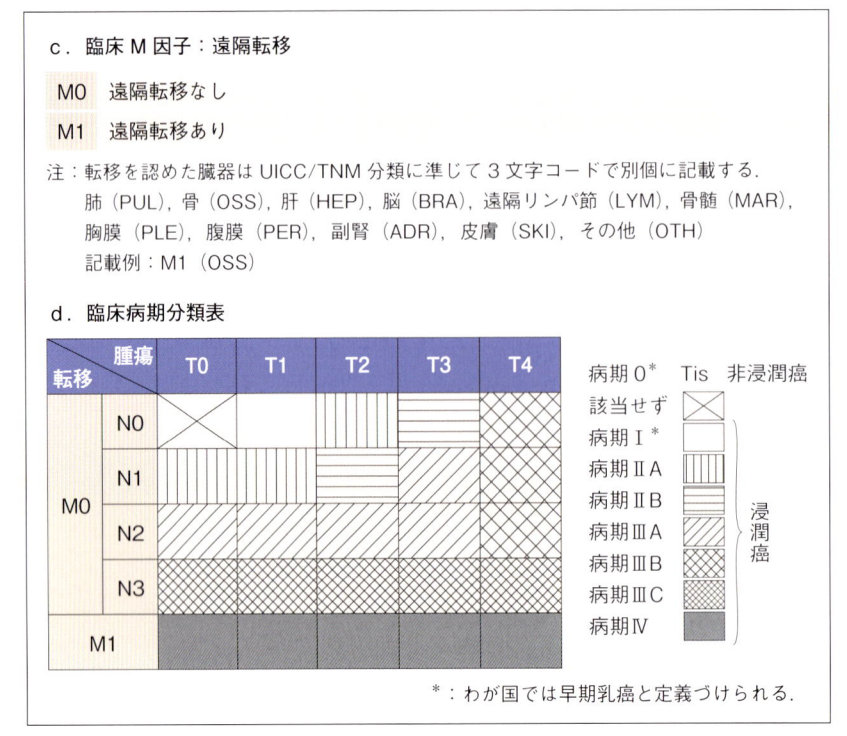

c．臨床M因子：遠隔転移

M0　遠隔転移なし

M1　遠隔転移あり

注：転移を認めた臓器はUICC/TNM分類に準じて3文字コードで別個に記載する．
　　肺（PUL），骨（OSS），肝（HEP），脳（BRA），遠隔リンパ節（LYM），骨髄（MAR），
　　胸膜（PLE），腹膜（PER），副腎（ADR），皮膚（SKI），その他（OTH）
　　記載例：M1（OSS）

d．臨床病期分類表

転移＼腫瘍		T0	T1	T2	T3	T4
M0	N0					
	N1					
	N2					
	N3					
M1						

病期0* 　Tis　非浸潤癌
該当せず
病期Ⅰ*
病期ⅡA
病期ⅡB　　浸潤癌
病期ⅢA
病期ⅢB
病期ⅢC
病期Ⅳ

*：わが国では早期乳癌と定義づけられる．

（日本乳癌学会編．臨床・病理 乳癌取扱い規約．第18版．金原出版：2018[1]）

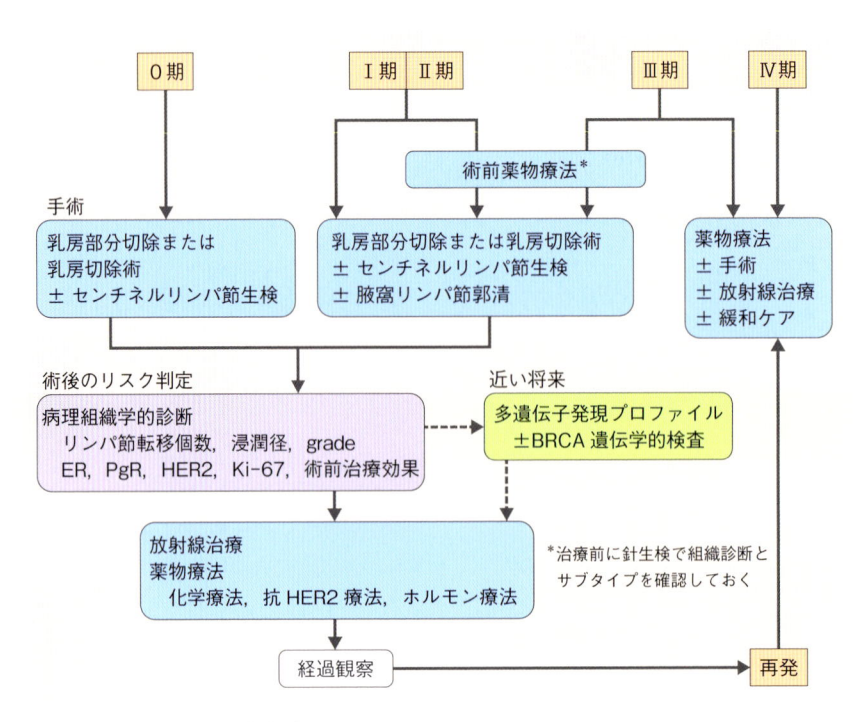

❷ 乳癌の臨床病期と治療方法
（国立がん研究センターがん対策情報センター編．がんの冊子 各種がんシリーズ 乳がん．第2版．
2015より一部改変）

■Stage I期・II期

乳房手術

腫瘍が小さく限局する場合には，乳房部分切除術を行い，術後の病理結果をみて追加切除や照射，薬物療法を検討する．腫瘍が大きくても薬物療法により求心性に縮小して乳房温存手術が見込める場合には術前薬物療法を先行する（後述）．

Society of Surgical Oncology（SSO）とAmerican Society for Radiation Oncology（ASTRO）のガイドラインでは，断端陽性は「切除断端に浸潤癌，非浸潤癌の露出があること」と定義され[2,3]，切除断端陽性と非照射は局所再発の危険因子であるため，追加切除あるいは乳房切除により断端を陰性にしたうえでの乳房照射が重要である．一方，腫瘍が大きいあるいは多発病変などで部分切除術では温存乳房のボリュームや整容性が保たれない場合には，乳房切除術と乳房再建術を行う．

乳房再建は，2012年から日本乳房オンコプラスティックサージャリー学会の認定施設において乳癌治療の一環として，乳房切除と同時の皮下への組織拡張器（tissue expander）挿入術，生理食塩水注入による皮膚伸展，その後に人工乳房への入れ替え術の一連の手技が保険適用となり，身体に負担の少ない乳房再建として広く普及してきている．患者の希望や対側乳房の形状によっては，腹直筋，広背筋，遊離脂肪組織などの自家組織を用いる場合もある．

腋窩リンパ節手術

画像検査で明らかな腋窩リンパ節転移があれば，レベルIIまでの腋窩郭清を行う．明らかな転移がなければセンチネルリンパ節生検を行い，センチネルリンパ節に転移がないか微小転移であった場合には郭清を省略し，マクロ転移を認めた場合には郭清を考慮するのが一般的である．

腋窩リンパ節非郭清への潮流

腋窩郭清による手術合併症や術後疼痛，リンパ浮腫などによるQOL低下を回避するために，センチネルリンパ節に転移があっても腋窩郭清を省略する傾向となってきた．

ACOSOG Z00111[4]，AMAROS[5]，IBCSG23-01[6]などの欧米のN0症例に対する前向き臨床試験によって，センチネルリンパ節に1〜2個までの病理学的転移を認めた場合に郭清省略を行っても，数%の腋窩再発を認めるのみで，その後の無病生存率と生存率の低下がなかったことが示されており，術後に適切な全身薬物療法や腋窩への放射線治療が行われる症例には腋窩郭清を省略する施設が増えている．一方，腋窩再発を懸念して従来どおりの郭清を希望する患者も少なくないため，患者の不安や価値観を十分勘案して方針を決定する．

■Stage III〜IV期

薬物療法が主体となる．III期では，術前に薬物療法を行ってから可及的に原発巣切除と腋窩リンパ節郭清を行い，術後に胸壁とリンパ節領域への放射線治療を行う．

IV期の症例に対する原発巣の切除は，局所コントロール目的としては考慮してもよいが，手術による生存期間の延長効果は示されていない．患者の価値観や希望に配慮して症状緩和と治療による身体的精神的負担軽減のためのサポーティブケアと意思決定支援も早い時期から始めることが重要である．IV期症例では根治は難しいとはいえ，支持療法の進歩や新規薬剤の開発により長期生存できる症例もあることから，希望を損なわないような心理的配慮を心がけたい．

┃サブタイプと薬物療法

乳癌では，手術検体または術前化学療法前の針生検などで，治療効果予測因子であるホルモ

❸ 乳癌のサブタイプと治療法

サブタイプ	ER	HER2タンパク	Ki-67	効果が期待できる治療法
ルミナルA型	+	−	低い	ホルモン治療
ルミナルB型	+	−	高い	ホルモン治療＋化学療法
ルミナル−HER2型	+	+	/	ホルモン治療＋化学療法＋抗HER2療法
HER2型	−	+	/	抗HER2療法＋化学療法
トリプルネガティブ	−	−	/	化学療法

/：考慮せず.

ン受容体（エストロゲン受容体〈ER〉，プロゲステロン受容体〈PgR〉），HER2（human epidermal growth factor receptor 2）受容体と細胞増殖マーカーであるKi-67の免疫組織学的発現状況を確認し，その組み合わせによりサブタイプ分類を行う（❸）．TNM分類により進行度からみた再発リスク評価とサブタイプ分類による効果予測を合わせて，内分泌療法，化学療法，抗HER2療法を，患者の年齢や体力にも配慮して，単独あるいは複数組み合わせて行う．

ホルモン受容体陽性乳癌患者に対する治療

内分泌療法

患者の閉経状況と，エストロゲンの産生過程および内分泌療法の作用機序を❹に示す.

日本乳癌学会の『乳癌診療ガイドライン1治療編2018年版 第4版』[7]では，閉経前後を問わずタモキシフェン10年の投与が強く推奨されており，閉経後ホルモン受容体陽性乳癌にはアロマターゼ阻害剤10年の投与が弱く推奨されている．治療期間が長期に及ぶことから，実際の投与薬剤と期間は有害事象のリスクや患者の

希望を勘案して決めることになる．なお，閉経前患者には黄体化ホルモン放出ホルモン（LH-RH）アゴニストの併用，またはLH-RHアゴニストとアロマターゼ阻害剤の併用も弱く推奨されており，実地診療では40歳未満，リンパ節転移陽性など，より再発リスクの高い患者に術後2〜5年間併用とすることが多い．

化学療法の追加

❸に示すように，ホルモン感受性のあるルミナル型でもKi-67値の高低によってルミナルA型とルミナルB型に分けて考える．ルミナルA型は再発リスクが低いため内分泌療法のみのことが多く，ルミナルB型では再発リスクが高いため化学療法を追加することが多い．

Ki-67は化学療法の追加の可否に重要な因子であるが，その判定方法はいまだ標準化されておらず，施設間や観察者間での標準化や再現性に懸念が指摘されている．客観的な再発リスク評価のためには多遺伝子アッセイが有用とされるが，日本では保険未承認のため，Ki-67で代用する施設が多い．

多遺伝子アッセイによる再発リスク評価

化学療法の上乗せによる再発抑制効果を予測するツールとして，欧米ではOncotype DX Breast Recurrence score® （RS），MammaPrint™ 70-gene signature test，PAM50-based Prosigna Risk of Recurrence（ROR），Breast Cancer Index（BCI），EndoPredict（EPclin）などが用いられている（日本では保険未収載）．

米国では，オンコタイプDXの評価が高く，『NCCNガイドライン 第8版』[8]では，腫瘍径＞0.5 cmのリンパ節転移陰性，ホルモン受容体陽性HER2陰性乳癌には，オンコタイプDXによる再発スコア（RS）評価を行い，RS 0〜25点なら術後内分泌療法単独でよく，RS 26〜30

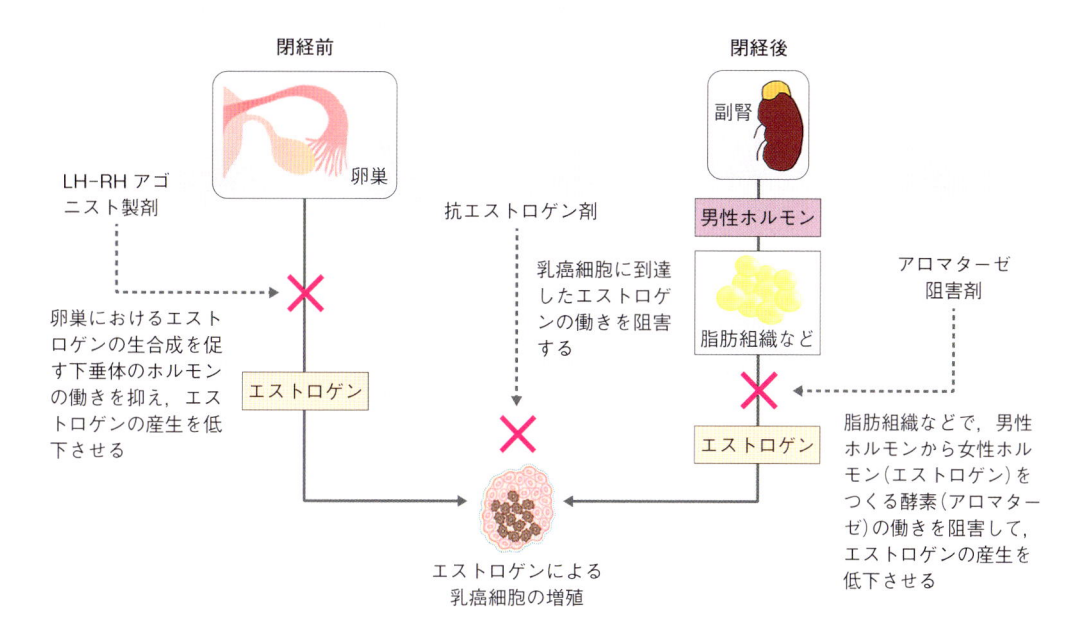

❹ 乳癌患者の閉経状況とホルモン療法の作用機序
（がん研究会有明病院．乳がんの治療をこれから受ける方のために．2007）

点のときには内分泌療法単独または化学療法の併用を考慮する．RS 31点以上で化学療法の併用を考慮する，とされている．ただし，50歳以下にはRSが16〜25点でも化学療法も考慮され，また70歳以上の患者への化学療法の推奨を示すデータは限られているため，年齢には注意が必要である．

　最近，このオンコタイプDXの通常のカットオフ値より低めのRS 10点以下の症例に化学療法を省略して内分泌療法のみを行ったTAILORx試験で，5年遠隔無再発生存率が99.3%であることが報告された[9]．ヨーロッパでも同様に，MammaPrintを用いたMINDACT試験が行われ，臨床病理学的に高リスクであっても多遺伝子アッセイで低リスクの場合には，化学療法の有無にかかわらず5年遠隔無再発生存率が94%と良好であり，臨床病理学的に高リスクでも遺伝子検査により低リスクであれば，化学療法を回避できる群が46%にのぼることも示された[10]．このように，ホルモ

ン受容体陽性乳癌に対して，化学療法によるovertreatmentを防ぐde-escalationの傾向がみられるようになった．

　これらを受けて，『乳癌診療ガイドライン1治療編 2018年版 第4版』[7]でも「ホルモン受容体陽性乳癌の術後化学療法追加の判断のために多遺伝子アッセイは推奨されるか？」というFuture research questionに対して，Oncotype DXやMammaPrintで低リスクの場合には術後化学療法の省略が可能であるとされている．現在は約50万円の患者自己負担ではあるが，化学療法回避による医療費の削減と患者が得られる安心感は大きい．

triple negative 乳癌（TNBC）に対する治療

　ホルモン受容体が陰性で *HER2* の過剰発現もみられない triple negative 乳癌（TNBC）は，薬物治療のオプションが限られ予後不良である．*BRCA1* あるいは *BRCA2* の遺伝子変異の

ある若年発症の乳癌患者には TNBC が多いとされている[11].

TNBC の標準薬物療法レジメンは, タキサン系およびアントラサイクリン系抗癌剤の逐次投与である. さらなる治療成績の改善と同時に, タキサン系による末梢神経障害やアントラサイクリン系による心毒性リスクの軽減は重要な課題であり, BRCA 変異陽性や相同組換え修復不全 (homologous recombination deficiency: HRD) の場合にはプラチナ製剤の感受性が高いことが報告されている[12]. エリブリンメシル酸塩 (以下, エリブリン; ハラヴェン®) は, とくに TNBC の進行再発治療において生存期間改善効果を示し, 神経毒性などの有害事象は少なく忍容性の高い抗癌剤である.

わが国の医師主導治験 JBCRG-22 (Neo-Entrance) 試験では, 術前化学療法として BRCA/HRD 状況とカルボプラチンの治療反応を加味した個別化のストラテジーが, トランスレーショナルリサーチを行いながら探索的に実施されている[13]. さらに最近, 切除不能な局所進行性または転移性 TNBC に対して, 免疫チェックポイント阻害剤 atezolizumab (抗 PD-L1 抗体) の有効性が報告された. 腫瘍細胞での PD-L1 陽性の再発 TNBC の初回治療において, atezolizumab 群の生存期間が標準治療 nab-パクリタキセル (100 mg/m^2) 群と比べて約 10 か月も延長したとするものである[14]. PD-L1 陽性の TNBC に限定したものではあるが, 今後の TNBC 治療に免疫療法の道が開ける可能性が出てきている.

HER2 型乳癌に対する初期治療

『乳癌診療ガイドライン 1 治療編 2018 年版第 4 版』[7]において, 浸潤腫瘍径 1 cm 以上の HER2 型乳癌に対して抗 HER2 ヒト化モノクローナル抗体であるトラスツズマブ (ハーセプチン®) と化学療法の併用療法が強く推奨され

ている. ペルツズマブ (パージェタ®) も HER2 をターゲットとしたモノクローナル抗体薬であるが, 主に HER2 と HER3 の二量体形成を阻害することで HER2 シグナル伝達系をより強く遮断する.

ペルツズマブ + トラスツズマブ + ドセタキセル療法は, HER2 陽性の転移・進行乳癌における無増悪生存期間 (PFS) ならびに全生存期間 (OS) の延長と[15,16], 術前治療における高い pathological complete response (pCR) 率が示されている[17]. 術後治療としてもトラスツズマブ + ペルツズマブの 1 年間併用で, 再発リスクの高いリンパ節転移陽性群の 3 年無病生存期間のわずかではあるが有意な改善が認められた[18].

また, トラスツズマブと抗癌剤 (チューブリン重合阻害剤) の複合体であるトラスツズマブエムタンシン (T-DM1, カドサイラ®) も最近, 術前化学療法後に残存疾患を有する HER2 陽性早期乳癌患者に対して用いられ, カドサイラ単剤療法はハーセプチン単剤療法に比べて無浸潤性の病変再発 (iDFS) リスクを有意に減少させた[19].

新規分子標的薬により治療成績が向上する一方で, 薬剤コストの高騰も金銭的毒性 (financial toxicity) として問題視されている.

術前化学療法の位置づけ

術前薬物療法は, もともとは局所進行のためにそのままでは切除術を行うことが困難な場合に行われたものである[20]が, 最近は腫瘍縮小効果による乳房温存手術を期待したり, 治療効果による術後治療の選択のために行うことが多くなっている. HER2 型乳癌や TNBC などホルモン受容体陰性の癌では, 術前薬物療法により pCR が得られると non pCR より予後が良好となることがわかってきた[21].

乳癌初期治療における _BRCA_ 遺伝学的検査の意義

　乳癌の約5％は遺伝性とされており，これまでに多くの遺伝子の germ-line mutation が報告されている．その約半数が _BRCA1_ または _BRCA2_ の変異であり[11]，乳癌と卵巣癌を高率に発症することから遺伝性乳癌卵巣癌（hereditary breast and/or ovarian cancer：HBOC）とよばれている．

　HBOC の薬物治療に関しては散発性乳癌と同じくサブタイプによって選択するのが基本であるが，2018年7月に日本でも PARP（poly〈ADP-ribose〉polymerase）阻害剤の一つ，オラパリブ（リムパーザ®）が再発乳癌に対する治療薬として承認されたことにより，薬剤選択に大きな変化が生じる可能性がでてきた．現在のオラパリブの対象となるのは，_BRCA1_ または _BRCA2_ の germ-line mutation を有する HER2 陰性再発乳癌で，アントラサイクリンおよびタキサン既治療例である．したがって，TNBC の HBOC の再発症例の多くが，上記以外の化学療法を選択する前に，まずオラパリブの治療候補になる．

　また最近，多遺伝子アッセイ検査と BRCA status が相関し，_BRCA_ 変異があると再発スコアが高い傾向になることも報告されており，_BRCA_ 遺伝学的検査はオラパリブの適応決定だけでなく，予後予測因子としての重要性が示唆される[26]．さらに OlympiA 試験でも，乳癌初期治療におけるオラパリブの有用性が示されれば，_BRCA_ 遺伝学的検査は初回治療時の病期分類，サブタイプ，多遺伝子アッセイ検査と同等の重要な因子となりうる．

乳房手術への影響

　原発巣が求心性に縮小すれば切除範囲が縮小でき，乳房温存療法が可能になる．しかしモザイク状や樹枝状に病変が縮小した場合は，切除断端には癌の露出がなくても飛び石状に癌が遺残してしまうことがあり，注意が必要である．

　術前化学療法と術後化学療法を比較した EBCTCG のメタアナリシスでは，局所再発率は術前治療群のほうが有意に高いものの，遠隔再発や生存率には差がないことが報告されている[22]．

センチネルリンパ節生検

　cN0 症例に対する術前薬物療法後のセンチネルリンパ節生検で術前治療なしの場合と同等の同定率，偽陰性率である．長期予後は明らかではないが，腋窩郭清省略による患側上肢の疼痛やリンパ浮腫などの後遺症の軽減といった利益は大きいため，筆者らは，患者も納得していれば術前化学療法施行例でも腋窩郭清省略を企図したセンチネルリンパ節生検を行っている．一方，術前化学療法で cN＋→cN0 になった症例に対するセンチネルリンパ節生検は偽陰性率が13％と高いことが報告されており[23]，レベルⅡまでの腋窩郭清を行う．

術後薬物治療の追加について

　術前化学療法の効果判定は生体内薬物感受性試験の側面ももっており，とくに HER2 型乳癌と TNBC では，pCR が予後に相関することが明らかにされている．治療後に浸潤癌巣やリンパ節転移が複数遺残した症例は再発リスクが高く，術後の薬物療法の追加を検討したい．

　日本で実施された CREATE-X 試験[24]では，アントラサイクリンとタキサンの術前治療で pCR の得られなかった症例には術後のカペシタビン（ゼローダ®）投与により，有意に無遠隔再発率，生存率が向上した．しかし，カペシタビンは乳癌の術後治療薬としてはまだ保険適

サバイバーシップ支援としての妊孕性温存へのとりくみ

　乳癌治療では，整容性に配慮した乳房温存療法や乳房再建術を行い，根治をめざした薬物療法の完遂のためにさまざまなサポーティブケアが行われている．2017年に日本がん治療学会から『小児，思春期・若年がん患者の妊孕性温存に関する診療ガイドライン』が刊行され，サバイバーシップへの配慮も重要視されるようになった．ASCOのガイドライン[27]でも，癌治療により妊孕性の低下が予想される場合には，治療前に将来の妊娠希望の有無を確認し，希望があれば生殖医療の専門施設を紹介することが強く推奨されている．

　乳癌では治療後の妊娠や出産が再発リスクを上げないことはホルモン受容体の有無にかかわらず後ろ向き研究で示されているもの[28]の，化学療法による閉経だけでなく，10年に及ぶ内分泌療法後の加齢に伴う妊娠率の低下も問題である．そこで，妊娠を強く希望する症例には，内分泌療法を2年間中断して妊娠を試み，出産授乳後に当初の内分泌療法を再開するという，治療中断の安全性と妊娠転帰を確認する国際共同試験（POSITIVE試験[29]）が行われている．世界約30か国から妊娠希望の強い若年患者500例の登録が見込まれている．女性のライフタイルの変化による晩婚化と生殖医療技術の進歩による高齢出産が可能になり，乳癌治療後の女性たちにも多様な生き方ができるようになっている．

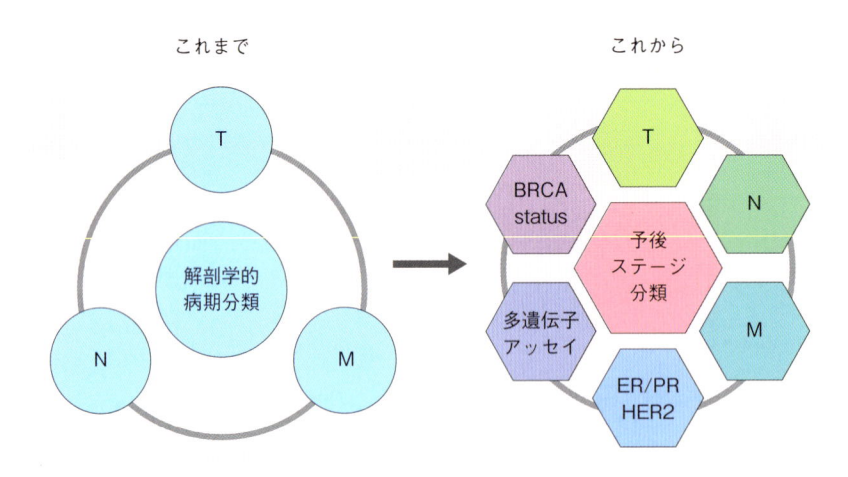

❺ 解剖学的病期分類から生物学的要素を加味した予後分類へ

応外であり，その薬剤費と手足症候群などの有害事象も無視できないというジレンマがある．

　さらに，現在進行中のOlympiA試験[25]では，根治手術と標準的薬物療法を終了した高リスクの*BRCA1/2*変異陽性*HER2*陰性原発乳癌患者に対する術後補助療法としてPARP inhibitorオラパリブ（リムパーザ®）の有効性と安全性を評価する無作為化二重盲検試験が行われている．術前化学療法でpCRの得られなかった症例が対象となっており，術後治療でのオラパリブの有用性が示される可能性がある．

おわりに

　わが国でも乳癌の罹患者数は急速に増加しており，他癌と比べ40〜60歳台の壮年期の女性

が治療対象となることが多い．診断・治療法も進歩する一方で，患者のライフスタイルや価値観も多様化しており，個々の希望に配慮して治療の個別化が求められるようになった．また，再発抑制効果の高い新規薬剤やサポーティブケアの充実のため，医療に関連する費用も非常に高額となり，金銭的毒性（financial toxicity）という言葉も聞かれるようになっている．

　これまでの臨床病期や病理診断結果による予後因子に基づいた治療選択から，最近は各種バイオマーカーや多遺伝子アッセイによる遺伝子発現状況による治療効果予測因子も加味した治療選択となってきたが，今後はさらに患者ごとの多様な価値観や経済性と *BRCA* 遺伝子の病的変異や遺伝学的背景も加味した治療が行われるようになることが予想される（❺）．

（片岡明美，大野真司）

● 文献

1）日本乳癌学会編．臨床・病理 乳癌取扱い規約．第18版．東京：金原出版：2018．

2）Moran MS, et al, Society of Surgical Oncology, American Society for Radiation Oncology. Society of Surgical Oncology-American Society for Radiation Oncology consensus guideline on margins for breast-conserving surgery with whole-breast irradiation in stages I and II invasive breast cancer. J Clin Oncol 2014：32：1507-15.

3）Houssami N, et al. The association of surgical margins and local recurrence in women with early-stage invasive breast cancer treated with breast-conserving therapy：a meta-analysis. Ann Surg Oncol 2014：21：717-30.

4）Giuliano AE, et al. Axillary dissection vs no axillary dissection in women with invasive breast cancer and sentinel node metastasis：a randomized clinical trial. JAMA 2011：305：569-75.

5）Donker M, et al. Radiotherapy or surgery of the axilla after a positive sentinel node in breast cancer（EORTC 10981-22023 AMAROS）：a randomised, multicentre, open-label, phase 3 non-inferiority trial. Lancet Oncol 2014：15：1303-10.

6）Galimberti V, et al, International Breast Cancer Study Group Trial 23-01 investigators. Axillary dissection versus no axillary dissection in patients with sentinel-node micrometastases（IBCSG 23-01）：a phase 3 randomised controlled trial. Lancet Oncol 2013：14：297-305.

7）日本乳癌学会編．乳癌診療ガイドライン1治療編2018年版．第4版．東京：金原出版：2018．

8）National Comprehensive Cancer Network. NCCN ガイドライン．第8版．http://202.70.140.4/nccn/guideline/breast/index.html

9）Sparano JA, et al. Prospective validation of a 21-gene expression assay in breast cancer. N Engl J Med 2015：373：2005-14.

10）Cardoso F, et al, MINDACT Investigators. 70-Gene signature as an aid to treatment decisions in early-stage breast cancer. N Engl J Med 2016：375：717-29. doi：10.1056/NEJMoa1602253.

11）Yamauchi H, et al. High rate of occult cancer found in prophylactic mastectomy specimens despite thorough presurgical assessment with MRI and ultrasound：findings from the Hereditary Breast and Ovarian Cancer Registration 2016 in Japan. Breast Cancer Res Treat 2018：172：679-87.

12）Isakoff SJ, et al. TBCRC009：a multicenter phase II clinical trial of platinum monotherapy with biomarker assessment in metastatic triple-negative breast cancer. J Clin Oncol 2015：33：1902-9.

13）Japan Breast Cancer Research Group. JBCRG-22（Neo Entrance）医師主導治験．Triple negative 乳癌における，エリブリンメシル酸塩を用いた術前化学療法多施設共同無作為化第II相臨床試験．http://www.jbcrg.jp/clinicaltrials/detail.php?id=54

14）Schmid P, et al, IMpassion130 Trial Investigators. Atezolizumab and nab-paclitaxel in advanced triple-negative breast cancer. N Engl J Med 2018：379：2108-21.

15）Baselga J, et al, CLEOPATRA Study Group. Pertuzumab plus trastuzumab plus docetaxel for metastatic breast cancer. N Engl J Med 2012：366：109-19.

16）Swain SM, et al, CLEOPATRA Study Group. Pertuzumab, trastuzumab, and docetaxel in HER2-positive metastatic breast cancer. N Engl J Med 2015：372：724-34.

17）Gianni L, et al. Efficacy and safety of neoadjuvant pertuzumab and trastuzumab in women with locally advanced, inflammatory, or early HER2-positive breast cancer（NeoSphere）：a randomised multicentre, open-label, phase 2 trial. Lancet Oncol 2012：13：25-32.

18）von Minckwitz G, et al, APHINITY Steering Committee and Investigators. Adjuvant pertuzumab and trastuzumab in early HER2-positive breast cancer. N Engl J Med 2017：377：122-31.

19）von Minckwitz G, et al, KATHERINE Investigators. Trastuzumab emtansine for residual invasive HER2-positive breast cancer. N Engl J Med

2019：30：617-28．doi：10.1056/NEJMoa1814017．
［Epub ahead of print］．

20）Smith IC, et al. Neoadjuvant chemotherapy in breast cancer：significantly enhanced response with docetaxel. J Clin Oncol 2002：20：1456-66.

21）Clarke M, et al. Early Breast Cancer Trialists' Collaborative Group（EBCTCG）. Effects of radiotherapy and of differences in the extent of surgery for early breast cancer on local recurrence and 15-year survival：an overview of the randomised trials. Lancet 2005：366：2087-106.

22）Early Breast Cancer Trialists' Collaborative Group（EBCTCG）. Long-term outcomes for neoadjuvant versus adjuvant chemotherapy in early breast cancer：meta-analysis of individual patient data from ten randomised trials. Lancet Oncol 2018：19：27-39.

23）El Hage Chehade H, et al. Is sentinel lymph node biopsy a viable alternative to complete axillary dissection following neoadjuvant chemotherapy in women with node-positive breast cancer at diagnosis? An updated meta-analysis involving 3,398 patients. Am J Surg 2016：212：969-81.

24）Masuda N, et al. Adjuvant capecitabine for breast cancer after preoperative chemotherapy. N Engl J Med 2017：376：2147-59.

25）Japan Breast Cancer Research Group. OlympiA試験．十分な局所性治療及び術前補助療法又は術後補助療法を終了した高リスク生殖細胞系BRCA1/2変異陽性HER2陰性原発乳癌患者に対する術後補助療法としてのオラパリブの有効性と安全性を評価する無作為化二重盲検並行群間比較プラセボ対照多施設共同第Ⅲ相試験．http://www.jbcrg.jp/clinicaltrials/detail.php?id＝47

26）Halpern N, et al. Oncotype Dx recurrence score among BRCA1/2 germline mutation carriers with hormone receptors positive breast cancer. Int J Cancer 2017：140：2145-9.

27）Oktay K, et al. Fertility preservation in patients with cancer：ASCO Clinical Practice Guideline Update. J Clin Oncol 2018：36：1994-2001.

28）Lambertini M, et al. Long-term safety of pregnancy following breast cancer according to estrogen receptor status. J Natl Cancer Inst 2018：110：426-9.

29）Japan Breast Cancer Research Group. JBCRG-23（POSITIVE試験）．妊娠を希望するホルモン療法感受性乳癌の若年女性における妊娠転帰及びホルモン療法中断の安全性を評価する試験．http://www.jbcrg.jp/clinicaltrials/detail.php?id＝46

6章

女性ヘルスケアと
遺伝性疾患

HBOC，Lynch 症候群

はじめに

　臨床遺伝学と分子遺伝学の進歩により，発癌メカニズムには遺伝要因（生殖細胞系列変異）と環境要因（体細胞変異）が関わることが明らかとなり，遺伝要因が濃厚な一部の癌は遺伝性腫瘍（hereditary cancer）としてとらえられるようになった．産婦人科の日常診療のなかでも，従来より婦人科特有の癌腫としてみられていた卵巣癌や子宮体癌の一部に，遺伝性腫瘍としての側面を有するものがあることが明らかとなっている．

　遺伝性腫瘍は浸透率が必ずしも高くないため典型的な遺伝形式をとらない場合があり，また散発性の癌との区別もつきにくいことから，遺伝性腫瘍の多くは臨床現場でも見逃されることがある．しかし，遺伝性腫瘍の一部に発癌機序に基づいた特異的な薬物が登場し，また予防的治療法も確立されてきている昨今，われわれはこれらの遺伝性腫瘍の特徴に熟知し日常診療のなかで見逃さないだけではなく，腫瘍家族歴から拾い上げることまでが求められている．

　本項では，産婦人科における代表的な2つの遺伝性疾患，遺伝性乳癌卵巣癌（hereditary breast and（and/or）ovarian cancer：HBOC）と Lynch 症候群について，その病因や病態，診断，治療とその予後について要約して述べるとともに，最新のトピックスも含めて紹介する．

HBOC

　日本の卵巣癌生涯罹患リスクは約1%，乳癌生涯罹患リスクは約10%とされるが，その多くは遺伝的な素因をもたず後天的に獲得された体細胞変異が原因であり，家族性集積はみられず散発性癌とよばれる．一方で，遺伝的素因を有する卵巣癌，乳癌は全卵巣癌のうち10〜15%前後，全乳癌のうち5〜10%と推定されており，原因となる遺伝性腫瘍と原因遺伝子が報告されてきている．そのなかでも，遺伝性卵巣癌の65〜85%は breast cancer susceptibility gene 1/2（*BRCA1/2*）の病的変異を有する遺伝性乳癌卵巣癌（HBOC）である[1]．

病因

　癌抑制遺伝子である *BRCA1* 遺伝子（17q21.31），*BRCA2* 遺伝子（13q13.1）の機能喪失型の変異あるいは欠失を原因とする[2]．*BRCA1/2* 遺伝子は相同組換え修復，細胞周期チェックポイント，転写制御，染色体分配，中心体動態などに関わり，細胞の遺伝子安定性と恒常性を維持する機能を担っている．

　DNA 損傷修復の際には通常，DNA の一本鎖切断の修復は塩基除去修復により，二本鎖切断の修復は相同組換えにより行われる．*BRCA1* は主に障害が生じた近傍の部位で相同組換えによる損傷修復の開始を助け，*BRCA2* は損傷部位の DNA 構造を安定化してリコンビナーゼ酵素 RAD51 と会合し DNA 修復を直接的に行う．

また，*BRCA1/2* 遺伝子の変異は非相同的染色体を含む転座，欠失，融合を引き起こし，不正確な染色体分配の結果，染色体数の異常を引き起こす．さらに，*BRCA1/2* 遺伝子変異は *p53* 遺伝子変異を促進し，細胞周期チェックポイント機構の不活性化を誘起する．

以上のメカニズムにより，HBOC 患者では BRCA1 または BRCA2 の機能喪失によるゲノム不安定性から発癌を引き起こす．

病態

BRCA1/2 遺伝子変異の浸透率は高く，卵巣癌発症生涯リスクは *BRCA1* 変異保有者では 39～63％に，*BRCA2* 変異保有者では 16～27％に発症リスクが上昇する[3,4]（❶）．乳癌では，さらに発症生涯リスクが *BRCA1* 変異保有者では 46～87％に，*BRCA2* 変異保有者では 38～84％まで上昇する[3,4]（❶）．また，卵巣癌，乳癌だけでなく，卵管癌や腹膜癌も高率に引き起こされるほか，膵癌，前立腺癌の発生リスクも上昇する（❶）[5]．常染色体優性遺伝であり，変異保持者の子が *BRCA1/2* 遺伝子の同変異を引き継ぐ確率は 50％である．

変異の座位の違いや，*BRCA1/2* 遺伝子およびそれ以外の遺伝子の変異との組み合わせにより癌発症リスクが異なることが知られてきている[6,7]．*BRCA1* および *BRCA2* それぞれエクソン 11 付近における病的変異（ovarian cancer cluster region：OCCR）が存在すると，乳癌リスクよりも卵巣癌発症リスクが高くなる[7]．また，*BRCA1/2* のコーディング領域の中央部分にナンセンス変異やフレームシフト変異が生じると卵巣癌の発症リスクが増加し，乳癌の発症リスクは減少する[6]．一方，5′ と 3′ 領域に変異があると乳癌の発症リスクが上昇して卵巣癌の発症リスクは減少する[6]．

臨床病理学的な特徴として，HBOC 卵巣癌では TypeII 卵巣癌，とくに高悪性度漿液性癌が

❶ 遺伝学的リスク評価の対象基準

- 年齢を問わず既知の癌感受性遺伝子変異が家系内で研究段階の検査も含め確認されている
- 年齢を問わず腫瘍において既知の癌感受性遺伝子変異が確認されている
- 年齢を問わず，以下が 1 つでも診断されている場合：
  - ・卵巣癌
  - ・膵癌
  - ・乳癌でアシュケナージ系ユダヤ人の家系
- 乳癌発症者で，以下の条件が 1 つでもあてはまる場合：
  - ・50 歳以下で診断された乳癌
  - ・60 歳以下で診断されたトリプルネガティブ乳癌
  - ・1 人で 2 つの原発性乳癌
  - ・年齢を問わない乳癌，かつ
    - ・第 3 度近親者内に 1 人以上の
      - ─50 歳以下の乳癌，または
      - ─浸潤性卵巣癌
      - ─男性乳癌
      - ─膵癌
      - ─前立腺癌（Gleason スコア≧7 または遠隔転移あり）
    - ・第 3 度近親者内に 2 人以上の年齢を問わない乳癌患者
- 上記の基準は満たさないものの，第 2 度近親者内に以下の条件が 1 つでもあてはまる場合
  - ・45 歳以下で診断された乳癌
  - ・卵巣癌
  - ・男性乳癌
  - ・膵癌
  - ・転移性前立腺癌
  - ・1 人で 2 つ以上の原発性乳癌
  - ・一方の家系に原発性乳癌患者が 2 人以上いて，少なくともそのうち 1 人は 50 歳以下で診断されている
- 以下の既往歴および/または家族歴が 3 つ以上認められる場合（とくに 50 歳以下での発症）
  - ・乳癌，肉腫，副腎皮質癌，脳腫瘍，白血病
  - ・大腸癌，子宮体癌，甲状腺癌，腎癌，皮膚科学的徴候，巨頭症，過誤腫性消化管ポリープ
  - ・乳腺小葉癌，びまん性胃癌
  - ・消化管癌，卵巣精索間質腫瘍，膵癌，精巣 Sertoli 細胞腫，小児期の皮膚色素沈着

（NCCN Guidelines® 2019[5]）

多く，逆に粘液性癌は少ない[8]．臨床進行期に関しては，HBOC 卵巣癌は腹膜播種を起こしやすく III 期以上の進行例が多いとの報告がある一方で，散発性卵巣癌と比較して差がないとの報告もある．

HBOC 乳癌については，*BRCA1* 変異乳癌は高い核異型度を有するとともに約 60〜80% がトリプルネガティブ乳癌であるという特徴があるが，化学療法感受性は散発性乳癌と比較して高いとされる．*BRCA1* 変異トリプルネガティブ乳癌は充実圧排発育型の髄様癌タイプが多い．一方で，*BRCA2* 変異乳癌は同じく高い核異型度を有するが，約 80% がホルモンレセプター陽性であり，男性乳癌の発症リスク増加が特徴である．また，HBOC 初発乳癌術後には対側乳癌の発症リスクが上昇し，とくに初発乳癌の診断時年齢が 40 歳未満の場合は 63% に達する．

診断

HBOC の確定診断のためには *BRCA1/2* 遺伝子の遺伝学的検査を行う必要があるが，NCCN ガイドラインに則り HBOC リスク患者を抽出し（**❷**）[9]，十分な遺伝カウンセリングの後に患者の自己選択により遺伝学的検査を施行するプロセスが重要である．

遺伝学的検査では，被検者の採血検体から白血球 DNA を抽出し全シークエンスを行う．エクソンおよびエクソン/イントロン境界領域における 1 塩基置換や数塩基程度の欠失や重複を検出する PCR-direct sequence 法に加え，エクソン単位の大きな欠失を検出する multiplex ligation dependent probe amplification（MLPA 法）が併用されることがある．

遺伝学的検査の結果は，検出された遺伝子変異の情報とともに，変異の解釈が明記される．pathogenic/likely pathogenic variant は「陽性」とみなされ，遺伝性疾患として確定診断さ

❷ HBOC における関連癌累積発症率

癌腫	累積発症率（%）		
	一般集団	*BRCA1* 病的変異	*BRCA2* 病的変異
卵巣癌	1〜2	39〜63	16〜27
乳癌	12	46〜87	38〜84
男性乳癌	0.1	1.2	8.9
前立腺癌	6	8.6	15
膵癌	0.5	1〜3	2〜7

（GeneReviews® [9]）

れる．benign/likely benign variant は「陰性」とみなされるが，家族歴が濃厚な場合などは実施した検査法では検出できていない可能性を考慮し，ほかの検査法を追加実施することがある．variant of uncertain significance は検出された変異の臨床的意義が不明であることを意味するが，その後の遺伝学研究の発展により解釈が変更されることがある．

治療，予後

HBOC における卵巣癌に対する治療は原則として散発性の卵巣癌と同様であるが，プラチナ製剤への感受性が高いことから *BRCA1/2* 遺伝子の病的変異非保持者と比較して予後が良いとされる[10,11]．また，*BRCA2* 変異による卵巣癌は，散発性卵巣癌や *BRCA1* 変異による卵巣癌と比較して抗癌剤感受性が高い．

さらに，*BRCA1/2* 遺伝子の病的変異を認める卵巣癌では，poly（ADP-ribose）polymerase（PARP）阻害剤の有効性が最近明らかとなった[12,13]．PARP は塩基除去修復により DNA 一本鎖切断を修復する酵素であり，PARP 阻害剤によって PARP 活性が抑制されると一本鎖切断が修復されないまま DNA 複製が進み，その損傷が二本鎖切断へと引き継がれる．*BRCA1/2* 遺伝子変異により相同組換え修復能を喪失した癌細胞では二本鎖切断の修復も行えず細胞死

（合成致死）に至るため，癌細胞特異的に感受性が高い.

海外では欧州 EMA（European Medicines Agency）と米国 FDA（Food and Drug Administration）により 2014 年に *BRCA1/2* 遺伝子変異陽性卵巣癌に対して PARP 阻害剤オラパリブが承認され，*BRCA1/2* 遺伝子検査が卵巣癌治療のコンパニオン診断として用いられている. 日本においても，2018 年 1 月にプラチナ感受性再発卵巣癌に対し承認された. 乳癌においても 2018 年 1 月に米国 FDA により *BRCA1/2* 遺伝子変異陽性転移乳癌に対して承認され，同年 7 月には日本でも承認された.

第 II 相試験である study 19 において，プラチナ感受性再発の高悪性度漿液性癌を対象にオラパリブとプラセボを比較した結果，無増悪生存期間（PFS）中央値でオラパリブ投与群が 8.4 か月，プラセボ投与群が 4.8 か月と有意な改善を認めたほか，とくに *BRCA1/2* 変異陽性群でHR（ハザード比）＝0.18（*p*＜0.0001）と著明な改善がみられた[12].

第 III 相試験である SOLO-2 試験では，*BRCA1/2* 遺伝子変異陽性プラチナ感受性再発例を対象にオラパリブとプラセボを比較した結果，PFS 中央値でオラパリブ投与群で 30.2 か月，プラセボ投与群が 5.5 か月と大幅な改善（HR＝0.25，*p*＜0.0001）を認めた[13]. さらに，第 III 相試験である SOLO-1 試験において，*BRCA1/2* 遺伝子変異陽性進行症例の初回治療後の維持療法としての有用性が検証され，オラパリブ投与群はプラセボ投与群と比較して，PFS 中央値でプラセボ投与群が 13.8 か月であるのに対しオラパリブ投与群では 50％に未到達であり，病勢進行あるいは死亡リスクを 70％減少させる結果が示されている.

また，第 III 相試験である OlympiAD 試験では，*BRCA1/2* 遺伝子変異陽性 HER2 陰性転移性乳癌を対象にオラパリブと化学療法を比較

し，PFS 中央値でオラパリブ投与群が 7.0 か月，化学療法施行群が 4.2 か月と有意に延長し，病勢進行あるいは死亡リスクを 42％減少させる結果が示された（HR＝0.58，*p*＝0.0009）. さらに現在，第 III 相試験である OlympiA 試験で，*BRCA1/2* 遺伝子変異陽性の原発性乳癌に対する術後補助療法としてのオラパリブの有用性が検討されている.

予防法

化学予防

経口避妊薬の使用により，*BRCA1* 変異保持者（OR〈オッズ比〉＝0.56，95％ CI 0.45〜0.71）でも *BRCA2* 変異保持者（OR＝0.39，95％ CI 0.23〜0.66）でも，卵巣癌の有意なリスク低減が認められている[14]. 一方で，経口避妊薬による乳癌発症リスクが *BRCA1/2* 遺伝子変異保持者ではわずかに増加する可能性も考慮する必要があり，実際の使用にあたってはリスク・ベネフィットを検討する必要がある.

乳癌に対しては，タモキシフェンの投与により *BRCA1/2* 変異例ともに発症リスクを抑えたという報告と，*BRCA2* 変異例のみで抑えたという報告が散在する. 乳癌術後に投与した場合に，*BRCA1/2* 変異例いずれも同側乳房内や対側乳癌の発症を予防することも知られており，化学予防の選択肢となりうる.

リスク低減手術

卵巣癌においては早期発見に有用なスクリーニング方法が確立しておらず，経口避妊薬による化学予防も上述のように乳癌リスクも考慮する必要があり，単独で用いるには限界がある. そのためリスク低減卵管卵巣摘出術（risk-reducing salpingo-oophorectomy：RRSO）は，*BRCA1/2* 遺伝子の病的変異保持者における卵巣癌の発症を予防する重要な選択肢である.

RRSO では，腹腔鏡下に卵巣近位部の卵巣提

索を 2 cm 程度，子宮角までを含めた付属器切除と卵管を覆う腹膜の切除，さらに骨盤内の洗浄細胞診の施行が推奨される．オカルト浸潤癌または上皮内癌が 2〜5％程度に検出されるため，摘出した卵巣・卵管は 2〜3 mm 間隔で切り出しを行い病理組織学的に詳細に精査する必要がある．とくに卵管采には漿液性卵管上皮内癌（serous tubal intraepithelial carcinoma：STIC）を含めたオカルト癌を多く認めるため，Sectioning and Extensively Examining the Fimbriated End（SEE-FIM）プロトコールに沿って切り出しを行うことが推奨される．

RRSO は卵巣癌，卵管癌，腹膜癌の発症リスクを 80％，全死亡率を 77％低下させたとの報告がある[15]．一方で，RRSO 施行後にも腹膜癌が 0.5〜4.3％発生することが知られており，RRSO 施行後も継続的なサーベイランスが必要である．若年での RRSO により自然閉経年齢よりも早期に閉経するため，エストロゲンレベルの早期低下を経て卵巣欠落症状や脂質異常症，骨粗鬆症など心身に種々の変化が生じる．

卵巣欠落症状に対する漢方療法，脂質異常症に対するスタチン製剤投与，骨粗鬆症に対するビスホスホネート製剤投与など症状に合わせた治療に加えて，ホルモン補充療法（hormone replacement therapy：HRT）も治療選択肢となりうる．HRT による乳癌リスクについては一般的な生活習慣要因によるリスクと同等かそれ以下であると考えられ，少なくとも閉経年齢の中央値である 50 歳くらいまでの HRT が勧められる．

BRCA1 遺伝子の病的変異保持者における乳癌の発症を予防するリスク低減手術として，リスク低減乳房切除術（risk reduction mastectomy：RRM）がある．RRM は未発症者のリスク低減両側乳房切除と，発症者のリスク低減対側乳房切除に分けられるが，いずれも新たな乳癌発生リスクを有意に低減させる．一方で，

RRSO と同様に術後の病理学的検査でオカルト癌が明らかとなることがあり，その場合には術後にセンチネルリンパ節生検を行うことが困難であるため，術前に十分な説明を行っておく必要がある．

サーベイランス

婦人科におけるサーベイランス方法は，6 か月ごとの経腟超音波断層法検査と血清 CA125 測定が行われることが多いが，方法・間隔ともに明確なエビデンスにより推奨されるものではない．また，*BRCA1/2* 遺伝子変異による子宮体癌の発症も知られており，サーベイランスに子宮内膜細胞診などの子宮内膜の精査を加えることも検討する必要がある．

RRSO を選択しなかった患者もしくは RRSO が推奨される 35〜40 歳までの期間が長い患者では，35 歳からもしくは家系内の卵巣癌の最も早い診断年齢の 5〜10 年前からサーベイランスを開始する．*BRCA2* 変異保持者は *BRCA1* 変異保持者と比較して発症年齢が 8〜10 年高齢であるため，*BRCA2* 変異保持者では施行年齢を 40〜45 歳まで延期することは妥当であると考えられている．*BRCA1/2* 陽性乳癌のサーベイランスとしては，18 歳から自己検診，25 歳から 6〜12 か月ごとに医療機関での乳房検診，25〜29 歳は年に 1 回の乳房 MRI 検査，30 歳以降は年に 1 回の乳房 MRI 検査とマンモグラフィが推奨されている．

Lynch 症候群

Lynch 症候群は，DNA ミスマッチ修復遺伝子の生殖細胞系列の病的変異により，大腸癌，子宮体癌，小腸癌，腎盂尿管癌などが若年時より発症し，かつ常染色体優性遺伝により家族内集積を認める疾患である．Lynch により 1966 年に 2 家系が報告され，症例が蓄積されていく

なかで，1990年には遺伝性非ポリポーシス大腸癌（hereditary non-polyposis colorectal cancer：HNPCC）と呼称されるようになった．しかし，この疾患の詳細な病態が明らかになるにつれ大腸癌以外の腫瘍の発生も考慮されるようになり，現在ではLynch症候群とよばれるようになった．

病因

DNAミスマッチ修復機構の異常であり，4つのミスマッチ修復遺伝子 *MLH1*（3p22.2），*MSH2*（2p21），*MSH6*（2p16.3），*PMS2*（7p22.1）の機能喪失型病的変異が原因である．*MLH1* と *MSH2* 遺伝子異常が全体の70〜90%，*MSH6* と *PMS2* 遺伝子異常が10〜30%と報告されている[16]．

ミスマッチ修復遺伝子の生殖細胞系列変異に加えて，もう片方のアレルに体細胞変異が加わると，DNA反復配列であるマイクロサテライト領域で塩基配列に変化が生じやすくなり（マイクロサテライト不安定性〈microsatellite instability：MSI〉），腫瘍抑制，細胞増殖，DNA修復などに関わる遺伝子の変異が誘発されて癌化につながる．さらにLynch症候群の原因遺伝子としてミスマッチ修復遺伝子のほかに *EPCAM* 遺伝子もあげられる．*EPCAM* 遺伝子自体はミスマッチ修復遺伝子ではないが，*EPCAM* 遺伝子の3′領域が欠失すると，その下流の *MSH2* 遺伝子のメチル化によるサイレンシングが引き起こされる．また，*MLH1* 遺伝子もしくは *MSH2* 遺伝子のプロモーター領域のメチル化による不活化がLynch症候群の原因となることも知られている．

病態

一般集団におけるLynch症候群の有病率は660〜2,000人に1人で，全大腸癌に占める割合は2〜3%程度とされる[17,18]．常染色体優性遺伝

❸ Lynch症候群における関連癌累積発症率

癌腫	累積発症率（%）
卵巣癌	6.1〜13.5
大腸癌	30〜52
子宮体癌	28〜60
胃癌	5.8〜13
腎盂・尿管癌	3.2〜8.4
小腸癌	2.5〜4.3
膵癌	0.4〜3.7
胆道癌	1.4〜2.0
脳腫瘍	2.1〜3.7

（遺伝性大腸癌診療ガイドライン2016年版，2016[19]）

であり，変異保持者の子が同変異を引き継ぐ確率は50%である．ミスマッチ修復遺伝子異常の浸透率も *BRCA1/2* 遺伝子と同様に高く，大腸癌や子宮体癌などを高率に発症する（❷）．

Lynch症候群関連腫瘍として大腸癌，子宮体癌，卵巣癌，胃癌，腎盂・尿管癌，小腸癌，膵癌，胆道癌，脳腫瘍がある（❸）[19]．Lynch症候群における子宮体癌の生涯発症リスクは25〜71%と，大腸癌に次いで高い[20,21]．とくに *MSH6* 遺伝子に病的変異を有する場合には60〜70%と高く，*MLH1* 遺伝子/*MSH2* 遺伝子では27〜60%とされる[21]．Lynch症候群における卵巣癌の診断時年齢は平均40歳と若年であり，70歳までの卵巣癌発症リスクは6.1〜13.5%である．Lynch症候群による卵巣癌はHBOCと比較して漿液性癌の頻度は低く，類内膜や混合型が多くみられる[22]．大腸癌が最も発症しやすく，生涯発症リスクは52〜82%，発症時平均年齢は44歳とされ，右側結腸に発生しやすいのが特徴的である．

診断

一次スクリーニングとしてアムステルダム基準II（❹）[23]と改訂ベセスダガイドライン（❺）[24]

❹ アムステルダム基準Ⅱ

少なくとも3人の血縁者がLynch症候群関連腫瘍（大腸癌，子宮体癌，腎盂・尿管癌，小腸癌）に罹患しており，以下のすべてを満たしている．
① 1人の罹患者はその他の2人に対して第1度近親者である．
② 少なくとも連続する2世代で罹患している．
③ 少なくとも1人の癌は50歳未満で診断されている．
④ 腫瘍は病理学的に癌であることが確認されている．
⑤ 家族性大腸腺腫症が除外されている．

（Vasen HF. 2000[23]）

❺ 改訂ベセスダガイドライン

以下の項目のいずれかを満たす大腸癌患者には，腫瘍のMSI検査が推奨される．
① 50歳未満で診断された大腸癌．
② 年齢に関わりなく，同時性あるいは異時性の大腸癌あるいはその他のLynch症候群関連腫瘍がある．
③ 60歳未満で診断されたMSI-Hの組織学的所見を有する大腸癌．
④ 第1度近親者が1人以上Lynch症候群関連腫瘍に罹患しており，そのうちの1つは50歳未満で診断された大腸癌．
⑤ 年齢に関わりなく，第1あるいは第2度近親者の2人以上がLynch症候群関連腫瘍と診断されている患者の大腸癌．

（Umar A, et al. 2004[21]）

が用いられる．Lynch症候群においてこれらの基準を満たすものはおのおの27〜41%，68〜89%とされる．アムステルダム基準Ⅱでは拾い上げられないLynch症候群があること，改訂ベセスダガイドラインではLynch症候群ではない散発性大腸癌を拾い上げてしまうことがあることに留意が必要である．

二次スクリーニングとして腫瘍組織のMSI検査を行うか，免疫組織化学でミスマッチ修復タンパクの発現消失を確認する．MSI検査はマイクロサテライトマーカー（BAT25，BAT26，D2S123，d5S346，D17S250）の繰り返し回数を，検体の腫瘍部と正常部もしくは血液検体と比較してMSIを評価する[*1]．検査結果は次に示す3つのカテゴリーに分類される．

MSI-H（high-frequency MSI）：2つ以上のマーカーがMSIを示す．

MSI-L（low-frequency MSI）：1つのマーカーがMSIを示す．

MSS（microsatellite stable）：いずれのマーカーもMSIを示さない．

MSI-Hを認めた場合には遺伝学的検査を検討する．

Lynch症候群の腫瘍組織では大部分の症例

でミスマッチ修復タンパクの発現が抑制されているため，免疫組織化学ではMLH1，MSH2，MSH6，PMS2タンパクの発現程度を確認する．ミスマッチ修復機構においてはMLH1とPMS2がMutLを，MSH2とMSH6がMutSaをそれぞれ複合体として形成するため，たとえば*MLH1*遺伝子変異による腫瘍ではMLH1とPMS2の発現が低下することに留意が必要である．MSI検査と免疫組織化学の一致率は90%とされる[25]．

確定診断としては，ミスマッチ修復遺伝子の生殖細胞系列変異を同定する．ただし，ナンセンス変異やエクソン単位での大きな欠失・重複があれば病的変異と診断できるが，ミスセンス変異の場合には診断が困難な場合がある．

また，アムステルダム基準Ⅱや改訂ベセスダガイドラインによるスクリーニングは経済的かつ合理的な方法であるが，一方で家系情報の少ない例や孤発症例はスクリーニングからもれてしまうリスクがある．そこで最近では，全大腸癌患者を対象に免疫組織化学などによるスクリーニングを行い，Lynch症候群を確実に拾い

[*1] MSI検査は「悪性腫瘍遺伝子検査」として保険収載されており，Lynch症候群を疑った場合に2,000点を算定することができる．

上げようとするユニバーサルスクリーニングの取り組みが始まっている．

治療，予後

Lynch 症候群の大腸癌は散発例と比較して予後良好とされるが，そのほかの癌腫においては散発例と予後は変わらない．Lynch 症候群における各癌腫に対する治療は原則として散発性の各癌腫と同様に行う．

一方で，高頻度マイクロサテライト不安定性（MSI-H）またはミスマッチ修復機構欠損の固形癌を対象として，免疫チェックポイント阻害剤である PD-1 抗体ペムブロリズマブが 2017年 5 月に米国 FDA に迅速承認され，日本でも2018 年 11 月に承認された．ペムブロリズマブは，T 細胞に主に発現する受容体である PD-1と，腫瘍細胞に発現するそのリガンド PD-L1および PD-L2 の相互作用を阻害する抗体として開発された．ペムブロリズマブは PD-1 に結合し，受容体とリガンドとの結合を阻害することによって，T 細胞に生じた PD-1 経路を介する抗腫瘍活性の抑制を解除することで，癌細胞の増殖が抑制される．Lynch 症候群関連腫瘍に対する新たな治療戦略として期待される．

予防

化学予防

Lynch 症候群における婦人科癌に対する化学予防の報告はないものの，大腸癌に関してはアスピリンと難消化性でんぷんの抗腫瘍効果を評価した CAPP2 試験があり，1 日 600 mg のアスピリンを平均 25 か月間投与することにより，Lynch 症候群キャリアの大腸癌発生リスクが55.7 か月後には有意に低下するという結果が得られている．

リスク低減手術

Lynch 症候群における子宮体癌と卵巣癌に対するリスク低減手術について，NCCN のガイドラインでは「閉経後または挙児希望がない場合に両側付属器摘出術を含む子宮全摘出術を考慮する」とされており，推奨するとされるHBOC とは推奨レベルが異なっていることに留意が必要である．現時点では各施設の臨床倫理委員会での慎重かつ十分な検討が必要である．大腸癌に対しては，家族性大腸腺腫症とは異なり，発症前の予防的大腸切除術は推奨されていない．

サーベイランス

婦人科におけるサーベイランス方法は，30～35 歳ごろより 6 か月～1 年ごとに，子宮体癌に対して子宮内膜細胞診もしくは組織診を，卵巣癌に対して経腟超音波断層法検査と血清CA125 測定が推奨される．大腸癌に対しては20～25 歳ごろより 1～2 年に 1 回の大腸内視鏡検査が推奨される．胃癌に対しては 30～35 歳ごろより 1～2 年に 1 回の上部消化管内視鏡検査が，胆道癌や泌尿器系癌に対しては 30～35歳ごろより 1～2 年に 1 回の各臓器検診が望ましい．

おわりに

本項では，産婦人科における代表的な 2 つの遺伝性疾患，HBOC と Lynch 症候群について，その病因や病態，診断，治療とその予後，さらに予防法とサーベイランスについて詳述した．今後は PARP 阻害剤や免疫チェックポイント阻害剤の臨床導入により，遺伝学的検査などのコンパニオン診断やクリニカルシーケンスも広く行われるものと考えられ，産婦人科医には臨床遺伝学的な知識も必須となる．本領域は発展が著しいため，常に最新の情報を得るよう日々の研鑽が求められる．

（小林佑介，青木大輔）

●文献

1) Lu KH. Hereditary gynecologic cancers : differential diagnosis, surveillance, management and surgical prophylaxis. Fam Cancer 2008 ; 7 : 53-8.

2) Miki Y, et al. A strong candidate for the breast and ovarian cancer susceptibility gene BRCA1. Science 1994 ; 266 : 66-71.

3) Mavaddat N, et al. Pathology of breast and ovarian cancers among BRCA1 and BRCA2 mutation carriers : results from the Consortium of Investigators of Modifiers of BRCA1/2 (CIMBA). Cancer Epidemiol Biomarkers Prev 2012 ; 21 : 134-47.

4) Kuchenbaecker KB, et al. Risks of breast, ovarian, and contralateral breast cancer for BRCA1 and BRCA2 mutation carriers. JAMA 2017 ; 317 : 2402-16.

5) NCCN Guidelines® Genetic/Familial High-Risk Assessment : Breast and Ovarian. ver 2. 2019.

6) Couch FJ, et al. Two decades after BRCA : setting paradigms in personalized cancer care and prevention. Science 2014 ; 343 : 1466-70.

7) Rebbeck TR, et al. Association of type and location of BRCA1 and BRCA2 mutations with risk of breast and ovarian cancer. JAMA 2015 ; 313 : 1347-61.

8) Norquist BM, et al. Inherited mutations in women with ovarian carcinoma. JAMA Oncol 2016 ; 2 : 482-90.

9) GeneReviews®https://www.ncbi.nlm.nih.gov/books/NBK1247/

10) Boyd J, et al. Clinicopathologic features of BRCA-linked and sporadic ovarian cancer. JAMA 2000 ; 283 : 2260-5.

11) Bolton KL, et al. Association between BRCA1 and BRCA2 mutations and survival in women with invasive epithelial ovarian cancer. JAMA 2012 ; 307 : 382-90.

12) Ledermann J, et al. Olaparib maintenance therapy in patients with platinum-sensitive relapsed serous ovarian cancer : a preplanned retrospective analysis of outcomes by BRCA status in a randomised phase 2 trial. Lancet Oncol 2014 ; 15 : 852-61.

13) Pujade-Lauraine E, et al. Olaparib tablets as maintenance therapy in patients with platinum-sensitive, relapsed ovarian cancer and a BRCA1/2 mutation (SOLO2/ENGOT-Ov21) : a double-blind, randomised, placebo-controlled, phase 3 trial. Lancet Oncol 2017 ; 18 : 1274-84.

14) McLaughlin JR, et al. Reproductive risk factors for ovarian cancer in carriers of BRCA1 or BRCA2 mutations : a case-control study. Lancet Oncol 2007 ; 8 : 26-34.

15) Finch AP, et al. Impact of oophorectomy on cancer incidence and mortality in women with a BRCA1 or BRCA2 mutation. J Clin Oncol 2014 ; 32 : 1547-53.

16) Cohen SA, Leininger A. The genetic basis of Lynch syndrome and its implications for clinical practice and risk management. Appl Clin Genet 2014 ; 7 : 147-58.

17) Lynch HT, de la Chapelle A. Hereditary colorectal cancer. N Engl J Med 2003 ; 348 : 919-32.

18) de la Chapelle A. The incidence of Lynch syndrome. Fam Cancer 2005 ; 4 : 233-7.

19) 大腸癌研究会編. 遺伝性大腸癌診療ガイドライン 2016 年版. 東京 : 金原出版 ; 2016.

20) Stoffel E, et al. Calculation of risk of colorectal and endometrial cancer among patients with Lynch syndrome. Gastroenterology 2009 ; 137 : 1621-7.

21) Koornstra JJ, et al. Management of extracolonic tumours in patients with Lynch syndrome. Lancet Oncol 2009 ; 10 : 400-8.

22) Lynch HT, et al. Hereditary ovarian carcinoma : heterogeneity, molecular genetics, pathology, and management. Mol Oncol 2009 ; 3 : 97-137.

23) Vasen HF. Clinical diagnosis and management of hereditary colorectal cancer syndromes. J Clin Oncol 2000 ; 18 : 81S-92S.

24) Umar A, et al. Revised Bethesda Guidelines for hereditary nonpolyposis colorectal cancer (Lynch syndrome) and microsatellite instability. J Natl Cancer Inst 2004 ; 96 : 261-8.

25) Shia J. Immunohistochemistry versus microsatellite instability testing for screening colorectal cancer patients at risk for hereditary nonpolyposis colorectal cancer syndrome. Part I. The utility of immunohistochemistry. J Mol Diagn 2008 ; 10 : 293-300.

家族性婦人科腫瘍の遺伝カウンセリング

遺伝カウンセリングの定義と基本的な考え方

遺伝カウンセリングとは

　遺伝カウンセリングは，日本医学会の『医療における遺伝学的検査・診断に関するガイドライン』では以下のように定義されている．

　「遺伝カウンセリングは，疾患の遺伝学的関与について，その医学的影響，心理学的影響および家族への影響を人々が理解し，それに適応していくことを助けるプロセスである．このプロセスには，1) 疾患の発生および再発の可能性を評価するための家族歴および病歴の解釈，2) 遺伝現象，検査，マネージメント，予防，資源および研究についての教育，3) インフォームド・チョイス（十分な情報を得た上での自律的選択），およびリスクや状況への適応を促進するためのカウンセリング，などが含まれる．」[1]

　また福嶋は，遺伝カウンセリングについて次のように記載している．「遺伝カウンセリングとは，患者・家族のニーズに対応する遺伝学的情報およびすべての関連情報を提供して，患者・家族がそのニーズ・価値・予想などを理解した上で意思決定ができるように援助する医療行為である」[2]．

　癌の遺伝カウンセリングでは，適切な情報提供と心理社会的支援が大きな柱となる．対象となるクライエントは，多くは癌の既発症者であり時には深刻な病状であることもある．一方で最近では，非罹患者であるが癌家系であること

を心配して受診したり，病的遺伝子変異が確定している発端者の未発症血縁者が受診したりする場合もある．

遺伝カウンセリングの原則

　遺伝カウンセリングにおいても，心理カンセリングなどと同様に，非指示的対応，共感的理解，受容的態度の原則がある．

非指示的対応

　カウンセリングは，非指示的に対応するなかで，クライエント自身が問題解決能力を高めていくコミュニケーションプロセスである[2]．しかし，医学的に適切な選択肢がある場合には，遺伝カウンセリング担当者は，それを根拠とともに提示する必要がある．たとえば，血縁者に遺伝学的検査の結果を知らせることについて，『Review of Ethical Issus in Medical Genetics（WHO/HGN/ETH/00.4）』では次のように述べられている．

　「親族が遺伝学的検査を行うことができるように，血液，唾液，その他の検体を提供するのも当事者の道徳的義務である．これらの義務について説明することは，遺伝医学専門家の道徳的義務である．このような状況においては，"非指示的カウンセリング"は適切ではない．」[3]

　また，非指示的な対応が好まれる要因の一つは，遺伝医学ではかつては治療法がほとんどない，という特殊性をもったものとして発展したことにある[3]．癌領域のように個々の病変について治療法が確立している場合には，医師が有

益な二次予防やライフスタイルの改善を推奨する一般的な医療のアプローチと類似することも多い[3].

共感的理解

　共感的理解とは，クライアントの私的世界を，あたかも（as if）自分の私的世界であるかのように感じること，しかし，決して「あたかも…のように」という感覚を失わずにクライアントを理解する過程ないし方法論であるとされる[4]．クライアントの気持ち，考えを積極的な傾聴（active listening）を通じて理解しようとするプロセスであり，これはクライアントとの信頼関係を築くうえで重要である．

受容的態度

　受容的態度とは，クライアントを受容するにあたり，何も条件がないことであり，無条件に価値ある一人の人間として，その人に対して温かい配慮をもつことであり，「無条件の積極的関心」ともいわれる[4]．

癌の遺伝カウンセリングの特性

　遺伝カウンセリングの領域は，対象者により主に，出生前（prenatal），小児（pediatric），成人（adult）の3つに分けられる．家族性婦人科腫瘍は主に成人に分類される．また，癌の遺伝カウンセリングには以下のような特徴がある．

癌は誰でも罹患するリスクがあり，病変をみただけでは遺伝性の腫瘍か否かは鑑別できない

　癌は誰でも罹患するリスクのある疾患である．すべての癌に対して生涯の罹患リスクは，男性で61.6%，女性で46.2%とされる[5]．また，癌の肉眼所見や病理組織像をみただけでは病変が遺伝的素因により発症したものか否かは，家族性大腸腺腫症（familial adenomatous polyposis：FAP）のような一部の病態を除いては，一般にはわからない．

　moderate risk の原因遺伝子に病的変異がある場合には，常染色体優性遺伝形式に遺伝していることを認識できないことがある．たとえば，遺伝性乳癌の原因遺伝子 PALB2 に変異がある場合には，70歳までに乳癌罹患リスクは35%である[6]．さらに，先天性代謝異常症や遺伝性神経疾患と異なり，ある一つの原因遺伝子の病的変異に基づくだけではなく，もっと影響力の少ない一塩基多型（single nucleotide polymorphism：SNP）の複合効果や環境要因との関わりも考慮する必要がある．

　現時点では，診療の現場において遺伝学的検査は単一遺伝子変異に基づく遺伝性腫瘍（monogenic disorder）に限られるが，実際は1人の癌発症に，遺伝的素因がどのくらい関与しているかは多くの場合不明瞭である．

個々の癌には治療法や対策がある

　癌に罹患しやすい体質を改善することは難しいが，個々の癌そのものには治療法や対策がある．また，癌が早期の段階であれば，完全治癒も望める．したがって，このような体質を有する癌のハイリスク者には，早期発見の機会を提供することは，医学的に意義のあることである．

　実際，多くの遺伝性腫瘍では，ガイドラインとして癌の好発臓器に対する検診が記載されている．癌が発症しやすい臓器がわかっていれば，発症する前にあらかじめ臓器を切除しておく，という戦略も考えうる．癌の対策が難しいのは，いつ，どこにどんな腫瘍ができるのか予測できない点にある．病態に応じた癌の早期発見の機会や対策を提供することが，癌の遺伝医療の目的の一つである．

　「自分をよく知る」ということの医学的意義は，たとえば TP53 遺伝子に変異のある Li-

Fraumeni 症候群であれば，放射線被曝を回避する選択肢を選ぶ，あるいは *BRCA* 変異陽性者には PARP（poly (ADP ribose) polymerase）阻害剤が有用であるなど，マネジメントや治療方針にも直結する情報となりうることにある．

血縁者の関わり

一般には，発端者の癌発症がきっかけとなって遺伝性腫瘍であると診断されることが多い．遺伝性腫瘍の診断は本人の今後のマネジメントに有意義な情報であるほかに，血縁者への情報提供の意味合いも大きい．有効な対策がないために未発症の血縁者に遺伝子検査を行うことは積極的には行われない遺伝性疾患がある一方で，癌の二次予防の観点からは，むしろ未発症血縁者にも医学的なメリットは大きい．

遺伝子変異に関する情報提供は，発端者とその血縁者双方にとって少なからぬ心的負担が生じうる．しかし，医学的なメリットがあることも事実である．前出の遺伝医学における倫理的諸問題のレビューでも，「親族に診断や発症前検査の結果を知らせるのは，当事者の道徳的な義務である．それによって，親族は自分が検査を受けるべきかどうか選択することができるからである．」としている[3]．未発症者への情報提供の意義についての説明も，遺伝学的検査のインフォームドコンセントを取得する際に重要である．

複数の診療科が連携する必要がある

たとえば新型出生前診断（non-invasive prenatal genetic testing：NIPT）や小児の先天性疾患であれば，それぞれ産科，小児科の単科で，診断・治療・マネジメントを完結することが可能である．一方，遺伝性腫瘍では，FAP のような消化器領域や，Li-Fraumeni 症候群や Bloom 症候群のような小児腫瘍領域で，単一診療科で扱うことができる遺伝性腫瘍もあるが，多くの

遺伝性腫瘍は複数の診療科で連携して患者をマネジメントする体制を整備する必要がある．診療科を超えてケースカンファレンスを行ったり，各診療科に担当窓口を決めるなど，診療科内外のコミュニケーションを良好に行える環境整備も重要である．

院内で完結できない場合には，他の医療機関に依頼することも考えられる．このような場合，コアになって患者の情報を一本化して集約して管理することが大切である（たとえば内服薬の把握，既往歴や現在の検診プランの情報管理，院外への情報提供など）．また，関連する多くの診療部門とコーディネートできる遺伝カウンセリング担当者の存在も重要である．

遺伝カウンセリングの手順

遺伝カウンセリング受診の目的の把握

事前に遺伝カウンセリング受診の目的がわかっていれば，当日のカウンセリングをスムーズに進めやすい．遺伝カウンセラーがプレカウンセリングを行い，事前に情報収集されている場合には，カウンセリング前にも目的に応じた的確な準備ができる．

臨床症状に関する情報収集，家系図の作成

初回の遺伝カウンセリングでは，まず前半に患者から情報収集する場合が多い．癌の遺伝カウンセリングでは，とくに癌の罹患状況を，通常は 3 世代にわたって，また第 2 度近親者というところまでは聴取・確認しておくのが望ましい．古い世代は同胞の数が多いため，臨床遺伝学的に有用な情報をもたらしうる．また，癌の病理学的所見が残っていれば遺伝性腫瘍の鑑別診断に有用である．

遺伝性腫瘍の家系図の例を ❶ に，また癌の

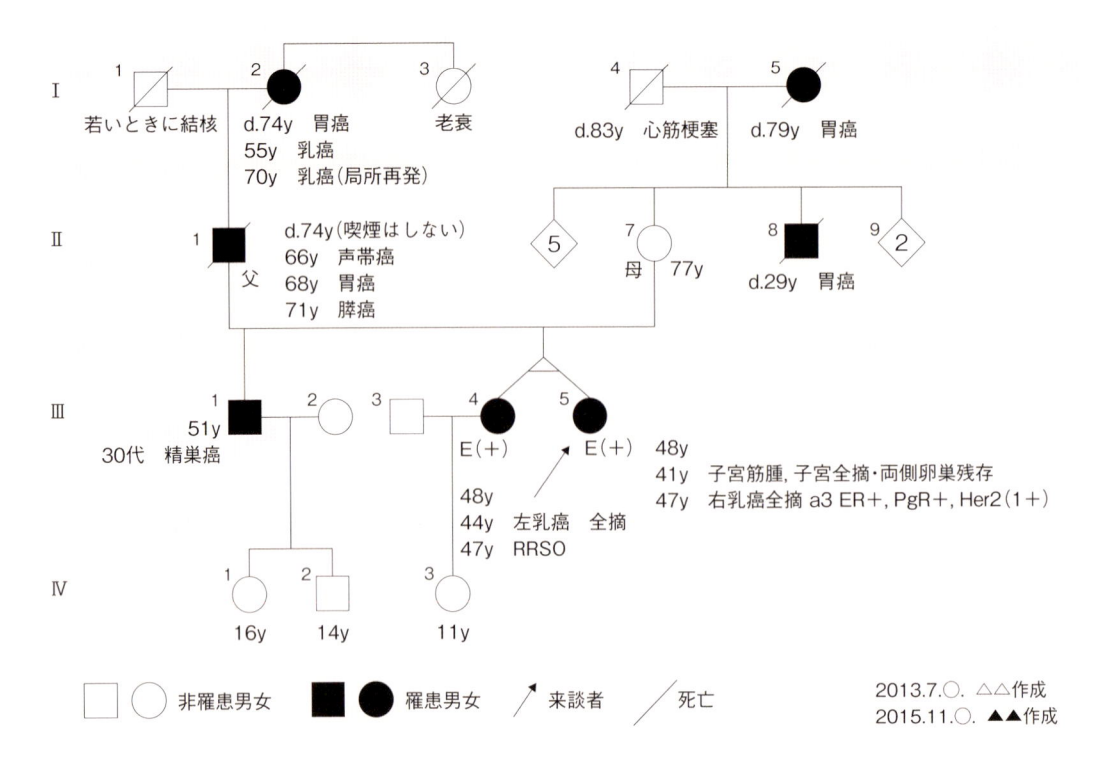

❶ 家系図記載の例

遺伝カウンセリングでよく用いる基本的な記号について❷〜❹[7] に示す.

家系情報の正確な収集は,診断をサポートし,血縁者の状況を把握するうえで重要である.また,事前に問診票を配布して家族歴や既往歴などを調べてきてもらうのも有用である.記憶が曖昧な点は,事前に親戚などに問い合わせて確認しておいてくれるクライエントも多い.

鑑別診断と遺伝学的検査

臨床症状や家系図などから鑑別すべき遺伝性腫瘍を検討する.癌の遺伝カウンセリングでは,ほとんどの場合,確定診断は遺伝学的検査による.これからは多遺伝子パネル検査で一括して解析することが予想されるが,現時点では,疑われる遺伝性腫瘍の原因遺伝子を解析することが基本である.

そこで,まず対象となる遺伝性腫瘍の概要

(臨床的特徴,診断法,変異陽性時のマネジメント)をクライエントに説明する.頻度の高い遺伝性腫瘍については,説明用のリーフレットなどを作成しておくのも有用である.一般的な遺伝学的検査のインフォームドコンセントの構成要素を❺に示す[8].

また,現在の臨床情報からどのくらいの頻度で遺伝子に変異があるかを推測するために,Myriad 社では Myriad table として,既往歴,家族歴から推測する変異陽性の頻度を算出している.これは米国人のデータであるが,2015 年の日本 HBOC コンソーシアムのデータを用いた日本人のデータを❻に示す[9].韓国では KOHCal という *BRCA* 遺伝子変異リスクを推定するアルゴリズムが開発されている[10].

発症リスクの推定

遺伝子変異を有するリスク予測のほかに,変

❷ 癌の遺伝カウンセリングでよく用いる家系図記号，定義，略号

- 家系図の解釈に関連するすべての情報を記載する
- 臨床的な（公開目的でない）家系図には以下の情報を記載する
  a）発端者/クライエントの氏名
  b）個人識別のため，必要に応じて血縁者の苗字やイニシャル
  c）家系図を記録した者の氏名と役職
  d）情報提供者
  e）情報収集日
  f）家系情報を収集した理由（例：異常超音波所見，家族性腫瘍，発達遅延など）
  g）両親双方の祖先の情報
- 個体記号の下（または右下）に記載する情報の推奨される記載順序
  a）年齢；生年（b.）や死亡年（d.）がわかればそれを記載してもよい（例：b. 1978　d. 2007）
  b）遺伝学的な評価（❹ 参照）
  c）個体番号（例：I-1，I-2，I-3）

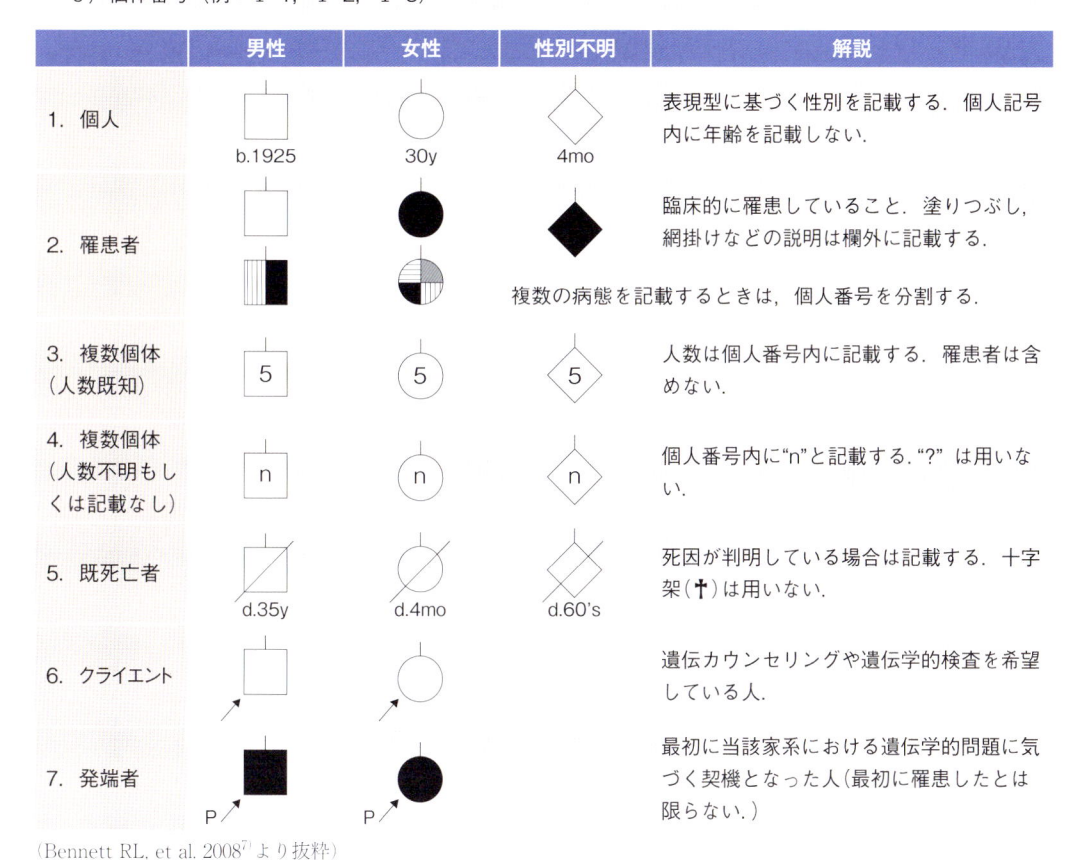

	男性	女性	性別不明	解説
1. 個人	b.1925	30y	4mo	表現型に基づく性別を記載する．個人記号内に年齢を記載しない．
2. 罹患者				臨床的に罹患していること．塗りつぶし，網掛けなどの説明は欄外に記載する．複数の病態を記載するときは，個人番号を分割する．
3. 複数個体（人数既知）	5	5	5	人数は個人番号内に記載する．罹患者は含めない．
4. 複数個体（人数不明もしくは記載なし）	n	n	n	個人番号内に"n"と記載する．"?"は用いない．
5. 既死亡者	d.35y	d.4mo	d.60's	死因が判明している場合は記載する．十字架（✝）は用いない．
6. クライエント				遺伝カウンセリングや遺伝学的検査を希望している人．
7. 発端者	P	P		最初に当該家系における遺伝学的問題に気づく契機となった人（最初に罹患したとは限らない．）

（Bennett RL. et al. 2008[7] より抜粋）

異陽性者であった場合に，好発臓器に癌が発症するリスクもクライエントにとっては重要な情報である．

　遺伝性の癌の場合には，多くは浸透率が100％ではないため，累積罹患のデータがリスク予測の基本となる．ただ，わが国の多くの遺伝性腫瘍では正確な累積罹患リスクが算出されていないのが現状である．したがって，まず各遺伝性腫瘍に応じた癌の累積罹患リスクを明らかにすることが急がれる．

　遺伝カウンセリングの現場では，多くの場合，海外のデータを用いて概要を説明している

❸ 癌の遺伝カウンセリングでよく用いる関係線の定義

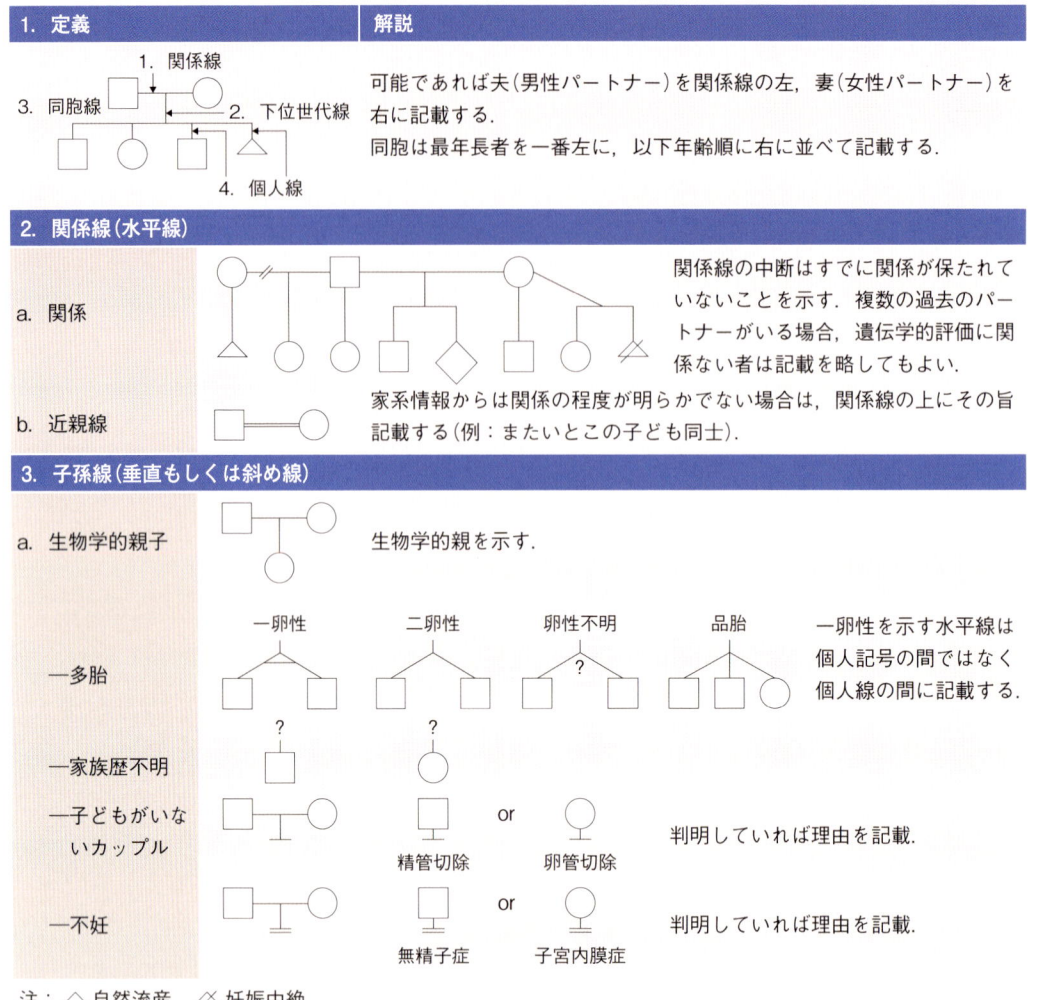

1. 定義	解説
1. 関係線 2. 下位世代線 3. 同胞線 4. 個人線	可能であれば夫(男性パートナー)を関係線の左,妻(女性パートナー)を右に記載する. 同胞は最年長者を一番左に,以下年齢順に右に並べて記載する.

2. 関係線(水平線)		
a. 関係		関係線の中断はすでに関係が保たれていないことを示す.複数の過去のパートナーがいる場合,遺伝学的評価に関係ない者は記載を略してもよい.
b. 近親線		家系情報からは関係の程度が明らかでない場合は,関係線の上にその旨記載する(例:またいとこの子ども同士).

3. 子孫線(垂直もしくは斜め線)		
a. 生物学的親子		生物学的親を示す.
—多胎	一卵性　二卵性　卵性不明　品胎	一卵性を示す水平線は個人記号の間ではなく個人線の間に記載する.
—家族歴不明		
—子どもがいないカップル	精管切除　or　卵管切除	判明していれば理由を記載.
—不妊	無精子症　or　子宮内膜症	判明していれば理由を記載.

注:△自然流産,◸妊娠中絶.

(Bennett RL, et al. 2008[7] より抜粋)

が,HBOC や Lynch 症候群では,海外とそれほど大きな差異はないという印象をもっている.

累積罹患リスクのデータがあった場合に,より詳細にリスク評価を行う手法として,Bayes の定理を用いたリスク評価や,累積罹患リスクのグラフを用いた癌発症リスク評価などがあげられる(p.357〜358 の「累積罹患リスクのデータから詳細にリスク評価を行う手法(1)(2)」参照).

結果開示と変異陽性時の具体的な対策

遺伝学的検査の結果開示では,とくに変異が認められた場合には,事前のデータベースの検索なども重要である.BIC や ClinVar,InSiGHT などのデータベースを参考にして,同じ variant の報告があるか,論文報告があれば同じ variant をもつ家系ではどのような癌が発症しているのか,などを事前に調べておく.

また,変異陽性時のサーベイランスプランやリスク低減手術などの具体的な対策を提案する

❹ 癌の遺伝カウンセリングでよく用いる遺伝学的評価, 検査の情報に関する家系図記号

定義	記号	想定例
1. 確認された検査結果(＊) 記載者もしくは記載者の属する医療チームによって評価が行われた場合, あるいは外部で行われた検査であってもその結果を評価・確認できた場合のみ用いる	○ ＊	超音波検査で陰性であった女性 ○ ＊ E−(echo)
2. 保因者─遺伝形式にかかわらず, 臨床症状を今後も現さないと考えられる	☐・	患者の申告による Tay-Sachs病の男性保因者(結果を証明できていないので, "＊"は用いない) ☐・
3. 無症候/未発症変異保持者─現時点では臨床症状を示していないが, 今後発症する可能性がある	○	遺伝学的検査で BRCA1 変異陽性であったが, マンモグラム所見に異常がなかった25歳女性 E$_1$−(mammogram) E$_2$+(c.5385insC BRCA1)
4. 判定不能(u)	☐ Eu	Huntington病の遺伝学的検査で判断保留となったが身体所見には異常を認めない25歳男性 ☐ ＊ 25y E$_1$−(physical exam) E$_2$u(36n/18n)
5. 検査結果陽性(E＋)	■ E＋	嚢胞性線維症を発症しており遺伝学的検査では一方のアレルにのみ変異が同定された患者 E+(△F508)　　Eu E+(△F508/u) ＊ 18 トリソミーの核型が確認された妊娠10週胎児 P ＊ 10wk E+(CVS) 47, XY, +18

- E は家系における臨床的評価もしくは検査実施の状況を示す.
  - a) E の内容は欄外に記載する.
  - b) 複数の評価が行われる場合は下付き番号をつけ(例：E$_1$, E$_2$, E$_3$), 内容を欄外に記載する.
- 臨床的にすでに発症している場合にのみ個人記号を塗りつぶす.
- 変異が判明している場合はかっこ内に記載する.

(Bennett RL, et al. 2008[7] より抜粋)

ので, 必要に応じて具体的なマネジメントなどを行う. とくに変異陽性者に対しては, 結果開示時の状況をみて数日後に再度話し合いの機会をつくることもある.

変異陰性者に対しては, 一般には終了とすることが多いが, 癌の遺伝学的検査の場合には, 「今回調べた範囲では遺伝的要因を説明できる

変異が見つからなかった」という意味であり, 「遺伝性ではない」ということと同義ではない. また, 若年発症, 癌の家族歴がある, など遺伝性腫瘍の臨床所見がある場合には, 今後, 多遺伝子パネル検査が実施可能になれば再度遺伝子検査を行い, さらに対象とする遺伝子を拡大して再度実施する意義は残っていることは伝えて

**❺ 臨床的な癌の遺伝医療におけるインフォームド
コンセントと検査前の教育の構成要素**

1. 検査する特定の遺伝子変異あるいはゲノムのバ
   リアントに関する情報（バリアントに関連するリ
   スクの範囲が医療ケアに影響するか否かを含む）
2. 遺伝子検査の結果が陽性であること，陰性であ
   ること，意義不明であることのもつ意味合い
3. 遺伝子検査により有益な情報が得られない可能
   性
4. 子どもおよび/あるいは他の血縁者が生殖細胞系
   列に変異を有するリスク
5. 検査とカウンセリングにかかる費用
6. 検査結果の心理的な影響（便益とリスク）
7. 雇用者あるいは保険業者による遺伝的な差別に
   対するリスクと保護
8. 守秘に関する問題
9. 将来のための DNA 試料の可能な用途
10. 遺伝子検査あるいはゲノム検査後の医学的な
    サーベイランスや対策の選択肢と限界
11. 遺伝学的検査やゲノムの検査の結果を血縁者で
    共有する重要性，それにより血縁者はこの情報
    から利益を得られるかもしれない
12. 検査結果を開示し，経過観察を提供するための
    プラン

易罹患性の遺伝子検査のための従来のプレテストカウンセ
リング．
（Robson ME, et al. 2015[8]）

おきたい．

継続的な支援

　個々の癌の治療にはフォローアップの終了が
あるが，遺伝性腫瘍の患者の場合，癌のハイリ
スク者であることは生涯変わらないので，継続
的な支援が行えるように，年1回くらいの割合
でフォローアップすることも大切である．

　本人は検診を定期的に受けているか，血縁者
には遺伝子検査の結果を伝えているのか，発症
前変異保持者診断（キャリア診断）を希望して
いればセッティングするなど，継続して支援で
きることは多い．年齢を考慮しながら，それぞ
れの遺伝性腫瘍の情報を提供するなど，生涯に
わたり状況によっては世代を超えてケアを行え
る体制を提供する．

遺伝カウンセリングと心理社会的な諸問題

　癌の遺伝カウンセリングは適切な情報提供と
心理社会的支援が根幹であるが，適切な情報を

❻ 2015 病歴分類の区分と変異検出率（全体 20.0%）

初発年齢を問わず乳癌 または卵巣癌	第2度以内の血縁者にあり				乳癌，卵巣 癌の家族歴 なし	第3度血縁 者にのみ家 族歴あり
初発50歳未満の乳癌	なし	あり	なし	あり		
初発年齢を問わず卵巣癌	なし	なし	あり	あり		
初発時50歳以上の乳癌だ けがある女性	2/58 3.4%	9/58 15.5%	6/24 25.0%	1/8 12.5%	0/28 0%	0/8 0%
初発時50歳未満の乳癌だ けがある女性	22/127 17.3%	46/141 32.6%	28/62 45.2%	17/27 63.0%	16/166 9.6%	1/17 5.9%
初発年齢を問わず卵巣癌だ けがある女性	0/2 0%	1/1 100%	1/2 50.0%		1/5 20.0%	0/1 0%
初発年齢を問わず，乳癌と 卵巣癌の両方がある女性	1/1 100%	2/3 66.7%	4/4 100%		1/6 16.7%	
男性の乳癌既往者 初発年齢は問わない	0/1 0%	0/1 0%			0/1 0%	
乳癌も卵巣癌も発症してい ない	0/16 0%	2/27 7.4%	3/20 15.0%	0/7 0%	1/4 25.0%	0/1 0%

（Arai M. 2018[9]）

累積罹患リスクのデータから詳細にリスク評価を行う手法（1）

Bayes の定理を用いたリスク評価

不完全浸透あるいは遅発性の常染色体優性遺伝病の場合に，再発率を推定する方法である（遺伝学では，再発率とは，原発癌の再発リスクではなく，家系内に発端者と同じ病気が再び現れる可能性のことである）．

❼ のようなケースを考える．Ⅱ-1 は 45 歳女性，癌は未発症，母親は *BRCA1* に病的変異が確認されている．クライアントが変異を有する可能性はどのくらいか，を考える．事前確率は単純に 50%ずつである．さらにそれぞれの条件で，乳癌を発症していない確率は，0.7，0.98 である．それぞれの複合確率は 0.35，0.49 となるので，帰納確率は 0.35/（0.35＋0.49）となり，約41.7%となる．

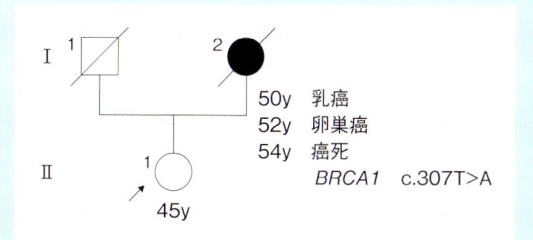

I ¹ — ²
50y 乳癌
52y 卵巣癌
54y 癌死
BRCA1 c.307T>A

II ¹
45y

左記クライエントのリスク評価結果

	Ⅱ-1 が，*BRCA1* 変異陽性者である	Ⅱ-1 が *BRCA1* 変異陽性者でない
事前確率	0.5	0.5
条件確率	1−0.30＝0.70	1−0.02＝0.98
複合確率	0.5×0.70＝0.35	0.5×0.98＝0.49
BRCA1 変異陽性者である 帰納確率	0.35/（0.35＋0.49）≒0.417	

❼ Bayes の定理を用いたリスク評価の例

クライエント（Ⅱ-1）は，*BRCA* 遺伝学的検査の相談で，遺伝カウンセリング外来を受診した．母親がかつて *BRCA* 遺伝学的検査を受けて *BRCA1* に c.307T>A（p.L63X）の病的変異を有することがわかっている．Ⅱ-1 は 45 歳時点で乳癌を発症していない，という条件を加味して，Ⅱ-1 が母親と同じ *BRCA1* 変異陽性者であるリスクはいくらか．（45 歳時に，乳癌の累積罹患リスクは *BRCA1* 変異陽性者および一般集団でそれぞれ，30%，2%とする．）

提供して具体的な対策を明示し，これを実行していくことが，心理社会的支援になっているともいえる．

癌の遺伝カウンセリングと bad news の原則

日常の診療業務では，癌の告知など，いわゆる bad news（悪い知らせ）を伝えなければいけない場合がある．癌の遺伝カウンセリングでは，遺伝子検査の結果開示で病的変異を伝える場合がこれに相当する．

一般的な心理的反応として，初期反応（否認・絶望）の時期，苦悩・不安の時期を経て，2 週間ほど経過すると現実に直面して適応できるようになるとされる[12]．この bad news の原則は，遺伝学的検査の場合にも参考になると思われる．

検査結果開示前後の 受検者の心理的状況の変化

Lerman らの報告は，*BRCA1* 変異陽性者，陰性者，検査拒否者の 3 群について，検査前後（ベースライン，検査結果開示 1 か月後）での抑うつ症状の変化を評価したものである．その結果，ベースライン，結果開示 1 か月後ともに，3 群すべてで抑うつ症状の程度は正常範囲内だったが，変異陰性者は陽性者，拒否者と比較して，1 か月後の抑うつ症状は有意な軽減を示

累積罹患リスクのデータから詳細にリスク評価を行う手法（2）

累積罹患リスクのグラフを用いた癌発症リスクの評価

　癌の既往歴のない45歳の女性が遺伝外来を受診したとする．このクライエントには血縁者に*BRCA1*変異を有する乳癌患者がおり，*BRCA1*遺伝子の発症前変異保持者診断を実施したところ，本人にも同じ*BRCA1*変異があることが判明した．このクライエントが70歳までに乳癌を発症するリスクはどのくらいか．ただし，年齢別累積罹患リスクは❽に従うものとする．また，ここでは乳癌に罹患する，しないという要因のみ考慮することとする（たとえば卵巣癌に罹患する可能性などは考慮しない）．

　この場合，単純に70歳で70%というわけではないことに注意を要する．45歳の時点で，クライエントは乳癌を発症していないので，このクライエントは❾の①（100−30＝70）にいる．一方，45〜70歳までに乳癌を発症するリスクは②の範囲となる（70−30＝40）．したがって，今後25年に乳癌を発症するリスクは40/70＝57.1%となる．「45歳までに乳癌を発症していない」という情報を加味することにより，70歳までに70%という累積罹患のリスクが10%以上も下がることになる[11]．

❽ *BRCA1*変異陽性者の乳癌の
**　累積罹患リスク**

年齢（歳）	乳癌のリスク（%）
40	20
45	30
50	40
55	50
60	55
65	60
70	70

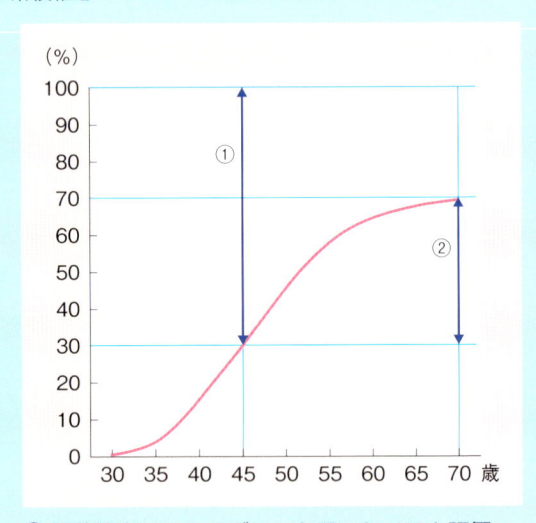

❾ 累積罹患リスクのグラフを用いたリスク評価
①45歳で乳癌を発症していない．
②45歳で乳癌を発症していないが，70歳で乳癌を発症する．

していた[13]．

　Wagnerらの報告は，Zung self-rating depression scaleを用いて，*BRCA1*または*BRCA2*の遺伝子結果開示6〜8週後の抑うつを調査したものである．その結果，変異陽性者と陰性者で有意差は認められなかったものの，変異陰性者でむしろ抑うつの得点が増加しており，これには罪悪感（survivor guilt）が関係している可能性がある[14]．

　これまでの報告の多くは，*BRCA*遺伝学的検査の結果開示後に，その結果がたとえ変異陽性であっても，精神医学的対処を必要とするほどの心理的衝撃は生じないとしている．また，開示1年後には遺伝子検査の結果は不安の感情に影響を与えていないとする報告もある[15]．さらに，遺伝カウンセリングはリスク認知を増加させ，不安や乳癌発症の心配を軽減するとされている[16]．

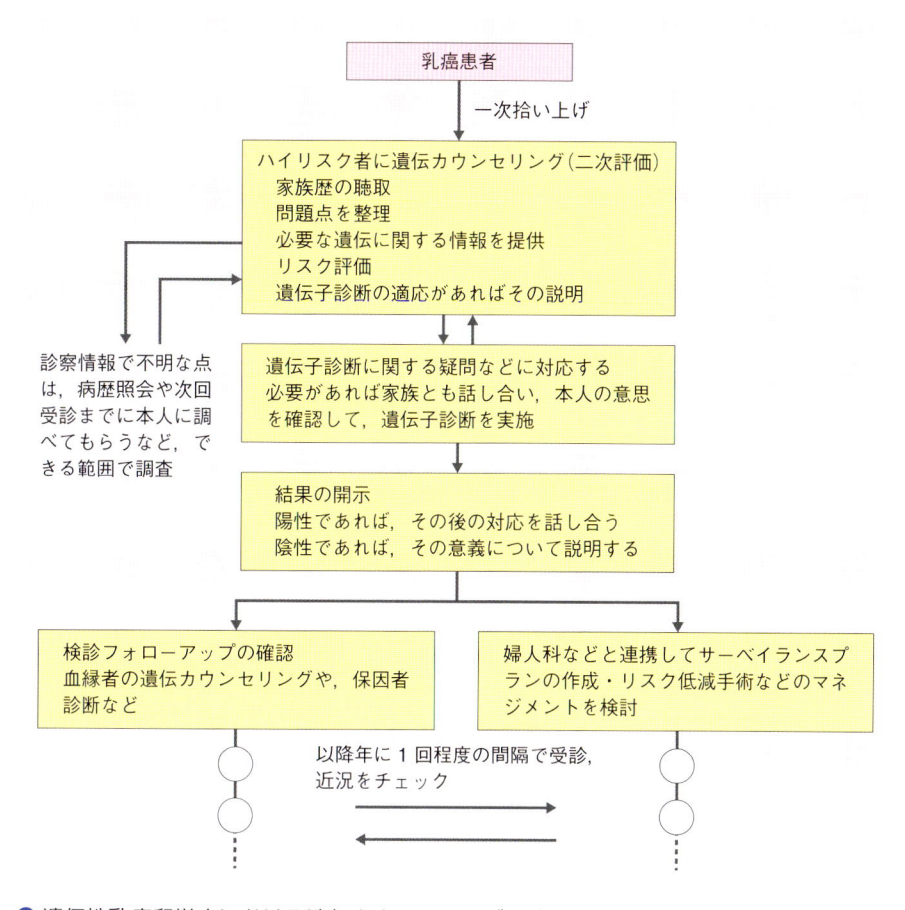

❿ 遺伝性乳癌卵巣癌における遺伝カウンセリングの流れ
（乳癌診療ガイドライン 2018 年版 ② 疫学・診断編．2018[18]）

　一方，わが国の Lynch 症候群の遺伝子検査受検者 42 人において，結果開示後 1 か月の時点で大うつ病や心的外傷後ストレス障害は認められなかったが，3 人が小うつ病性障害の診断基準に合致し，2 人が心的外傷後ストレス徴候（posttraumatic stress symptom：PTSS）の診断基準を満たしていた．これらの心理的苦痛の最も大きな予測因子はうつの既往であったという[17]．

　遺伝性腫瘍の結果開示は，変異が認められた場合には癌発症の不安や抑うつを増加させることがあるが，一般には時間の経過とともに回復することが多い．また，遺伝カウンセリングが適切になされれば，癌発症に関するリスク認知

が増加し，抑うつや不安などは長期的には大きな増加はない，というのが現時点での結論になっていると思われる．

婦人科関連の遺伝性腫瘍における遺伝カウンセリング

遺伝性乳癌卵巣癌（HBOC）

　遺伝性乳癌卵巣癌（hereditary breast and/or ovarian cancer：HBOC）は，*BRCA1* あるいは *BRCA2* の生殖細胞系列変異による癌の易罹患性症候群である．遺伝子検査が普及する以前は臨床診断基準を用いて臨床的に対応してきたが，現在では遺伝学的検査により確定診断の

婦人科と HBOC との関わり

これまで婦人科は，日常診療において乳腺科と比較して，HBOC に関わる機会は少なかった．その原因として，① 発症リスクの違い（乳癌の発症リスクが卵巣癌の発症リスクよりも高い），② 一般に乳癌よりも卵巣癌のほうが発症年齢が高い，③ 乳癌は同時・異時の多発癌など臨床経過から HBOC を考える機会があるが，卵巣癌は一般には異時両側癌というケースは想定しにくい，④ 乳癌は HBOC の診断が治療方針に関わるが婦人科は基本的には治療方針に影響はない，⑤ 卵巣癌は予後が厳しい，などさまざまな要因が考えられる[22]．

しかし卵巣癌は，わが国でも*BRCA*の変異頻度は 15％であり，また PARP 阻害剤の適用でも*BRCA*遺伝学的検査が関わる可能性もある．さらに今後，婦人科でもリスク低減卵管卵巣摘出術（risk-reducing salpingo-oophorectomy：RRSO）を実施するなど，HBOC 患者やその血縁者と関わる機会は増えるものと思われる．

うえ，マネジメントがなされる．HBOC における遺伝カウンセリングの流れを❿に示す．

患者のスクリーニング

婦人科領域においてどのような患者に HBOC の遺伝カウンセリングを推奨するか，臨床的に重要な課題である．NCCN（National Comprehensive Cancer Network）ガイドラインでは，卵管癌，腹膜癌を含むすべての卵巣癌患者は，詳細な遺伝的なリスク評価の対象者としている[19]．FIGO（国際産科婦人科連合）の基準も卵巣癌の既往は遺伝的なリスク評価を考慮する要件となっている[20]．また，日本 HBOC コンソーシアムが作成している患者向けの問診票である「かんたんチェック」は，わかりやすく使いやすいツールである[21]．

変異陽性者への対応

変異陽性者には，卵巣癌の術後の状態をみながら，乳癌のサーベイランスプランを提供する．また，血縁者へのアプローチも提案する．*BRCA* に変異が見つからなかった場合，多遺伝子パネル検査も選択肢の一つである．moderate risk の原因遺伝子を有する変異陽性者に

も，NCCN ではマネジメントプランが提案されているが，エビデンスは十分ではない．

Lynch 症候群

Lynch 症候群は，DNA 複製時のミスマッチ修復関連遺伝子の病的変異による大腸癌などの易罹患性腫瘍症候群である．以前は遺伝性非ポリポーシス大腸癌（hereditary non-polyposis colorectal cancer：HNPCC）と呼称されていた．

Lynch 症候群では，子宮内膜癌や卵巣癌のリスクが高く，70 歳までに，子宮内膜癌は 15～71％，卵巣癌は 1～24％とされる[23]．海外では，予防的子宮摘出術が行われるが，わが国では一般には実施されていない．

スクリーニング検査

Lynch 症候群の診断の手順として，まずアムステルダム基準やベセスダガイドラインを満たしている症例に遺伝カウンセリングや診療のなかでインフォームドコンセントを行い，スクリーニング検査としてマイクロサテライト不安定性（microsatellite instability：MSI）検査を行うことが多い[23]．また，ミスマッチ修復関連

遺伝子は4つあるため，原因遺伝子を効率的に絞り込む目的で免疫組織化学を併用することもある．MSI-H（MSI-High）で免疫組織化学でも発現異常が認められたタンパクの原因遺伝子を絞り込めば，効率的に遺伝学的検査を実施できる．

最近，抗ヒトPD-1モノクローナル抗体薬であるペムブロリズマブの適応として，「癌化学療法後に増悪した進行・再発の高頻度マイクロサテライト不安定性（MSI-High）を有する固形癌」が追加された．これによって，潜在的なLynch症候群患者が診断される可能性がある．また，このような臨床応用に伴い，MSI検査に関する情報が集積しつつある．最近の報告の一つとして，MSI-Hの固形腫瘍のうち，Lynch症候群は16%程度であること，MSI-L（MSI-Low）やMSS（MSI-Stable）の癌にもLynch症候群が少なからず含まれていることが示されている[24]．

対策─計画的なサーベイランス

Lynch症候群の対策は，計画的なサーベイランスである[25]．大腸は年1回の大腸内視鏡検査により，発見される大腸癌の約7割は内視鏡切除で治癒可能である．計画的な医療介入が必要であるが，Lynch症候群では，一般に頻度の高い大腸癌や子宮内膜癌は予後が悪くないことから，サーベイランスのコンプライアンスを落とさないように，並行して遺伝カウンセリングでも継続して支援する．

Cowden病

*PTEN*遺伝子の生殖細胞系列変異に基づく過誤腫症候群であり，顔面の外毛根鞘腫，手指の角化症，口腔の乳頭腫などの皮膚粘膜病変や消化管の過誤腫を特徴とする．食道の多発する白色隆起（glycogen acanthosis）や小脳の異形成性神経節細胞腫（Lhermitte-Duclos病）は

Cowden病に特徴的な所見である．さらに動静脈奇形などの血管病変もよくみられる．癌では，乳癌，甲状腺癌（非髄様癌），子宮内膜癌などの頻度が高いとされる[26,27]．症状は多彩であり，オンラインで臨床所見からリスク評価を行うアルゴリズムも開発されている[28]．

マネジメントのポイント

Cowden病のマネジメントで重要な点は，検診などの対策が，（上部・下部）消化器科，皮膚科，乳腺科，婦人科，脳神経外科，頭頸科（甲状腺科），血管外科（放射線科，IVR）など多岐にわたるため，コアになって患者をマネジメントする担当者（あるいは担当する部門）が必要なことである．状況に応じて院外の施設を紹介するときなど，患者の病歴や内服薬などを把握している担当者がいれば効率的な医療を行いうる．

Cowden病では多彩な病変のケアが必要であり，治療が長期に及ぶこともある．しかし，個々の病変は対処可能な場合が多いので，一つひとつ根気強く治療に向き合っていけるように，遺伝カウンセリング外来でも支援することが大切である．

Peutz-Jeghers症候群

口唇や頬粘膜，指尖部の色素沈着や小腸の有茎性ポリープ（粘膜筋板の樹枝状増生を特徴とする過誤腫性ポリープ）を特徴とする．小児期に有茎性ポリープを先進部とする腸重積により急性腹症で発見されることもある．原因遺伝子は*STK11*である．

癌のリスクも高いとされており，消化管癌，乳癌については検診が推奨されている．婦人科領域では，卵巣の輪状細管を伴う性索間質性腫瘍（sex cord-stromal tumors with annular tubules：SCTAT）を発症するリスクがあり，多発性，両側性であるが，悪性化はまれである

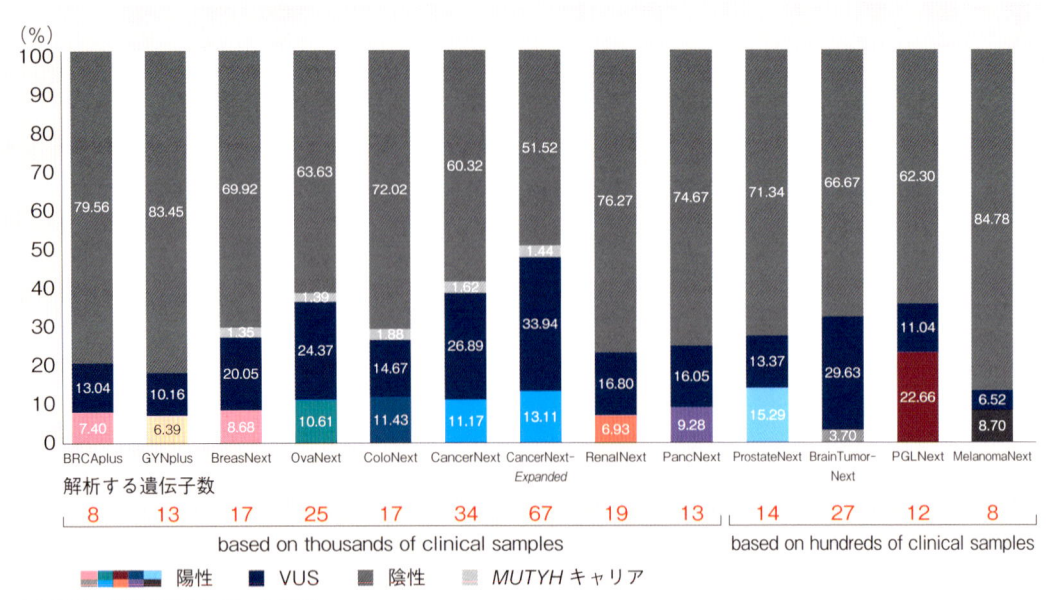

⓫ Ambry Genetics の多遺伝子パネル検査の診断率と VUS の比率
検査名の下の赤数字は解析する遺伝子数を示す.
（Ambry Genetics（コニカミノルタ グループ）の資料より：https://www.ambrygen.com/file/material/view/944/Hereditary
CancerPanelsWhitePaper_0918_final.pdf）

とされる．また，子宮頸部の悪性腺腫との関連
が指摘されている[29]．

Li-Fraumeni 症候群

TP53 の生殖細胞系列変異により，典型例で
は小児期に副腎皮質癌，脈絡叢腫瘍，横紋筋肉
腫，10 歳代に血液腫瘍や骨肉腫，成人になって
からは乳癌や肺癌などを好発する遺伝性腫瘍で
ある．

以前はまれな病態と考えられていたが，多遺
伝子パネル検査の実施により，非典型例もある
ことが知られるようになった．たとえば，卵巣
癌の患者 360 人中 3 人，Myriad 社で *BRCA* 遺
伝学的検査を行った 1,781 人中 2 人（*BRCA* 変
異陽性者は 165 人）に *TP53* の病的変異が認め
られている[30,31]．

診断や治療における放射線被曝を可及的に避
けることが推奨されており，マネジメントは全
身 MRI の導入が提唱されている[32]．今後は，

事前には鑑別診断に上がっていなかったが，
incidental に多遺伝子パネル検査で見つかる本
病態にも適切な医療対応が求められる．

これからの遺伝カウンセリング

多遺伝子パネル検査

次世代シークエンサーの技術革新により，塩
基配列の決定が格段に迅速かつ容易になったこ
とから，今後は臨床症状から候補遺伝子を絞り
込み，Sanger 法で解析する従来の方法に代わ
り，複数の遺伝子を同時に解析する多遺伝子パ
ネル検査（multi-gene panel testing）に移行す
ることが予想される（⓫）．

その臨床的意義は 2 つある．①high pene-
trance の遺伝子だけではなく，moderate pen-
etrance の遺伝子変異の臨床病理学的特徴が明
らかになってくれば，それに応じたマネジメン

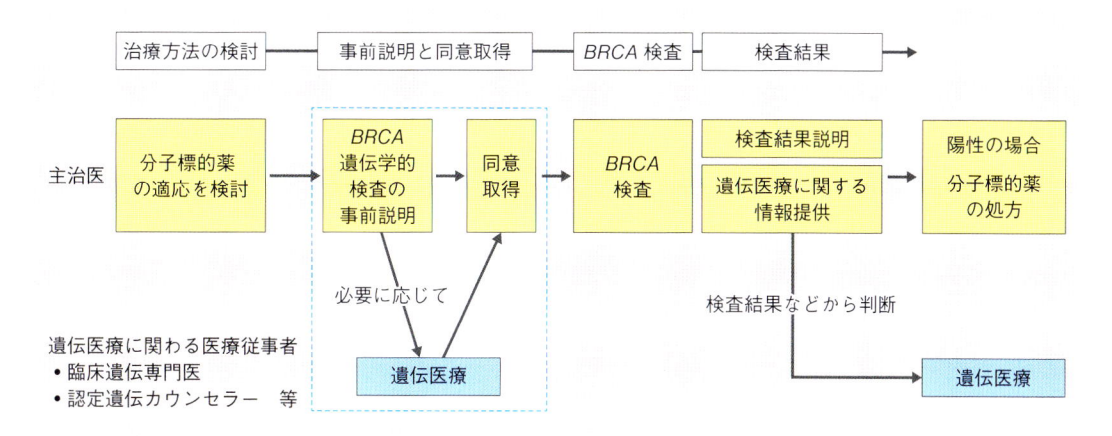

⑫ コンパニオン診断における *BRCA* 遺伝学的検査プロセス
主治医と遺伝医療に関わる医療従事者（臨床遺伝専門医，認定遺伝カウンセラーなど）との役割分担は，各施設の状況に応じて決定．
　　治療担当医，　　　遺伝医療担当医．
（アストラゼネカ/MSD，2018[34]）

ても提供できるようになる．②遺伝性腫瘍の臨床像はいつも典型的であるとは限らない．たとえば，多遺伝子パネル検査でLynch症候群と診断された症例の約20%は，乳癌あるいは卵巣癌だけの病歴しかなかったという[33]．この場合従来法では，*BRCA*の遺伝子検査を行い変異が見つからなければ遺伝子診断は終了となり，Lynch症候群の診断には至らない．

　現時点での多遺伝子パネル検査の課題は，高頻度にVUS（意義不明なバリアント；variant of unknown significance）が検出される点である．最もデータの集積が進んでいると思われる*BRCA*の遺伝子検査でも，わが国ではVUSの頻度は6.5%である[9]．Ambry Genetics社のデータでは，67遺伝子を解析するcancerNext-Expandedでは，33.9%の検査でVUSが検出されている（⑪）．

コンパニオン診断と連携した遺伝カウンセリング

　*BRCA*遺伝学的検査はPARP阻害剤，またMSI検査はPD-1抗体薬のコンパニオン診断となり，これらの検査は急速に認知されるように

なった．今までのハイリスク者の拾い上げからの典型的な遺伝カウンセリングとは異なり，コンパニオン診断の場合は診療科で結果の説明が終わってからの遺伝カウンセリングとなる．

　コンパニオン診断としての*BRCA*遺伝子検査の基本的な流れを⑫に示す[34]．この場合，*BRCA*遺伝子検査の目的は分子標的薬の適応を決めることであり，その副次的な所見として，*BRCA*変異陽性者ではHBOCの診断を受けることになる．この場合も血縁者の健康管理への言及は，一般の遺伝カウンセリングと同様に重要である．

　MSI検査においては，MSI-Hだけでは Lynch症候群の診断には至らない．確定診断としてミスマッチ修復関連遺伝子の遺伝学的検査の実施について遺伝カウンセリングのなかで検討する．

　遺伝カウンセリングは，医療を受けるために受診したときからフォローアップまで一つの流れのなかで継続して関わっていければ実施しやすい．しかし今後は，診療の流れのワンポイントで関わるような遺伝カウンセリングの機会も増えることが予想される．とくに変異陽性者で

は遺伝カウンセリングは「継続したプロセス」である．遺伝カウンセリング担当者と治療担当者の情報交換や補完もさらに重要になると思われる．

癌遺伝子パネル検査に伴う二次的所見

生殖細胞系列を調べる遺伝性腫瘍の多遺伝子パネル検査だけではなく，体細胞の異常である癌の遺伝子変異を調べて使用する分子標的薬を選択する癌パネル検査が，一般診療としてスタートする．この場合，解析の対象となる遺伝子のなかには遺伝性腫瘍の原因遺伝子も含まれているため，癌においてこれらの遺伝子に変異が見つかったときには，生殖細胞系列の病的変異の可能性も考えられる．このことは，検査前から当然，予想されることではあるが，癌の診断・治療，予後予測という本来の目的とは異なるため二次的所見ということになる．

「ゲノム医療における情報伝達プロセスに関する提言」では，開示すべき二次的所見として，治療法・予防法が存在し，患者本人・血縁者の有益な所見で，病的変異であることが確実なものに限ること，米国臨床遺伝・ゲノム学会（American College of Medical Genetics and Genomics：ACMG）の recommendations で指定されている 59 遺伝子が参考になること，などをあげている[35]．前述の典型的な遺伝性腫瘍の原因遺伝子は，この開示を考慮すべき 59 遺伝子にすべて含まれている[36]．

また，この提言でも二次的所見が得られた被検者に対して，継続的な遺伝カウンセリングを行うことの必要性について述べられている．二次的所見についての遺伝カウンセリングでは，当初のクリニカルシークエンスのインフォームドコンセント時の担当医との密接な連携と情報交換が重要になると思われる．

おわりに

日本医学会のガイドラインでは，遺伝カウンセリングに関する基礎知識・技能については，すべての医師が習得しておくことが望ましい，とされる[1]．今後，コンパニオン診断や多遺伝子パネル検査が日常の診療業務に普及してくると，癌医療と遺伝医療との境界は徐々に不明瞭になっていくように思われる．したがって，各医療者が今扱っている情報は，患者やその家族にどのような意味があるのかを理解したうえで使用する必要がある．

また今後，moderate risk 者への臨床対応などエビデンスの乏しい分野は，海外のガイドラインを参照しつつ，ongoing で実臨床のなかで具体的なマネジメントを考えていかなくてならない．

どのような状況においても，変異陽性者とその家族には継続的な遺伝カウンセリングの機会を提供すること，他診療科など医療者間も良好なコミュニケーションをとれる環境を整えることも重要である．癌の遺伝医療が適切に介入し，当事者の生命予後の改善に寄与できればその意義は大きいと考える．

（新井正美）

●文献

1）日本医学会．医療における遺伝学的検査・診断に関するガイドライン．2011．http://jams.med.or.jp/guideline/genetics-diagnosis.pdf
2）福嶋義光．遺伝専門医の行う遺伝カウンセリング．東京：金原出版；2000．p.130-7．
3）松田一郎監，福嶋義光編．遺伝医学における倫理的諸問題の再検討（WHO/HGN/ETH/00.4）．松本：信州大学医学部社会予防医学講座；2002．
4）小杉眞司編著．遺伝カウンセリングのためのコミュニケーション論．大阪：メディカル ドゥ；2016．p.26-54．
5）がんの統計編集委員会．がんの統計（2017年版），2018．p.34．
6）Antoniou AC, et al. Breast-cancer risk in families

with mutations in PALB2. N Engl J Med 2014：371：497-506.

7）Bennett RL, et al. Standardized human pedigree nomenclature：update and assessment of the recommendations of the National Society of Genetic Counselors. J Genet Couns 2008：17：424-33.

8）Robson ME, et al. American Society of Clinical Oncology Polycy Statement update：Genetic and Genomic Testing for Cancer Susceptibility. J Clin Oncol 2015：22：3660-7.

9）Arai M. Genetic and clinical characteristics in Japanese hereditary breast and ovarian cancer：first report after establishment of HBOC registration system in Japan. J Hum Genet 2018：63：447-57.

10）http://www.kohbra.kr/KOHCal/BRCA.html

11）日本人類遺伝学会．第24回遺伝医学セミナー模擬試験問題．2014.

12）岡村仁．サイコオンコロジー総論．心身医学 2013：53：386-91.

13）Lerman C, et al. BRCA1 testing in families with hereditary breast-ovarian cancer. JAMA 1996：275：1885-92.

14）Wagner TM, et al. Attitude towards prophylactic surgery and effects of genetic counseling in families with BRCA mutations. Austrian hereditary Breast and Ovarian Cancer Group. Br J Cancer 2000：82：1249-53.

15）Bosch N, et al. What factors may influence psychological well being at three months and one year post BRCA genetic result disclosure? Breast 2012：21：755-60.

16）Nelson HD. Risk Assesment, Genetic Counselling, and Genetic Testing for BRCA-Related Cancer：Systematic Review to Update the U. A. Preventine Services Task Force Recommendation.[Internet]. 2013.

17）Murakami Y, et al. Psychologic distress after disclosure of genetic test results regarding hereditary nonpolyposis colorectal carcinoma. Cancer 2004：101：395-403.

18）日本乳癌学会編．遺伝性乳癌と遺伝学的検査，遺伝カウンセリング．乳癌診療ガイドライン 2018年版②疫学・診断編．東京：金原出版；2018. p.98-109.

19）National Comprehensive Cancer Network. NCCN Clinical Practice Guidelines in Oncology. Geteic/Familial High-Risk Assessment：Breast and Ovarian. Ver3. 2019.

20）Mutch D, et al. Hereditary gynecologic cancer. Int J Gynecol Obstet 2014：124：189-92.

21）日本 HBOC コンソーシアム．かんたんチェック．http://hboc.jp/downloads/kantancheck.pdf

22）新井正美．産婦人科臨床遺伝の最前線 腫瘍分野の臨床遺伝 HBOC とリンチ症候群．日産婦誌 2017：69：1943-9.

23）大腸癌研究会編．Ⅱ．リンチ症候群．遺伝性大腸癌診療ガイドライン 2016年版．東京：金原出版；2016. p.39-81.

24）Latham A, et al. Microsatellite instability is associated with the presence of Lynch syndrome pan-cancer. J Clin Oncol 2019：37：286-95.

25）Vasen HF, et al. Revised guidelines for the clinical management of Lynch syndrome（HNPCC）：recommendations by a group of European experts. Gut 2013：62：812-23.

26）GeneReviews Japan. 疾患別情報　PTEN過誤腫症候群．http://grj.umin.jp/gri/pten.htm

27）Pilarski R. Cowden syndrome and the PTEN hamartoma tumor syndrome：systematic review and revised diagnostic criteria. J Natl Cancer Inst 2013：105：1607-16.

28）http://www.lerner.ccf.org/gmi/ccscore/

29）GeneReviews Japan. 疾患別情報　Peutz-Jeghers 症候群．http://grj.umin.jp/gri/peuts-jeghers.htm

30）Walsh T. Mutations in 12 genes for inherited ovarian, fallopian tube, and peritoneal carcinoma identified by massively parallel sequencing. Proc Natl Acad Sci USA 2011：108：18032-7.

31）Tung N. Frequency of mutations in individuals with breast cancer referred for BRCA1 and BRCA2 testing using next-generation sequencing with a 25-gene panel. Cancer 2015：121：25-33.

32）Villani A, et al. Biochemical and imaging surveillance in germline TP53 mutation carriers with Li-Fraumeni syndrome：a prospective observational study. Lancet Oncol 2011：12：559-67.

33）Espenschied CR. Multigene panel testing provides a new perspective on Lynch syndrome. J Clin Oncol 2017：35：2568-75.

34）アストラゼネカ/MSD．乳がん患者へのリムパーザの適応を判定するためのBRCA遺伝学的検査ガイド．2018.（パンフレット）

35）ゲノム医療における情報伝達プロセスに関する提言―がん遺伝子パネル検査と生殖細胞系列全ゲノム/全エクソーム解析について―（初版）．2018. https://www.amed.go.jp/content/000031253.pdf

36）Kalia SS, et al. Recommendations for reporting of secondary findings in clinical exome and genome sequencing, 2016 update（ACMG SF v2.0）：a policy statement of the American College of Medical Genetics and Genomics. Genet Med 2017：19：249-55.

索 引

中山書店の出版物に関する情報は，小社サポートページを御覧ください．
https://www.nakayamashoten.jp/support.html

Science and Practice
産科婦人科臨床シリーズ
6 女性ヘルスケア

2019 年 10 月 18 日　初版第 1 刷発行ⓒ　　　〔検印省略〕

総編集 ———	藤井　知行
専門編集 ———	加藤　聖子
発行者 ———	平田　直
発行所 ———	株式会社 中山書店

〒 112-0006 東京都文京区小日向 4-2-6
TEL 03-3813-1100（代表）　振替 00130-5-196565
https://www.nakayamashoten.jp/

装丁 ——— 臼井弘志（公和図書デザイン室）

印刷・製本 —— 三報社印刷株式会社

Published by Nakayama Shoten Co.,Ltd.　　　　Printed in Japan
ISBN 978-4-521-74766-8
落丁・乱丁の場合はお取り替え致します

本書の複製権・上映権・譲渡権・公衆送信権（送信可能化権を含む）
は株式会社中山書店が保有します．

JCOPY ＜㈳出版者著作権管理機構 委託出版物＞
本書の無断複写は著作権法上での例外を除き禁じられています．複
写される場合は，そのつど事前に，㈳出版者著作権管理機構（電話
03-5244-5088，FAX 03-5244-5089，e-mail: info@jcopy.or.jp）の許諾を
得てください．

本書をスキャン・デジタルデータ化するなどの複製を無許諾で行う行
為は，著作権法上での限られた例外（「私的使用のための複製」など）
を除き著作権法違反となります．なお，大学・病院・企業などにおいて，
内部的に業務上使用する目的で上記の行為を行うことは，私的使用に
は該当せず違法です．また私的使用のためであっても，代行業者等の
第三者に依頼して使用する本人以外の者が上記の行為を行うことは違
法です．